シンプル献立だから続けられる

2品おかずで
塩分一日6g生活

監修／女子栄養大学栄養クリニック
料理／牧野直子
本田よう一
みないきぬこ

女子栄養大学出版部

目次

朝食

昼食

夕食

食材別・調理別 料理索引

メイン

サブ

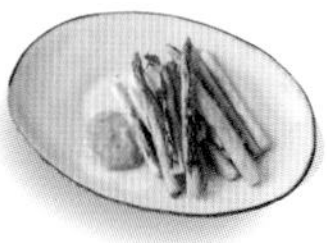

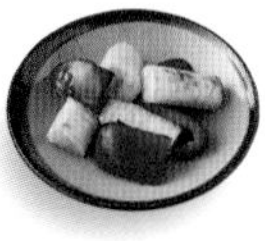

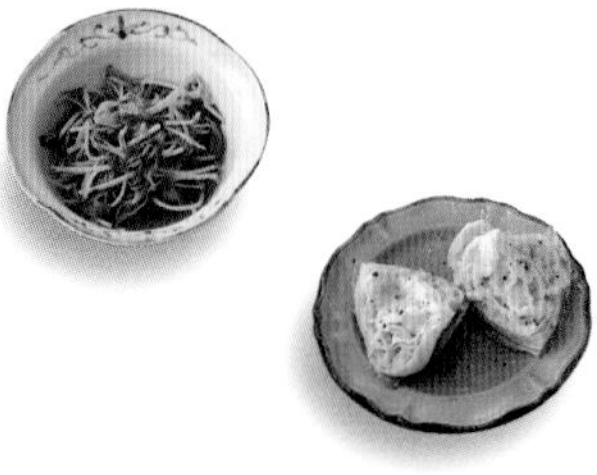

メイン+主食

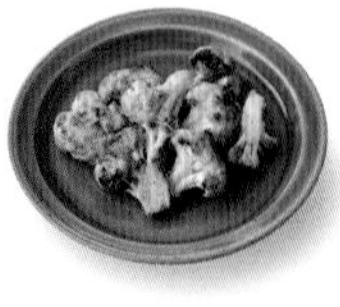

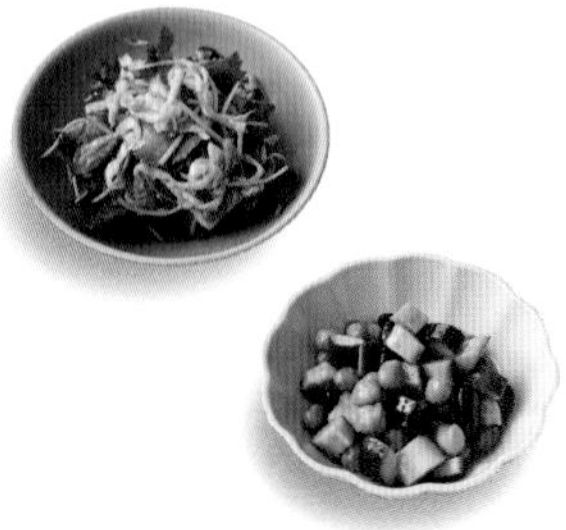

主食

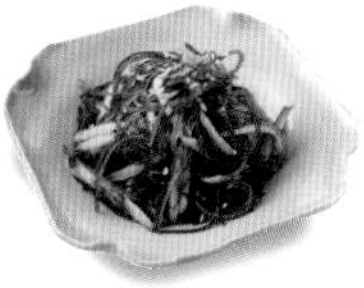

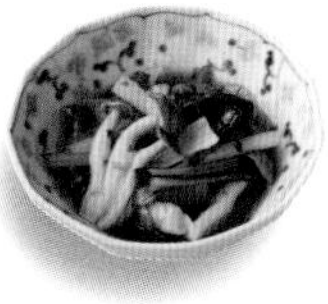

ごはん

パン

汁物

和風

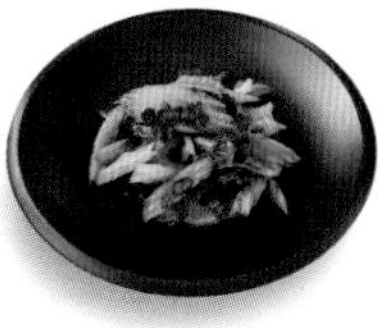

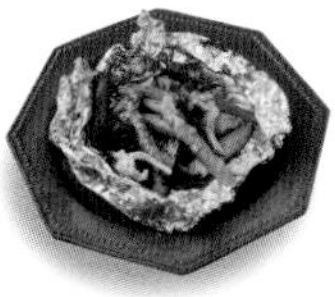

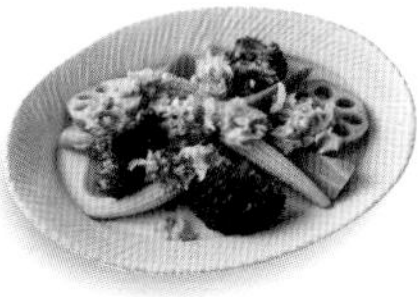

洋風

中国風・そのほか

無理せずに少しずつ減塩するのが成功の秘訣

一日どれくらいの塩分をとるのがよいのか

「平成30年国民健康・栄養調査」の結果をみると、食塩摂取量の平均値は11.0g、男性で10.8g、女性で9.3gで、この10年間、減少傾向にあります。食塩摂取量は、年齢階級別にみると、男性では20～30歳代、女性では20歳代で最も少なく、男女とも60歳代で最も高いという結果です。

現在、健康な成人の一日の塩分の摂取目標量は、男性で7.5g未満、女性で6.5g未満です。

また、内臓脂肪対策、血圧の管理や動脈硬化、腎疾患などで、「一日の食塩摂取量6g」といった減塩を指導される場合があります。これらからも減塩を必要としているかたは多いのではないでしょうか。

この本では、一日の食事が塩分6g程度になるような献立や料理を紹介します。

できることから減塩を始めてみよう

急に塩分の少ない食事に切りかえると、体がだるくなったり、食欲がなくなったりといろいろな症状も現れたりします。また、いつもの味つけと違うため、減塩料理がおいしく感じられずに、減塩をあきらめてしまう人もいます。

この本で紹介している料理は、減塩してもおいしく感じるようくふうしています。ですが、やはり味がうすくて食べにくいと感じる場合は、汁物を1食分減らすとか、めん類の汁を残すとかするだけでも減塩の効果は得られます。さらに、1週間ほど減塩料理を食べ続けると、味も体も慣れてくるようです。自分が実践しやすいことから始めるとよいでしょう。

少しずつ減塩して味に慣れていきましょう

最初は、掲載しているレシピ通りに作ってみましょう。その味がうすくておいしく感じられない場合は、少し調味料を増やして作り、味に慣れてきたら調味料を少しずつ減らす、という作業を繰り返して、減塩の味にならしていきましょう。最後には、レシピ通りの分量でおいしいと感じられるようになると思います。

その次には、それぞれの料理を組み合わせて、目標の食塩摂取量に近づくよう献立を立てることです。減塩料理に慣れたころなら、自然に減塩献立になっていることでしょう。

おかず2品で、できるだけ気楽に作る

減塩にとり組みやすくなるよう、献立は主食（ごはんやパンやめんなど）に組み合わせるおかずを2品（メイン料理とサブ料理）としています。メイン料理は、肉、魚、大豆製品、卵などのたんぱく質源を主材料としたおかず、いわゆる「主菜」です。サブ料理は、野菜、芋、海藻、きのこなどを主材料にしたおかずで、「副菜」や「汁物」です。

おかずを2品にすると、何品も作る手間がかかりませんし、1品は簡単な料理にして、もう1品に手をかけることもできます。おかずを2品にすることで、料理する手間や面倒さが少し軽減できて、減塩料理にとり組みやすくなるのではないでしょうか。

この本で使用した調味料とだしについて

この本で使った基本の調味料とだしについて紹介します。

そのほかの調味料の塩分などについては154～157ページにまとめましたので、参考にしてください。

メーカーによっても塩分が違いますので、いつも使うものの塩分を栄養表示などを見て確認して使いましょう。

塩	**精製塩**を使用	ミニスプーン1 1.2g / 小さじ1 6g		サラサラとした塩です。あら塩（俗にいう天然塩など）を使った場合は小さじ1＝5g、ミニスプーン1＝1gが目安量です。
しょうゆ	**濃い口しょうゆ**を使用	小さじ1 6g（塩分0.9g） / 大さじ1 18g（塩分2.6g）	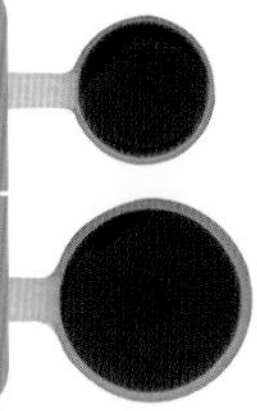	塩分14.5%として栄養価計算しています。減塩しょうゆ（塩分8.3%）を使った場合は、小さじ1＝6g（塩分0.5g）、大さじ1＝18g（1.5g）が目安量です。
みそ	**米みそ・淡色辛みそ**を使用	小さじ1 6g（塩分0.7g） / 大さじ1 18g（塩分2.2g）	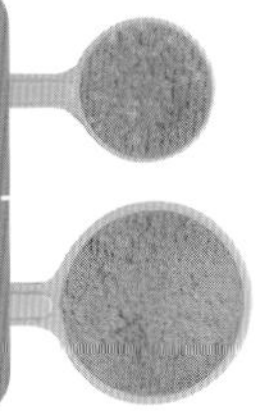	米麹で作る辛口のみそです。塩分12.4%として栄養価計算しています。減塩みそ（塩分10.3%）を使った場合は、小さじ1＝6g（塩分0.6g）、大さじ1＝18g（1.9g）が目安量です。
砂糖	**上白糖**を使用	小さじ1 3g / 大さじ1 9g	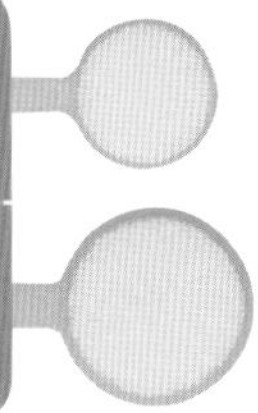	普通の白砂糖です。
だし	**手作りのカツオこんぶだし**を使用（和風料理など）【作り方：189ページ】	1カップ 200g（塩分0.1g） / 大さじ1 15g（塩分微量）		顆粒和風だしを使う場合、塩分は40.6%です。水3/4カップ（150mℓ）に1gの割合でだしを作ると、だいたい1カップ＝200g（塩分0.5g）になります。
スープのもと（顆粒）	**小さじ1＝3g**のものを使用（洋風料理など）	小さじ1 3g（塩分1.3g）	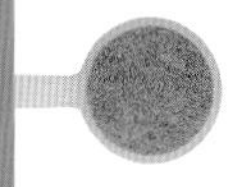	塩分は43.2%として栄養価計算しています。水1と1/4カップ（250mℓ）にミニスプーン1（0.6g）の割合でスープのもとを作ると、だいたい250gの塩分は0.3g。
顆粒鶏がらだし	**小さじ1＝3g**のものを使用（中国風料理など）	小さじ1 3g（塩分1.4g）	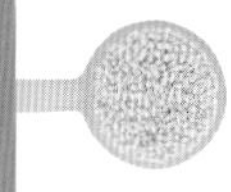	塩分は47.5%として栄養価計算しています。水1と1/4カップ（250mℓ）にミニスプーン1（0.6g）の割合で鶏がらだしを作るとだいたい250gの塩分は0.3g。

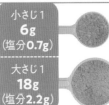

この本の見方・使い方

本書の朝食、昼食、夕食の献立は、一献立４００～８００kcal台、塩分２g程度、野菜やきのこや海藻など１００～１５０g程度になっています。これらをじょうずに組み合わせて、一日の献立が、自分に合ったエネルギー量と塩分になるように組み立てましょう。

「E／一日の献立例」には、一日１６００kcal、塩分６g程度になるように朝食、昼食、夕食を組み合わせた一日の献立を紹介しています。最初のうちはこれを参考にし、慣れたら自分で好きな献立を組み合わせて、栄養バランスのとれた一日の献立を実践しましょう。

また、「D／献立例」には、各献立のメインになる料理、つまり主菜に合うよう、そのほかのサブのおかずを組み合わせたバリエーションを紹介しています。これを利用すると、また違う献立が楽しめます。

１６１ページの「春夏秋冬献立カレンダー」に、本書のすべての料理を使って組み合わせた一日１６００kcal、塩分６g程度の献立を、季節ごとに紹介します。こちらも一食分の料理の組み合わせや、一日分の献立の組み合わせのバリエーションとして活用してください。

この本で紹介している献立に、牛乳・乳製品を一日２５０g程度、くだものを一日２００g程度組み合わせると、さらに栄養バランスのとれた食事になるので、おすすめです。

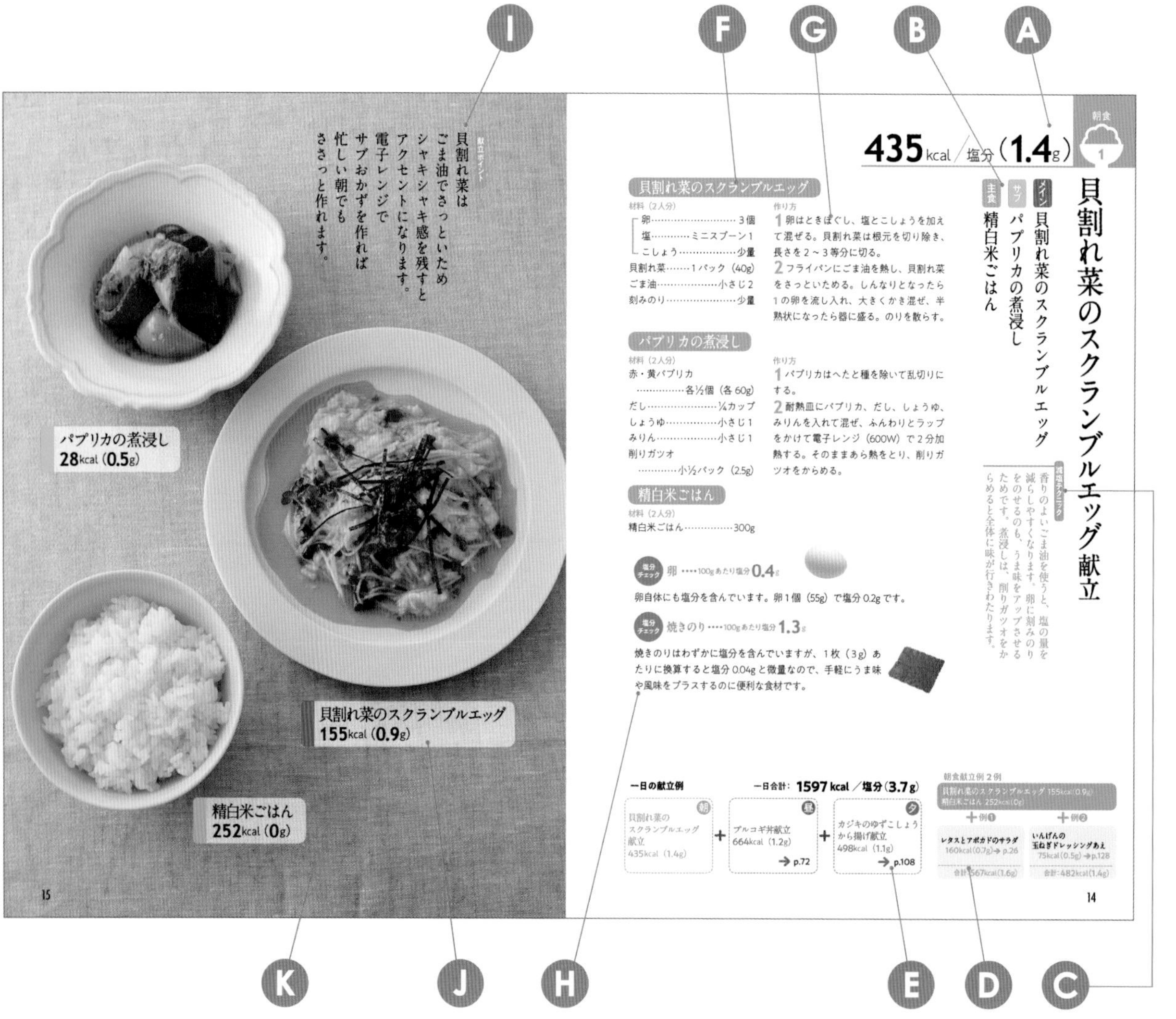

朝食 1

435kcal／塩分（1.4g）

貝割れ菜のスクランブルエッグ献立

メイン 貝割れ菜のスクランブルエッグ

サブ パプリカの煮浸し

主食 精白米ごはん

減塩テクニック

香りのよいごま油を使うと、塩の量を減らしやすくなります。卵に刻みのりをのせるのも、うま味をアップさせるためです。煮浸しは、削りガツオをからめると全体に味が行きわたります。

貝割れ菜のスクランブルエッグ

材料（2人分）

- 卵……3個
- 塩……ミニスプーン1
- こしょう……少量
- 貝割れ菜……1パック（40g）
- ごま油……小さじ2
- 刻みのり……少量

作り方

1 卵はときほぐし、塩とこしょうを加えて混ぜる。貝割れ菜は根元を切り除き、長さを2～3等分に切る。

2 フライパンにごま油を熱し、貝割れ菜をさっといためる。しんなりとなったら1の卵を流し入れ、大きくかき混ぜ、半熟状になったら器に盛る。のりを散らす。

パプリカの煮浸し

材料（2人分）

- 赤・黄パプリカ……各½個（各60g）
- だし……¼カップ
- しょうゆ……小さじ1
- みりん……小さじ1
- 削りガツオ……小½パック（2.5g）

作り方

1 パプリカはへたと種を除いて乱切りにする。

2 耐熱皿にパプリカ、だし、しょうゆ、みりんを入れて混ぜ、ふんわりとラップをかけて電子レンジ（600W）で2分加熱する。そのままあら熱をとり、削りガツオをからめる。

精白米ごはん

材料（2人分）

- 精白米ごはん……300g

塩分チェック 卵……100gあたり塩分0.4g

卵自体にも塩分を含んでいます。卵1個（55g）で塩分0.2gです。

塩分チェック 焼きのり……100gあたり塩分1.3g

焼きのりはわずかに塩分を含んでいますが、1枚（3g）あたりに換算すると塩分0.04gと微量なので、手軽にうま味や風味をプラスするのに便利な食材です。

一日の献立例　一日合計：1597kcal／塩分（3.7g）

朝 貝割れ菜のスクランブルエッグ献立 435kcal（1.4g） ＋ 昼 プルコギ丼献立 664kcal（1.2g） → p.72 ＋ 夕 カジキのゆずこしょうから揚げ献立 498kcal（1.1g） → p.108

朝食献立例2例

貝割れ菜のスクランブルエッグ 155kcal（0.9g）
精白米ごはん 252kcal（0g）

＋例❶ レタスとアボカドのサラダ 160kcal（0.7g）→ p.26　合計：567kcal（1.6g）

＋例❷ いんげんの玉ねぎドレッシングあえ 75kcal（0.5g）→ p.128　合計：482kcal（1.4g）

14

献立ポイント

貝割れ菜はごま油でさっといためシャキシャキ感を残すとアクセントになります。電子レンジでサブおかずを作れば忙しい朝でもささっと作れます。

パプリカの煮浸し 28kcal（0.5g）

貝割れ菜のスクランブルエッグ 155kcal（0.9g）

精白米ごはん 252kcal（0g）

15

A 献立の栄養価

献立の1人分の総エネルギー量と総塩分量を示しています。塩分とは「塩分相当量」のことです。

B 献立名と献立表と料理の種類

献立名と献立の各料理名を示しています。

また、料理の種類を色で示しています。

- 主食　主食（ごはん、パン、めんなど）
- メイン　メインのおかず（主菜）
- メイン主食　主食とメイン（主菜）を兼ねたおかず
- サブ　サブのおかず（副菜または汁物）

C 減塩テクニック

掲載した料理や献立の減塩テクニックを示しています。

D 献立例

献立のメインになる料理、つまり、主菜に、そのほかのサブのおかずを組み合わせた献立を2例ずつ紹介しています。

E 一日の献立例

本書に掲載の、朝食、昼食、夕食の献立ごとに、一日分の献立としての組み合わせ例を1例紹介しています。

F 材料表

朝食、昼食、夕食の献立と単品料理、すべて2人分です。

1カップ＝200㎖、大さじ1＝15㎖、小さじ1＝5㎖の計量カップ・スプーンを使っています。「ミニスプーン」とは、容量1㎖が計れる計量スプーンのことです。

この本で使用したおもな調味料やだしについては9ページを参照してください。

そのほかの調味料の計量カップ・スプーンの重量と塩分については154～157ページに詳細を載せました。

材料の○個、○束、○枚などの概量は、あくまでも目安です。栄養価は（ ）内の重量で計算した数値ですので、重量どおりに用意しましょう。

G 作り方

電子レンジの加熱時間は600Wのものを使用した場合のものです。500Wのものを使用する場合は、表記の加熱時間の1.2～1.5割増にしてください。

H コラム

減塩に役立つ情報を紹介しています。

I 料理および献立のポイント

減塩するための料理のポイントや献立を立てるときのポイントを紹介しています。

J 料理名と栄養価

料理の種類を色で示しています。

料理名と1人分のエネルギー量と塩分量を示しています。

K 料理写真

掲載の料理は、すべて1人分の盛りつけです。

食べる量の目安にしてください。

朝食のとり方アドバイス

減塩は、朝食から始めると効果的。

400〜650 kcal
塩分2.0g程度

一日のうちで最も減塩の効果があるのは、朝食といわれています。朝食に塩分を多くとると日中の血圧が上がりやすいという報告もありますので、まず減塩は朝食からとり組んでみてはいかがでしょうか。

朝食は一日の活力ともなり、たいへん効率よく体を動かすことができるようになります。というのは、朝食を食べることで人間が持っている時間遺伝子がリセットされて、体が効率よく動き始めることがわかってきているからです。

だからといって、朝食を脂肪の多いファストフードなどで代用すると、体に脂肪を蓄積しやすくなることもわかってきています。

朝食は、塩分以外に食事制限がない人の場合は、脂肪は少なく、たんぱく質は適正量の20〜

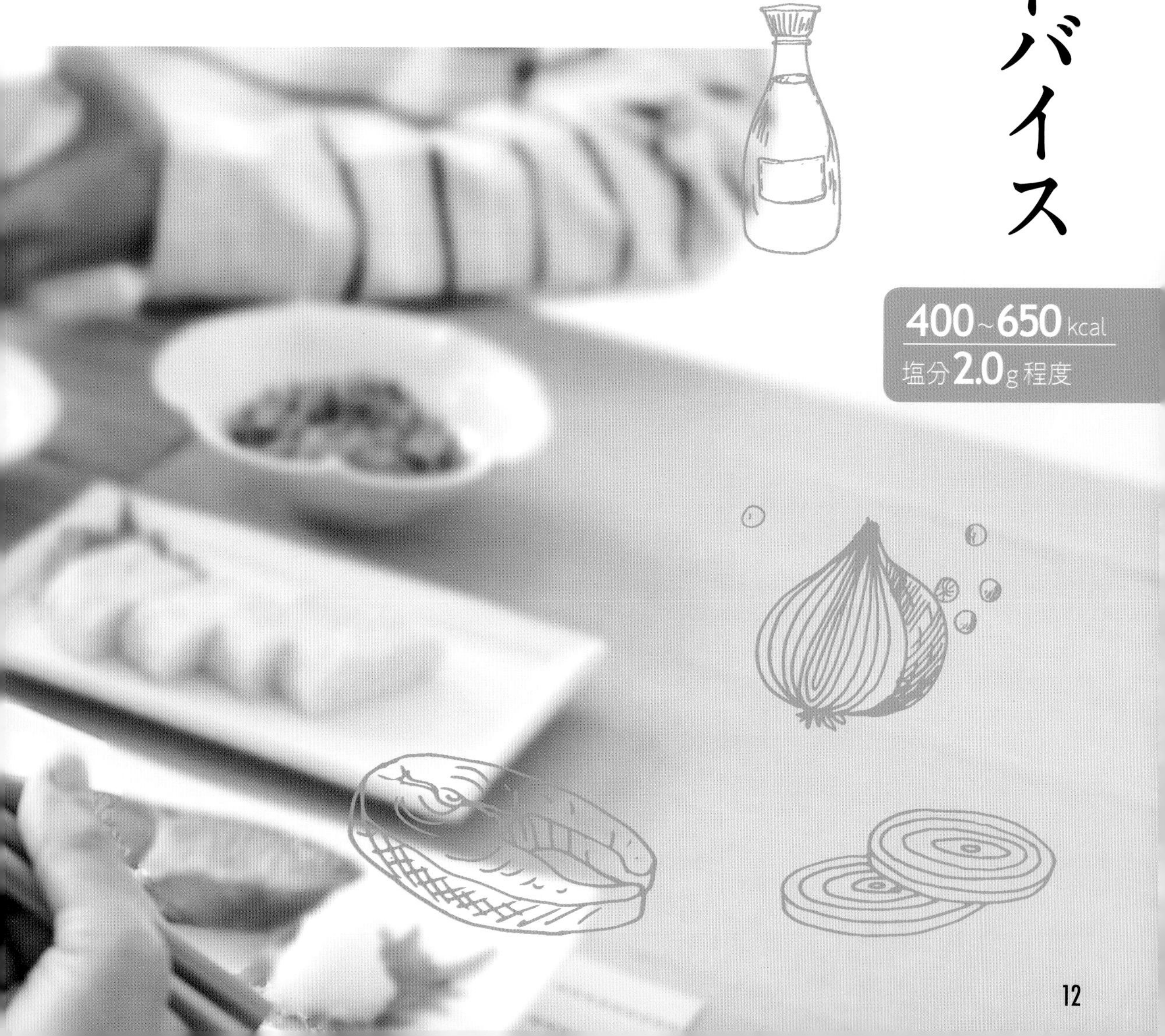

30g程度、糖質はでんぷん質の多いものが理想です。

朝食を抜くと太りやすくなる。

反対に朝食を抜くと、肥満になりやすいのです。これは、朝食を食べないと、人体はエネルギー節約反応を起こして、体表面温度が上がりにくくなります。さらに、体内の血糖値を上げるため、筋肉をとりくずして肝臓で新しい糖を作ることになります。これは体力の低下にもつながります。さらに、飢餓が続く可能性を体が感じて、運動がおっくうになって活動量が下がり、さらに太りやすくなっていくというしくみがあります。

また、朝食べていない分、反動で昼食をたくさん食べて必要以上のエネルギーをとってしまい、それを脂肪に変えてしまいます。

ですから、朝食を食べる習慣のないかたには、手軽なものからでもよいので、少しずつ食べることをおすすめします。

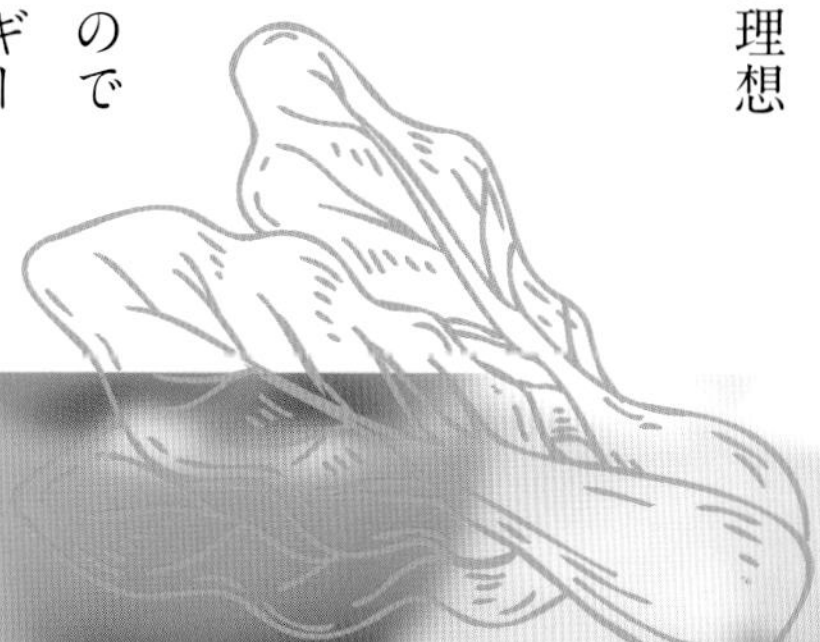

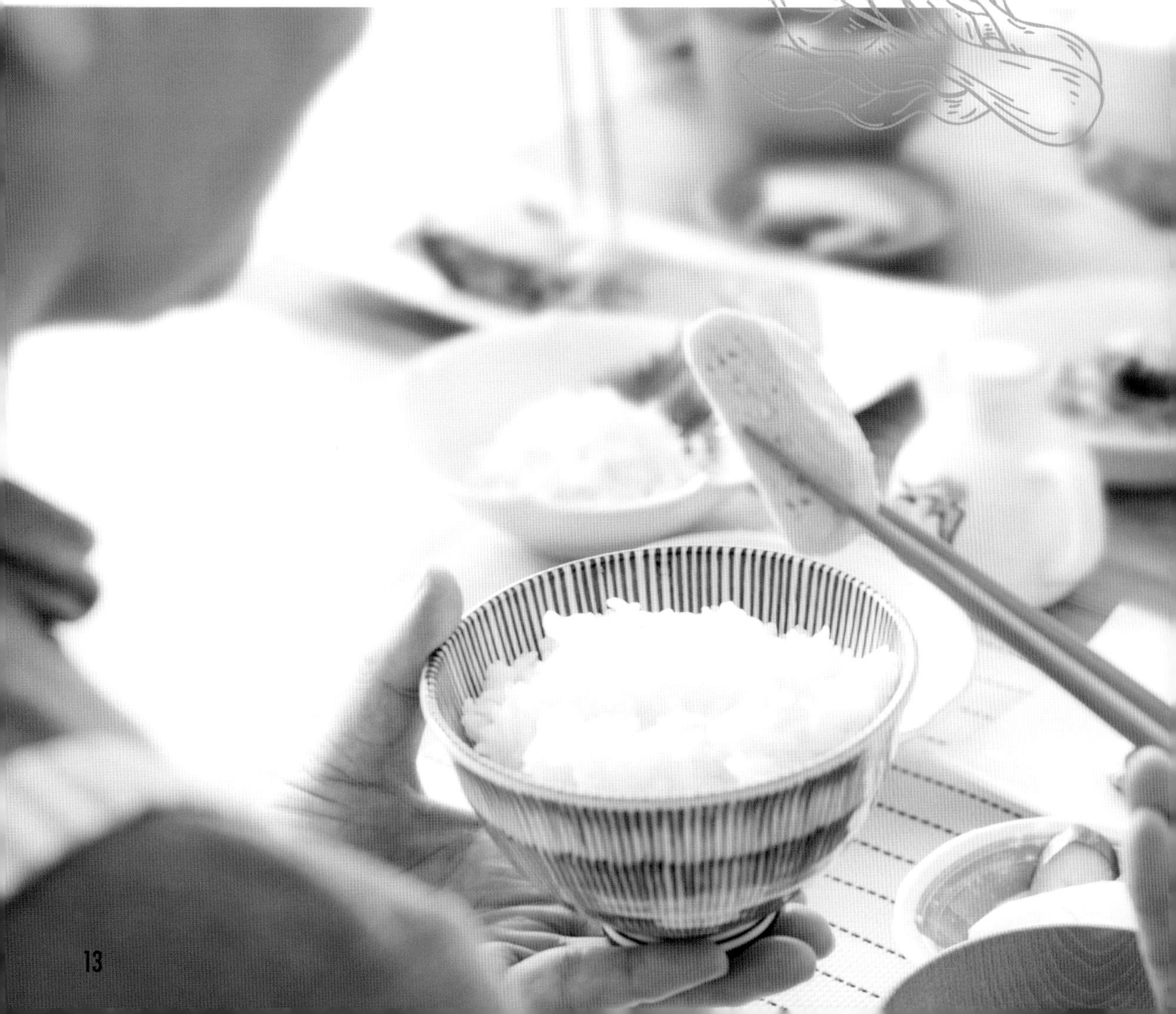

435kcal／塩分（**1.4**g）

貝割れ菜のスクランブルエッグ献立

メイン　貝割れ菜のスクランブルエッグ
サブ　パプリカの煮浸し
主食　精白米ごはん

減塩テクニック
香りのよいごま油を使うと、塩の量を減らしやすくなります。卵に刻みのりをのせるのも、うま味をアップさせるためです。煮浸しは、削りガツオをからめると全体に味が行きわたります。

貝割れ菜のスクランブルエッグ

材料（2人分）
- 卵……………………… 3個
- 塩………… ミニスプーン1
- こしょう………………少量

貝割れ菜……1パック（40g）
ごま油………………小さじ2
刻みのり…………………少量

作り方
1 卵はときほぐし、塩とこしょうを加えて混ぜる。貝割れ菜は根元を切り除き、長さを2～3等分に切る。
2 フライパンにごま油を熱し、貝割れ菜をさっといためる。しんなりとなったら1の卵を流し入れ、大きくかき混ぜ、半熟状になったら器に盛る。のりを散らす。

パプリカの煮浸し

材料（2人分）
赤・黄パプリカ
……………各½個（各60g）
だし…………………¼カップ
しょうゆ……………小さじ1
みりん………………小さじ1
削りガツオ
…………小½パック（2.5g）

作り方
1 パプリカはへたと種を除いて乱切りにする。
2 耐熱皿にパプリカ、だし、しょうゆ、みりんを入れて混ぜ、ふんわりとラップをかけて電子レンジ（600W）で2分加熱する。そのままあら熱をとり、削りガツオをからめる。

精白米ごはん

材料（2人分）
精白米ごはん……………300g

塩分チェック　卵 ••••100gあたり塩分 **0.4**g

卵自体にも塩分を含んでいます。卵1個（55g）で塩分0.2gです。

塩分チェック　焼きのり ••••100gあたり塩分 **1.3**g

焼きのりはわずかに塩分を含んでいますが、1枚（3g）あたりに換算すると塩分0.04gと微量なので、手軽にうま味や風味をプラスするのに便利な食材です。

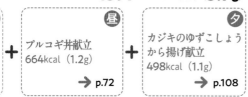

一日の献立例　　一日合計：**1597 kcal ／塩分（3.7 g）**

朝　貝割れ菜のスクランブルエッグ献立　435kcal（1.4g）
＋
昼　プルコギ丼献立　664kcal（1.2g）　→ p.72
＋
夕　カジキのゆずこしょうから揚げ献立　498kcal（1.1g）　→ p.108

朝食献立例 2 例
貝割れ菜のスクランブルエッグ 155kcal（0.9g）
精白米ごはん 252kcal（0g）

＋例❶
レタスとアボカドのサラダ
160kcal（0.7g）→ p.26
合計：567kcal（1.6g）

＋例❷
いんげんの玉ねぎドレッシングあえ
75kcal（0.5g）→ p.128
合計：482kcal（1.4g）

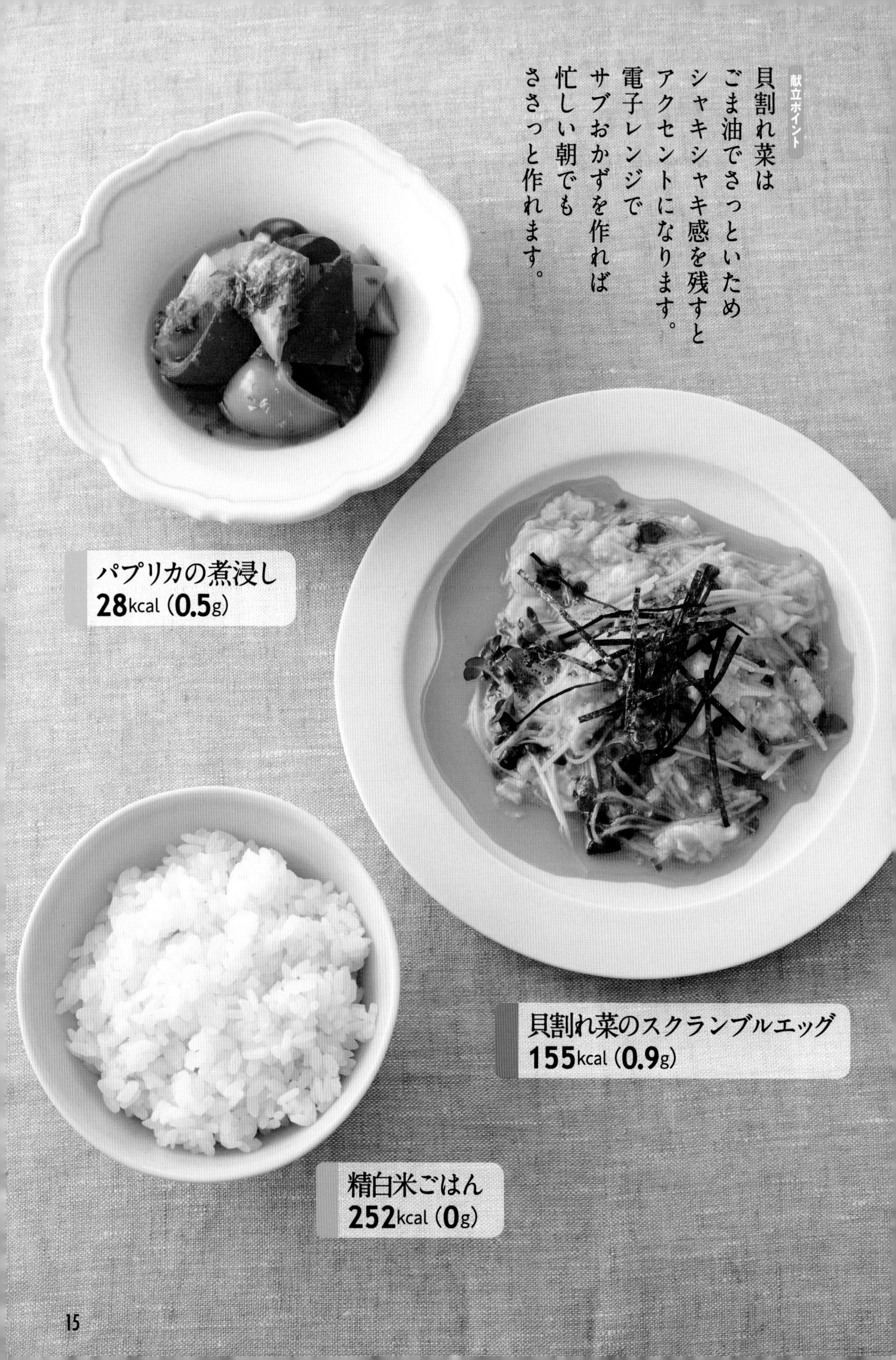

献立ポイント

貝割れ菜は
ごま油でさっといため
シャキシャキ感を残すと
アクセントになります。
電子レンジで
サブおかずを作れば
忙しい朝でも
ささっと作れます。

パプリカの煮浸し
28kcal (**0.5**g)

貝割れ菜のスクランブルエッグ
155kcal (**0.9**g)

精白米ごはん
252kcal (**0**g)

キャベツの巣ごもり卵献立

412kcal／塩分（1.6g）

メイン キャベツの巣ごもり卵
サブ さつま芋の豆乳スープ
主食 トースト＋バター

減塩テクニック
キャベツは塩をふらずにいためて、蒸し焼きにして甘みを引き出し、香ばしさをプラスします。スープには噛みごたえのあるさつま芋を入れ、豆乳でコクを出すとみその量を控えやすくなります。

キャベツの巣ごもり卵

材料（2人分）
キャベツ……1～2枚（100g）
卵……………………………2個
サラダ油……………小さじ1
中濃ソース…………小さじ1

作り方
1 キャベツはせん切りにする。
2 フライパンにサラダ油を熱し、1を入れて強火で2分ほどいためる。キャベツがしんなりとなってきたら中火にし、キャベツを全体に広げ、くぼみを2か所作って卵を割り入れ、ふたをして2分蒸し焼きにする。
3 器に盛り、ソースをかける。

さつま芋の豆乳スープ

材料（2人分）
さつま芋…………½本（100g）
だし…………………¾カップ
豆乳…………………½カップ
みそ…………………小さじ1

作り方
1 さつま芋は1cm厚さのいちょう切りにする。水にさっとさらして、水けをきる。
2 なべに1とだしを入れて中火にかけ、5～8分煮る。さつま芋に火が通ったら豆乳を加え、ひと煮立ちしたら、みそをとき入れ、火を消す。

トースト（6枚切り）＋バター

材料（2人分）
食パン（6枚切り）………2枚
バター（食塩不使用）……10g

作り方
1 食パンはオーブントースターで焼き色がつくまで焼き、バターを塗る。

塩分チェック
中濃ソース・・・・ 小さじ1（7g）あたり塩分 0.4g
ウスターソース・・・・ 小さじ1（6g）あたり塩分 0.5g

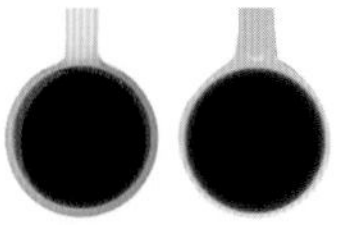

中濃ソースはウスターソースに比べて、小さじ1あたりの塩分は低くなります。また、とろりと粘度もあるので、味がしっかりからみます。

一日の献立例　　一日合計：1601 kcal／塩分（4.7g）

朝：キャベツの巣ごもり卵献立 412kcal（1.6g）
＋
昼：肉豆腐丼献立 564kcal（1.8g） →p.82
＋
夕：白身魚のあつあつごま油がけ献立 625kcal（1.3g） →p.104

朝食献立例2例

キャベツの巣ごもり卵 118kcal（0.4g）

＋例❶
トースト（6枚切り）＋バター 194kcal（0.7g）
レタスのシーザー風サラダ 140kcal（0.5g） →p.145
合計：452kcal（1.6g）

＋例❷
精白米ごはん 252kcal（0g） →p.18
アボカドと三つ葉のあえ物 152kcal（0.4g） →p.18
合計：522kcal（0.8g）

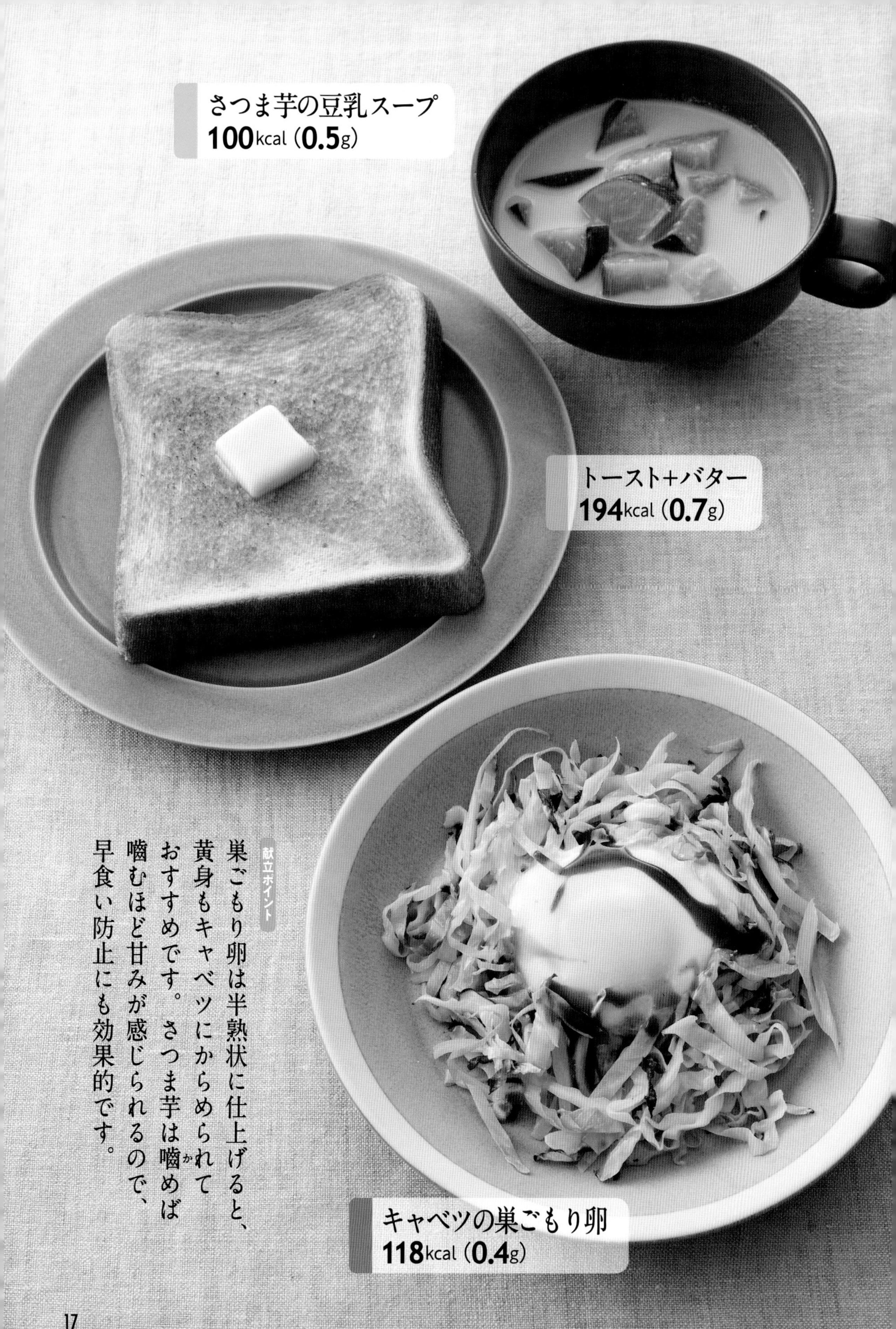

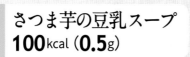

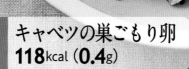

さつま芋の豆乳スープ
100kcal（**0.5**g）

トースト+バター
194kcal（**0.7**g）

キャベツの巣ごもり卵
118kcal（**0.4**g）

献立ポイント

巣ごもり卵は半熟状に仕上げると、黄身もキャベツにからめられておすすめです。さつま芋は噛《か》めば噛むほど甘みが感じられるので、早食い防止にも効果的です。

639kcal／塩分（1.1g）

トマトの卵いため献立

メイン トマトの卵いため
サブ アボカドと三つ葉のあえ物
主食 精白米ごはん

減塩テクニック 卵は半熟状で1度とり出し、加熱しすぎないようにするのがコツ。卵のなめらかな舌ざわりも、味を感じやすくするのに役立ちます。あえ物には三つ葉を加えて、香りのよい一品に仕上げます。

トマトの卵いため

材料（2人分）

- 卵………………………3個
- 塩…………ミニスプーン½
- サラダ油…………大さじ1

- トマト……小1個（150g）
- サラダ油…………小さじ1

a
- みりん……………大さじ1
- しょうゆ……ミニスプーン1

作り方

1 卵はときほぐし、塩を加えて混ぜ合わせる。トマトはへたを除いてくし形切りにする。

2 フライパンにサラダ油大さじ１を熱し、卵を流し入れ、混ぜながら半熟状になったら１度とり出す。

3 フライパンをさっとふき、サラダ油小さじ１とトマトを入れて中火で熱し、表面が少しくずれるくらいまで焼く。**a**を加え、香ばしいしょうゆの香りがしてきたら**2**を戻し、さっといため合わせる。

アボカドと三つ葉のあえ物

材料（2人分）

- アボカド…………1個（140g）
- 三つ葉……………⅔袋（35g）

a
- オリーブ油………小さじ1
- しょうゆ…ミニスプーン1
- 塩…………ミニスプーン½
- 練りわさび……………少量

作り方

1 アボカドは種と皮を除き、一口大に切る。三つ葉は根元を切り除き、2～3cm長さに切る。

2 ボールに**a**を合わせ、**1**を加えてあえる。

精白米ごはん

材料（2人分）

- 精白米ごはん……………300g

減塩ポイント 砂糖よりもみりんが便利

いため物に甘みをつけたいとき、砂糖よりもみりんのほうが香りがあり、調味料が全体にからみやすいのでおすすめです。

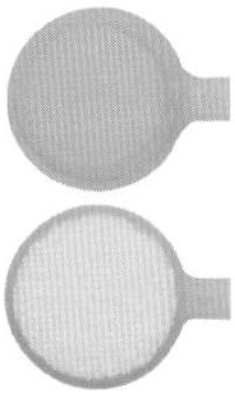

一日の献立例　一日合計：**1636 kcal／塩分（4.6 g）**

朝 トマトの卵いため献立 639kcal（1.1g）
＋ 昼 マグロ漬け丼献立 406kcal（1.9g） → p.56
＋ 夕 ポークソテーおろしソース献立 591kcal（1.6g） → p.120

朝食献立例 2 例

トマトの卵いため 235kcal（0.7g）

＋例❶
- トースト（6枚切り）＋バター 194kcal（0.7g） → p.16
- コールスローサラダ 84kcal（0.3g） → p.49
- 合計：513kcal（1.7g）

＋例❷
- 精白米ごはん 252kcal（0g） → p.18
- なめことねぎのみそ汁 29kcal（0.7g） → p.50
- 合計：516kcal（1.4g）

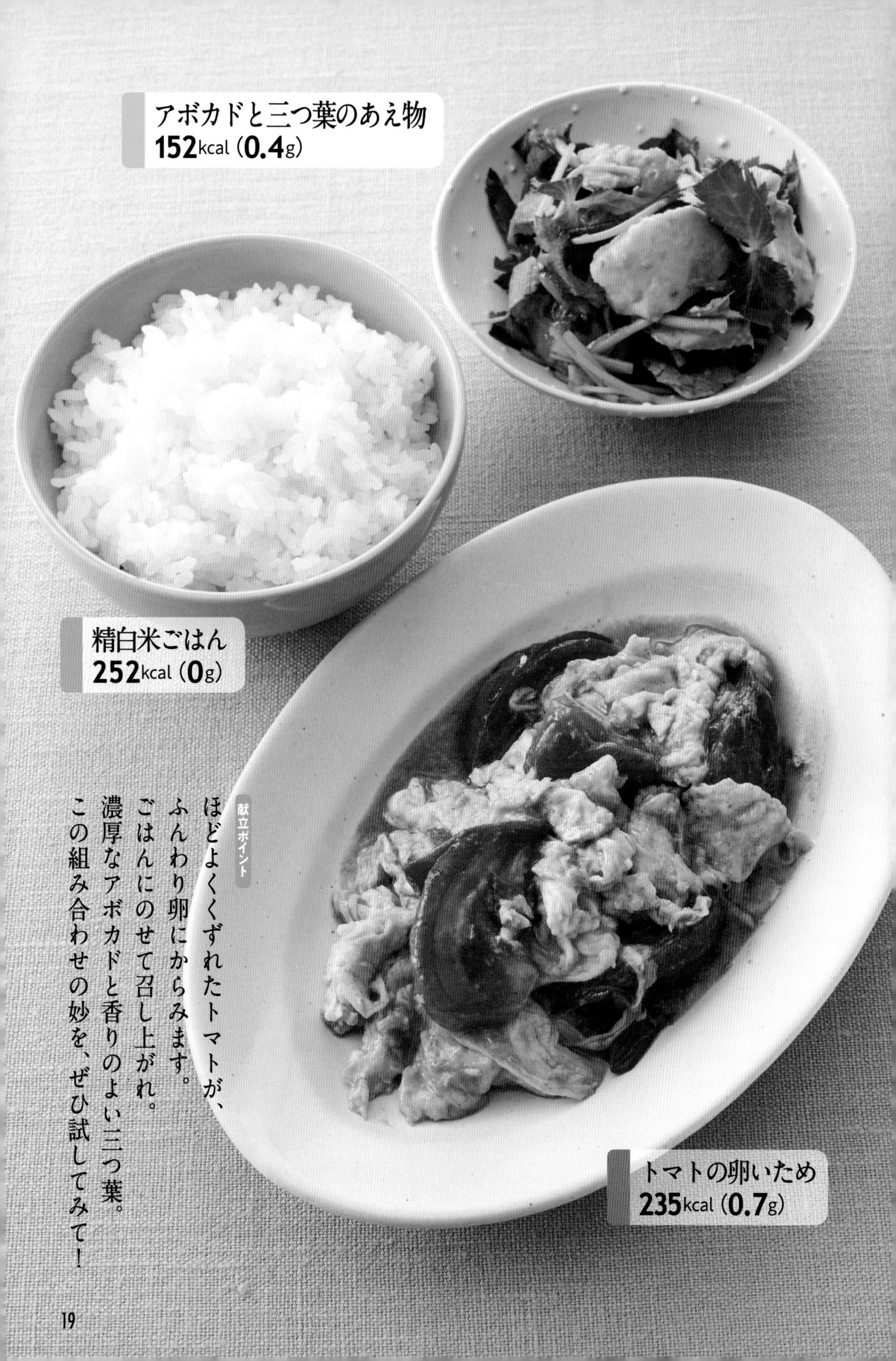

アボカドと三つ葉のあえ物
152kcal（**0.4**g）

精白米ごはん
252kcal（**0**g）

トマトの卵いため
235kcal（**0.7**g）

献立ポイント

ほどよくくずれたトマトが、
ふんわり卵にからみます。
ごはんにのせて召し上がれ。
濃厚なアボカドと香りのよい三つ葉。
この組み合わせの妙を、ぜひ試してみて！

ベーコンエッグ献立

453kcal／塩分（1.7g）

メイン　ベーコンエッグ
サブ　にんじんのごまヨーグルトサラダ
主食　ロールパン

ベーコンエッグ

材料（2人分）

ベーコン（薄切り）
……………………1枚（20g）
卵…………………………2個
サラダほうれん草
……………1パック（90g）
オリーブ油…………大さじ2
あらびき黒こしょう……少量
塩……………ミニスプーン½

作り方

1 ベーコンは半分に切る。サラダほうれん草は根元を切り除き、長さを半分に切って器に盛る。

2 フライパンにオリーブ油を熱し、ベーコンを並べ、卵を落とし入れる。卵が好みのかたさになったら、1のサラダほうれん草の上に油ごとのせ、あらびき黒こしょうと塩をふる。

にんじんのごまヨーグルトサラダ

材料（2人分）

にんじん…………⅔本（90g）
a プレーンヨーグルト
……………………大さじ1
a すり白ごま………小さじ1
a 塩…………ミニスプーン½

作り方

1 にんじんはせん切りにし、ラップで包んで電子レンジ（600W）で2分加熱し、そのままあら熱をとり、水けを絞る。

2 ボールにaを合わせ、1を加えてあえる。

ロールパン

材料（2人分）

ロールパン……… 4個（120g）

減塩テクニック

ベーコンやハムなどの肉加工品には塩分が含まれているので、うま味を生かしつつ、塩などの調味料は控えめにして調理しましょう。ヨーグルトとすりごまのドレッシングは、酸味とコクのバランスが絶妙で、覚えておくと便利です。

塩分チェック

ベーコン …… 1枚（17g）あたり塩分 0.3g

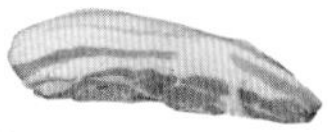

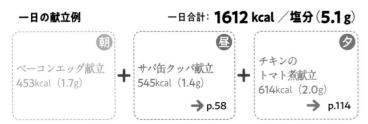

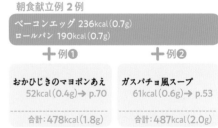

ロースハム …… 1枚（10g）あたり塩分 0.3g

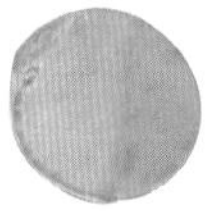

ベーコンの脂にはうま味があるので、フライパンで焼いたときに出た脂を野菜にかければ、ドレッシング代わりになります。

一日の献立例

一日合計：**1612kcal／塩分（5.1g）**

朝　ベーコンエッグ献立 453kcal（1.7g）
＋
昼　サバ缶クッパ献立 545kcal（1.4g） →p.58
＋
夕　チキンのトマト煮献立 614kcal（2.0g） →p.114

朝食献立例2例

ベーコンエッグ 236kcal（0.7g）
ロールパン 190kcal（0.7g）

＋例❶
おかひじきのマヨポンあえ
52kcal（0.4g）→p.70
合計：478kcal（1.8g）

＋例❷
ガスパチョ風スープ
61kcal（0.6g）→p.53
合計：487kcal（2.0g）

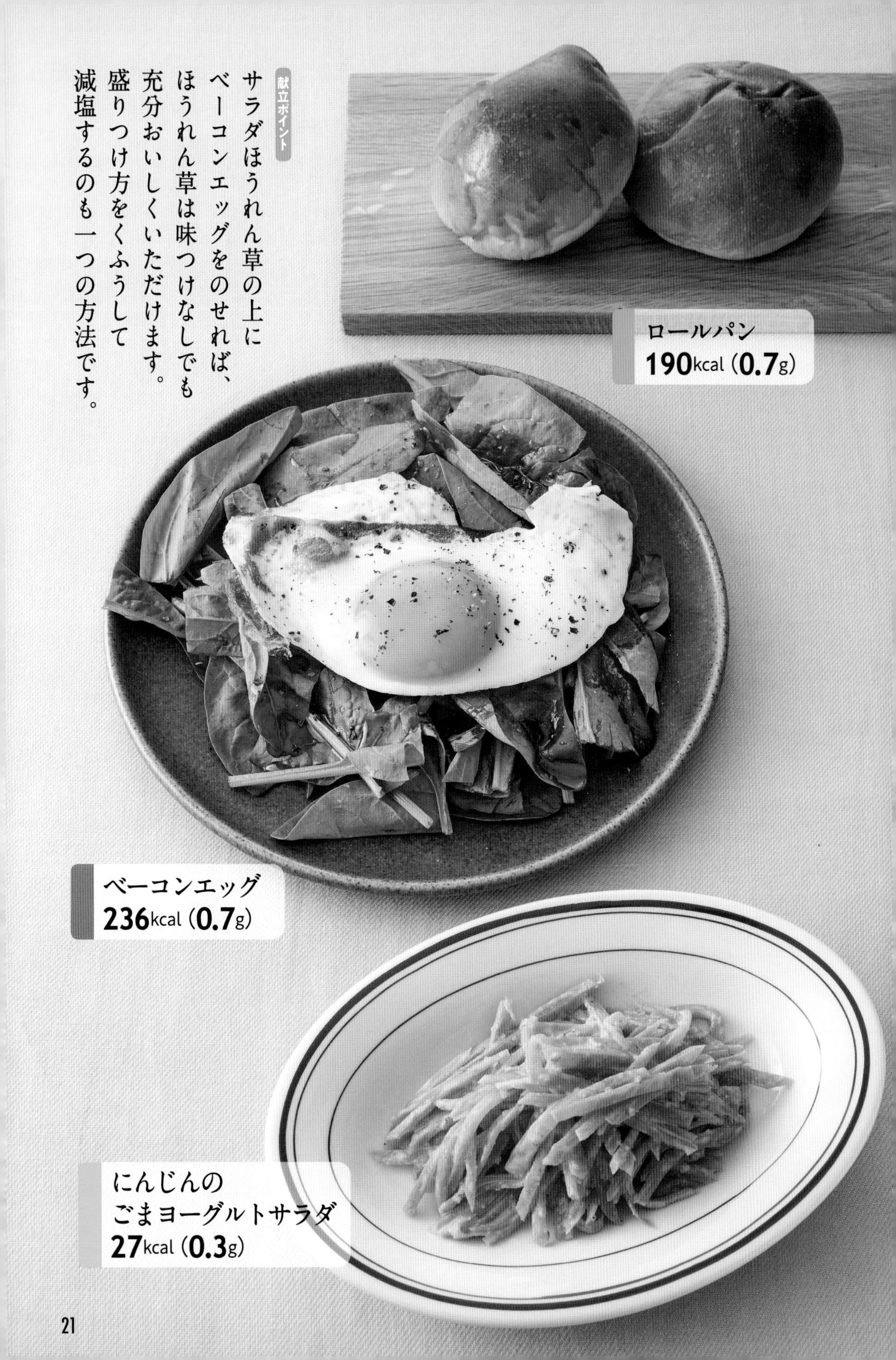

献立ポイント

サラダほうれん草の上に
ベーコンエッグをのせれば、
ほうれん草は味つけなしでも
充分おいしくいただけます。
盛りつけ方をくふうして
減塩するのも一つの方法です。

ロールパン
190kcal（**0.7**g）

ベーコンエッグ
236kcal（**0.7**g）

にんじんの
ごまヨーグルトサラダ
27kcal（**0.3**g）

480kcal／塩分（1.5g）

ふわふわ納豆温玉のせ献立

メイン ふわふわ納豆温玉のせ
サブ きのこ汁
主食 精白米ごはん

減塩テクニック
納豆に長芋を加えてよく混ぜて、ふわふわにすると口当たりがよくなります。ねっとりした温泉卵の黄身もからめれば、食べたときの満足感がアップします。汁物には、おぼろこんぶでうま味を足します。

ふわふわ納豆温玉のせ

材料（2人分）

納豆…………2パック（80g）
長芋…………………………80g
ねぎ………………¼本（20g）
a だし…………大さじ2～3
a しょうゆ…………小さじ1
温泉卵……………………2個

作り方

1 長芋は皮をむき、ポリ袋に入れてめん棒でたたき割る。ねぎはあらいみじん切りにする。
2 ボールに納豆と 1 を加えてよく混ぜ、a を加えてさらによく混ぜる。器に盛り、温泉卵をのせる。

きのこ汁

材料（2人分）

きのこのマリネ（→ p.153）…………………………100g
だし……………1と½カップ
みそ…………………大さじ½
おぼろこんぶ……………2g
小ねぎ（小口切り）………少量

作り方

1 なべにだし、きのこのマリネを入れて中火にかける。ふつふつとしてきたらみそをとき入れ、火を消す。
2 器に盛り、おぼろこんぶを加え、小ねぎを散らす。

精白米ごはん

材料（2人分）

精白米ごはん……………300g

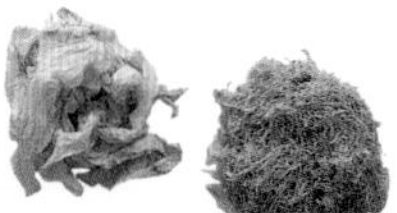

塩分チェック おぼろこんぶ…… 2gあたり塩分 0.1 g（＊暫定値）

おぼろこんぶやとろろこんぶは、お吸い物やみそ汁に入れれば、手軽にうま味を足せる便利な食品です。塩分を含む食品なので、1食分あたり2g（塩分 0.1g）を目安にし、適量を守って活用しましょう。

温泉卵のつくり方

1 なべに卵が完全につかるくらいの湯を沸かし、沸騰したら火を消す。
2 卵をお玉で静かに入れ、ふたをして 10 ～ 12 分おいたら、冷水にとる。

一日の献立例　一日合計：1646 kcal ／塩分（3.9 g）

朝 ふわふわ納豆温玉のせ献立 480kcal（1.5g）
＋
昼 牛肉とごぼうの柳川風丼献立 626kcal（1.4g） → p.70
＋
夕 アジとズッキーニのパン粉焼き献立 540kcal（1.0g） → p.102

朝食献立例 2 例

ふわふわ納豆温玉のせ 195kcal（0.7g）
精白米ごはん 252kcal（0g）

＋例❶ 大根とレタスのスープ 20kcal（0.5g）→ p.95
合計：467kcal（1.2g）

＋例❷ いんげんのごまあえ 30kcal（0.4g）→ p.48
合計：477kcal（1.1g）

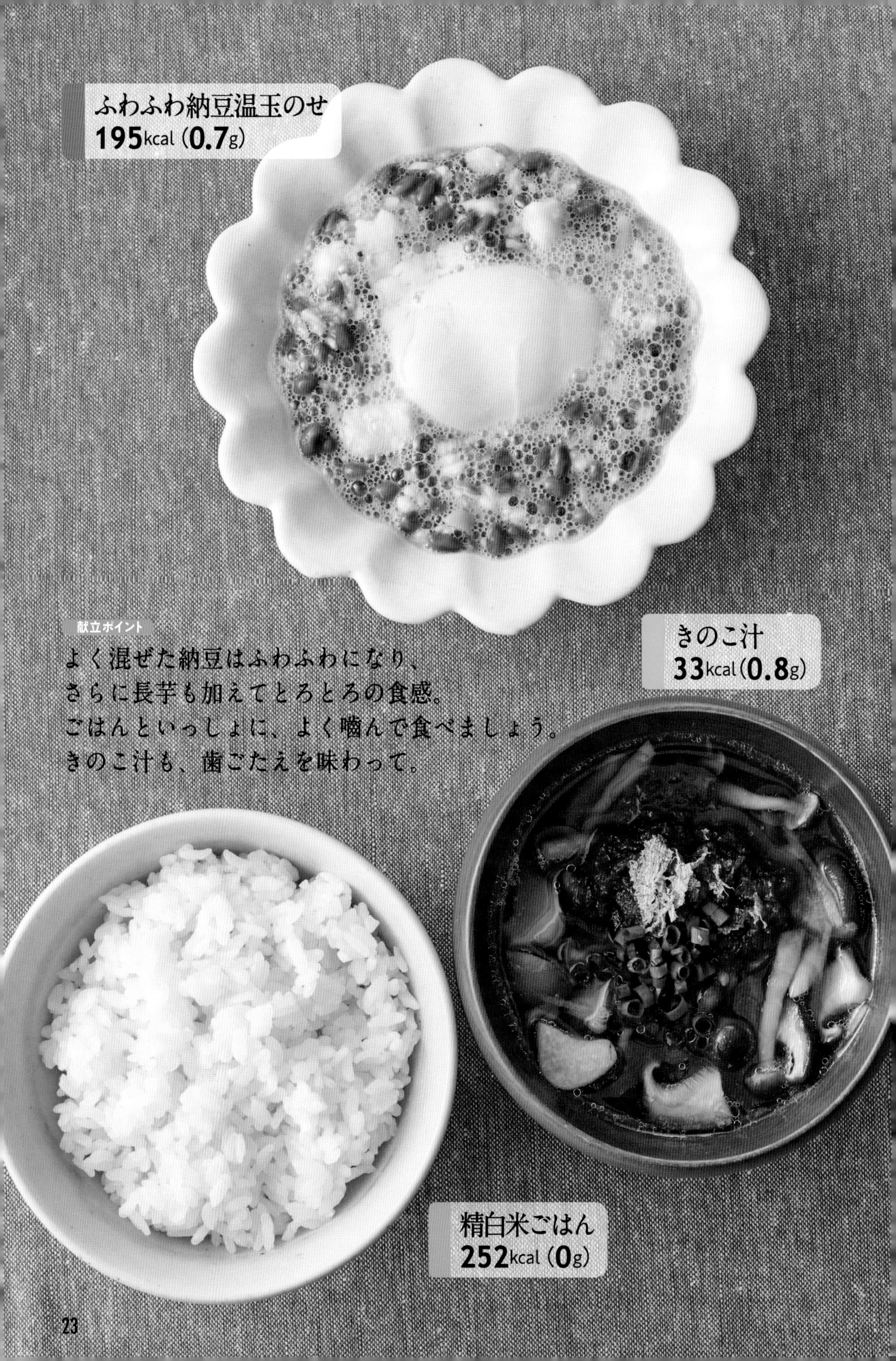

ふわふわ納豆温玉のせ
195kcal（**0.7**g）

献立ポイント

よく混ぜた納豆はふわふわになり、
さらに長芋も加えてとろとろの食感。
ごはんといっしょに、よく噛んで食べましょう。
きのこ汁も、歯ごたえを味わって。

きのこ汁
33kcal（**0.8**g）

精白米ごはん
252kcal（**0**g）

463kcal／塩分（1.2g）

豆腐の長芋だれ献立

メイン 豆腐の長芋だれ
サブ 焼きキャベツのおかかあえ
主食 雑穀精米ごはん

減塩テクニック
長芋のようなネバネバ食材をたれにすると、料理全体に味をからめやすくなるので、減塩テクニックとして覚えておくと便利。削りガツオは、うま味を手軽にプラスでき、あえ物の味つけに重宝します。

豆腐の長芋だれ

材料（2人分）

絹ごし豆腐……1丁（300g）
長芋……⅓本（200g）
だし……大さじ2
塩……ミニスプーン1
みょうが……1個（20g）
いり白ごま……少量
ごま油……大さじ½

作り方

1 耐熱皿にキッチンペーパーを敷き、豆腐を一口大にスプーンですくってのせる。ふんわりとラップをかけ、電子レンジ（600W）で3〜4分加熱する。みょうがは薄い小口切りにする。

2 長芋は皮をむいてポリ袋に入れ、めん棒であらくたたきつぶす。だし、塩を加えて混ぜ合わせる。

3 器に豆腐を盛り、2をかける。みょうがをのせ、ごまを散らし、ごま油をかける。

焼きキャベツのおかかあえ

材料（2人分）

キャベツ……2〜3枚（150g）
しょうゆ……小さじ1
練りがらし……小さじ½
削りガツオ……小1パック（4g）

作り方

1 キャベツは一口大に手でちぎる。フライパンに入れてふたをし、3〜4分蒸し焼きにする。ときどきフライパンをゆすり、焼き色を均等につける。キャベツがしんなりしたら火を消し、あら熱をとる。

2 ボールにしょうゆとからしを合わせ、1を加えてあえる。削りガツオを加えてからめる。

雑穀精米ごはん

材料（2人分）

雑穀精米ごはん……300g

塩分チェック

からし（練り）…… 小さじ1（5g）あたり塩分 0.4g
わさび（練り）…… 小さじ1（5g）あたり塩分 0.3g

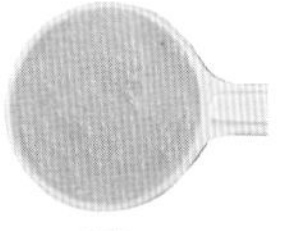

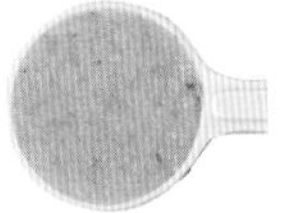

チューブやびんに入った市販のからしやわさびは、保存がきくよう塩分が添加されているものが多いので、表示を確認して使う量を加減しましょう。

一日の献立例　一日合計：1604kcal／塩分（4.9g）

朝　豆腐の長芋だれ献立　463kcal（1.2g）
＋
昼　鶏そぼろ丼献立　428kcal（1.5g）　→p.64
＋
夕　牛肉と白菜のクリーム煮献立　713kcal（2.2g）　→p.128

朝食献立例2例

豆腐の長芋だれ 180kcal（0.6g）
精白米ごはん 252kcal（0g）

＋例❶
焼きアスパラのみそマヨ添え
69kcal（0.5g）→p.47
合計：501kcal（1.1g）

＋例❷
しいたけのぺったんこ焼き
60kcal（0.5g）→p.47
合計：492kcal（1.1g）

献立ポイント

豆腐はレンジで加熱して、
水けを適度にとり除いておくと、
長芋だれやごま油の味や風味を
しっかり感じることができます。
サブのキャベツはよく焼いて、
香ばしさを味わいましょう。

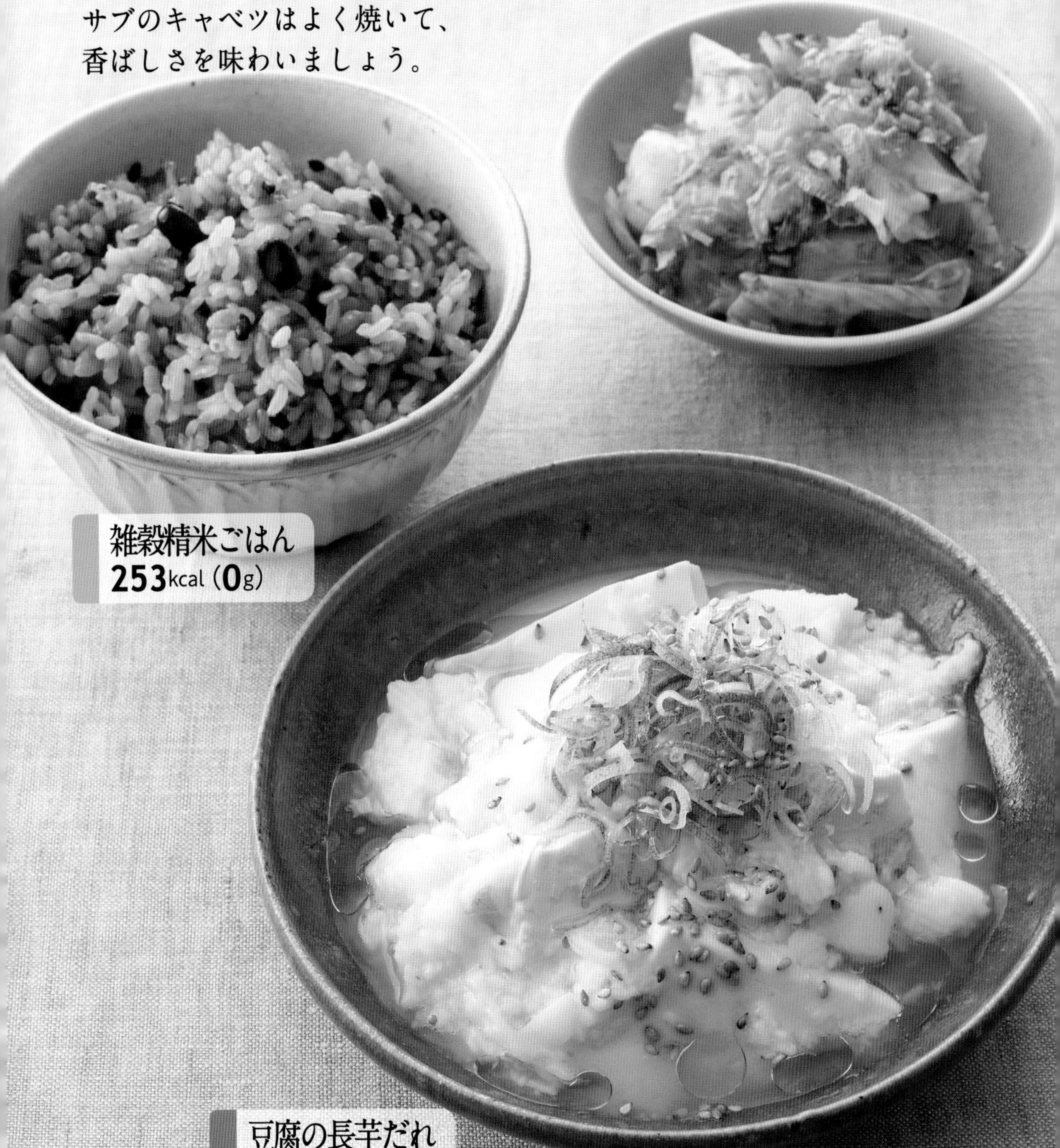

焼きキャベツのおかかあえ
30kcal（**0.6**g）

雑穀精米ごはん
253kcal（**0**g）

豆腐の長芋だれ
180kcal（**0.6**g）

厚揚げと小松菜のレンジ蒸し献立

570kcal／塩分（1.2g）

メイン　厚揚げと小松菜のレンジ蒸し
サブ　レタスとアボカドのサラダ
主食　精白米ごはん

減塩テクニック
七味とうがらしは辛味だけでなく、香りをプラスするのに便利です。もし味にもの足りなさを感じたら、最後にひとふりしてみましょう。食卓に常備しておくのもおすすめ。

厚揚げと小松菜のレンジ蒸し

材料（2人分）
厚揚げ…………………1枚（200g）
小松菜……………………⅓束（90g）
顆粒鶏がらだし………小さじ⅓
塩……………………ミニスプーン½
酒…………………………大さじ1
七味とうがらし……………少量

作り方
1 厚揚げは縦半分に切り、1cm厚さに切る。小松菜は根元を切り除き、ざくざくと切る。
2 耐熱皿に厚揚げと小松菜を入れ、鶏がらだし、塩、酒をふりかけ、ふんわりとラップをかけて電子レンジ（600W）で4分加熱する。そのままあら熱をとり、七味とうがらしをふる。

レタスとアボカドのサラダ

材料（2人分）
レタス……………………3枚（60g）
アボカド…………………1個（150g）
a ポン酢しょうゆ…大さじ1
　だし……………………大さじ1
　オリーブ油………小さじ1
　練りわさび………小さじ¼

作り方
1 レタスは食べやすい大きさにちぎる。アボカドは種と皮を除き、横に1cm厚さに切る。
2 器に1を盛り、aを混ぜ合わせてかける。

精白米ごはん

材料（2人分）
精白米ごはん……………300g

塩分チェック　ポン酢しょうゆ ････ 大さじ1（18g）あたり塩分 **1.1**g

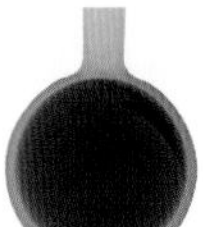

ポン酢しょうゆに、だしやオリーブ油を混ぜると、塩分は増やさずに液量を増やせるのでおすすめです。たれやドレッシングには油分を少し混ぜると、からみやすくなります。

一日の献立例　一日合計：**1601 kcal／塩分（4.8g）**

朝　厚揚げと小松菜のレンジ蒸し献立
570kcal（1.2g）

＋ 昼　とろみ親子丼献立
499kcal（1.6g）
→p.62

＋ 夕　サケとキャベツのピリ辛みそいため献立
532kcal（2.0g）
→p.98

朝食献立例2例
厚揚げと小松菜のレンジ蒸し 158kcal（0.5g）
精白米ごはん 252kcal（0g）

＋例❶
和風ラタトゥイユ
68kcal（0.4g）→p.104
合計：478kcal（0.9g）

＋例❷
長芋の粒マスタードあえ
84kcal（0.3g）→p.145
合計：494kcal（0.8g）

献立ポイント

アクが少ない小松菜はレンジ調理向き。
レンジ加熱後に少しさまして
味をなじませるのがポイントです。
ポン酢しょうゆベースの
ドレッシングは野菜のみならず
刺し身などにも合います。

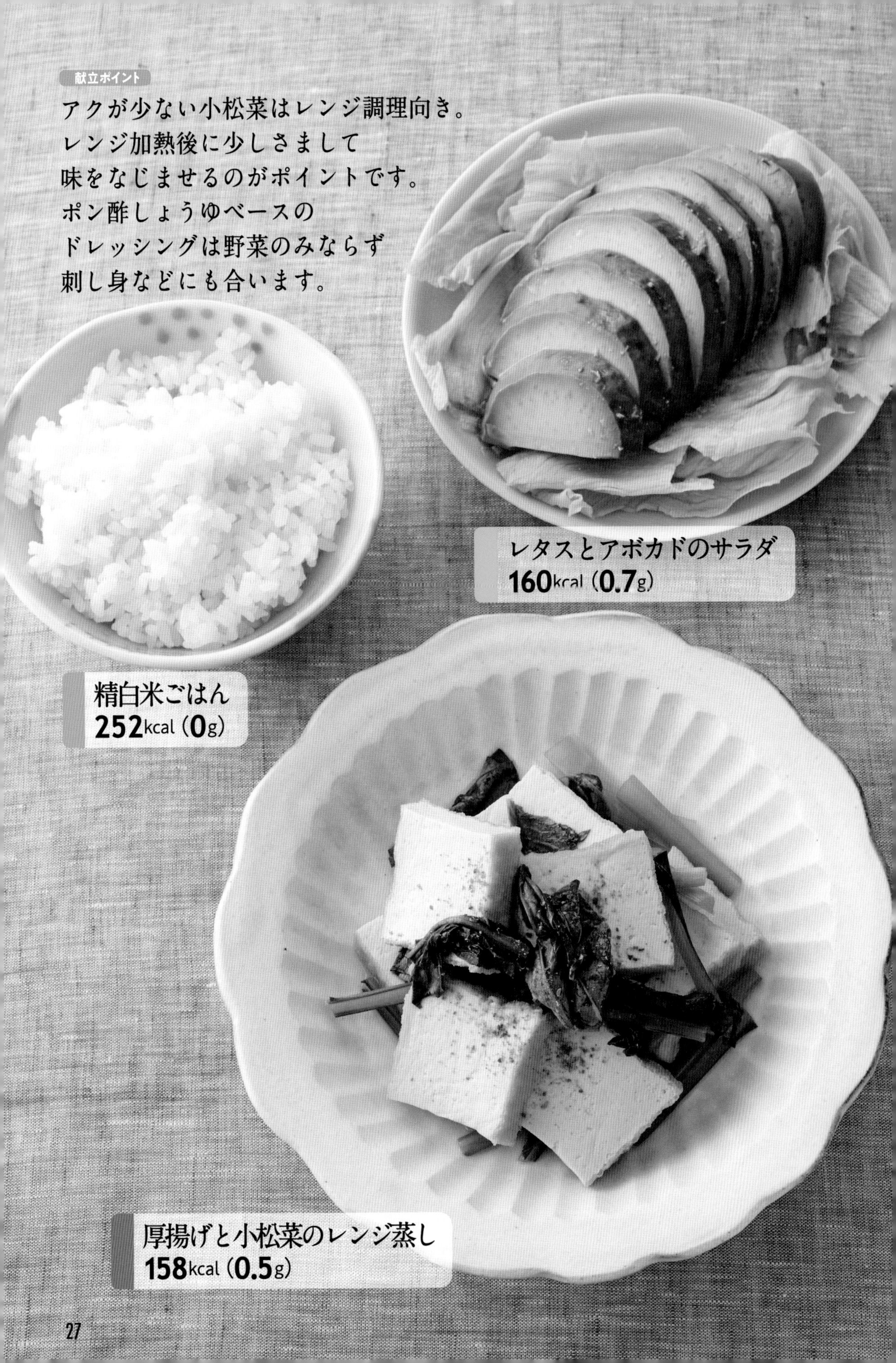

レタスとアボカドのサラダ
160kcal（0.7g）

精白米ごはん
252kcal（0g）

厚揚げと小松菜のレンジ蒸し
158kcal（0.5g）

サバみそ納豆献立

498kcal／塩分（1.7g）

メイン　サバみそ納豆
サブ　ブロッコリーのからしあえ
主食　精白米ごはん＋いり白ごま

減塩テクニック
青じそやみょうがなどを加えると香りがよくなり、減塩しやすくなります。また、缶詰め特有のくせを消してくれる効果もあります。ネバネバとした納豆は、味を全体に行きわたらせるのに役立ちます。

サバみそ納豆

材料（2人分）
納豆…………1パック（50g）
サバ水煮缶詰め
…………………1缶（160g）
青じそ……………………2枚
みょうが…………½個（10g）
みそ…………………小さじ1

作り方
1 サバの水煮は汁けをきり、あらくほぐす。青じそはせん切りにする。みょうがは小口切りにする。
2 ボールに納豆とみそを入れて混ぜ、1を加えてあえる。

ブロッコリーのからしあえ

材料（2人分）
ブロッコリー……⅔株（160g）
a
だし………………大さじ2
しょうゆ…………小さじ1
練りがらし………小さじ½

作り方
1 ブロッコリーは小房に分けてラップで包み、電子レンジ（600 W）で1分加熱する。そのままあら熱をとる。
2 ボールにaを合わせ、1を加えてあえる。

精白米ごはん＋いり白ごま

材料（2人分）
精白米ごはん……………300g
いり白ごま………………少量

作り方
1 器にごはんを盛り、いりごまをふる。

塩分チェック
サバ水煮缶詰め…… 1缶（160g）あたり塩分 1.4g
ツナ水煮缶詰め…… 1缶（70g）あたり塩分 0.4g

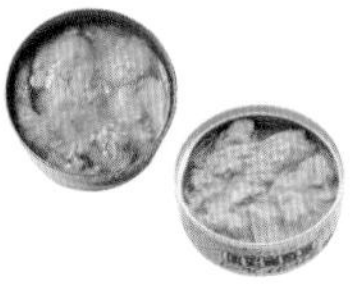

サバやツナの水煮は、水煮といっても塩分は含まれています。使うときは汁けをしっかりきって、味をみながら調味しましょう。

一日の献立例　一日合計：1599 kcal ／塩分（5.8g）

朝　サバみそ納豆献立
498kcal（1.7g）
＋
昼　豚しゃぶそうめん献立
653kcal（2.2g）
→ p.74
＋
夕　鶏団子の
レンジ蒸し献立
448kcal（1.9g）
→ p.130

朝食献立例 2 例

サバみそ納豆 209kcal（1.1g）
精白米ごはん＋いり白ごま 255kcal（0g）

＋例①
ししとうのおかかあえ
69kcal（0.5g）→p.46
合計：533kcal（1.6g）

＋例②
春菊のサラダ
61kcal（0.6g）→p.94
合計：525kcal（1.7g）

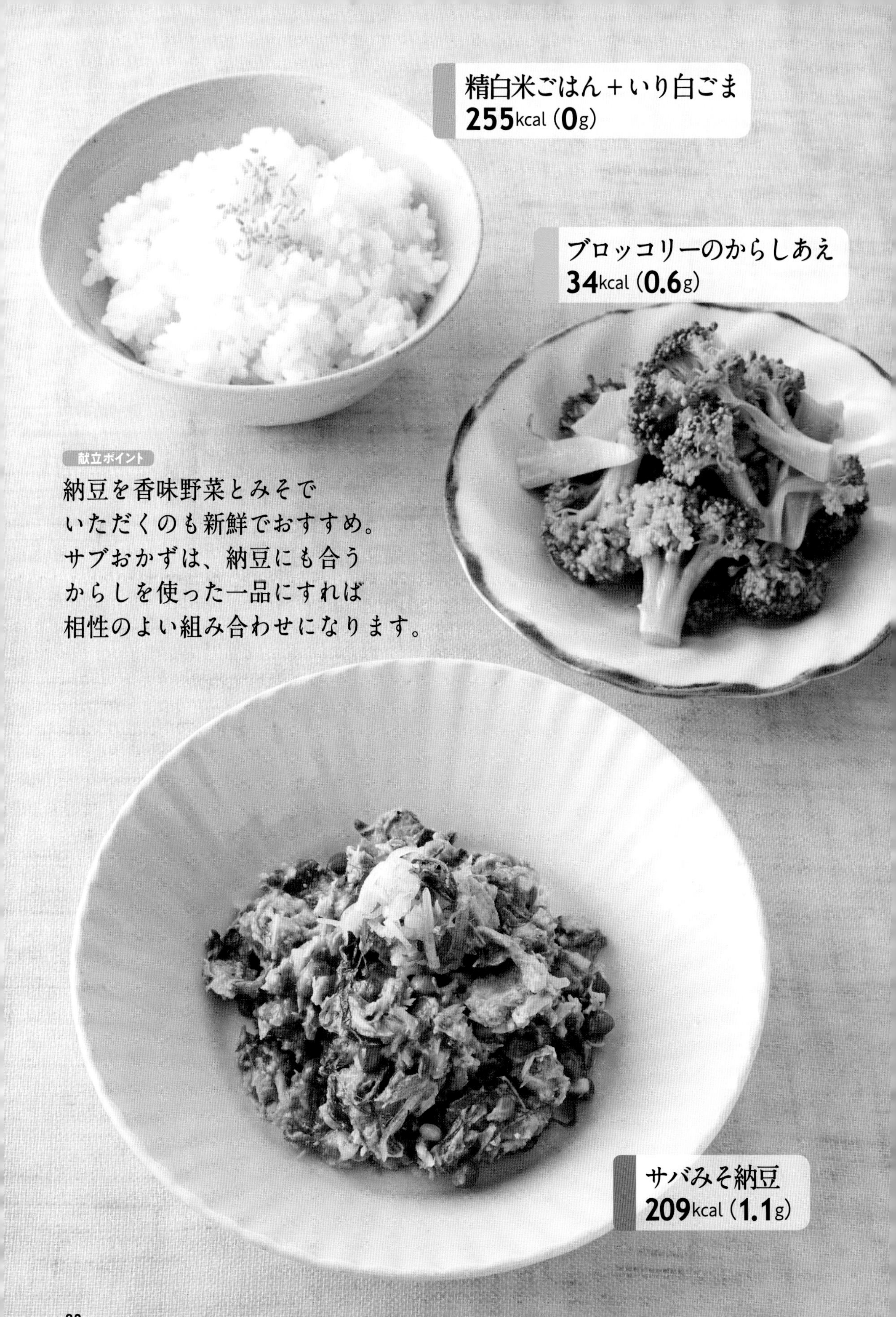

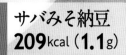

精白米ごはん＋いり白ごま
255kcal（**0**g）

ブロッコリーのからしあえ
34kcal（**0.6**g）

献立ポイント

納豆を香味野菜とみそで
いただくのも新鮮でおすすめ。
サブおかずは、納豆にも合う
からしを使った一品にすれば
相性のよい組み合わせになります。

サバみそ納豆
209kcal（**1.1**g）

437kcal／塩分（1.4g）

サケの塩麹《こうじ》焼き献立

- メイン　サケの塩麹焼き
- サブ　えのき、トマト、三つ葉のすまし汁
- 主食　精白米ごはん

減塩テクニック
塩麹は塩味とともにうま味もプラスできる便利な発酵調味料です（82ページ参照）。はちみつで甘みをプラスして、量を控えて使うのが減塩するコツ。えのきたけは加熱するととろみが出るので汁物の減塩に役立ちます。

サケの塩麹焼き

材料（2人分）

- 生ザケ…………2切れ（200g）
- 塩……………ミニスプーン½
- 長芋………………3cm（50g）
- ピーマン…………1個（25g）
- a 塩麹………………大さじ½
- a はちみつ…………小さじ1

作り方

1 サケはキッチンペーパーで水けをふき、塩をふる。長芋は7～8㎜厚さの半月切りにする。ピーマンは縦4等分に切る。aは混ぜ合わせる。

2 1をすべてグリルに並べ、強火で5分ほど焼く。返してサケにaを塗り、さらに5分ほど焼く。途中長芋とピーマンに火が通れば、とり出す。

えのき、トマト、三つ葉のすまし汁

材料（2人分）

- えのきたけ………⅓袋（30g）
- トマト……………¼個（50g）
- 三つ葉……………3本（5g）
- a だし…………1と¼カップ
- a 酒…………………大さじ½
- a しょうゆ…………小さじ½
- 塩……………ミニスプーン½

作り方

1 えのきは石づきを除いて3等分に切る。トマトは小さめの乱切りにする。三つ葉は2cm幅に切る。

2 なべにえのきとaを入れて中火で2分ほど煮る。トマトを加え、少し煮くずれてきたら、三つ葉を加え、塩で味をととのえる。

精白米ごはん

材料（2人分）

- 精白米ごはん……………300g

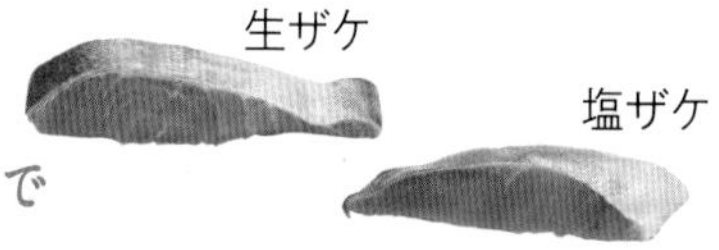

減塩ポイント　塩ザケではなく生ザケを選んで

サケの切り身を選ぶときは、「塩ザケ（1.8～3.0％塩分／100g）」ではなく「生ザケ（0.2％塩分／100g）」と表示されているものを選ぶほうが塩分管理がしやすいです。調理の前には余分な水けをしっかりふきとってから、塩などの下味をまぶしましょう。

一日の献立例　　一日合計：**1598kcal／塩分（4.5g）**

- 朝　サケの塩麹焼き献立　437kcal（1.4g）
- ＋ 昼　タコとキャベツのスパゲティ献立　523kcal（2.1g） → p.76
- ＋ 夕　牛しゃぶの三ツ葉おろしあえ献立　638kcal（1.0g） → p.124

朝食献立例2例

サケの塩麹焼き 170kcal（0.8g）
精白米ごはん 252kcal（0g）

＋例1　きゅうりのとろろこんぶあえ　19kcal（0.2g） → p.62
合計：441kcal（1.0g）

＋例2　ブロッコリーのセサミペッパーマリネ　116kcal（0.4g） → p.80
合計：538kcal（1.2g）

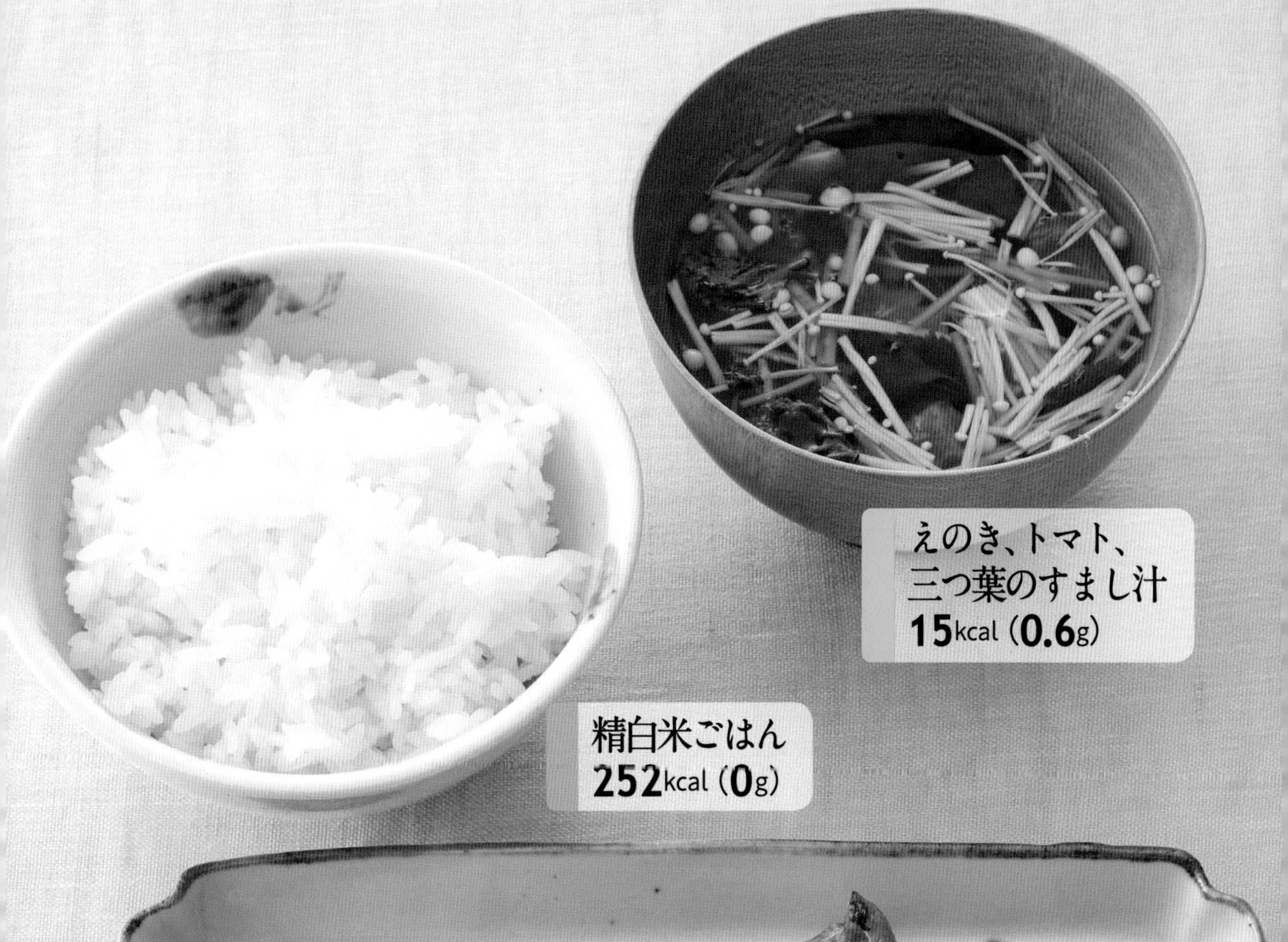

えのき、トマト、
三つ葉のすまし汁
15kcal（0.6g）

精白米ごはん
252kcal（0g）

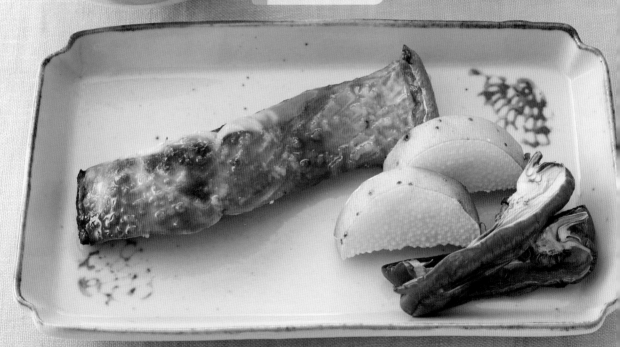

サケの塩麹焼き
170kcal（0.8g）

献立ポイント

サケをグリルで焼くときに、
野菜もいっしょに焼いて添えましょう。
汁物には、トマトや三つ葉のような、
うま味や香りのあるものを入れると、
塩分を控えやすくなります。

サケのみそヨーグルト漬け焼き献立

400kcal／塩分（1.1g）

メイン サケのみそヨーグルト漬け焼き
サブ ズッキーニのきんぴら
主食 もち麦ごはん

減塩テクニック
みそ漬けを減塩したいときはヨーグルトがおすすめ！　同じ発酵食品でみそとの相性がよく、みそ床が適度にゆるくなるので、全体に塗りやすくなります。野菜に塗って焼いてもＯＫです。

サケのみそヨーグルト漬け焼き

材料（2人分）

生ザケ…………2切れ（160g）
エリンギ…………1本（40g）
a みそ……………小さじ2
a プレーンヨーグルト……………小さじ2

作り方

1 エリンギは長さを半分に切り、縦8等分に切る。**a** は混ぜ合わせる。
2 アルミ箔《はく》を広げ、エリンギを敷いて、サケをのせる。サケの表面に **a** を塗り、グリルで5～6分（または、オーブントースターで10分ほど）焼く。

ズッキーニのきんぴら

材料（2人分）

ズッキーニ※……1本（160g）
ごま油……………小さじ1
a だし……………小さじ1
a みりん……………小さじ1
a しょうゆ…………小さじ½

作り方

1 ズッキーニは薄い輪切りにする。**a** は混ぜ合わせる。
2 フライパンにごま油を熱し、ズッキーニを中火でいためる。しんなりとなってきたら、**a** を加えてからめる。
※ズッキーニのかわりに、なす（1本）またはピーマン（2個）でもよい。

もち麦ごはん

材料（2人分）

もち麦ごはん……………300g

減塩ポイント　野菜の切り方次第で味は変わる

野菜を切るときの厚さによって、味の感じ方は違ってきます。きんぴらなどの甘辛い味つけをするときは、薄く切るほうが味のしみ込みがよくなります。

一日の献立例　一日合計：**1669 kcal／塩分（4.6g）**

朝		昼		夕
サケのみそヨーグルト漬け焼き献立 400kcal（1.1g）	＋	オムライス献立 726kcal（1.8g） →p.80	＋	鶏肉の照り焼き献立 543kcal（1.7g） →p.110

朝食献立例2例

サケのみそヨーグルト漬け焼き 125kcal（0.9g）
もち麦ごはん 241kcal（0g）

＋例❶	＋例❷
かぼちゃのゆずこしょういため 132kcal（0.2g）→p.124	れんこんのいためなます 112kcal（0.9g）→p.110
合計：498kcal（1.1g）	合計：478kcal（1.8g）

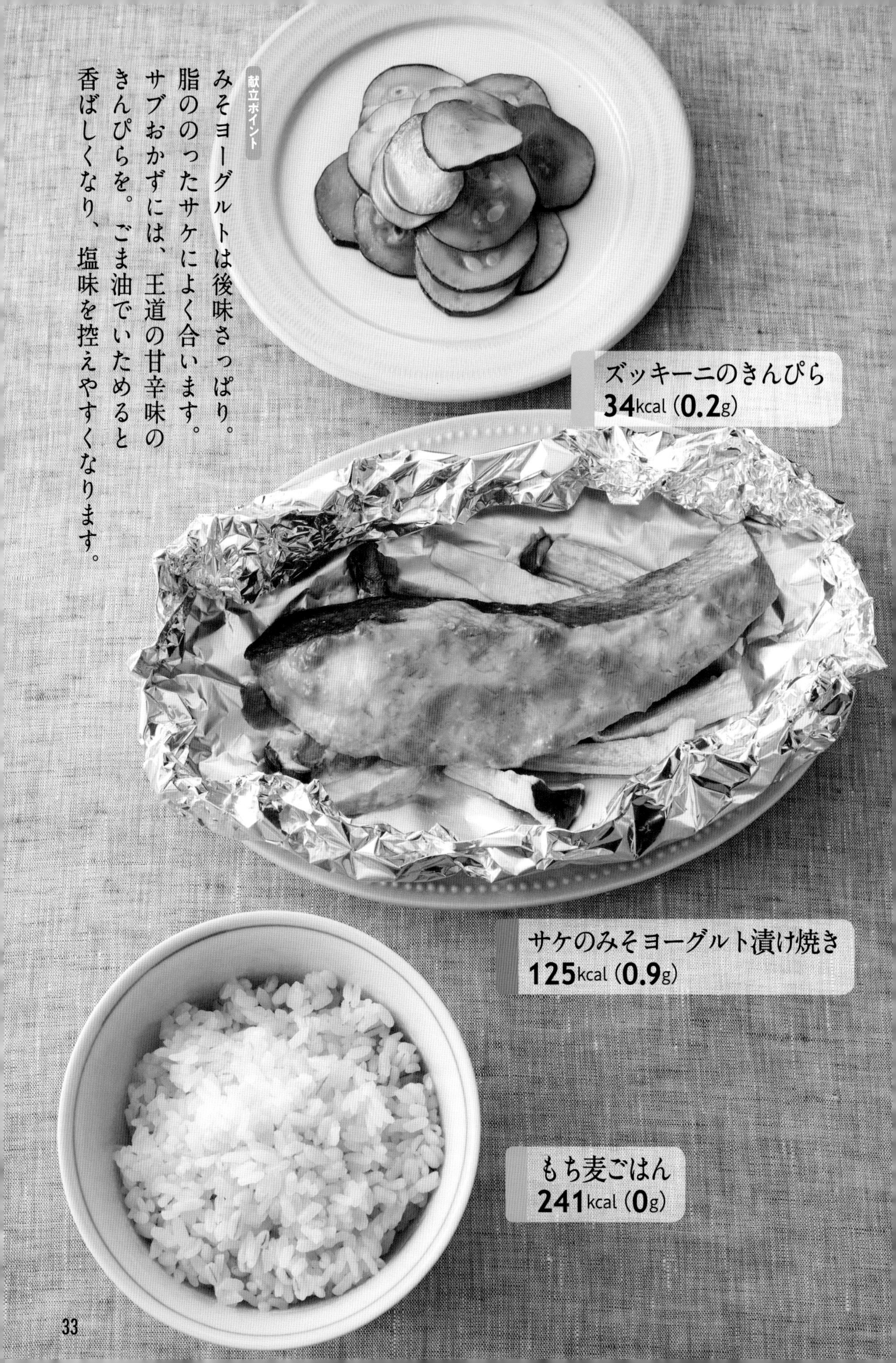

献立ポイント

みそヨーグルトは後味さっぱり。脂ののったサケによく合います。サブおかずには、王道の甘辛味のきんぴらを。ごま油でいためると香ばしくなり、塩味を控えやすくなります。

ズッキーニのきんぴら
34kcal (**0.2**g)

サケのみそヨーグルト漬け焼き
125kcal (**0.9**g)

もち麦ごはん
241kcal (**0**g)

503kcal／塩分（**1.1**g）

サワラの幽庵焼き献立

メイン　サワラの幽庵焼き
サブ　レタスのだしあえ
主食　精白米ごはん

減塩テクニック
魚は水けをよくふいてから調理すると味がぼやけません。みりんで少し甘みを足すと、塩味を控えやすくなります。レタスなどの葉野菜は、さっと煮るとかさが減り、量をとることができます。

サワラの幽庵焼き

材料（2人分）

サワラ…………2切れ（160g）
a
ゆずの輪切り……2～3枚
しょうゆ…………小さじ2
酒…………………大さじ½
みりん……………大さじ½
長芋………………⅙本（100g）
ししとうがらし…………4本
サラダ油……………………少量

作り方

1 バットにaを合わせ、キッチンペーパーで水けをよくふいたサワラを漬けて10分ほどおく（ひと晩漬ける場合は冷蔵庫で保存）。
2 長芋は皮つきのまま5㎝長さの棒状に切る。ししとうは包丁で1本切り込みを入れる。ともにサラダ油をまぶす。
3 トースターの天板にクッキングシートを敷き、1と2を並べて10～12分ほど焼く（途中焦げそうならアルミ箔をかぶせて焼く）。

レタスのだしあえ

材料（2人分）

レタスのオイルあえ（→p.150）
…………………………150g
a
だし………………¼カップ
しょうゆ…………小さじ1
みりん……………小さじ1

作り方

1 なべに湯を沸かし、レタスのオイルあえを加えてさっとゆで、ざるにあげて汁けをしっかりときる。
2 ボールにaを合わせ、1を加えてあえる。

精白米ごはん

材料（2人分）

精白米ごはん……………300g

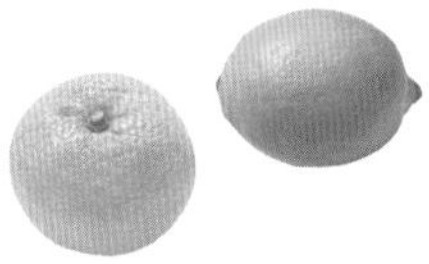

減塩ポイント 柑橘《かんきつ》類の果汁で香りよく

ゆずやすだち、レモンなどの柑橘類の果汁は香りがよく、塩味を控えた料理にかけると味わいがアップします。みそやしょうゆの量を減らしたいときにも、役立ちます。

一日の献立例　　一日合計：**1614 kcal／塩分（5.0g）**

朝　サワラの幽庵焼き献立　503kcal（1.1g）
＋
昼　イカ焼きうどん献立　461kcal（1.9g）　→p.60
＋
夕　和風麻婆豆腐献立　650kcal（2.0g）　→p.132

朝食献立例2例

サワラの幽庵焼き 194kcal（0.6g）
精白米ごはん 252kcal（0g）

＋例❶
小松菜の中国風おかかあえ
41kcal（0.5g）→p.48
合計：487kcal（1.1g）

＋例❷
わかめと貝割れ菜の揚げ玉汁
41kcal（0.8g）→p.50
合計：487kcal（1.4g）

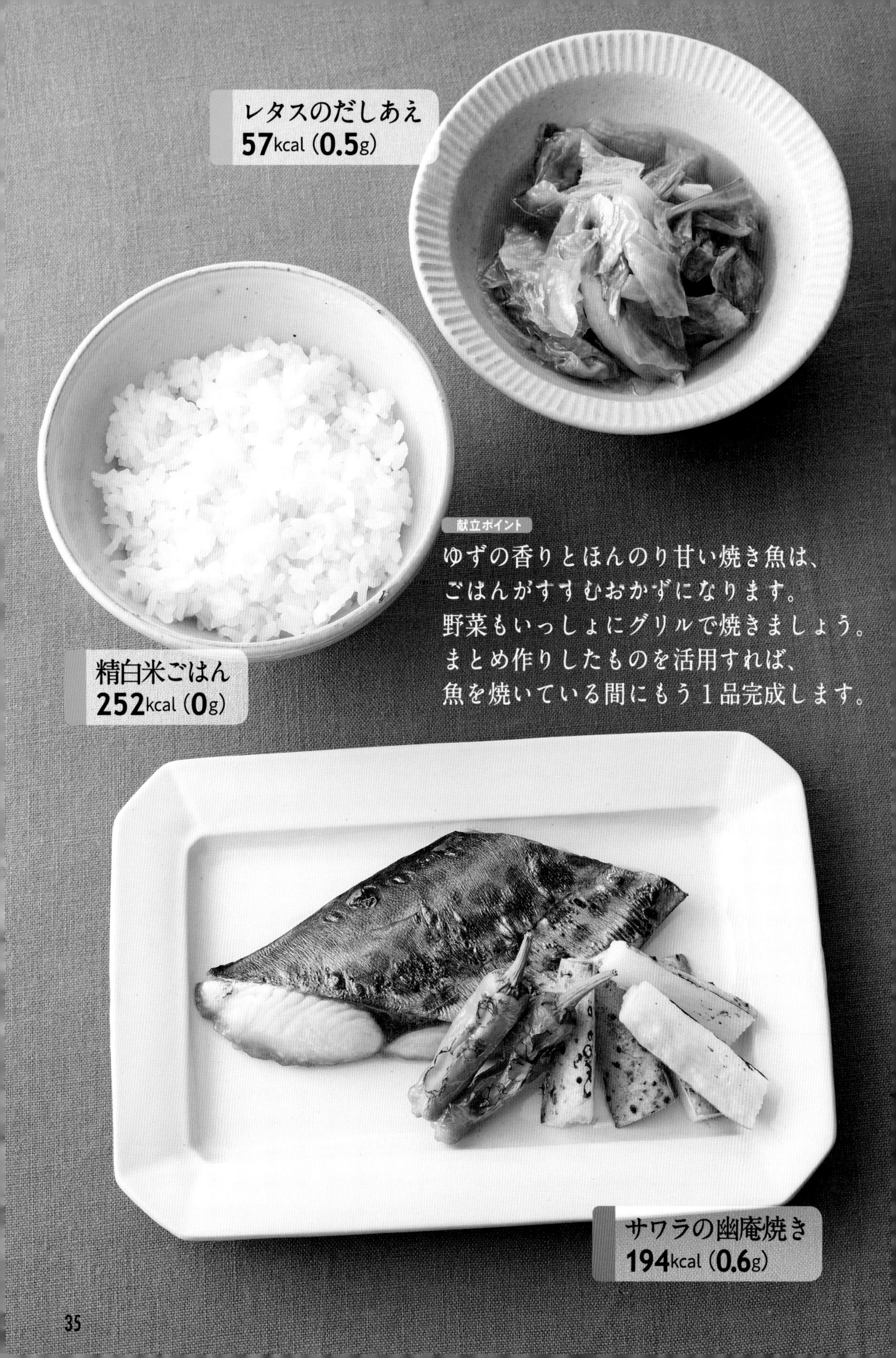

レタスのだしあえ
57kcal（**0.5**g）

精白米ごはん
252kcal（**0**g）

献立ポイント

ゆずの香りとほんのり甘い焼き魚は、
ごはんがすすむおかずになります。
野菜もいっしょにグリルで焼きましょう。
まとめ作りしたものを活用すれば、
魚を焼いている間にもう１品完成します。

サワラの幽庵焼き
194kcal（**0.6**g）

522kcal／塩分（**1.4**g）

鶏ごぼうそぼろ献立

メイン 鶏ごぼうそぼろ
サブ ズッキーニと玉ねぎのサラダ
主食 精白米ごはん

減塩テクニック
鶏そぼろに、笹がきにしたごぼうを入れると、歯ごたえがよくなり、食べごたえが出ます。かたくり粉で煮汁に少しとろみをつけると、具に味がしっかりのります。

鶏ごぼうそぼろ

材料（2人分）

- 鶏ひき肉…………………200g
- ごぼう……………⅓本（60g）
- 貝割れ菜……⅗パック（30g）
- a
  - 酒…………………小さじ2
  - みりん……………小さじ2
  - しょうゆ…………小さじ2
  - 砂糖………………小さじ1
  - かたくり粉………小さじ1

作り方

1 ごぼうは笹がきにし、水に5分ほど放す。水けをしっかりときる。貝割れ菜は根元を切り除き、長さを半分に切る。

2 耐熱ボールに a を合わせ、ひき肉、ごぼうを加えてさっくりと混ぜる。ふんわりとラップをかけ、電子レンジ（600W）で3分加熱する。全体を混ぜ、さらに1分半～2分加熱する。熱いうちに貝割れ菜を加えて混ぜる。

ズッキーニと玉ねぎのサラダ

材料（2人分）

- ズッキーニ………½本（80g）
- 玉ねぎ……………½個（100g）
- しょうゆ……………小さじ1
- 削りガツオ…………… 1～2g

作り方

1 ズッキーニ、玉ねぎは薄切りにし、合わせて冷水に5分ほど放す。

2 水けをしっかりきり、器に盛り、しょうゆをまわしかける。削りガツオをふる。

精白米ごはん

材料（2人分）

- 精白米ごはん……………300g

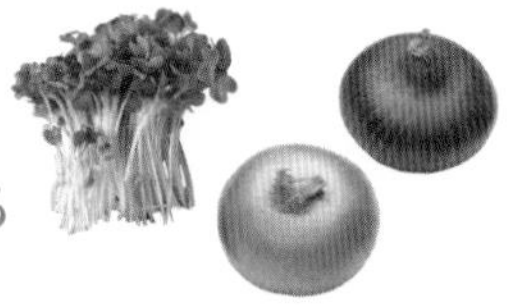

減塩ポイント 野菜の風味を生かして組み合わせる

貝割れ菜や玉ねぎには、ほんのり辛味があるので、サラダやあえ物に入れるとその辛味がアクセントになり、塩味のあるドレッシングや調味料を控えることができます。

一日の献立例　　一日合計：**1656 kcal ／塩分（3.6g）**

朝　鶏ごぼうそぼろ献立　522kcal（1.4g）
＋
昼　ねぎ塩焼き豚丼献立　589kcal（1.2g）　→ p.68
＋
夕　アジと海藻の蒸し物献立　545kcal（1.0g）　→ p.106

朝食献立例 2例

鶏ごぼうそぼろ 242kcal（1.0g）
精白米ごはん 252kcal（0g）

＋例❶
れんこんとこんにゃくの塩麹いため
64kcal（0.3g）→ p.82
合計：558kcal（1.3g）

＋例❷
かぶのガーリックソテー
70kcal（0.4g）→ p.106
合計：564kcal（1.4g）

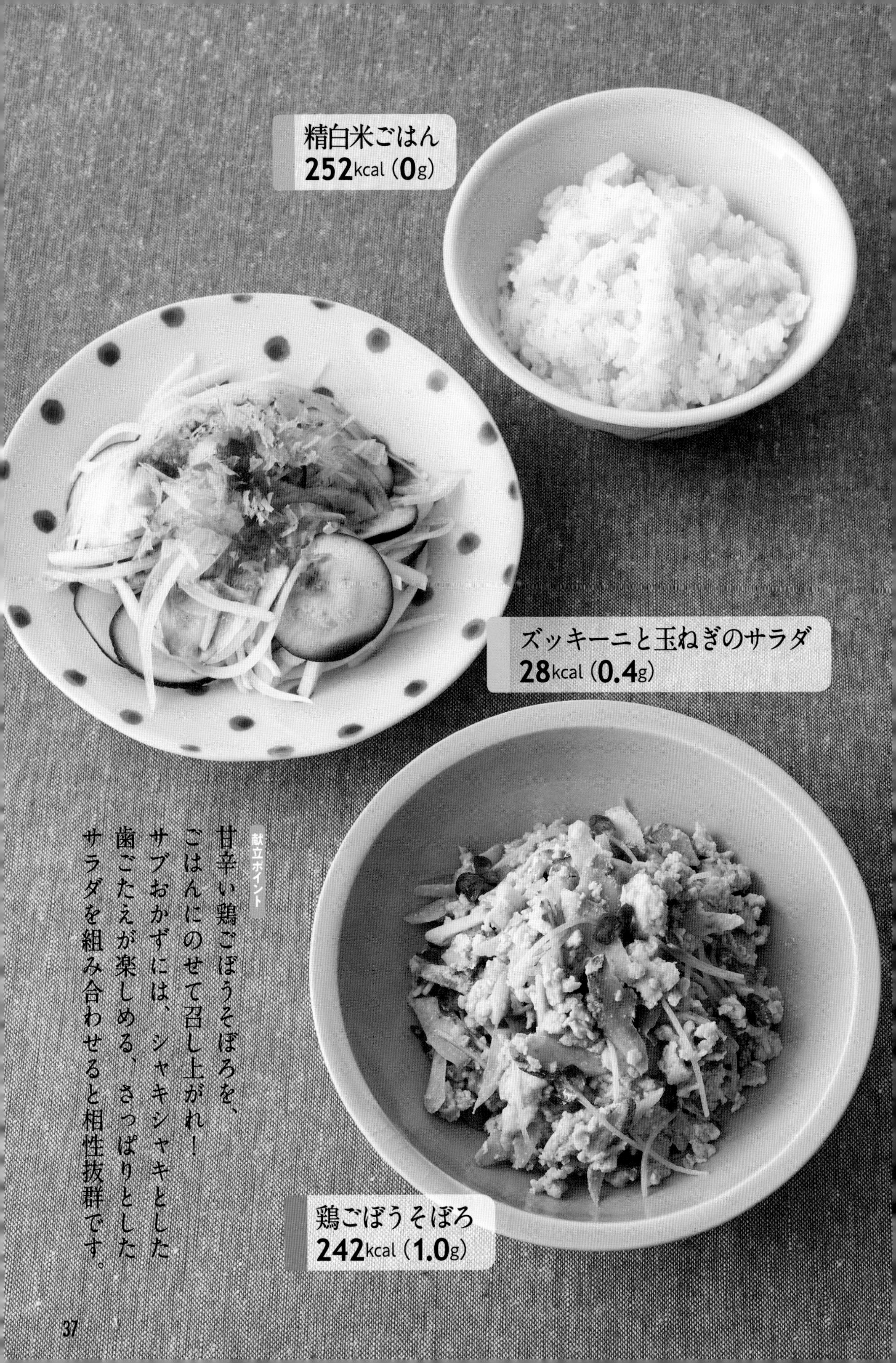
精白米ごはん
252kcal (0g)
ズッキーニと玉ねぎのサラダ
28kcal (0.4g)
鶏ごぼうそぼろ
242kcal (1.0g)

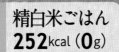

献立ポイント

甘辛い鶏ごぼうそぼろを、ごはんにのせて召し上がれ！サブおかずには、シャキシャキとした歯ごたえが楽しめる、さっぱりとしたサラダを組み合わせると相性抜群です。

417kcal／塩分（1.6g）

にんじんとコーンのカレーいため献立

メイン　にんじんとコーンのカレーいため

サブ　アボカドきゅうりのオイルあえ

主食　レーズン食パン

減塩テクニック

カレー粉はスパイスの中でも使いやすいので、常備しておくと減塩メニューが広がります。油と相性がよいのでいため物にはもちろん、マヨネーズと合わせるのもおすすめです。

にんじんとコーンのカレーいため

材料（2人分）

せん切りにんじん（→ p.152）……200g
ベーコン……1枚（20g）
ホールコーン（缶詰め）……大さじ4（50g）
バター……10g
カレー粉……小さじ½
粉チーズ……小さじ1

作り方

1 ベーコンは1cm幅に切る。
2 フライパンにバターを入れて中火でとかし、ベーコン、にんじん、コーンを順に加えていためる。カレー粉をふり入れて全体を混ぜる。器に盛り、粉チーズをふりかける。

アボカドきゅうりのオイルあえ

材料（2人分）

アボカド……½個（70g）
きゅうり……1本（100g）
a
- にんにくのすりおろし……少量
- オリーブ油……小さじ½
- 塩……ミニスプーン½

作り方

1 アボカドは種と皮を除き、1.5cm角に切る。きゅうりは縦4等分に切って種をとり、1.5cm幅に切る。
2 ボールにaを合わせ、1を加えてあえる。

レーズン食パン（6枚切り）

材料（2人分）

レーズン食パン（6枚切り）……2枚

塩分チェック

カレー粉 …… 小さじ1（2g）あたり塩分**0**g
カレーパウダー …… 2gあたり塩分**0.6**g

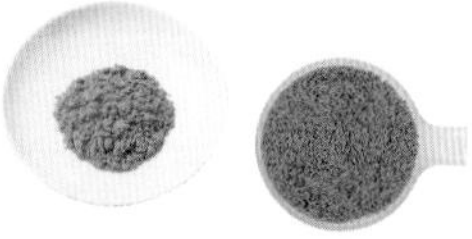

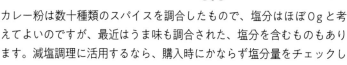

カレー粉は数十種類のスパイスを調合したもので、塩分はほぼ0gと考えてよいのですが、最近はうま味も調合された、塩分を含むものもあります。減塩調理に活用するなら、購入時にかならず塩分量をチェックしましょう。

一日の献立例　　一日合計：**1645kcal／塩分（4.9g）**

朝		昼		夕
にんじんとコーンのカレーいため献立 417kcal（1.6g）	＋	マグロ漬け丼献立 406kcal（1.9g） → p.56	＋	牛肉のサラダ仕立て献立 822kcal（1.4g） → p.126

朝食献立例2例

にんじんとコーンのカレーいため 141kcal（0.6g）
レーズン食パン（6枚切り）175kcal（0.7g）

＋例❶	＋例❷
ポテトポタージュ 107kcal（0.5g）→p.53	かぼちゃと枝豆のサラダ 123kcal（0.1g）→p.49
合計：423kcal（1.8g）	合計：439kcal（1.4g）

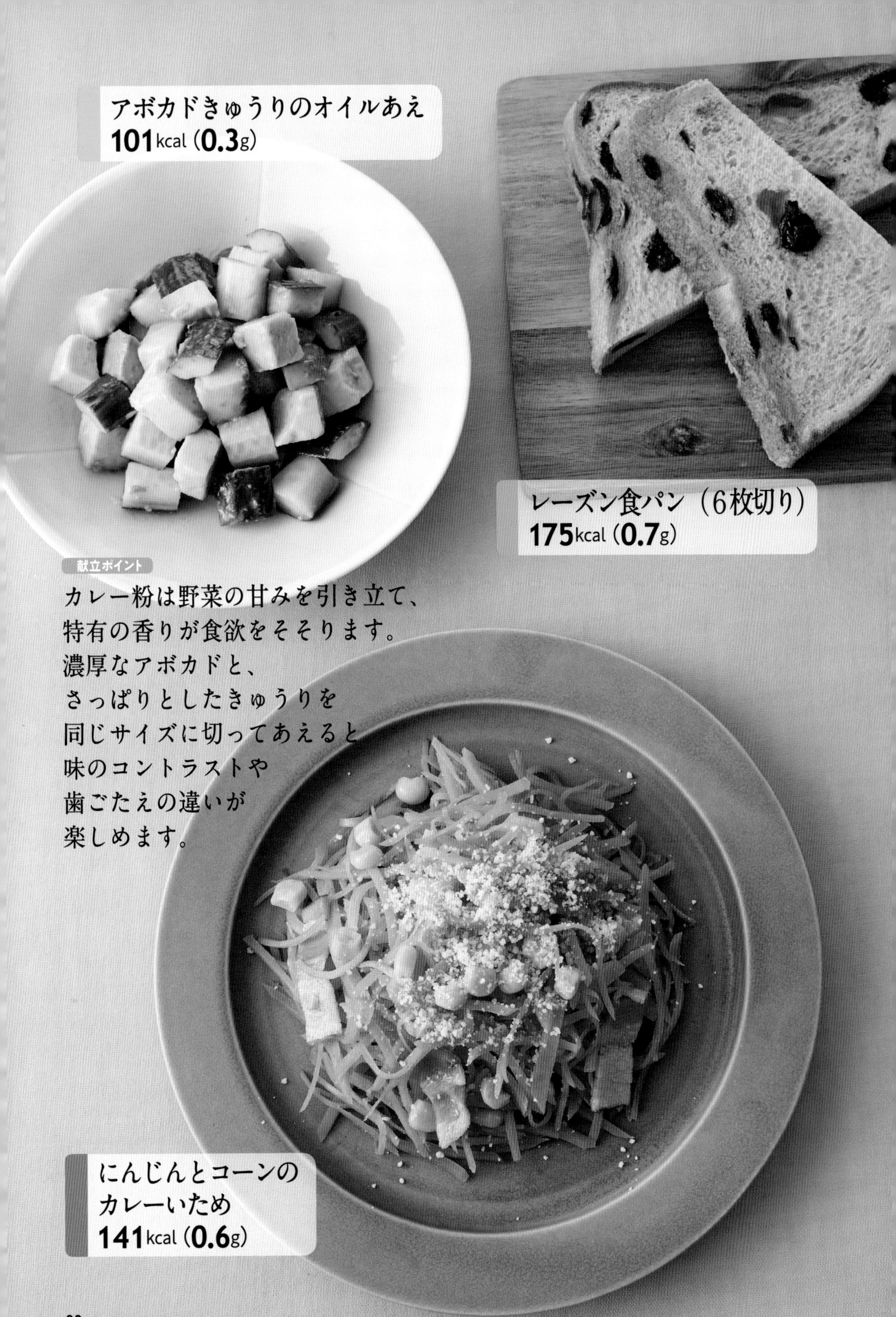

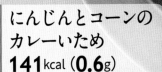

アボカドきゅうりのオイルあえ
101kcal（**0.3**g）

レーズン食パン（6枚切り）
175kcal（**0.7**g）

献立ポイント

カレー粉は野菜の甘みを引き立て、
特有の香りが食欲をそそります。
濃厚なアボカドと、
さっぱりとしたきゅうりを
同じサイズに切ってあえると
味のコントラストや
歯ごたえの違いが
楽しめます。

にんじんとコーンの
カレーいため
141kcal（**0.6**g）

431 kcal／塩分（**1.9**g）

蒸し鶏とセロリのサラダ献立

メイン 蒸し鶏とセロリのサラダ
サブ にんじんのバタースープ
主食 トースト

減塩テクニック
セロリにはヨーグルトソースをからめて味を入れておき、食べる直前に蒸し鶏とあえると味がぼやけません。スープのにんじんはバターでいためて甘みを引き出します。バターのコクもプラスできます。

蒸し鶏とセロリのサラダ

材料（2人分）
- 鶏胸肉（皮なし）‥1枚（250g）
- 塩……………ミニスプーン1
- 砂糖……………………小さじ2
- 酒……………………大さじ2
- ロリエ……………………1枚
- セロリ…………1本（100g）
- a
  - プレーンヨーグルト…………………大さじ2
  - オリーブ油………大さじ1
  - はちみつ…………大さじ½
  - 塩…………ミニスプーン½
  - しょうがのすりおろし…………………………少量

作り方
1 鶏肉は冷蔵庫から出して常温にもどしておく。まな板にのせてラップをかぶせ、めん棒などでたたいて線維を断ち切る。
2 鶏肉を耐熱皿にのせて 塩、砂糖をもみ込み、酒をふってロリエをのせる。ふんわりとラップをかけて、電子レンジ（600W）で4～5分加熱する。そのままあら熱がとれるまでさましたら、手でほぐす。
3 セロリは筋を除き、茎は薄い斜め切りに、葉はあらく刻む。ボールにaを合わせ、セロリを加えて混ぜる。食べる直前に2を加えてあえる。

にんじんのバタースープ

材料（2人分）
- にんじん…………⅔本（100g）
- バター………………………5g
- 水………………1と¼カップ
- スープのもと（顆粒）……………ミニスプーン1
- 塩……………ミニスプーン¼

作り方
1 にんじんはせん切りにする。
2 なべにバターとにんじんを入れて弱火で3分ほどいためる。しんなりとなったら水、スープのもとを加えてさらに3分ほど煮て、塩で味をととのえる。

トースト（8枚切り）

材料（2人分）
- 食パン（8枚切り）………2枚

作り方
1 食パンは半分に切り、網で焼き色がつくまで焼く。

減塩ポイント 味を感じるには、やわらかさも重要

鶏胸肉をめん棒などでたたいて線維を断ち切っておいたり、レンジ加熱後にあら熱がとれるまでさましたりすると、鶏肉がやわらかく仕上がります。鶏肉がパサパサでかたくなってしまうと味を感じにくくなるので、重要なポイントです。

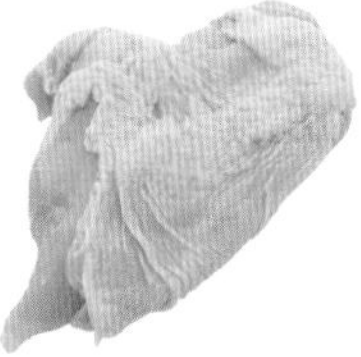

一日の献立例　一日合計：**1578 kcal／塩分（5.3 g）**

朝　蒸し鶏とセロリのサラダ献立 431kcal（1.9g）
＋
昼　鶏そぼろ丼献立 428kcal（1.5g） →p.64
＋
夕　豚肉のしょうが焼き献立 719kcal（1.9g） →p.116

朝食献立例2例

蒸し鶏とセロリのサラダ 276kcal（1.0g）

＋例❶
トースト（6枚切り）＋バター 194kcal（0.7g）→p.16
えのきとわかめのしょうがスープ 14kcal（0.4g）→p.52
合計：484kcal（2.1g）

＋例❷
トースト（6枚切り）＋バター 194kcal（0.7g）→p.16
焼きパプリカのしょうがマリネ 91kcal（0.3g）→p.93
合計：561kcal（2.0g）

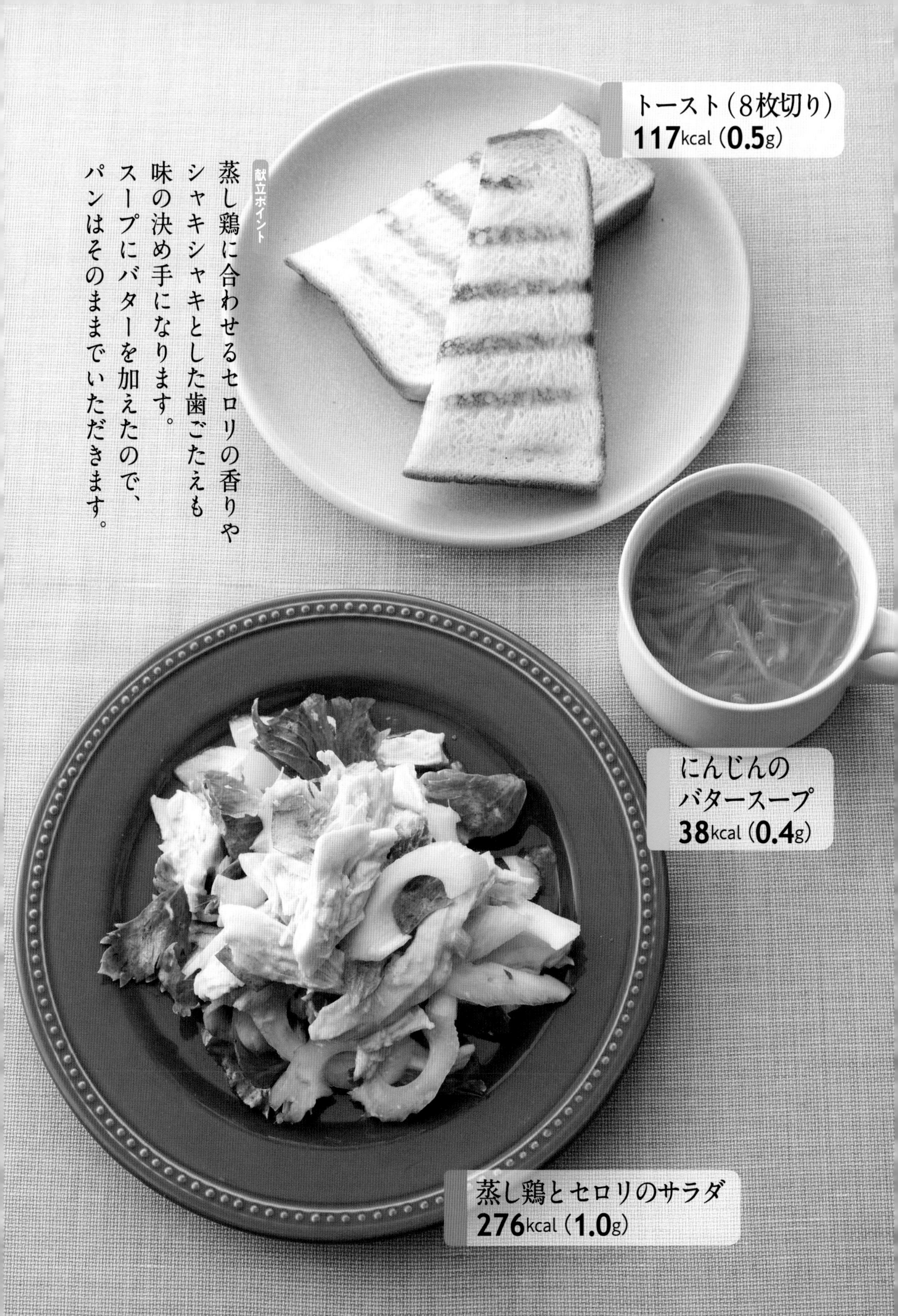

トースト（8枚切り）
117kcal（**0.5**g）

にんじんの
バタースープ
38kcal（**0.4**g）

蒸し鶏とセロリのサラダ
276kcal（**1.0**g）

献立ポイント

蒸し鶏に合わせるセロリの香りやシャキシャキとした歯ごたえも味の決め手になります。スープにバターを加えたので、パンはそのままでいただきます。

目玉焼きとトマトソテー

ソテーしたトマトをくずして、それをソース代わりに！

材料（2人分）
卵……………………………2個
トマト…………½個（100g）
サラダ油……………大さじ½
塩…………… ミニスプーン¼
こしょう…………………少量

作り方
1 トマトはへたを除いて、横半分に切る。
2 フライパンにサラダ油を熱し、トマトを断面を下にして並べ、2分ほど焼く。返して端に寄せ、卵を割り入れ、ふたをして1分ほど蒸し焼きにする。塩とこしょうをふる。

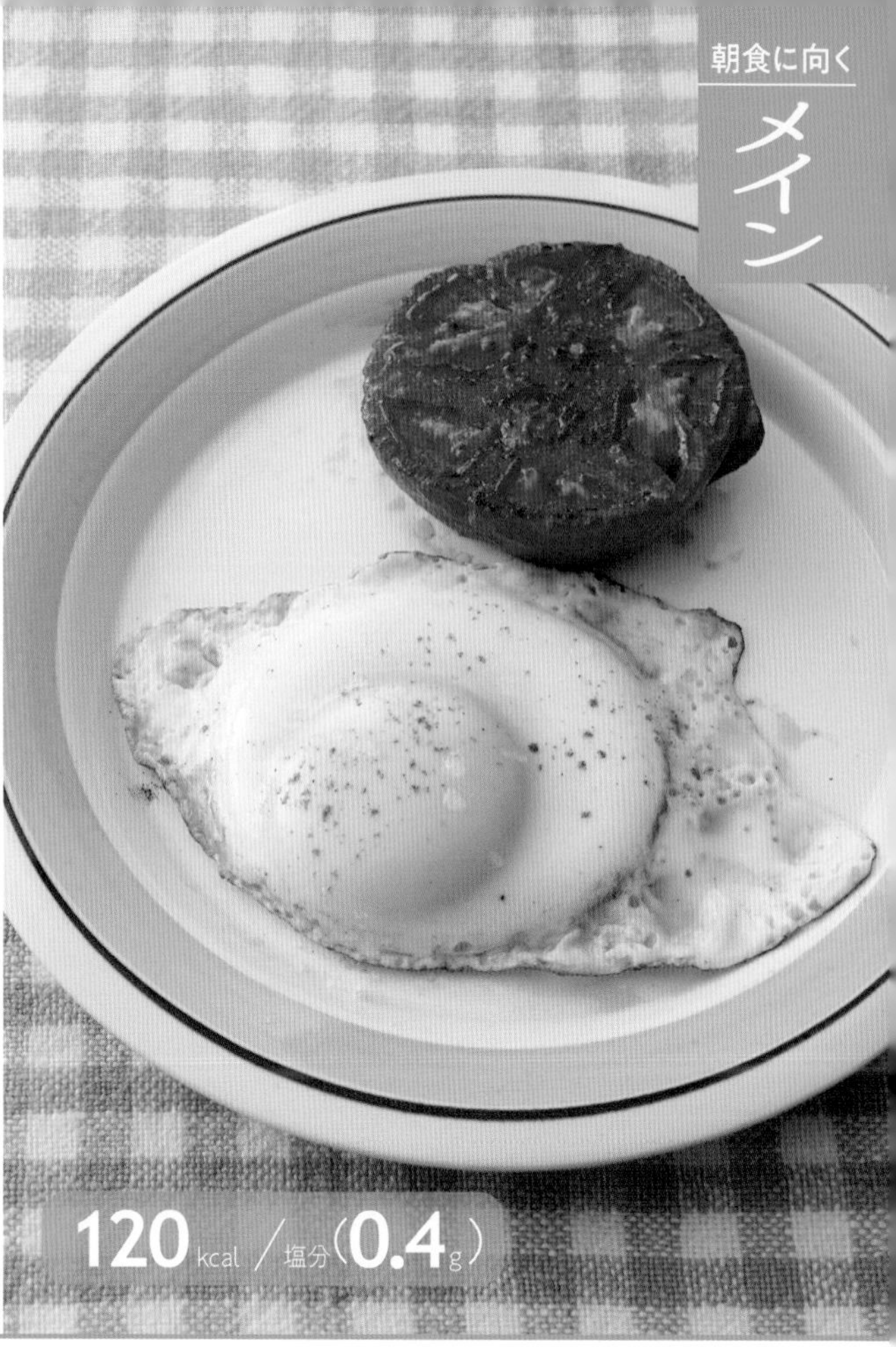

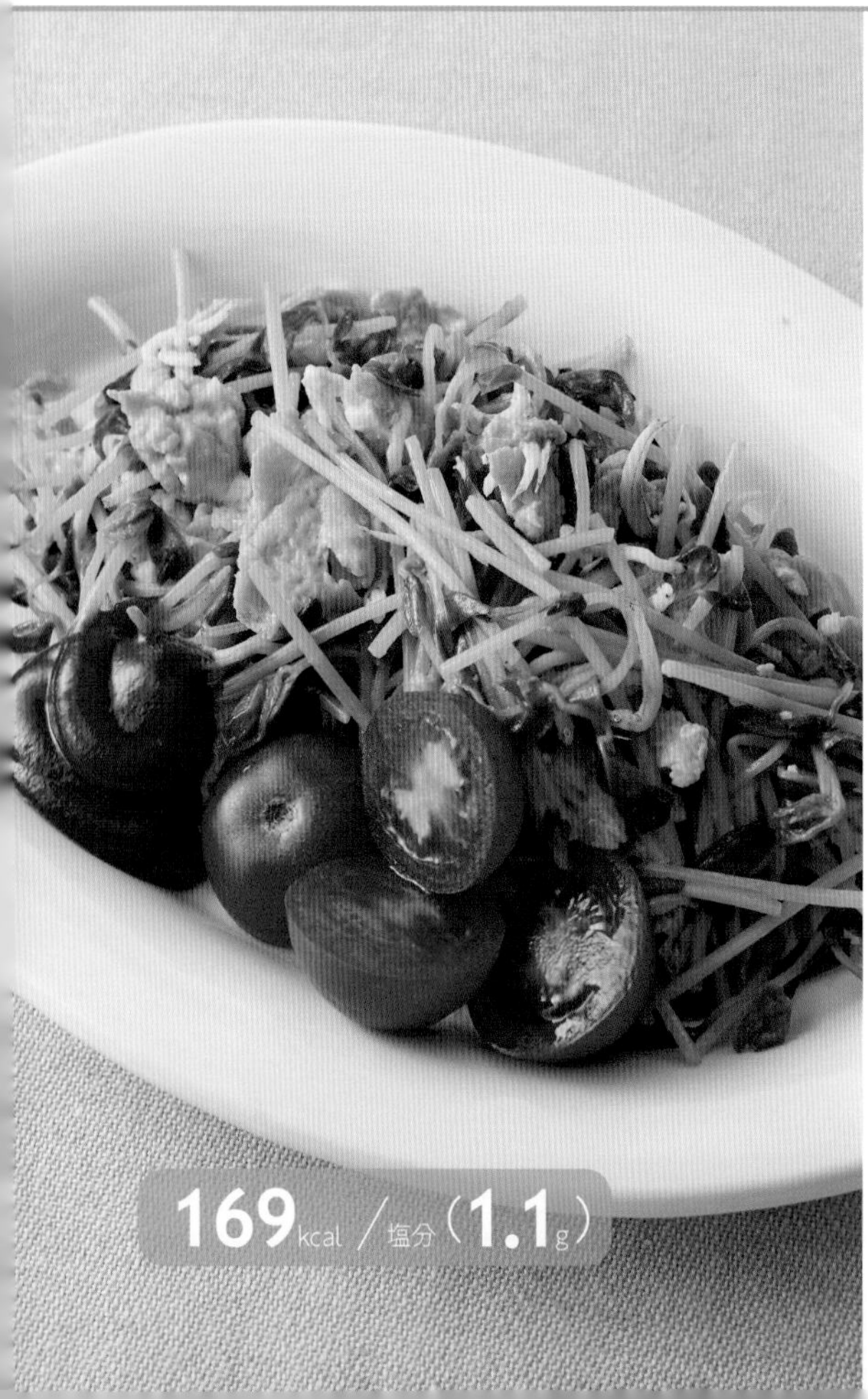

シラスと豆苗のスクランブルエッグ

シラスの塩味があるから、卵には味つけナシでOK。

材料（2人分）
卵……………………………2個
シラス干し…………………30g
豆苗………… 1パック（130g）
ミニトマト………4個（40g）
トマトケチャップ….大さじ1
サラダ油……………小さじ2

作り方
1 シラスはざるに入れ、熱湯をまわしかける。豆苗は根を切り除き、長さを半分に切る。卵は割りほぐす。
2 フライパンにサラダ油の半量を熱し、卵を流し入れ、スクランブルエッグを作ってとり出す。
3 同じフライパンに残りの油を熱し、豆苗とシラスをいためる。全体に油がまわったら**2**を戻し入れ、いため合わせる。器に盛り、半分に切ったミニトマトとトマトケチャップを添える。

落とし卵の具だくさんみそ汁

具それぞれのうま味が合わさり、卵が一つにまとめます。

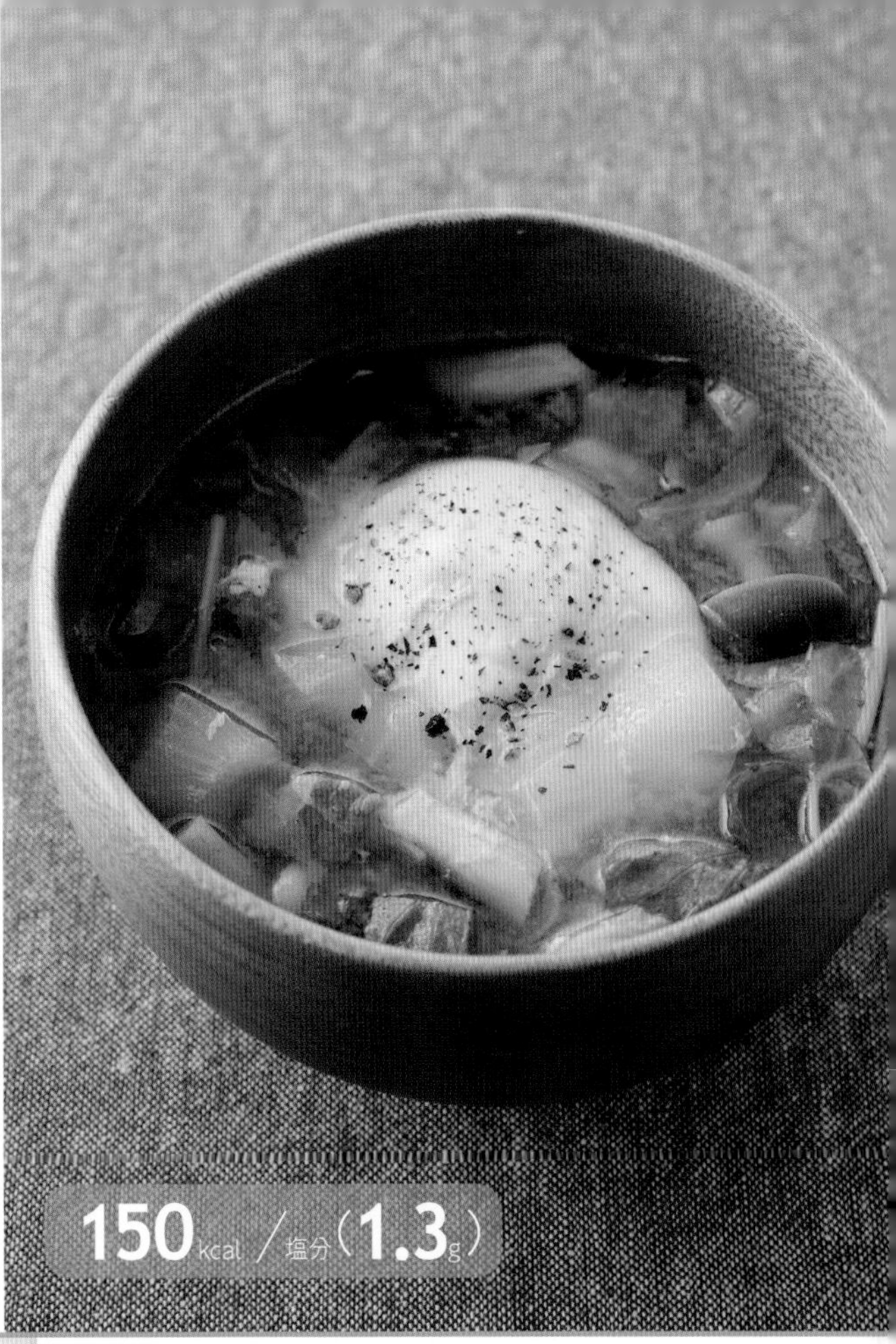

材料（2人分）

卵…………………………2個
ベーコン………… 1枚（20g）
キャベツ………… 1枚（50g）
玉ねぎ……………¼個（50g）
三つ葉……………½袋（20g）
しめじ類……¼パック（20g）
だし………………… 2カップ
みそ…………………小さじ2
あらびき黒こしょう……少量

作り方

1 キャベツ、玉ねぎ、三つ葉はざくざくと切る。しめじは石づきを切り除き、ほぐす。ベーコンは1㎝幅に切る。

2 なべにだしと、三つ葉以外の1を入れて中火で熱し、煮立ったらみそをとき入れる。卵を落とし入れ、白身がかたまり黄身が半熟状になったら三つ葉を加えてひと煮する。器に盛り、あらびき黒こしょうをふる。

いり豆腐

豆腐は手でちぎると断面に味がからみやすくなります。

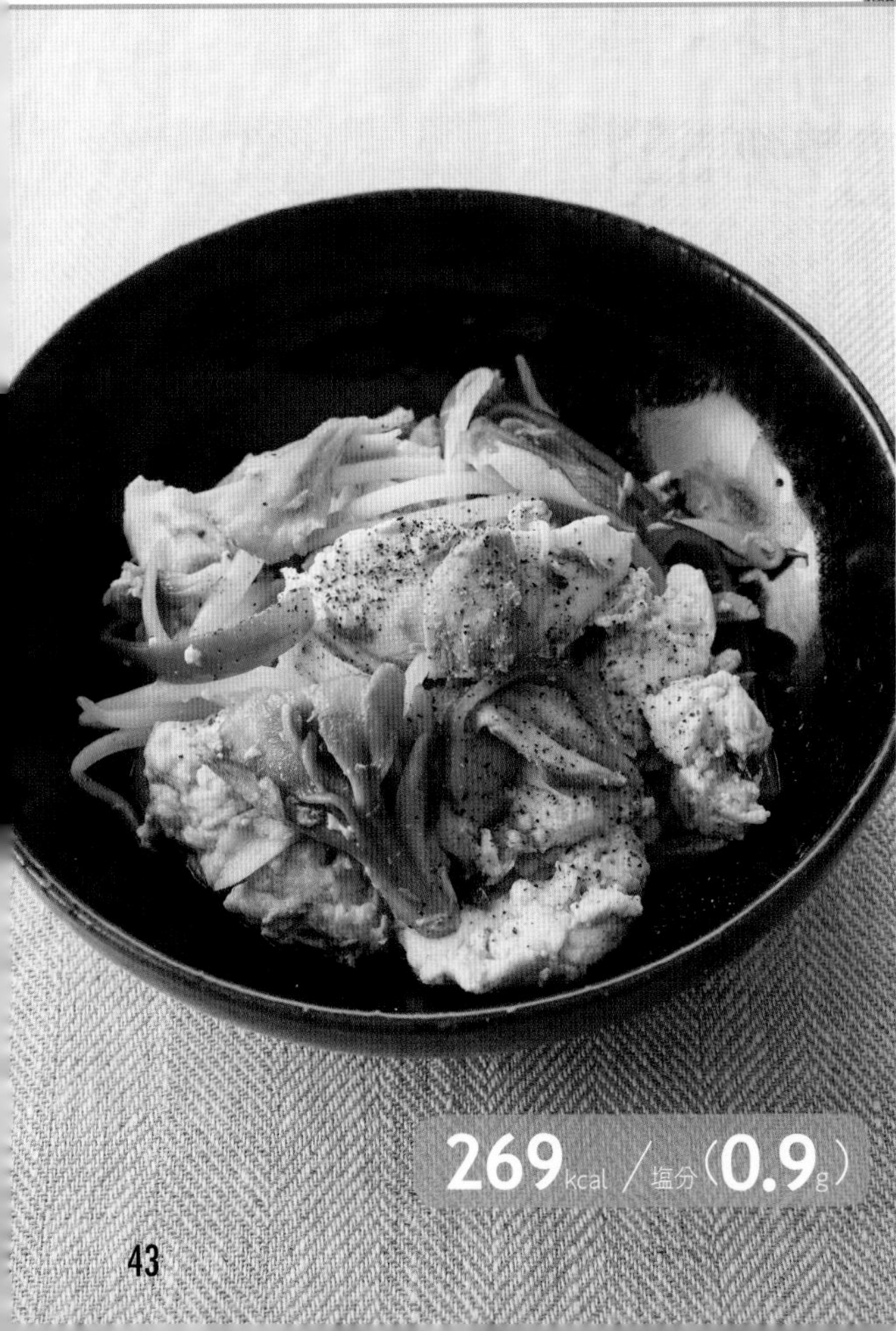

材料（2人分）

もめん豆腐……1丁（300g）
ツナ油漬け缶詰め
…………………1缶（70g）
ピーマン………… 1個（50g）
もやし……………¼袋（45g）
まいたけ…… ½パック（45g）
サラダ油……………大さじ1
しょうゆ……………小さじ1
こしょう…………………少量

作り方

1 豆腐はキッチンペーパーで包んでしばらくおき、水けをきる。ピーマンは縦半分に切り、へたと種を除いて横に細切りにする。まいたけは石づきを除いてほぐす。ツナは汁けを軽くきる。

2 フライパンに油を熱し、豆腐を手でくずしながら入れていためる。ピーマン、もやし、まいたけ、ツナを加え、しんなりとなるまでいためる。しょうゆ、こしょうで味をととのえる。

銀ダラとブロッコリーの蒸し物

ロリエといっしょに蒸し焼きにすると、淡色な白身魚も香り豊かに！

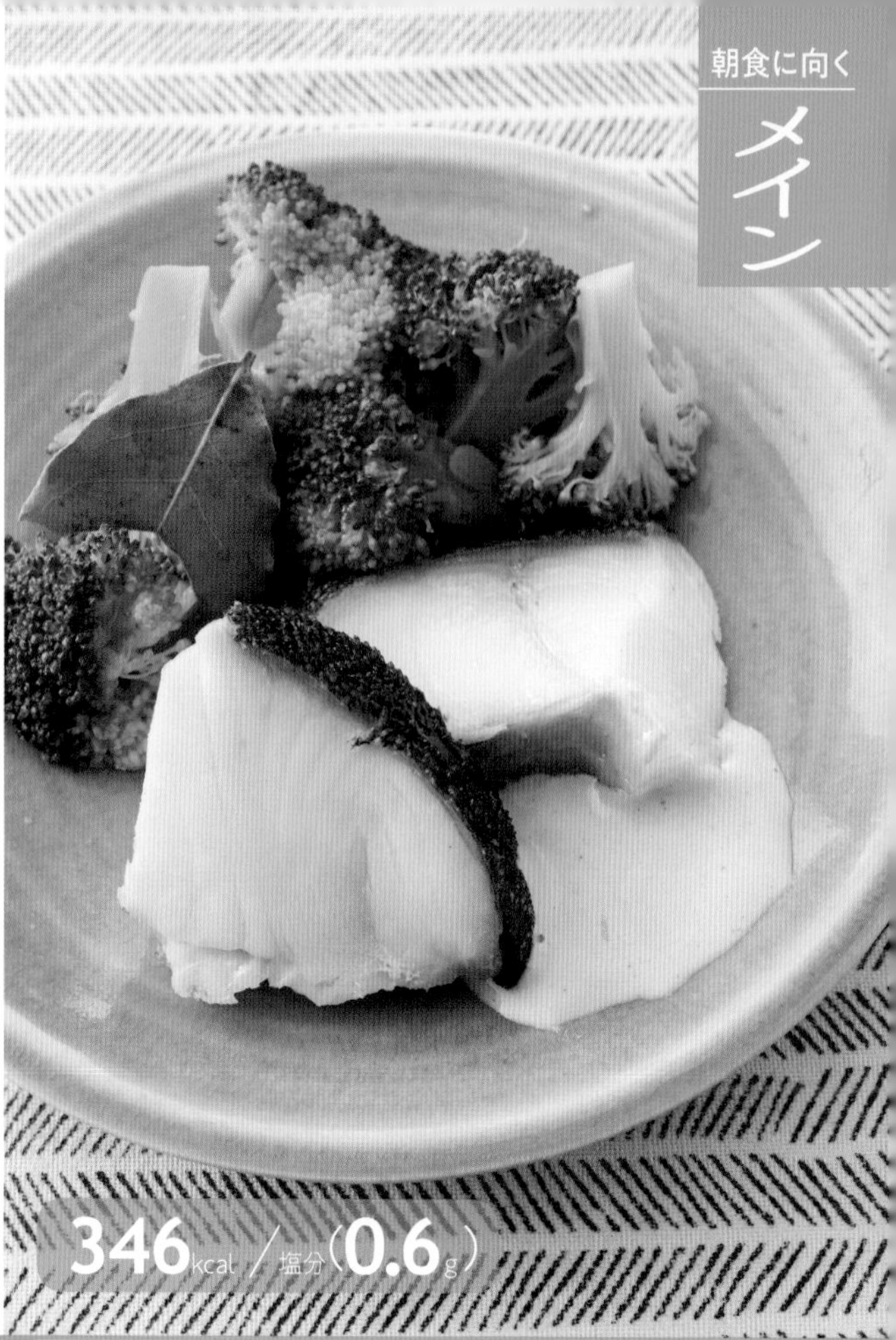

346kcal / 塩分（0.6g）

材料（2人分）

銀ダラ…………2切れ（200g）
酒……………………大さじ1
ブロッコリー……⅖株（100g）
水……………………¼カップ
ロリエ……………………1枚
a マヨネーズ………大さじ2
　フレンチマスタード
　…………………小さじ2

作り方

1 銀ダラは半分に切り、キッチンペーパーで水けをふき、酒で下味をつける。ブロッコリーは小房に分ける。
2 フライパンに1を並べて水を入れ、ロリエを手で半分にちぎって入れる。ふたをして強火にかけ、沸騰したら中火にして3分蒸し煮にする。火を消して、そのまま2分おく。
3 器に盛り、aを混ぜ合わせてかける。

サバじゃが

サバ缶は買い置きしておくと便利。レンジで作れる簡単おかず。

258kcal / 塩分（0.8g）

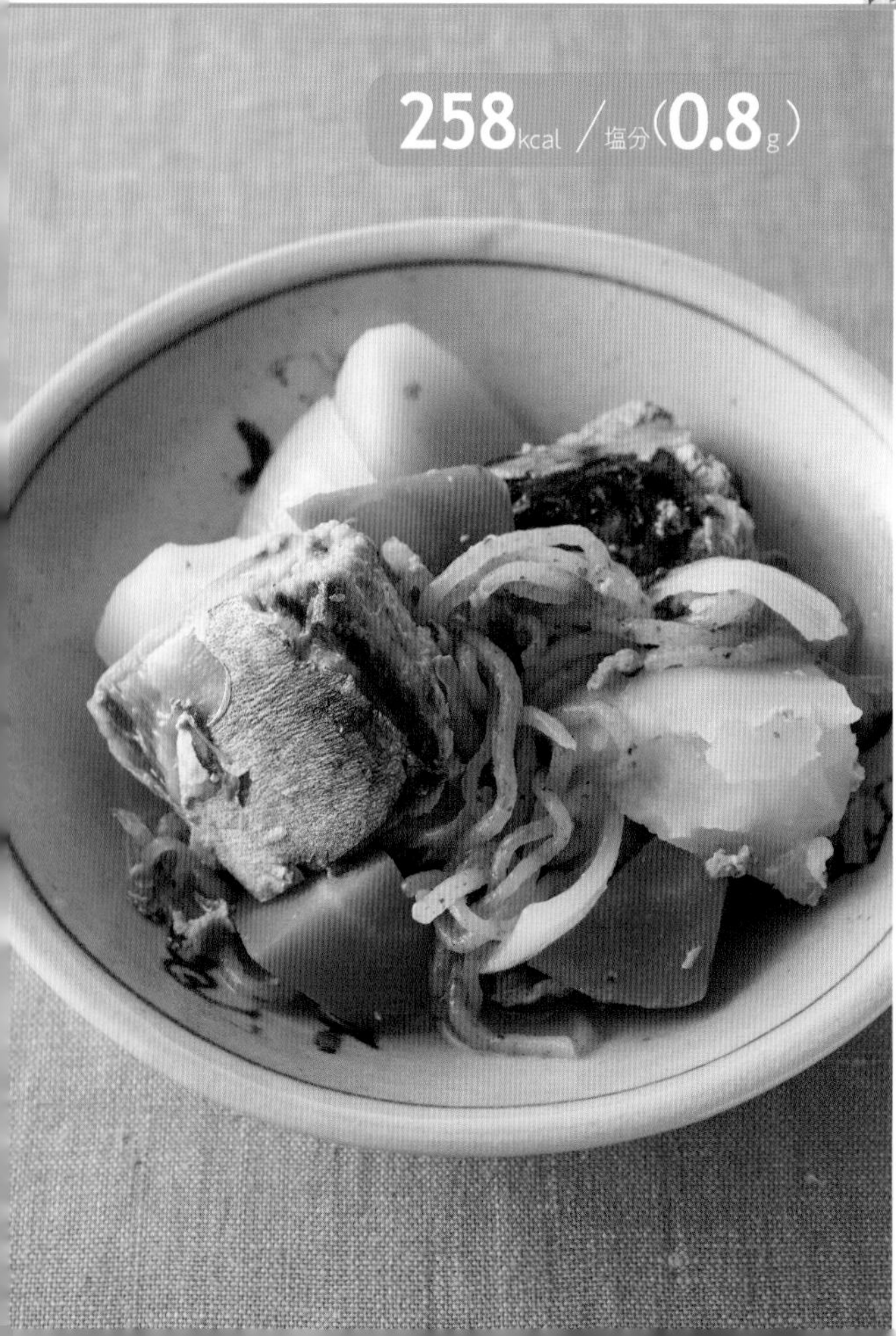

材料（2人分）

サバの水煮缶詰め
…………………1缶（180g）
じゃが芋………… 1個（150g）
玉ねぎ……………¼個（50g）
にんじん…………⅓本（50g）
糸こんにゃく……………30g
みりん………………大さじ½

作り方

1 じゃが芋、玉ねぎ、にんじんは乱切りにする。糸こんにゃくはさっと湯通しし、食べやすく切る。
2 耐熱ボールに1、サバの水煮、みりんをまわし入れ、ふんわりとラップをかけて電子レンジ（600W）で5分加熱する。全体を混ぜ、さらに2分加熱する。

なすと豚肉の重ね蒸し

肉汁をなすにしみ込ませて調味に生かします。

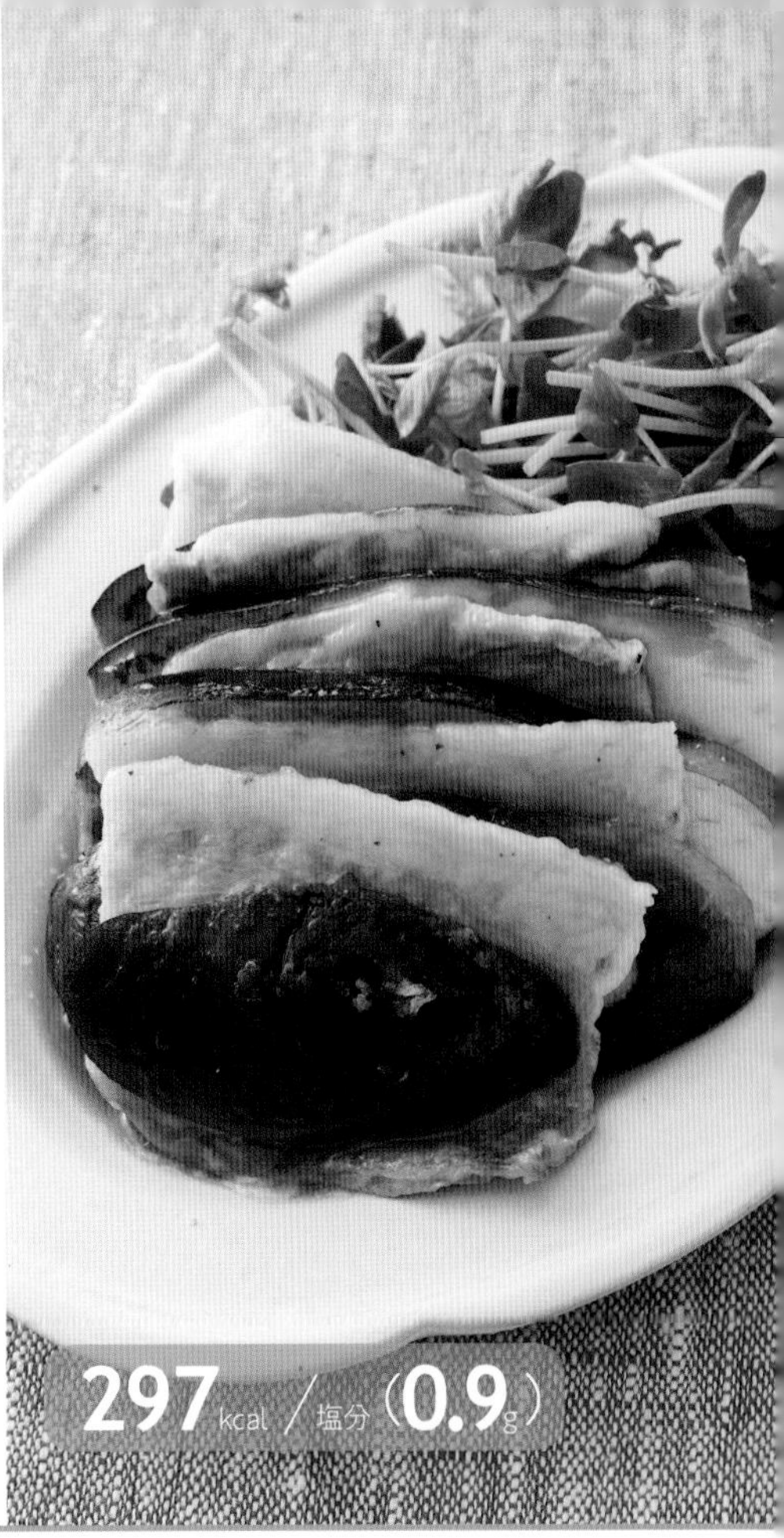

297kcal／塩分（0.9g）

材料（2人分）

なす………………2本（140g）
豚バラ薄切り肉…………120g
塩……………ミニスプーン⅓
かたくり粉…………小さじ½
ごま油………………大さじ½
水……………………大さじ1
a レモン汁………大さじ½
a しょうゆ…………大さじ½
a 砂糖……………小さじ½
豆苗………………½袋（65g）

作り方

1 なすはへたを除いて、5㎜厚さに縦に切る。豚肉は5㎝長さに切り、塩をもみ込む。

2 耐熱皿になすと豚肉を交互に重ねて並べる。かたくり粉を上面にまぶして、ごま油をかけ、水をふちから入れる。ふんわりとラップをかけ、電子レンジ(600W)で3分加熱する。そのまま1分ほどおく。

3 豆苗は根元を切り落とし、長さを3等分にする。水にさっとさらして、水けをしっかりときる。aは混ぜ合わせ、2の蒸し汁少量を加える。

4 器に2を盛り、豆苗を添え、aをかける。

ささ身と絹さやのナムル

ささ身は余熱を使ってゆっくり火を通すとやわらかく仕上がります。

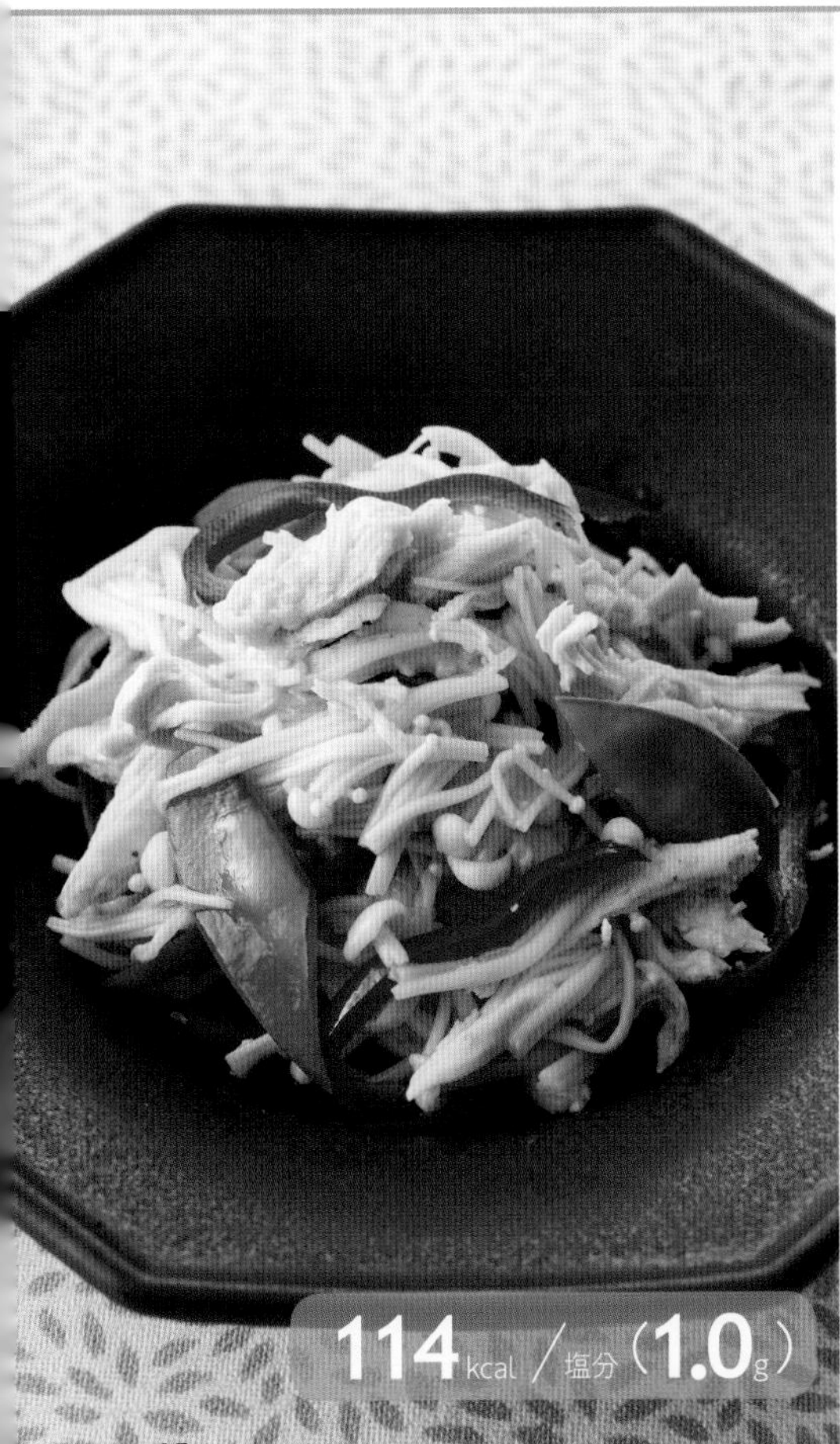

114kcal／塩分（1.0g）

材料（2人分）

鶏ささ身……3～4本（150g）
a 酒…………………小さじ1
a 塩………… ミニスプーン½
a こしょう……………少量
絹さや………6～8枚（15g）
赤パプリカ………………20g
えのきたけ……… 1袋（100g）
b にんにくのすりおろし
b ………………………少量
b ごま油…………小さじ1
b 塩………… ミニスプーン½

作り方

1 ささ身はところどころフォークで刺し、aをもみ込んで10分ほどおく。絹さやは筋を除き、長さを半分に斜め切りにする。パプリカはせん切りに、えのきは石づきを切り除き、長さを半分に切る。

2 耐熱皿に1のささ身を入れ、1の野菜をのせてふんわりとラップをかけ、電子レンジ（600W）で2分半～3分加熱する。あら熱がとれたらささ身をほぐす。

3 ボールにbを合わせ、2を加えてあえる。

ししとうのおかかあえ

調味料を吸った削りガツオが全体にからまります。

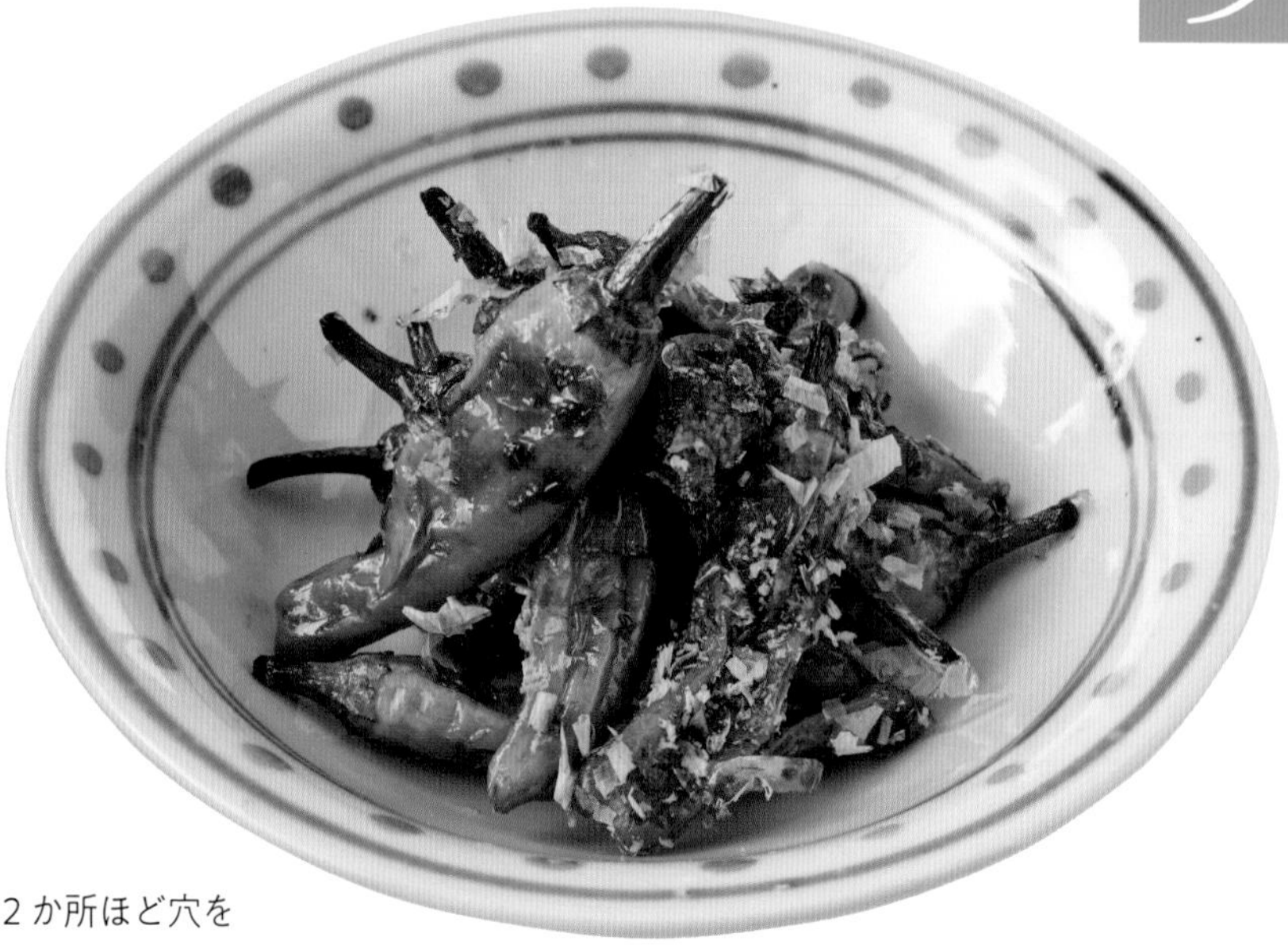

材料（2人分）
ししとうがらし‥24本（144g）
サラダ油……………小さじ2
a
だし………………大さじ4
みりん……………小さじ2
しょうゆ…………小さじ1
削りガツオ
…………小½パック（2.5g）

作り方
1 ししとうにつまようじなどで2か所ほど穴をあける。
2 フライパンにサラダ油を熱し、1をさっといため、全体に油がまわったらaを加えていため、削りガツオを加えてからめる。

69kcal／塩分（0.5g）

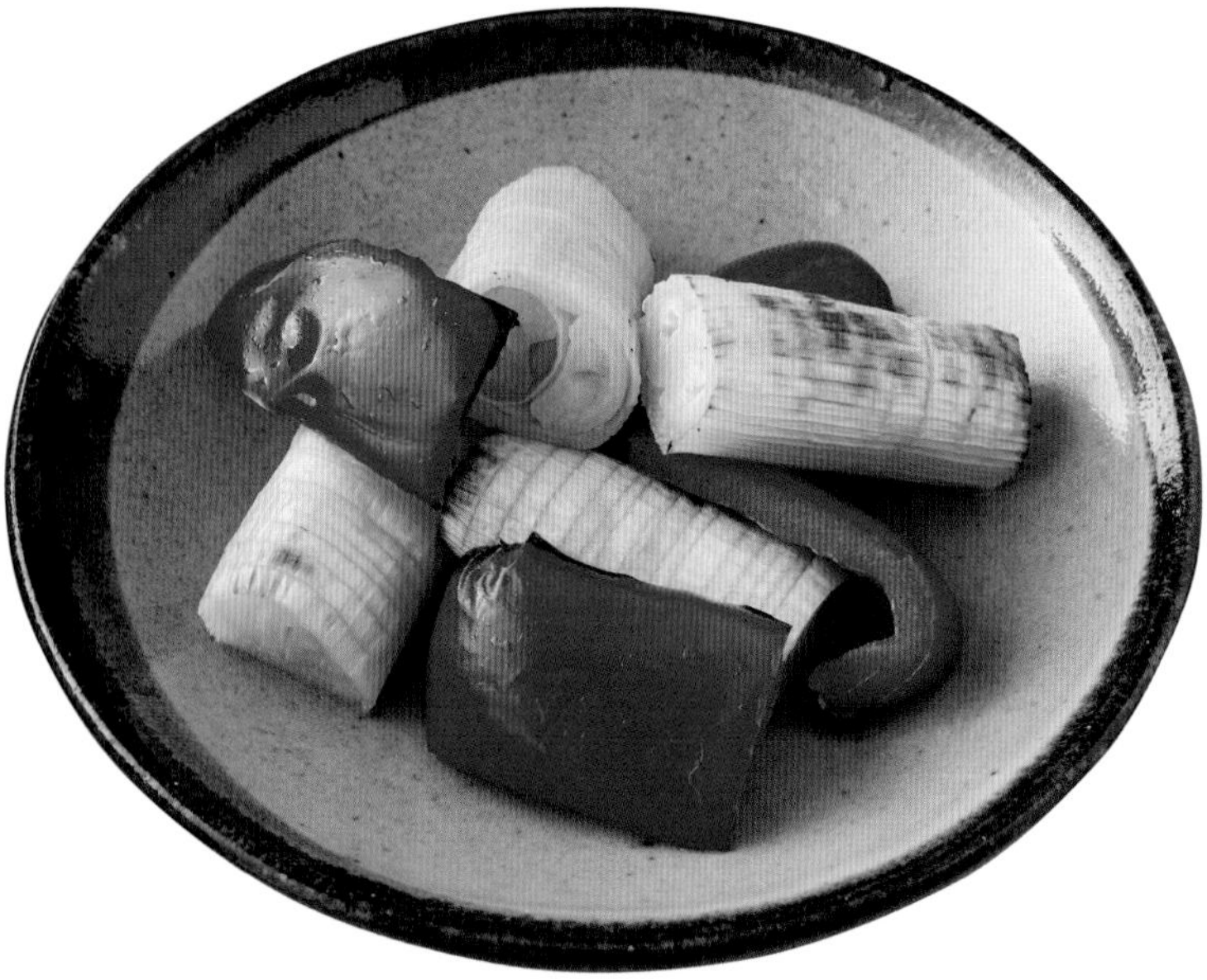

35kcal／塩分（0.6g）

焼きねぎの甘酢あえ

焼きたてのねぎをすし酢に漬けるとさめるうちに味が入ります。

材料（2人分）
ねぎ………………1本（100g）
赤パプリカ………¼個（30g）
すし酢………………大さじ1

作り方
1 ねぎは横に3mm幅切り目を入れながら、4cm長さに切る。パプリカは縦4等分に切り、長さを半分に切る。
2 グリルに1を並べて焼き色がつくまで焼き、熱いうちにすし酢であえる。

塩分チェック
すし酢‥‥大さじ1あたり塩分1.1g
酢‥‥大さじ1あたり塩分0g

酢は塩分を含まない調味料ですが、市販のすし酢には塩分が含まれているので、使うときは塩分量を確認し、分量を加減しましょう。

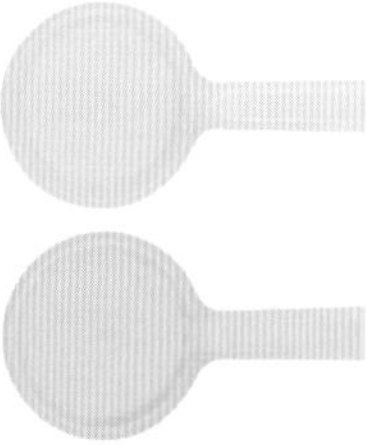

しいたけのぺったんこ焼き

フライ返しを押しつけて平たく焼くと、
味を強く感じます！

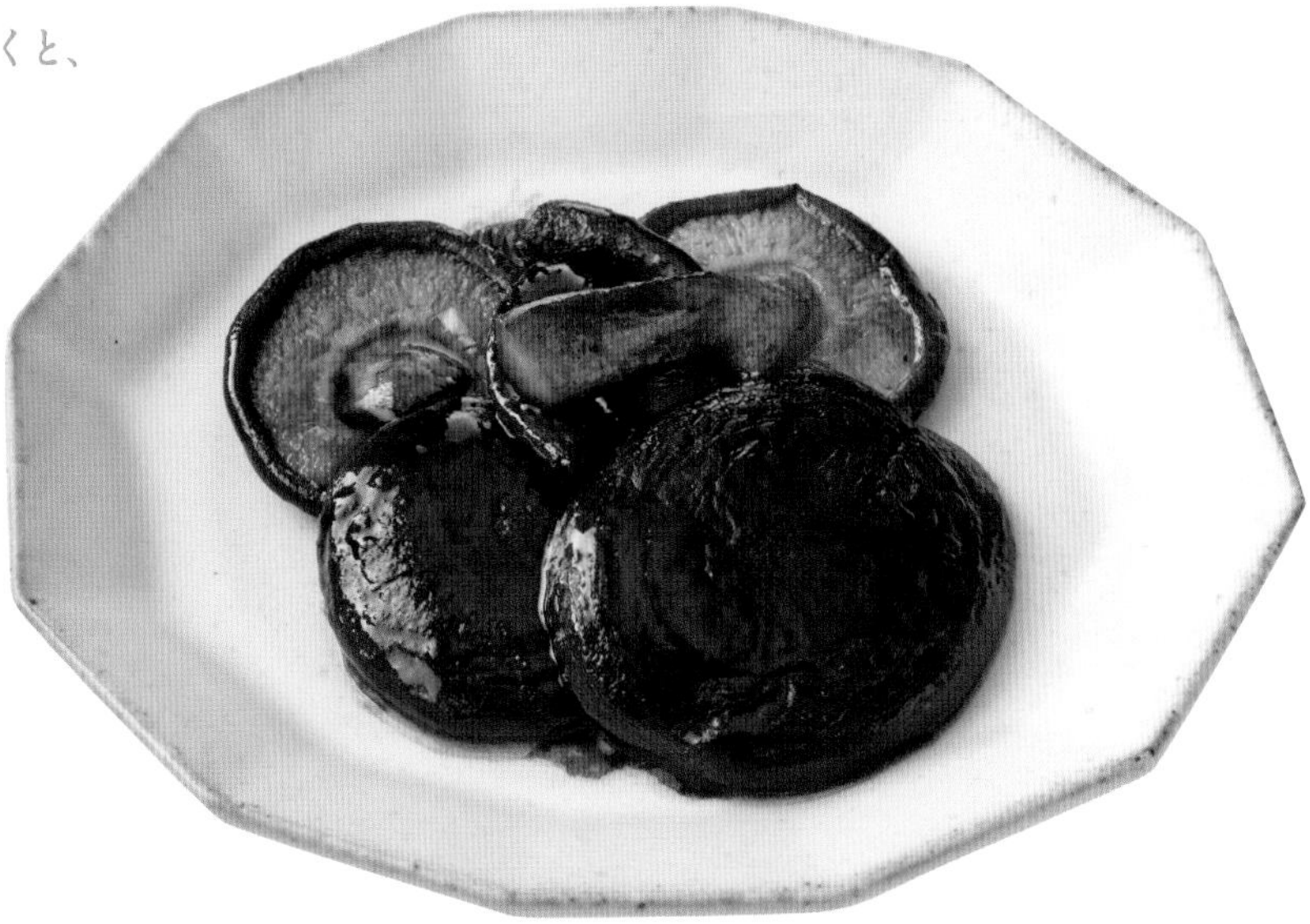

材料（2人分）

しいたけ……小8～10個（120g）
サラダ油………………大さじ½
しょうゆ………………小さじ1
バター………………………5g

作り方

1 しいたけは石づきを除いて、軸とかさに切り分ける。

2 フライパンにサラダ油を熱し、1を入れて中火で2分ほど焼く。返してフライ返しなどでしいたけを押しつけて、さらに1分ほど焼く。なべ肌からしょうゆを加え、バターも加えて全体にからめる。

60kcal／塩分（0.5g）

焼きアスパラのみそマヨ添え

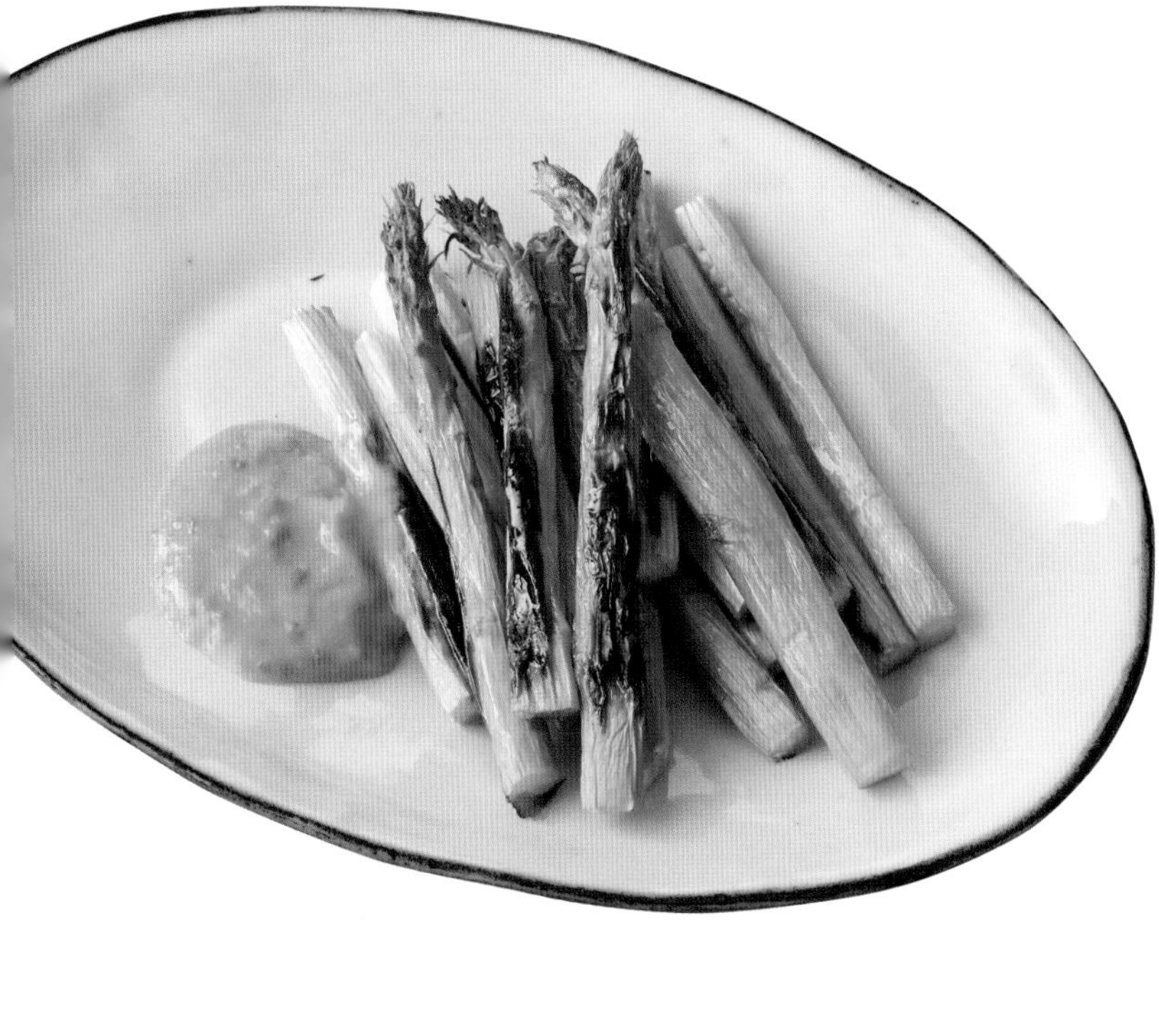

マヨネーズにみそを加えると、
少量でも満足感の高いソースに！

材料（2人分）

グリーンアスパラガス
……………6～7本（200g）
マヨネーズ…………大さじ1
みそ…………………小さじ1

作り方

1 アスパラガスは根元を切り除き、下1/3の皮をピーラーでむき、長さを2等分に切る。グリルで火が通るまで焼く。器に盛り、マヨネーズとみそを混ぜ合わせて添える。

69kcal／塩分（0.5g）

30kcal／塩分（0.4g）

いんげんのごまあえ

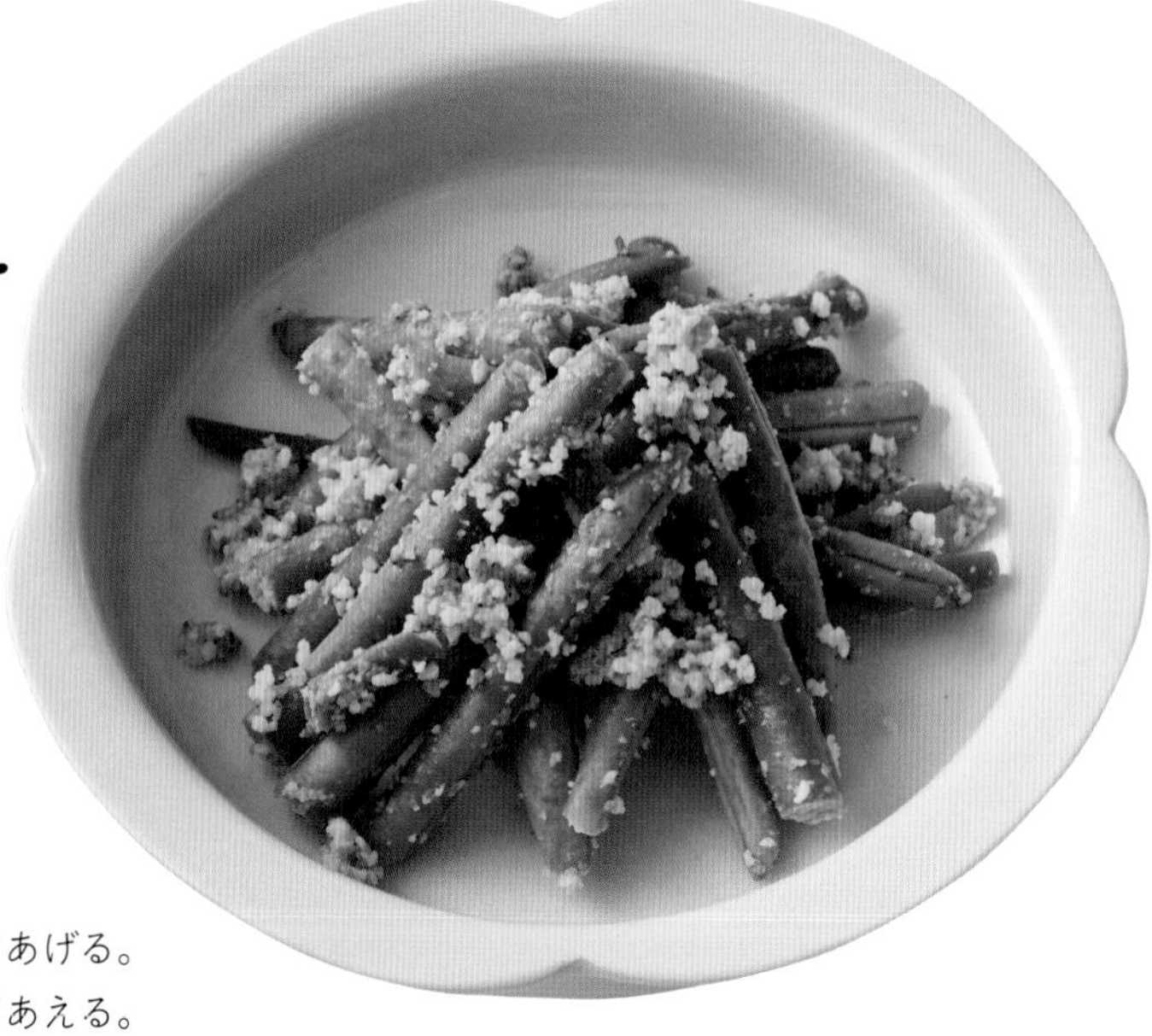

粉チーズを加えてコクを出します。
ごはんにもパンにも合います。

材料（2人分）

さやいんげん…………10～12本（100g）
すり白ごま…………大さじ½
粉チーズ……………小さじ2
塩…………… ミニスプーン½

作り方

1 いんげんは5㎝長さに切ってゆで、ざるにあげる。熱いうちにすり白ごま、粉チーズ、塩を加えてあえる。

小松菜の中国風おかかあえ

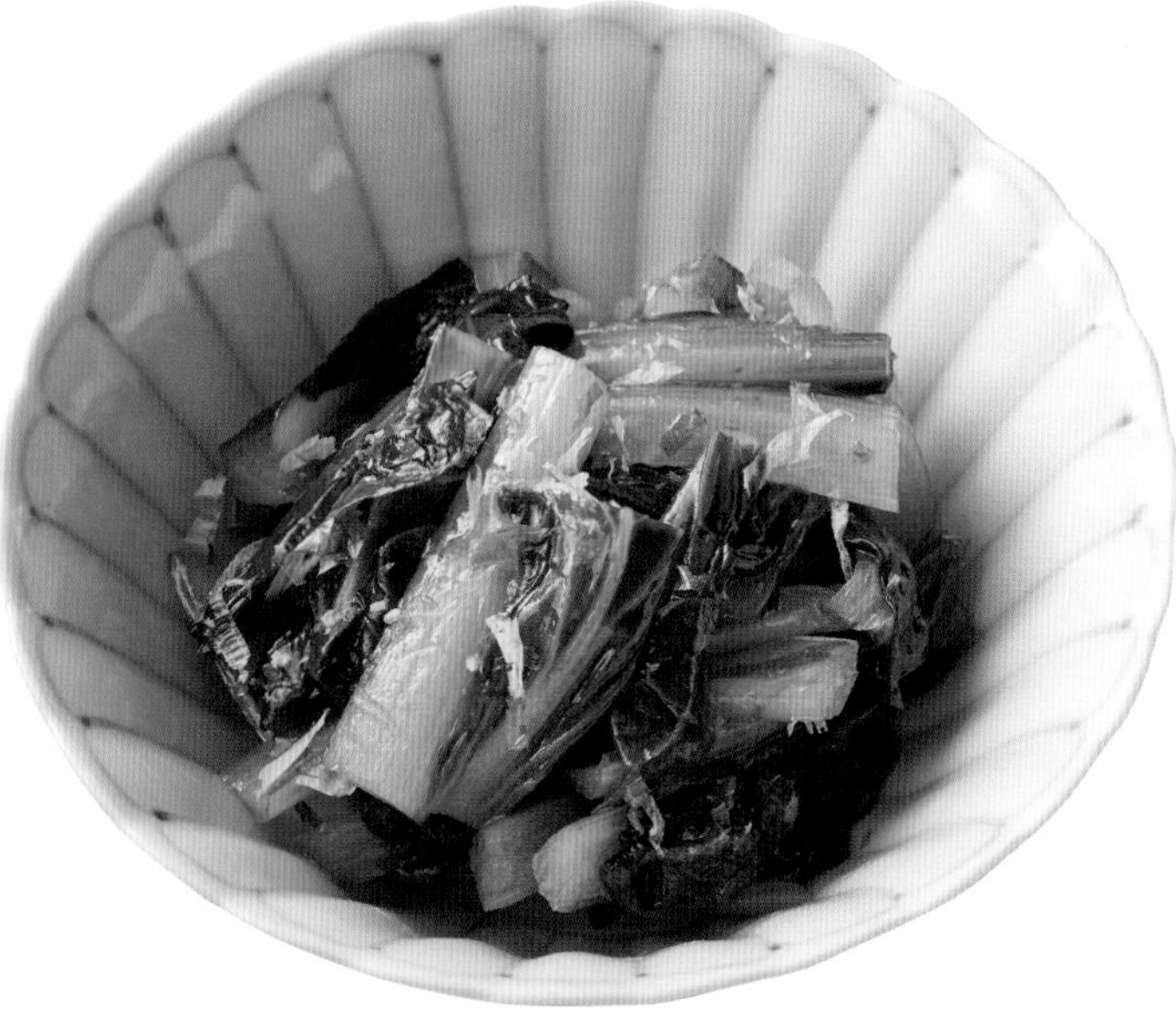

オイスターソースで味がピタリと決まります！

材料（2人分）

小松菜…………⅔束（200g）
a オイスターソース…………………大さじ½
a ごま油…………小さじ1
削りガツオ…………………2g

作り方

1 小松菜はさっとゆでて水にとり、水けをよく絞って3～4㎝長さに切る。

2 ボールにaを合わせ、1、削りガツオを加えてあえる。

41kcal／塩分（0.5g）

コールスローサラダ

酢を少量加えるのが減塩するコツ。
塩分を控えても味にメリハリがつきます。

材料（2人分）

キャベツ…… 2～3枚（150g）
ホールコーン（缶詰め）
……………大さじ4（50g）

a
プレーンヨーグルト
…………………大さじ1
マヨネーズ………大さじ½
オリーブ油………小さじ1
酢…………………小さじ1
砂糖………………小さじ¼
塩………… ミニスプーン¼
こしょう………………少量

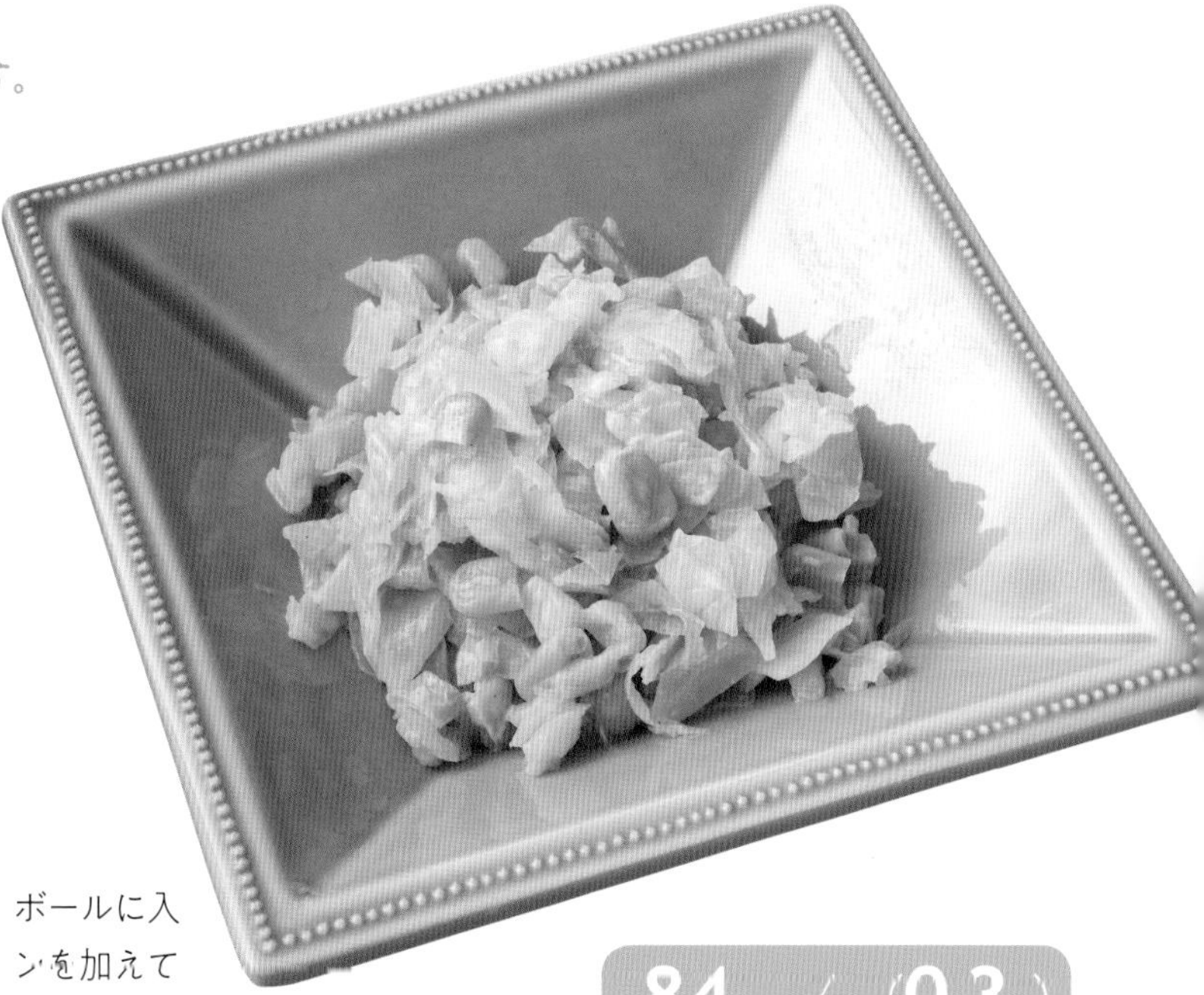

84kcal／塩分（0.3g）

作り方

1 キャベツはあらいみじん切りにして、ボールに入れる。熱湯を注いで3分ほどおき、コーンを加えてひと混ぜし、ざるにあける。水けをしっかり絞る。

2 別のボールに a を混ぜ合わせ、1 を加えてあえる。

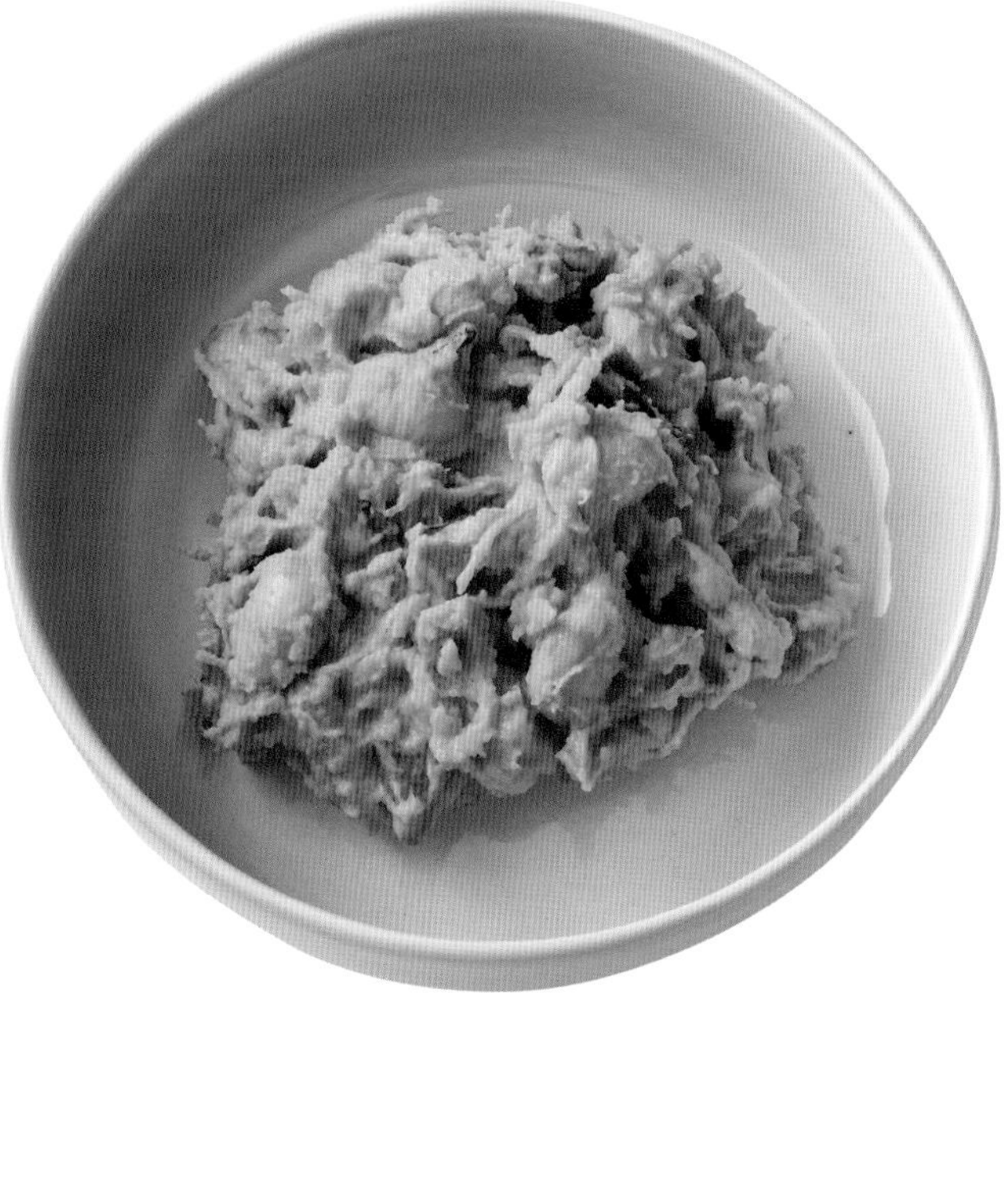

123kcal／塩分（0.1g）

かぼちゃと枝豆の サラダ

レモン汁を加えると野菜の甘味が引き立ちます。

材料（2人分）

かぼちゃ…………⅛個（150g）
ゆで枝豆（さやから出して）
…………大さじ2～3（20g）
マヨネーズ…………大さじ1
レモン汁……………小さじ1

作り方

1 かぼちゃは一口大に切り、ラップで包んで電子レンジ（600W）で3分加熱する。

2 ボールに入れてフォークであらめにつぶし、残りの材料を加えてあえる。

なめことねぎのみそ汁

あらびき黒こしょうをふると、香りよく、味もピリッとしまります。

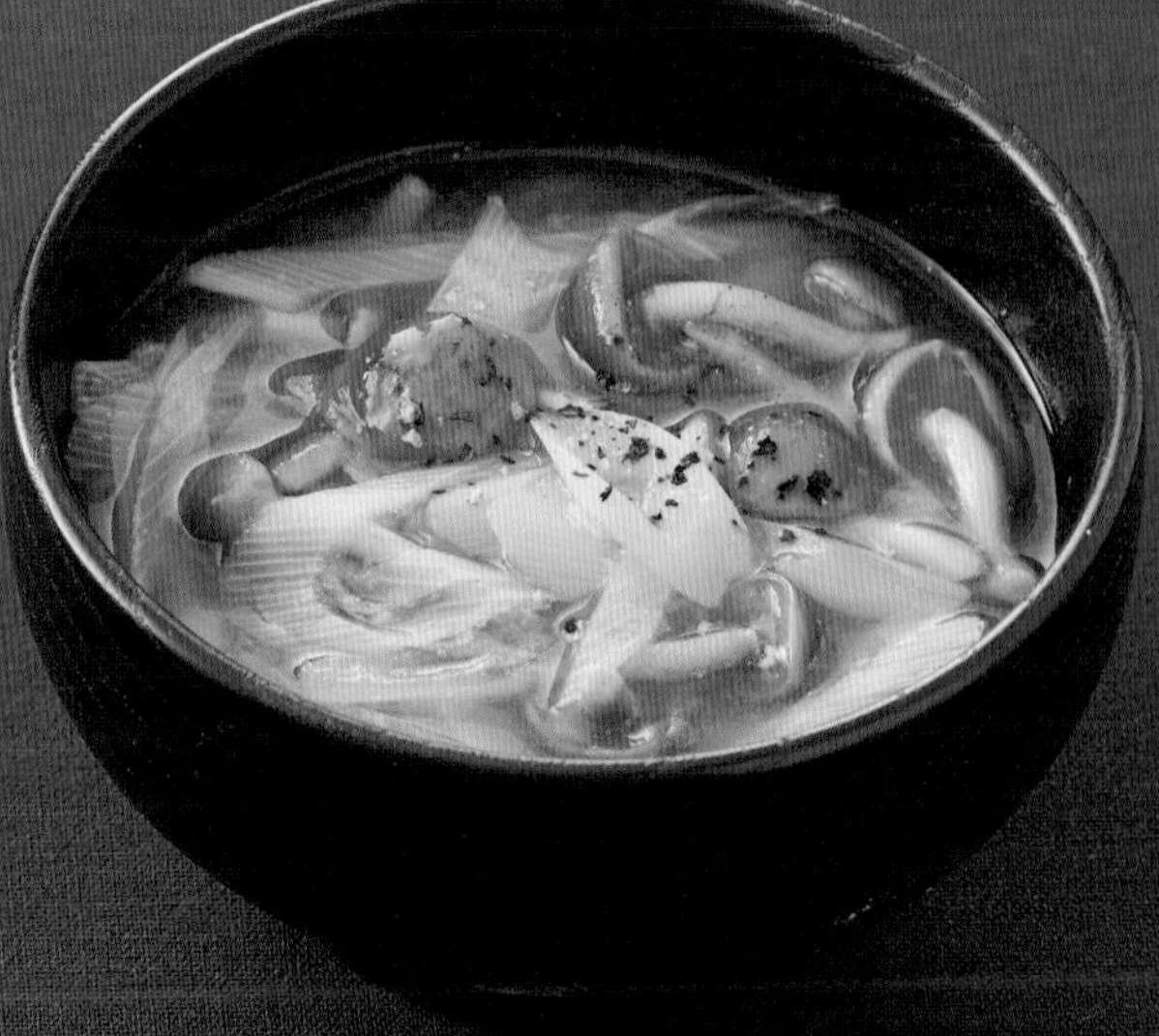

材料（2人分）

なめこ……………½袋（50g）
ねぎ………………⅔本（80g）
だし……………1と¼カップ
みそ……………小さじ1と½
あらびき黒こしょう……少量

作り方

1 なめこはさっと洗って、水けをきる。ねぎは斜め薄切りにする。
2 なべにだしとねぎを入れて中火で3～4分煮る。なめこを加えてさらに1分ほど煮る。みそをとき入れて、火を消す。器に盛り、あらびき黒こしょうをふる。

29kcal／塩分（**0.7**g）

わかめと貝割れ菜の揚げ玉汁

揚げ玉を入れるとコクが出て、みその量を減らしても大満足な仕上がり。

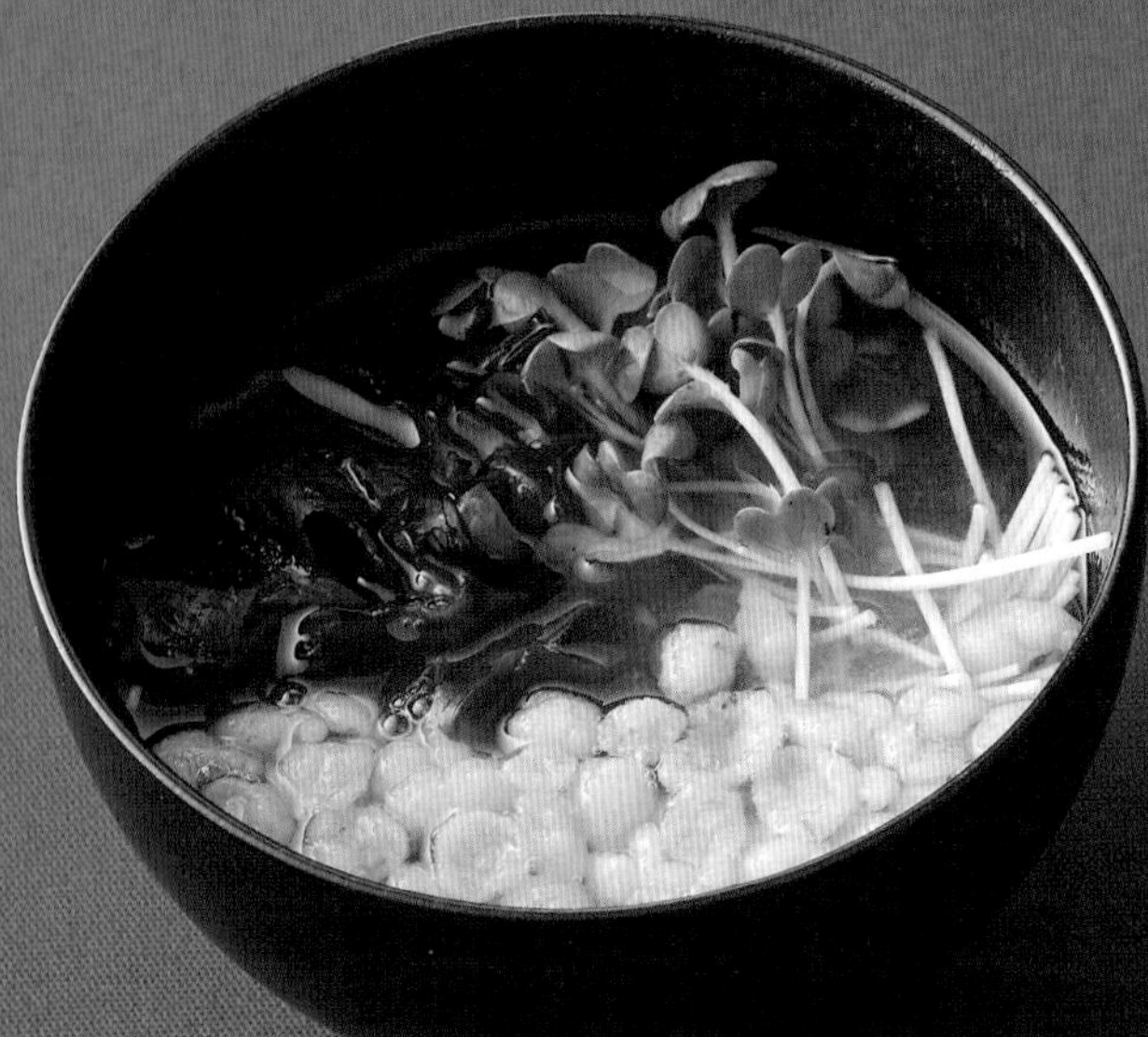

材料（2人分）

もどしたわかめ……………10g
貝割れ菜……⅖パック（20g）
だし……………1と½カップ
揚げ玉………………大さじ2
みそ……………………大さじ½

作り方

1 貝割れ菜は根を切り除き、長さを半分に切る。
2 器に**1**、わかめ、揚げ玉を入れる。
3 なべにだしを入れて中火にかけ、ふつふつしてきたらみそをとき入れ、**2**に注ぐ。

41kcal／塩分（**0.8**g）

にらと豆腐のみそ汁

七味とうがらしをふると、辛味と香りでみそを控えられます。

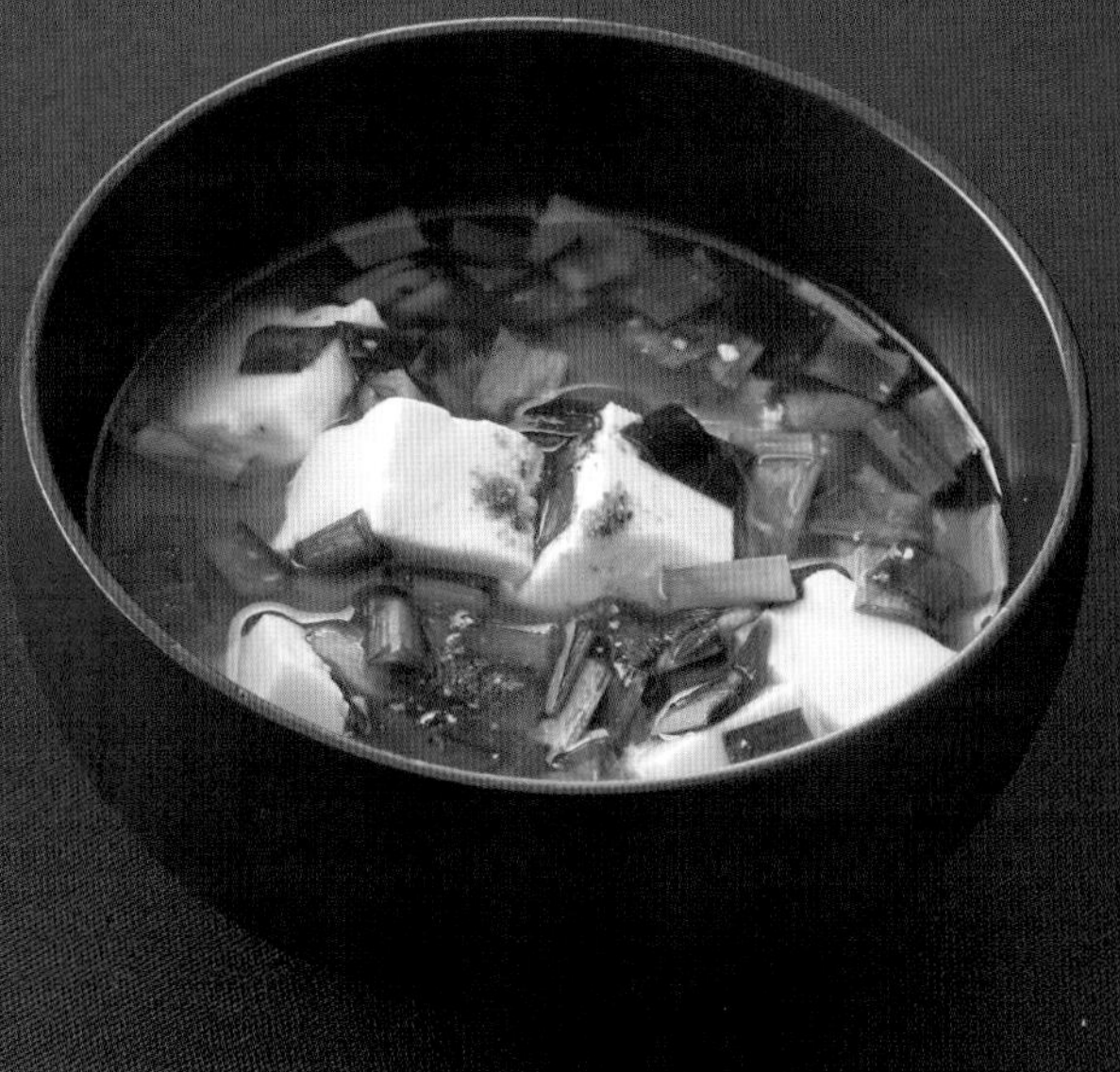

材料（2人分）

にら……………………¼束（25g）
豆腐……………………½丁（150g）
だし………………1と¼カップ
みそ……………………………大さじ½
七味とうがらし…………少量

作り方

1 にらは1cm長さに切る。豆腐はさいの目に切る。

2 なべにだしを入れて火にかけ、豆腐を加える。煮立ったらにらを加え、みそをとき入れ、火を消す。器に盛り、七味とうがらしをふる。

56kcal／塩分（**0.7**g）

ほうれん草と油揚げのみそ汁

ごま油と油揚げからコクが出て、食べごたえ満点！

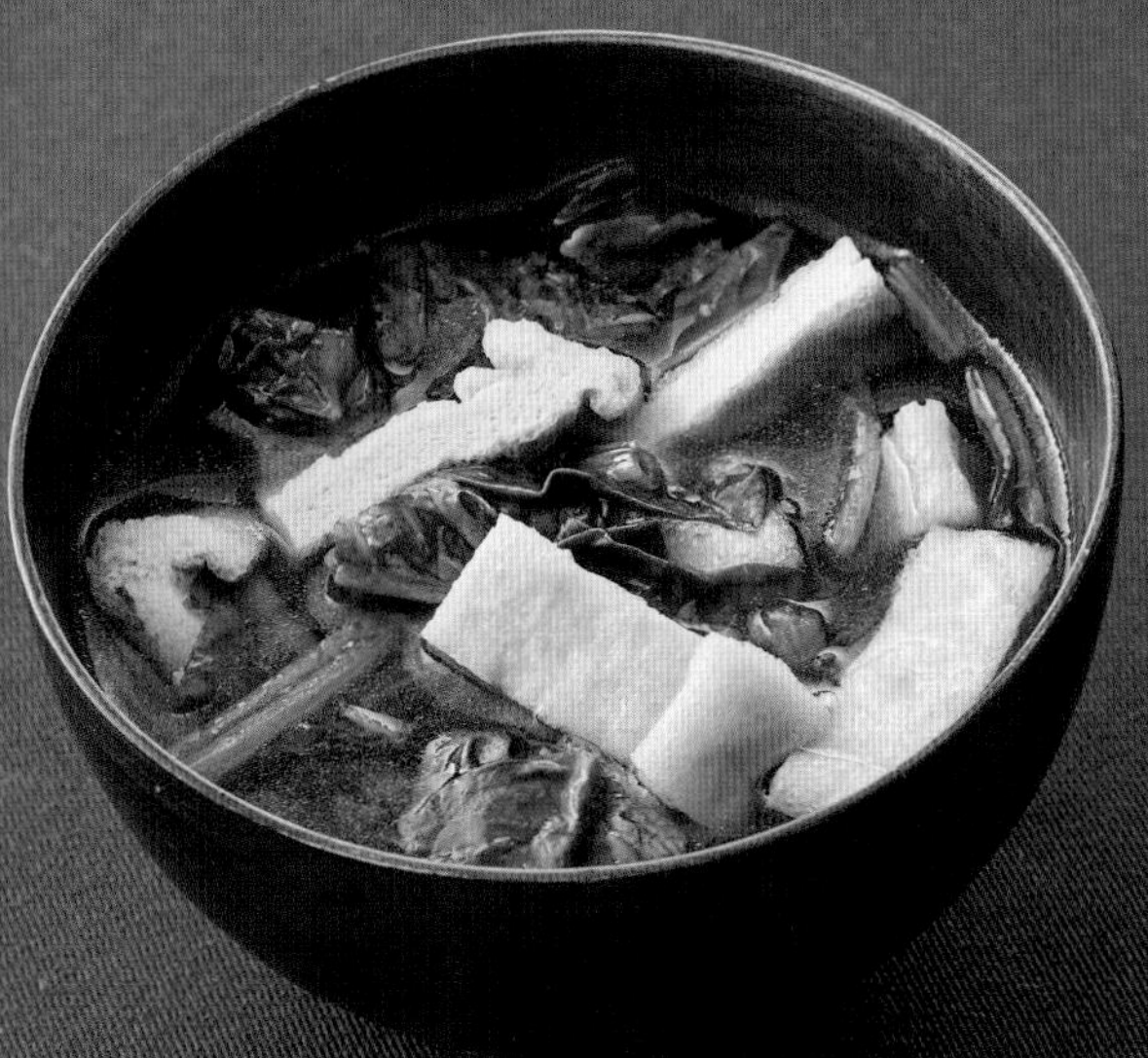

材料（2人分）

ほうれん草………½束（100g）
油揚げ………………½枚（25g）
だし………………1と¼カップ
みそ………………小さじ1と½
塩………………ミニスプーン¼
ごま油…………………小さじ1

作り方

1 ほうれん草は根元を切り除いて、2cm幅に切る。耐熱皿にほうれん草を入れてふんわりとラップをかけ、電子レンジ（600W）で1分加熱する。水にさらし、水けをしっかり絞る。

2 油揚げは熱湯をまわしかけて油抜きし、1cm幅に切る。

3 なべにだしと油揚げを入れて中火で2分ほど煮る。ほうれん草を加えてひと煮立ちさせる。みそをとき入れ、塩で味をととのえる。器に盛り、ごま油を垂らす。

91kcal／塩分（**0.8**g）

ふわふわ卵スープ

レンジで作れるスープ。忙しい朝でもラクチンです。

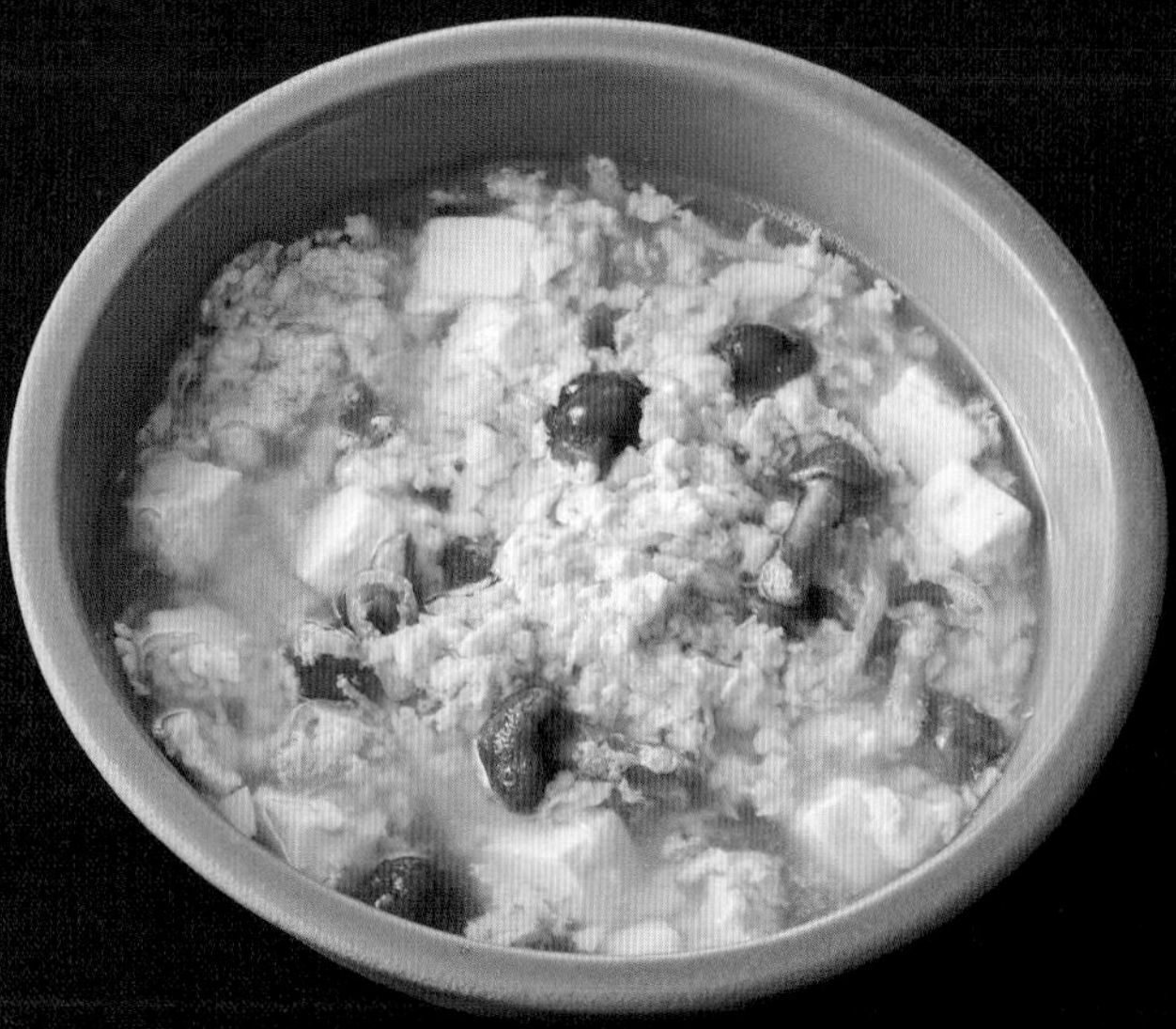

材料（2人分）

卵……………………………2個
ねぎ……………… 3cm（10g）
なめこ……………½袋（50g）
絹ごし豆腐…………………60g
a ｜だし………… 1と½カップ
　｜かたくり粉………小さじ1
　｜塩…………ミニスプーン1

作り方

1 ねぎは薄い小口切りにする。なめこは水でさっと洗う。豆腐は1cm角に切る。

2 ボールに卵をときほぐし、**a**を加えてよく混ぜる。**1**を加えてふんわりとラップをかけ、電子レンジ（600W）で7分加熱する。全体をざっと混ぜる。

113kcal／塩分（**1.0**g）

えのきとわかめのしょうがスープ

しょうがの香りがアクセントに。減塩の効果もあります。

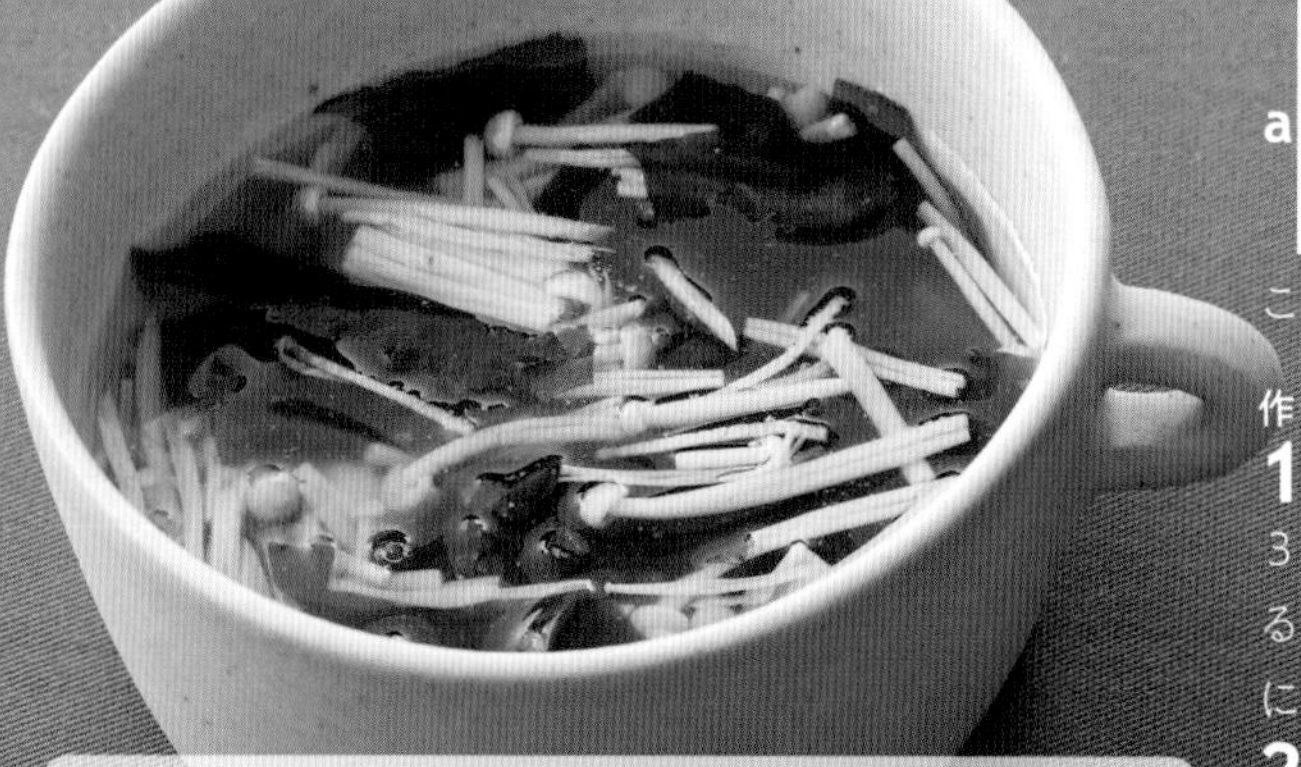

材料（2人分）

えのきたけ………1袋（100g）
もどしたわかめ……………10g
しょうが………½かけ（10g）
a ｜水…………… 1と¼カップ
　｜スープのもと（顆粒）
　｜…………ミニスプーン1
　｜塩…………ミニスプーン½
こしょう……………………少量

作り方

1 えのきは根元を切り除き、長さを3等分に切る。わかめは一口大に切る。しょうがはせん切りにして、水にさっとさらして、水けをきる。

2 なべに**a**とえのきを入れて中火で2分ほど煮る。**1**のわかめとしょうがを加えてひと煮立ちさせ、こしょうで味をととのえる。

14kcal／塩分（**0.4**g）

塩分チェック カットわかめ（乾燥）…… 100gあたり塩分 **24.1**g

カットわかめは乾燥のまま汁物に入れると、1gでも塩分0.2gを加えたことになります。使うときは水でもどして、水けを絞ってから使いましょう。もどしたわかめは、塩分ほぼ0gに。カットわかめはもどすと10～12倍の重量になります。使う量の目安にしてください。

ポテトポタージュ

まとめ作りしたマッシュポテトで、まろやかスープが即完成！

材料（2人分）

マッシュポテト（→ p.150）……150g
牛乳……1と½カップ
スープのもと（顆粒）……小さじ½
あらびきこしょう……少量

作り方

1 なべにマッシュポテトを入れ、牛乳を少しずつ加えてときのばす。
2 スープのもとを加えて中火にかけ、ふつふつしてきたら火を消す。器に盛り、こしょうをふる。

107kcal ／塩分（**0.5**g）

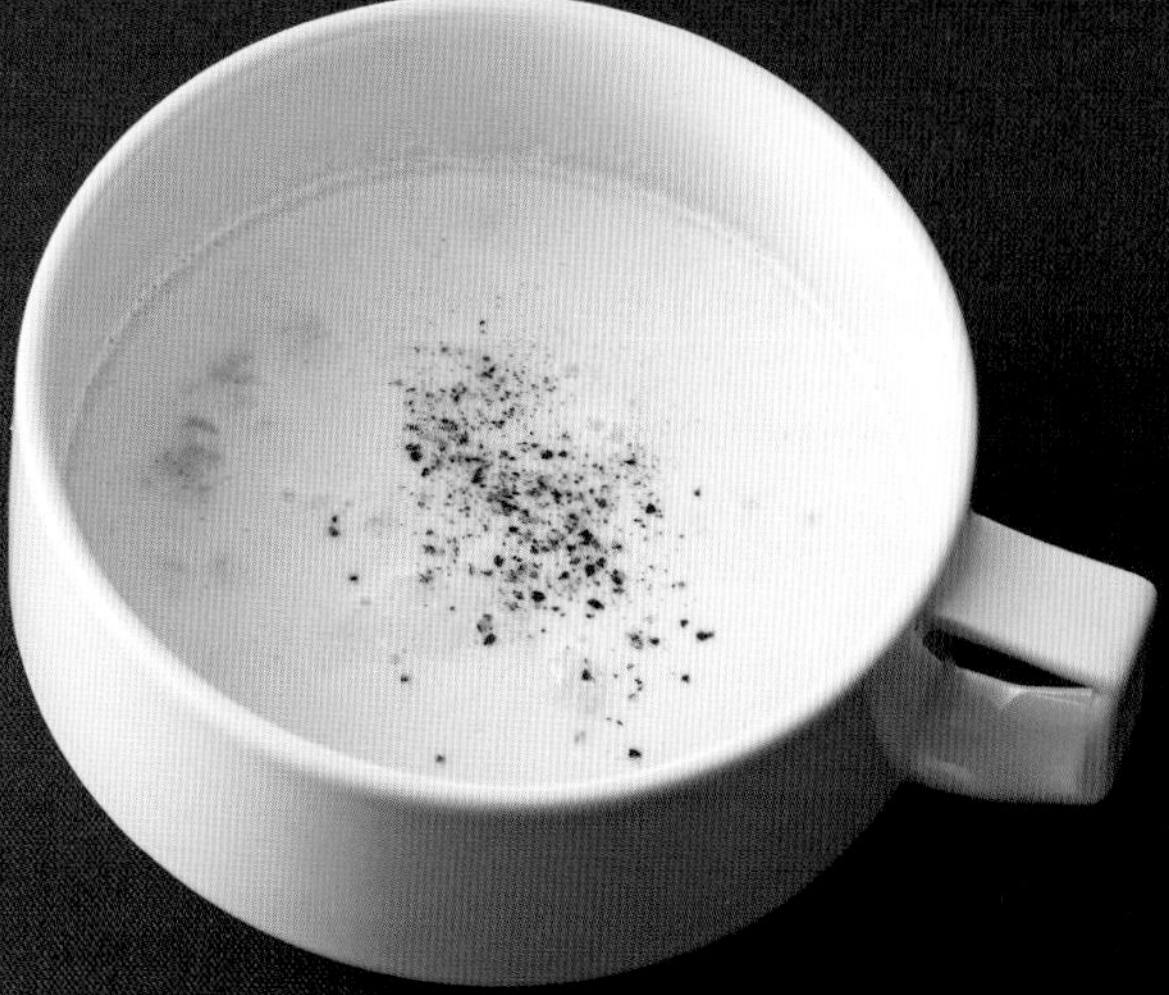

ガスパチョ風スープ

トマトのうま味でいただく冷製スープ。暑い夏の日におすすめ。

材料（2人分）

トマト……1個（200g）
セロリ……½本（50g）
だし……½カップ
塩……ミニスプーン1
オリーブ油……小さじ2

作り方

1 トマト、セロリはともにざくざくと切る。
2 ミキサーに**1**、だし、塩を入れて攪拌《かくはん》する。器に盛り、オリーブ油を垂らす。

61kcal ／塩分（**0.6**g）

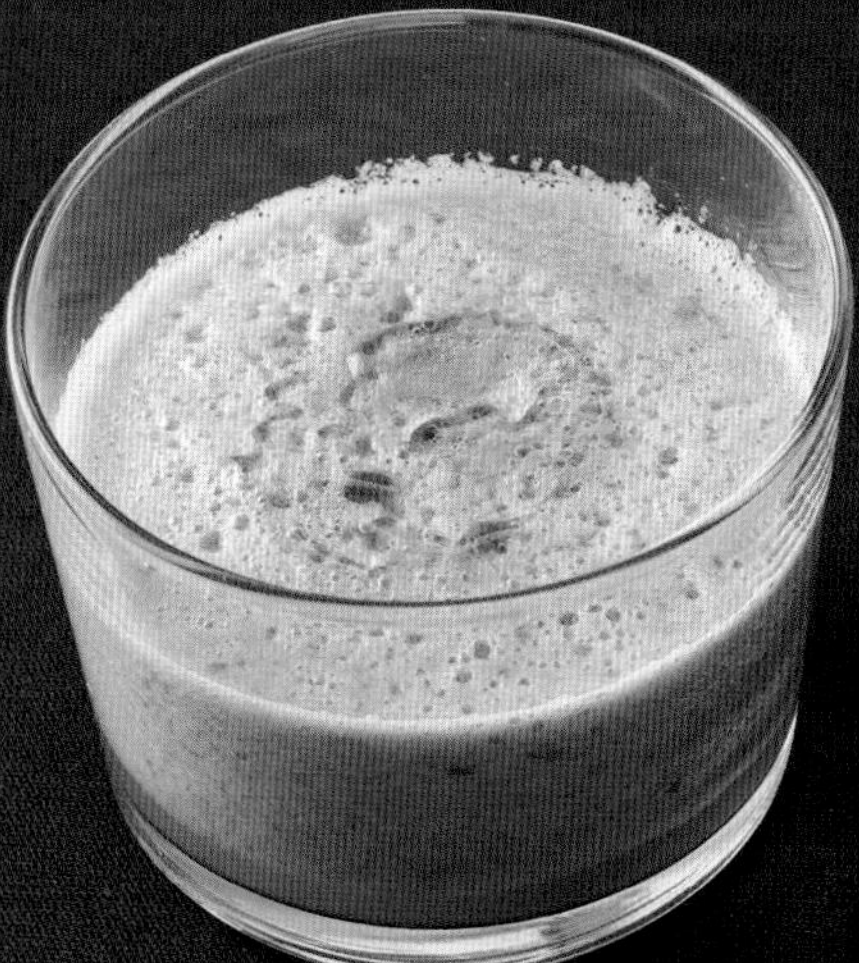

昼食のとり方アドバイス

手作りをすると減塩が実現しやすくなる。

減塩を実践するには、昼食も手作りすることがいちばんのおすすめです。また、仕事に出るかたは、できるだけ手作りのお弁当を持参するのが理想です。手作りした料理であれば、塩分を調節することができるので、減塩の強い味方となります。

この本では、家で作って食べる昼食を紹介します。昼食に何品もの料理を毎日手作りするのはたいへんです。そこで、主食と主菜を組み合わせたメイン料理とサブ料理の２品の献立としています。

400~800kcal
塩分**2.0**g程度

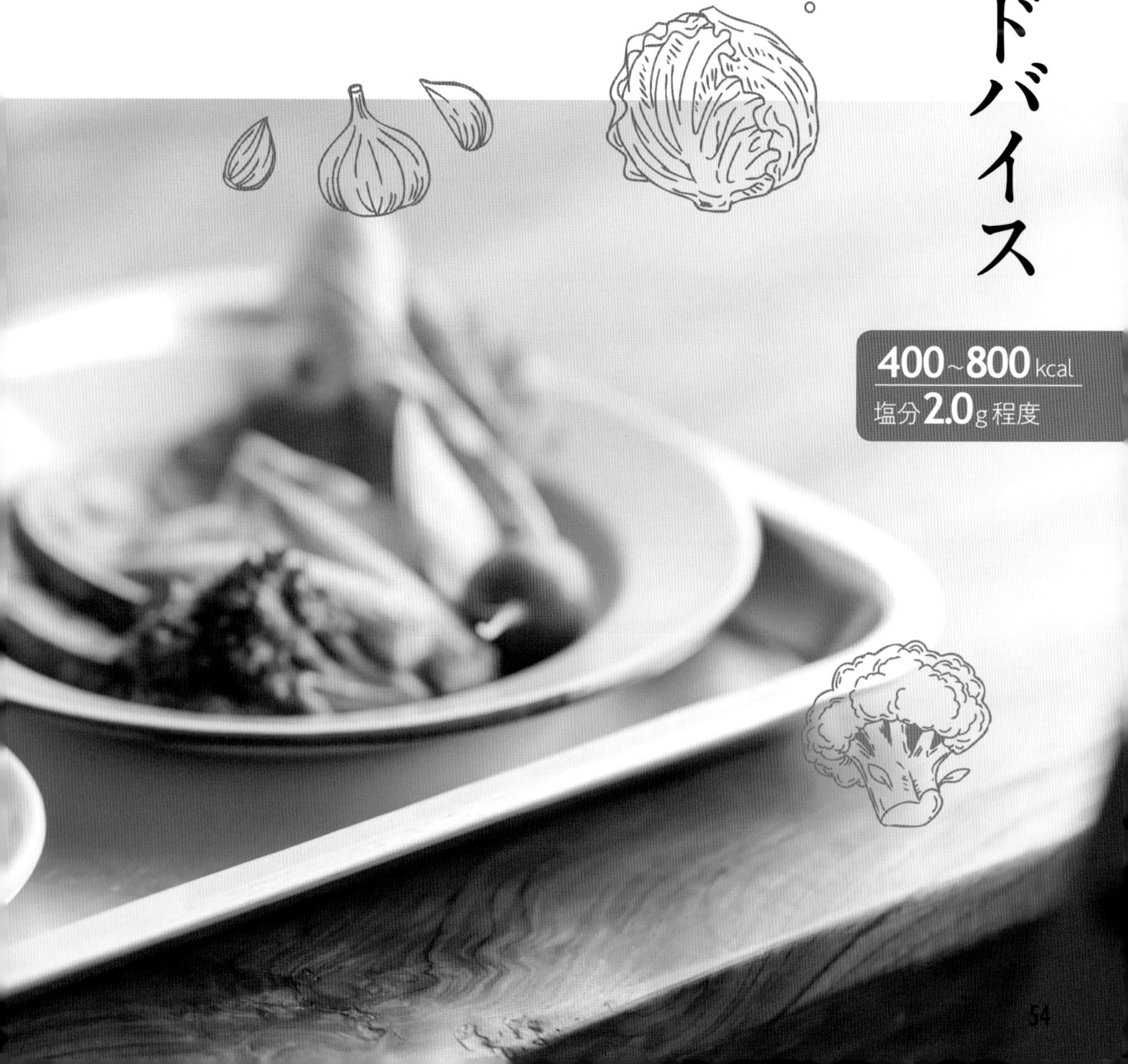

昼食を外食したり、テイクアウトしたりするときの注意点。

昼食に外食したり、テイクアウトのお弁当やお総菜を買ったりする場合は、減塩を意識して、料理を選んだり、食べたりしましょう。

- ・栄養表示などがあれば、塩分をチェックする。できるだけ塩分の低い料理を選ぶ。
- ・自分で塩分を調整できるメニューを選ぶ。
- ・汁物は半量飲むだけにし、めんのつゆやスープはできるだけ飲まないようにする。
- ・料理にかけたりつけたりする調味料（しょうゆ、ソース、ドレッシングなど）は少量にする。
- ・漬け物は毎回食べない。できれば残す。
- ・毎日、塩分の高い料理ばかり選ばない。

これらに気をつけても塩分は高くなりがちなので、昼食で塩分を多くとった日は、夕食や次の日の朝食の塩分を減らして調整しましょう。

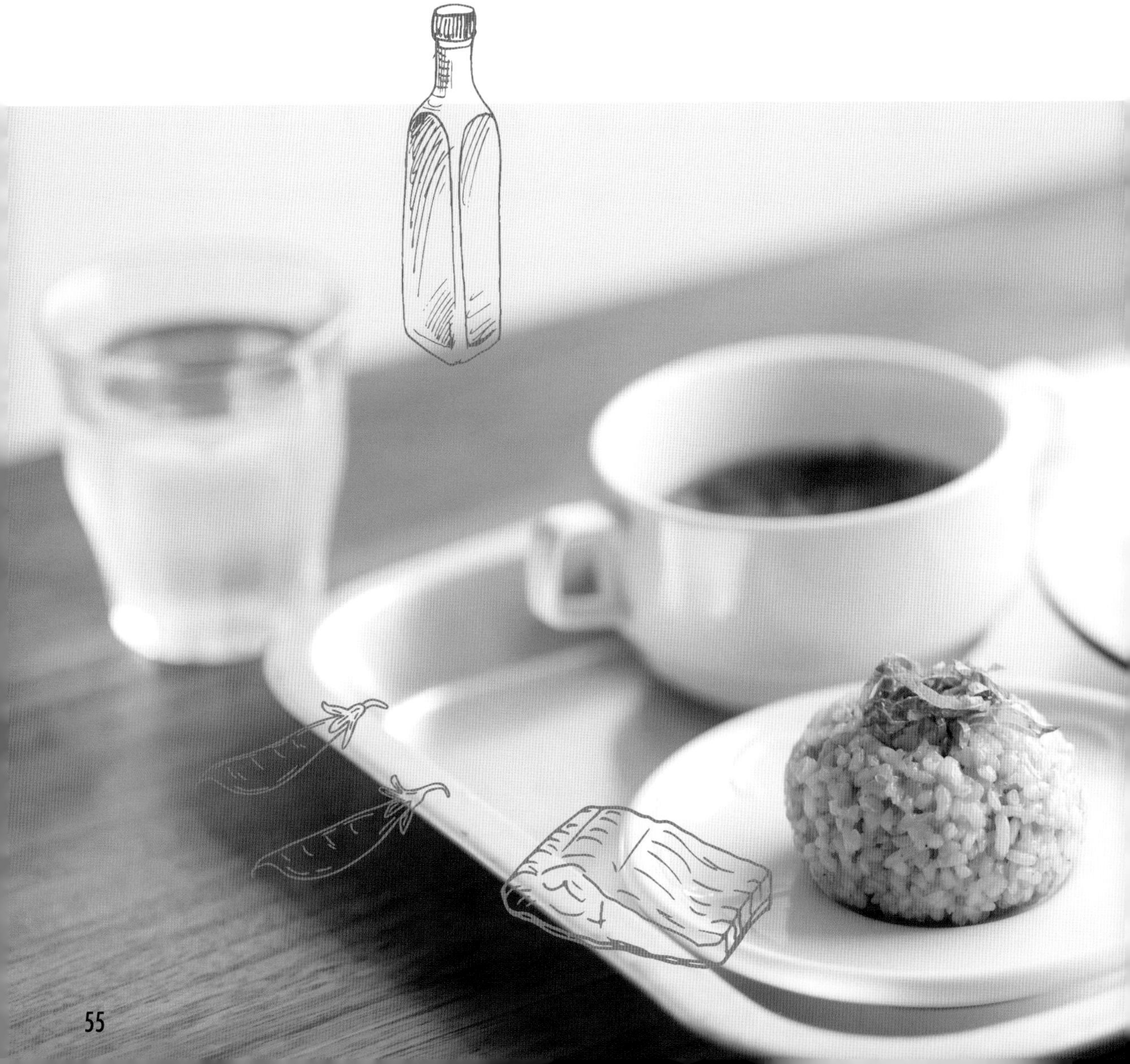

406kcal／塩分（1.9g）

マグロ漬け丼献立

メイン主食 マグロ漬け丼
サブ 焼きしいたけのおろしあえ

減塩テクニック
マグロの漬け丼は、食べる直前にだしをかけて、だしの香りを楽しみながらいただきます。味つけには香りも重要なポイント。サブおかずのしいたけをグリルで焼くのも香りをきわ立たせるためです。

マグロ漬け丼

材料（2人分）
- マグロ（刺し身）…………150g
- a だし………………小さじ2
- a しょうゆ…………小さじ2
- a みりん……………小さじ2
- 小ねぎ……………… 1本（5g）
- 青じそ……………………3枚
- 貝割れ菜……2/5パック（20g）
- 刻みのり…………………少量
- 練りわさび…………小さじ1/4
- b だし※……….1と1/2カップ
- b 塩………… ミニスプーン1/2
- ごはん……………………300g

作り方
1 バットなどにaを合わせ、マグロを漬けて10分ほどおく。小ねぎは小口切りにする。青じそはせん切りにする。貝割れ菜は根元を切り除き、長さを半分に切る。
2 器にごはんを盛り、マグロをのせ、小ねぎ、青じそ、貝割れ菜、刻みのりを散らす。わさびを添え、混ぜ合わせたbを添える。
※だしは温かいほうが香りは立ちますが、冷たいだしでもおいしくいただけます。

焼きしいたけのおろしあえ

材料（2人分）
- しいたけ…………8個（120g）
- おろし大根……………1カップ
- ポン酢しょうゆ……..小さじ2

作り方
1 しいたけは軸を切り除き、グリルで焼き色がつくまで焼いて、半分に裂く。
2 ボールにすべての材料を入れてあえる。

一日の献立例　一日合計：**1599 kcal／塩分（5.6g）**

朝　ふわふわ納豆温玉のせ献立　480kcal（1.5g）→ p.22
＋
昼　マグロ漬け丼献立　406kcal（1.9g）
＋
夕　牛肉と白菜のクリーム煮献立　713kcal（2.2g）→ p.128

昼食献立例 2 例

マグロ漬け丼 373kcal（1.4g）

＋例❶
かぼちゃのゆずこしょういため
132kcal（0.2g）→ p.124
合計：505kcal（1.6g）

＋例❷
れんこんのいためなます
112kcal（0.9g）→ p.110
合計：485kcal（2.3g）

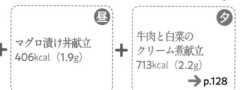

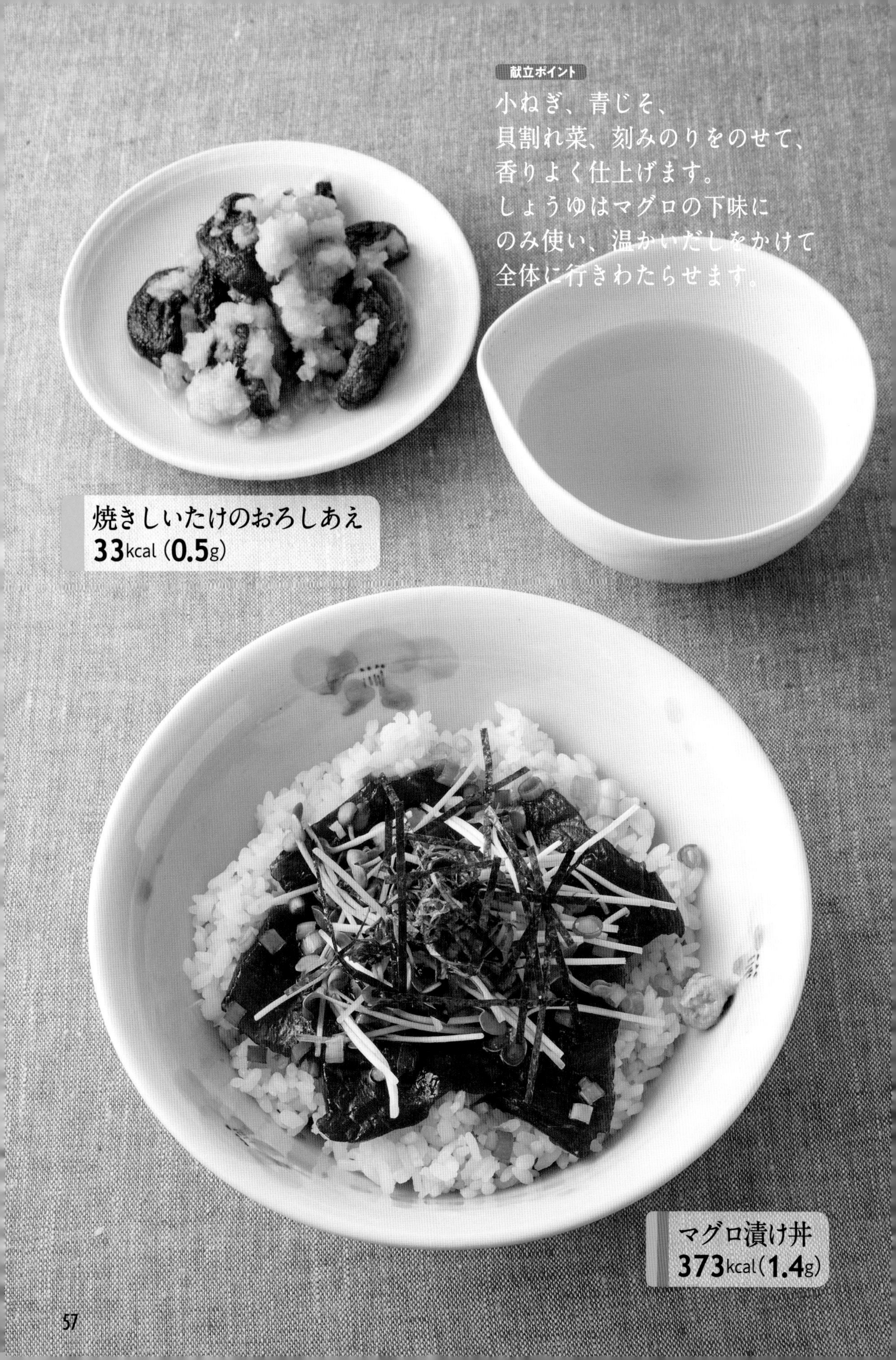

献立ポイント

小ねぎ、青じそ、
貝割れ菜、刻みのりをのせて、
香りよく仕上げます。
しょうゆはマグロの下味に
のみ使い、温かいだしをかけて
全体に行きわたらせます。

焼きしいたけのおろしあえ
33kcal (**0.5**g)

マグロ漬け丼
373kcal(**1.4**g)

サバ缶クッパ献立

545kcal／塩分（**1.4**g）

メイン主食　サバ缶クッパ

サブ　豆もやしのナムル

減塩テクニック

缶詰めのサバを使ったスープごはん。ごま油とごまで風味づけし、サバ缶の塩味（100gあたり塩分0.9g）で味のバランスをとります。ナムルは噛むと甘味を感じる豆もやしで作ると食べごたえが出ます。

サバ缶クッパ

材料（2人分）

- サバの水煮缶詰め…………1缶（180g）
- にら…………30g
- エリンギ…………60g
- 玉ねぎ…………¼個（50g）
- 水…………1カップ
- ごはん…………250g
- ごま油…………大さじ1
- いり白ごま…………小さじ1
- 七味とうがらし…………少量

作り方

1 にらは3～4㎝長さに切る。エリンギは食べやすく裂く。玉ねぎは縦半分に切り、繊維に沿って薄切りにする。

2 なべに水、サバの水煮を汁ごと、玉ねぎ、エリンギを加えて中火にかける。ふつふつとしてきたらごはんを加えてさらに2分ほど煮る。

3 にらを加え、ごま油をまわし入れて火を消す。器に盛り、ごまをふり、好みで七味とうがらしをふる。

豆もやしのナムル

材料（2人分）

- 豆もやし…………150g
- a
  - にんにくのすりおろし…………小さじ¼
  - ごま油…………大さじ1
  - 酢…………小さじ½
  - こしょう…………少量
- 塩…………ミニスプーン1

作り方

1 豆もやしはひげ根を除き、さっと洗って水けをよくきる。

2 ボールに**a**を合わせ、**1**を加えてあえ、ふんわりとラップをかけて電子レンジ（600W）で2分30秒加熱する。食べる直前に塩を加えてあえる。

減塩ポイント　食べる直前に塩をふる

食べる直前に塩をふると、食べたときに塩がダイレクトに舌に感じられるので、少量の塩でも塩味を強く感じることができます。

一日の献立例　　一日合計：**1620 kcal**／**塩分**（**4.7g**）

- 朝　キャベツの巣ごもり卵献立　412kcal（1.6g）→p.16
- ＋ 昼　サバ缶クッパ献立　545kcal（1.4g）
- ＋ 夕　鶏肉のガーリックソテー献立　663kcal（1.7g）→p.112

昼食献立例 2 例

サバ缶クッパ 460kcal(0.8g)

- ＋例❶　紫玉ねぎとブロッコリーの卵サラダ　109kcal(0.3g)→p.76　合計：569kcal(1.1g)
- ＋例❷　セロリとハムの中国風サラダ　37kcal(0.2g)→p.122　合計：497kcal(1.0g)

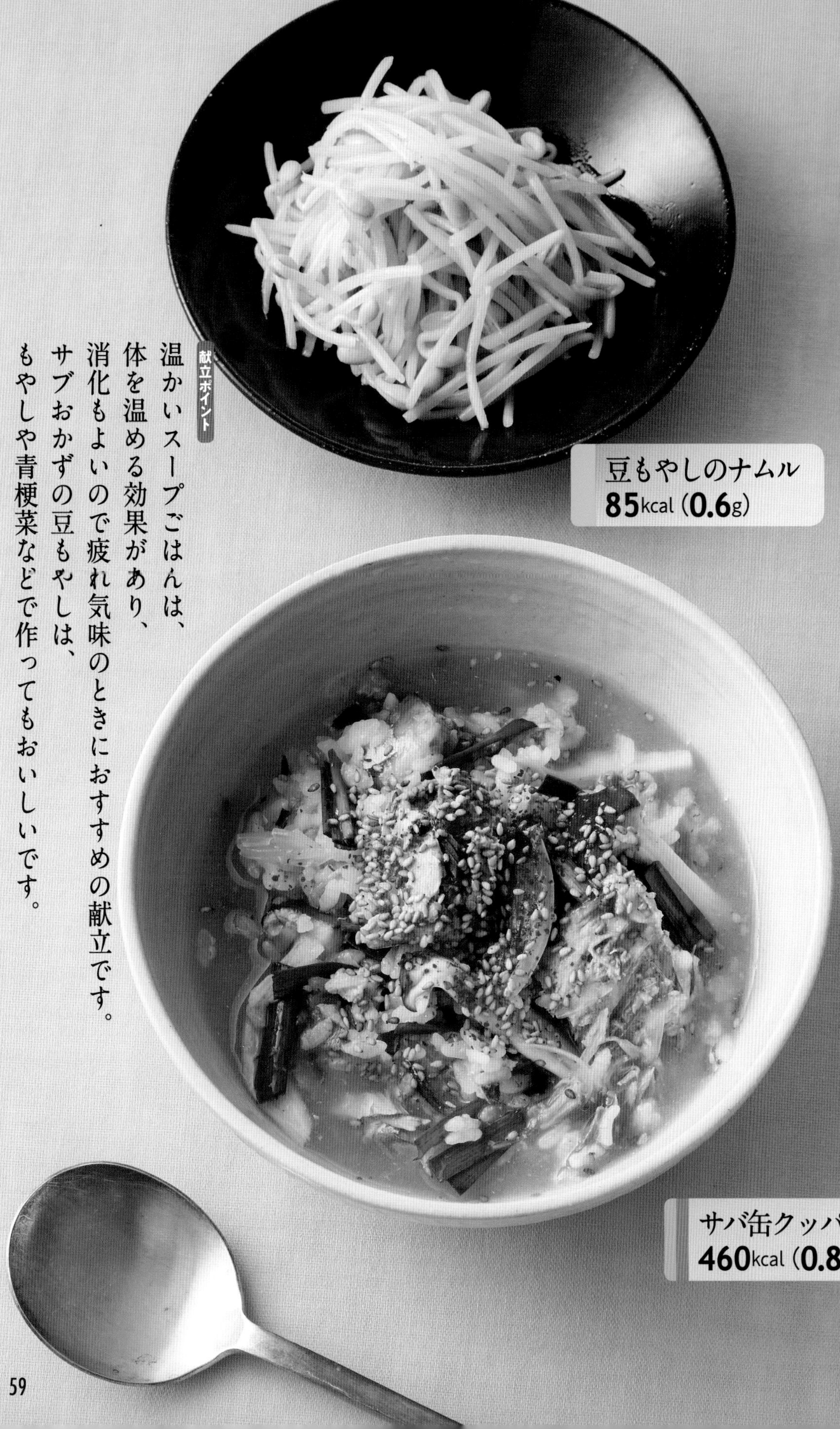

献立ポイント

温かいスープごはんは、体を温める効果があり、消化もよいので疲れ気味のときにおすすめの献立です。サブおかずの豆もやしは、もやしや青梗菜などで作ってもおいしいです。

豆もやしのナムル
85kcal (**0.6**g)

サバ缶クッパ
460kcal (**0.8**g)

461 kcal／塩分（**1.9** g）

イカ焼きうどん献立

メイン主食　イカ焼きうどん
サブ　なすのしそあえ

減塩テクニック
ゆでうどんはほかのめん類に比べて塩分が高め（100ｇあたり塩分0.3ｇ）なので、具材のうま味や歯ごたえを生かし、だしを加えて塩味をおさえます。サブおかずにはできるだけ塩分低いものを選んでバランスをとりましょう。

イカ焼きうどん

材料（2人分）

スルメイカ…… 1ぱい（150g）
キャベツ…………2枚（100g）
にんじん…………⅓本（45g）
小ねぎ……………¼束（25g）
うどん（ゆで）….2玉（460g）
a｜だし………………大さじ3
　｜しょうゆ…………小さじ2
サラダ油……………大さじ2
青のり………………………少量

作り方

1 イカはわたを除き、胴は輪切りに、足は食べやすく切る。キャベツ、にんじんは短冊切りにする。小ねぎは3～4㎝長さに切る。

2 フライパンにサラダ油の半量を中火で熱し、イカをさっといためてとり出す。

3 残りの油を加えて中火で熱し、キャベツとにんじんをいためる。しんなりとなったらうどんを加えて**2**を戻し入れ、**a**と小ねぎを加えてさっといためる。器に盛り、青のりをふる。

なすのしそあえ

材料（2人分）

なす……………… 2本（160g）
青じそ…………… 2枚（2g）
しょうゆ
　………ミニスプーン1と½

作り方

1 なすはへたを切り除き、縦に1本切り目を入れ、ラップで包んで電子レンジ（600W）で3分加熱する。そのまま5分ほど蒸らしてから、食べやすい大きさに切る。青じそはせん切りにする。

2 ボールにすべての材料を入れてあえる。

塩分チェック
スルメイカ….100g あたり塩分**0.5**g
エビ（バナメイエビ）….100g あたり塩分**0.3**g

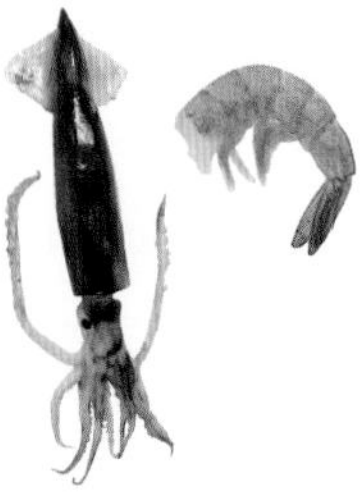

イカはエビに比べて塩分を多く含みますが、歯ごたえがあるので噛むたびにうま味を感じることができます。調味料を控えて味のバランスをとるとよいでしょう。

一日の献立例　　一日合計：**1575 kcal ／塩分（5.0 g）**

朝		昼		夕
ベーコンエッグ献立 453kcal（1.7g） →p.20	＋	イカ焼きうどん献立 461kcal（1.9g）	＋	ヒレカツ献立 661kcal（1.4g） →p.118

昼食献立例 2 例

イカ焼きうどん 442kcal（1.8g）

＋例❶	＋例❷
ズッキーニのきんぴら 34kcal（0.2g）→p.32	かぶの和風カレー漬け 27kcal（0g）→p.92
合計：476kcal（2.0g）	合計：469kcal（1.8g）

献立ポイント

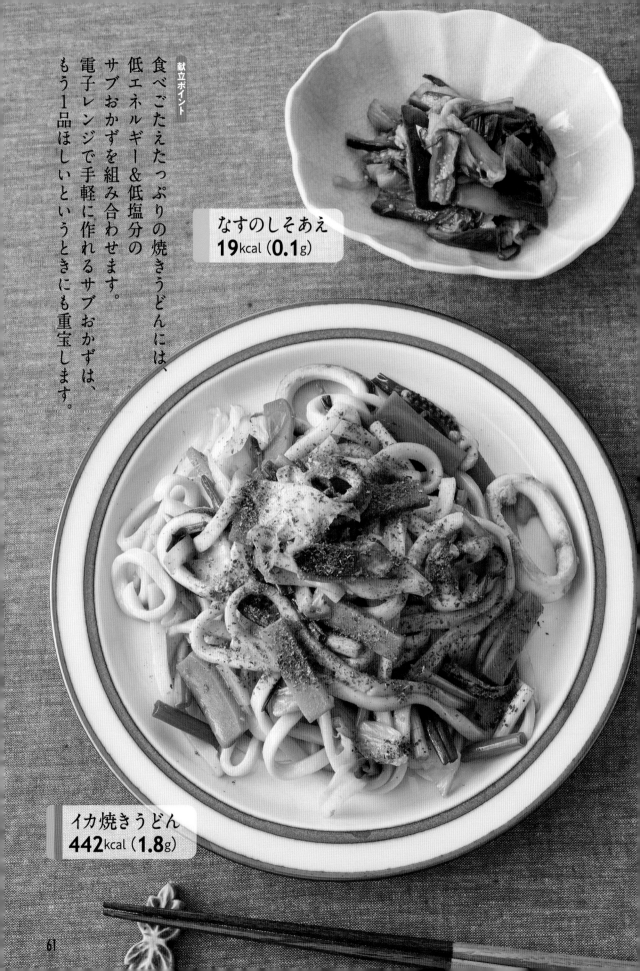

食べごたえたっぷりの焼きうどんには、低エネルギー&低塩分のサブおかずを組み合わせます。電子レンジで手軽に作れるサブおかずは、もう1品ほしいというときにも重宝します。

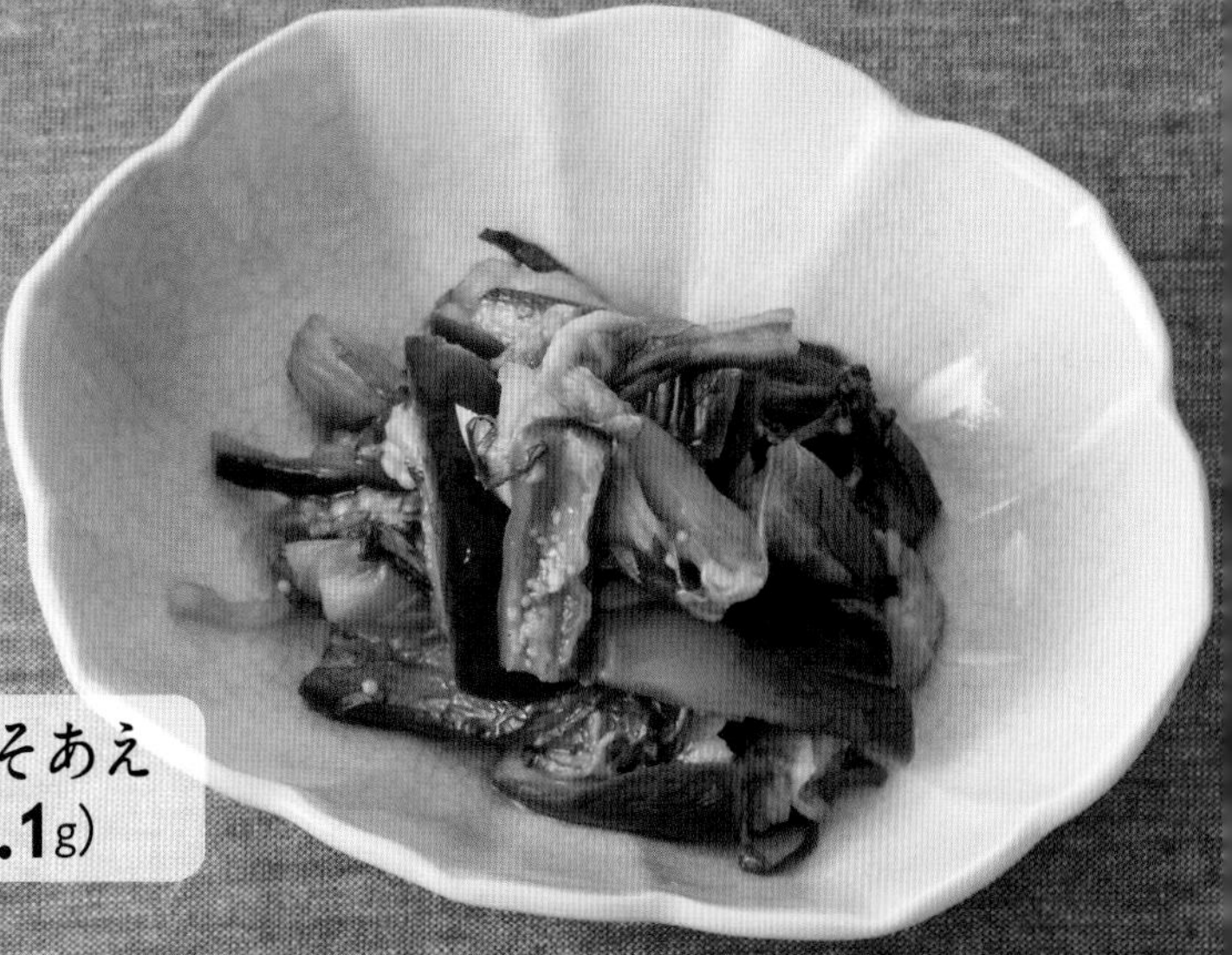

なすのしそあえ
19kcal（**0.1**g）

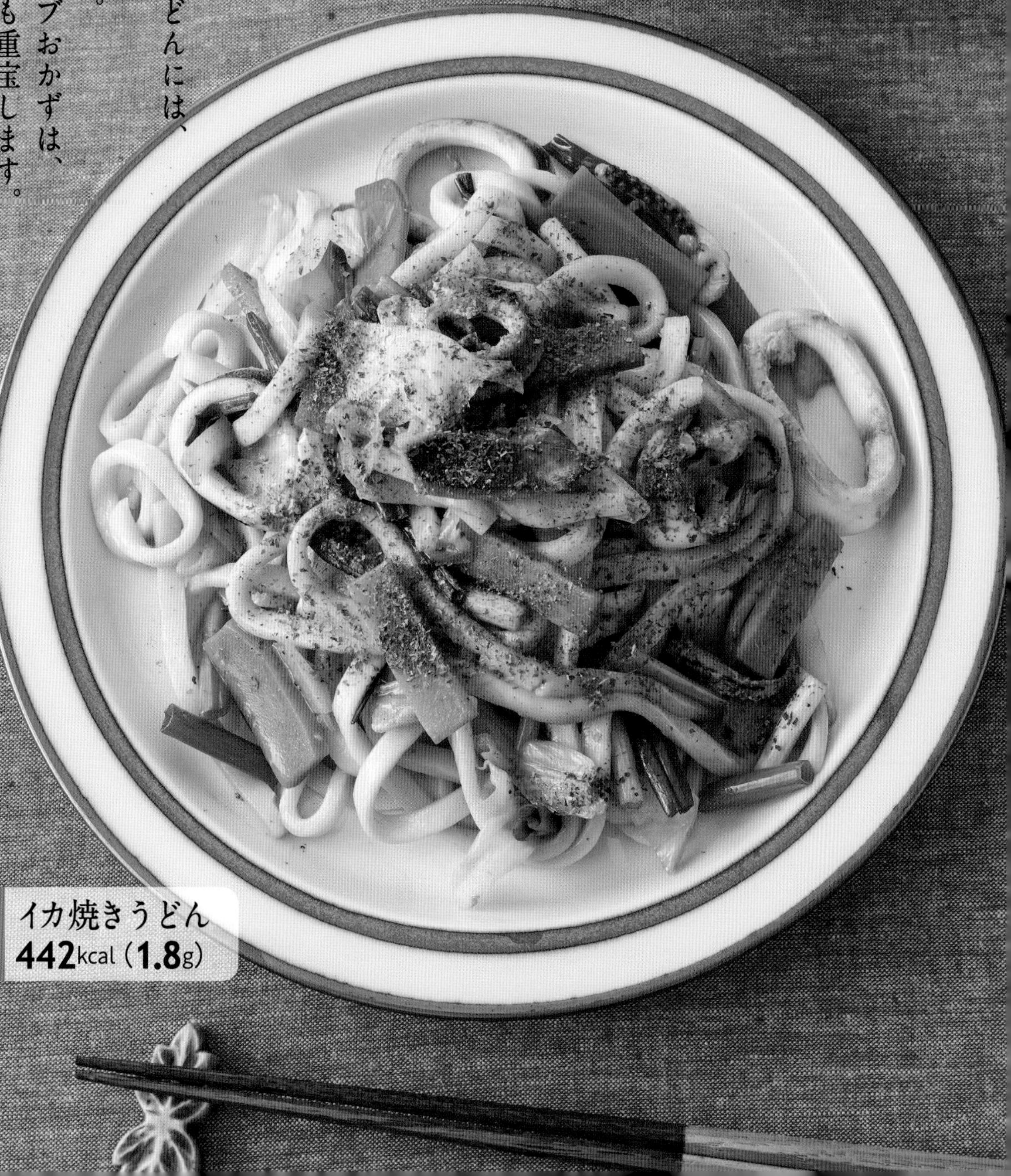

イカ焼きうどん
442kcal（**1.8**g）

499kcal／塩分（1.6g）

とろみ親子丼献立

メイン主食　とろみ親子丼
サブ　きゅうりのとろろこんぶあえ

減塩テクニック
鶏肉にかたくり粉をまぶし、煮汁にとろみをつけるのがポイント。卵もとろっと半熟状に仕上げると、舌に残り味を感じやすくなります。とろろこんぶは手軽にうま味を足せる便利な食品です。

とろみ親子丼

材料（2人分）

- 鶏もも肉……………………100g
- ［酒…………………小さじ1
- 　かたくり粉…小さじ1と½
- 卵…………………………… 2個
- 玉ねぎ……………¼個（50g）
- a
  - だし………………1カップ
  - 塩………… ミニスプーン½
  - 砂糖………………小さじ1
  - しょうゆ…………大さじ½
  - みりん……………大さじ½
- 三つ葉……………… 6本（10g）
- 焼きのり…………………½枚
- ごはん……………………300g

作り方

1 鶏肉は1㎝角に切り、酒とかたくり粉をからめてもむ。玉ねぎは繊維に沿って薄切りにする。三つ葉は1㎝幅に切る。
2 フライパンに **a** と玉ねぎを入れて中火にかけ、2分ほど煮る。
3 煮立ったら鶏肉を加えてさらに1分ほど煮て、返してさらに1分ほど煮る。
4 煮汁の量が½くらいになり、とろみが出てきたら、といた卵を全体に流し入れて30秒ほど煮る。三つ葉を全体に散らして軽く混ぜ、火を消してふたをして1分ほどおく。
5 器にごはんを盛り、のりをちぎりのせて、**4** をかける。

きゅうりのとろろこんぶあえ

材料（2人分）

- きゅうり………… 1本（100g）
- a
  - とろろこんぶ…………… 2g
  - 酢…………………小さじ½
  - ごま油……………小さじ½
  - 塩………… ミニスプーン¼
  - 砂糖……………… 1つまみ

作り方

1 きゅうりはへたを切り除き、ポリ袋に入れてめん棒などでたたき割り、食べやすい長さに折る。**a** を加えて混ぜ合わせる。

減塩ポイント　水分を吸う食品を利用する

とろろこんぶや焼きのりは、それ自体にうま味があるだけでなく、まわりの水分を吸って味を含み、全体に行きわたらせるのに役立ちます。じょうずに活用すると、調味料の量を減らすことができます。

一日の献立例　　一日合計：**1586 kcal／塩分（4.5g）**

朝		昼		夕
豆腐の長芋だれ献立 463kcal（1.2g） →p.24	＋	とろみ親子丼献立 499kcal（1.6g）	＋	サバのにんにくみそ煮献立 624kcal（1.7g） →p.100

昼食献立例2例

とろみ親子丼 480kcal（1.4g）

＋例❶	＋例❷
焼きキャベツのおかかあえ 30kcal（0.6g）→p.24	トマトのみょうがあえ 24kcal（0.4g）→p.100
合計：510kcal（2.0g）	合計：504kcal（1.8g）

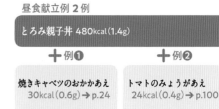

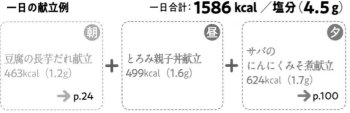

献立ポイント

定番の親子丼も、煮汁にとろみを
つけることで、じょうずに減塩できます。
サブおかずのきゅうりは、
あえてめん棒でたたいて割り、
歯ごたえを残します。
たたき割った断面が
ギザギザしているので、
味がよくからみます。

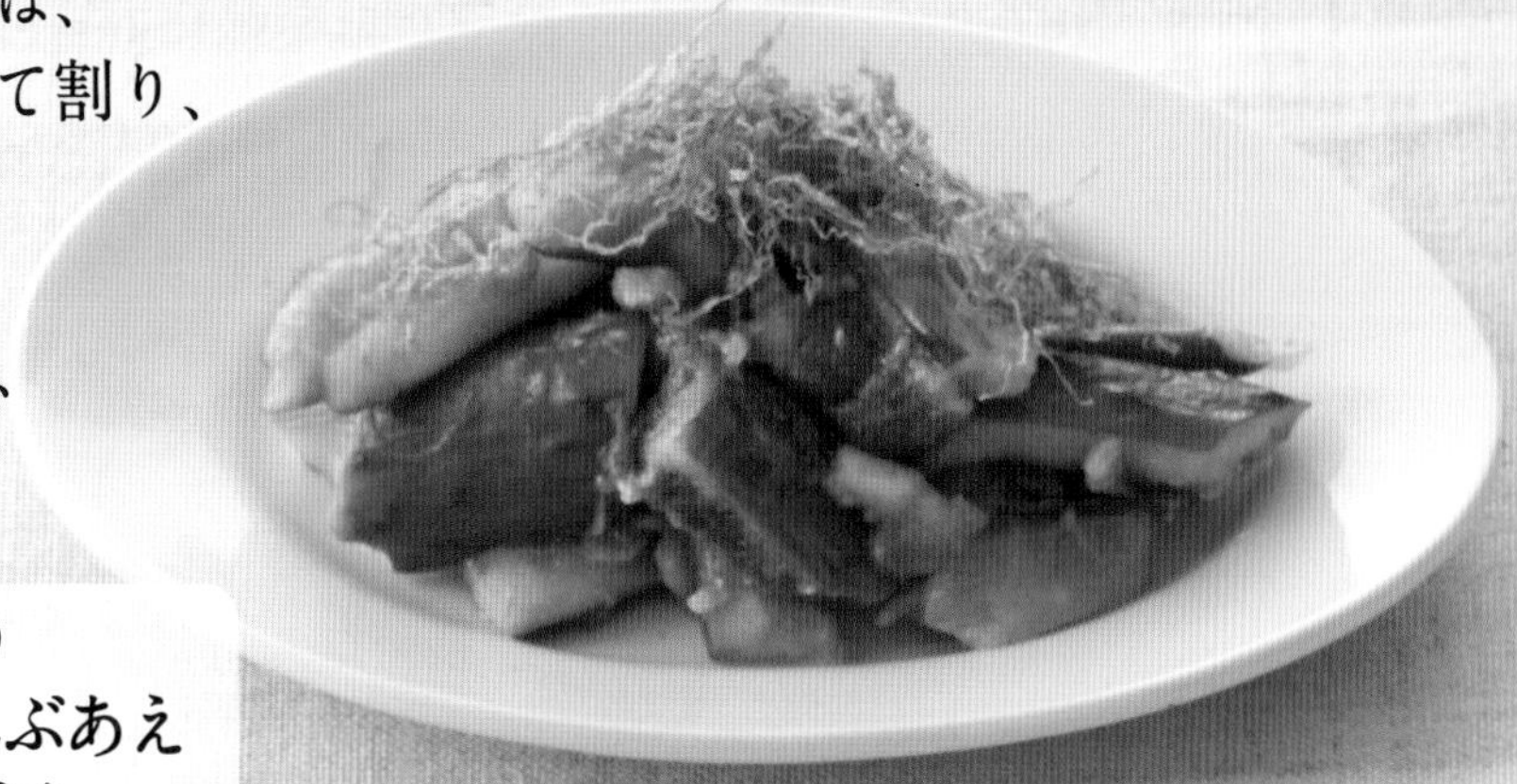

きゅうりの
とろろこんぶあえ
19kcal（**0.2**g）

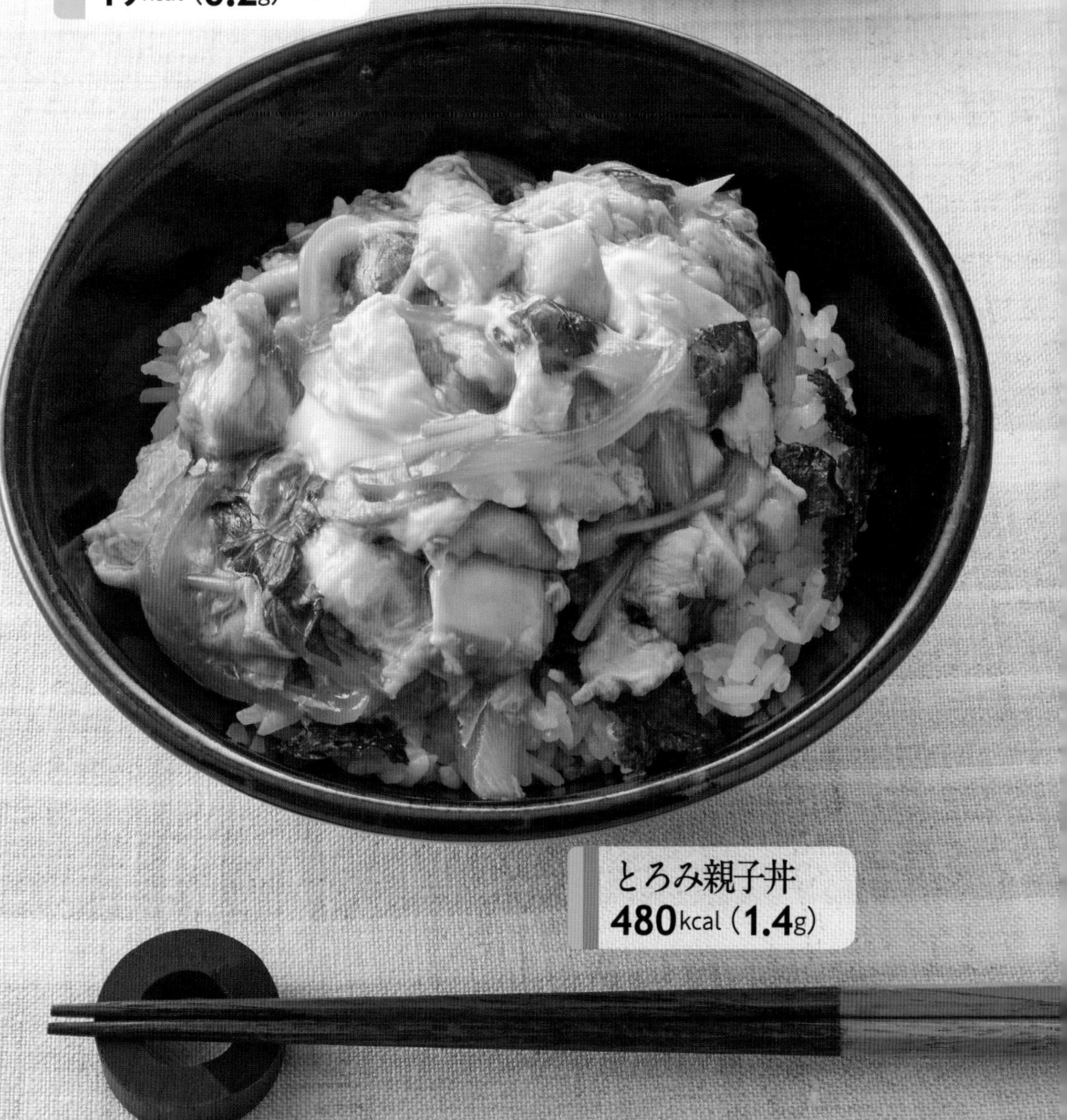

とろみ親子丼
480kcal（**1.4**g）

鶏そぼろ丼献立

428kcal／塩分（1.5g）

メイン主食　鶏そぼろ丼
サブ　かぶの梅肉あえ

減塩テクニック
鶏そぼろは煮汁が少し残っているくらいを目安に煮詰めるのがコツ。しっとりと仕上げたほうが味を濃く感じることができます。梅干しは塩分が高い食品なので、包丁でたたいて少量使いを心がけましょう。

鶏そぼろ丼

材料（2人分）
- 鶏ひき肉……………………150g
- a
  - だし………………¼カップ
  - みりん……………小さじ2
  - しょうゆ…………小さじ1
- さやいんげん…… 5本（35g）
- もち麦ごはん……………300g
- 刻みのり……………………少量
- 粉ざんしょう……………少量

作り方
1. いんげんは塩ゆでし、小口切りにする。
2. なべに鶏ひき肉とaを入れて中火にかけ、かき混ぜながら煮汁が少し残るくらいのそぼろ状にする。
3. 器にごはんを盛り、刻みのりを散らし、2、1の順にのせ、粉ざんしょうをふる。

かぶの梅肉あえ

材料（2人分）
- かぶ…………大1個（120g）
- 梅干し（塩分12%）…………………大1個（15g）
- みりん………………大さじ½

作り方
1. かぶは7㎜厚さのいちょう切りにする。梅干しは種を除き、包丁であらくたたき刻む。
2. ボールに1を入れ、みりんを加えてあえる。

一日の献立例　　一日合計：**1584 kcal／塩分（4.0g）**

朝　厚揚げと小松菜のレンジ蒸し献立
570kcal（1.2g）
→p.26

＋ 昼　鶏そぼろ丼献立
428kcal（1.5g）

＋ 夕　酢豚献立
586kcal（1.3g）
→p.122

昼食献立例2例

鶏そぼろ丼 402kcal（0.6g）

＋例❶
里芋のからしマヨあえ
90kcal（0.4g）→p.132
合計：492kcal（1.0g）

＋例❷
セロリのきんぴら
41kcal（0.5g）→p.91
合計：443kcal（1.1g）

献立ポイント

ほんのり甘い鶏そぼろは、
ごはんにぴったり。
小口切りにしたいんげんで
シャキシャキ感をプラスすると、
噛みごたえが出ます。
みりんで甘みを足した梅肉あえは、
ごはんがすすむサブおかずです。

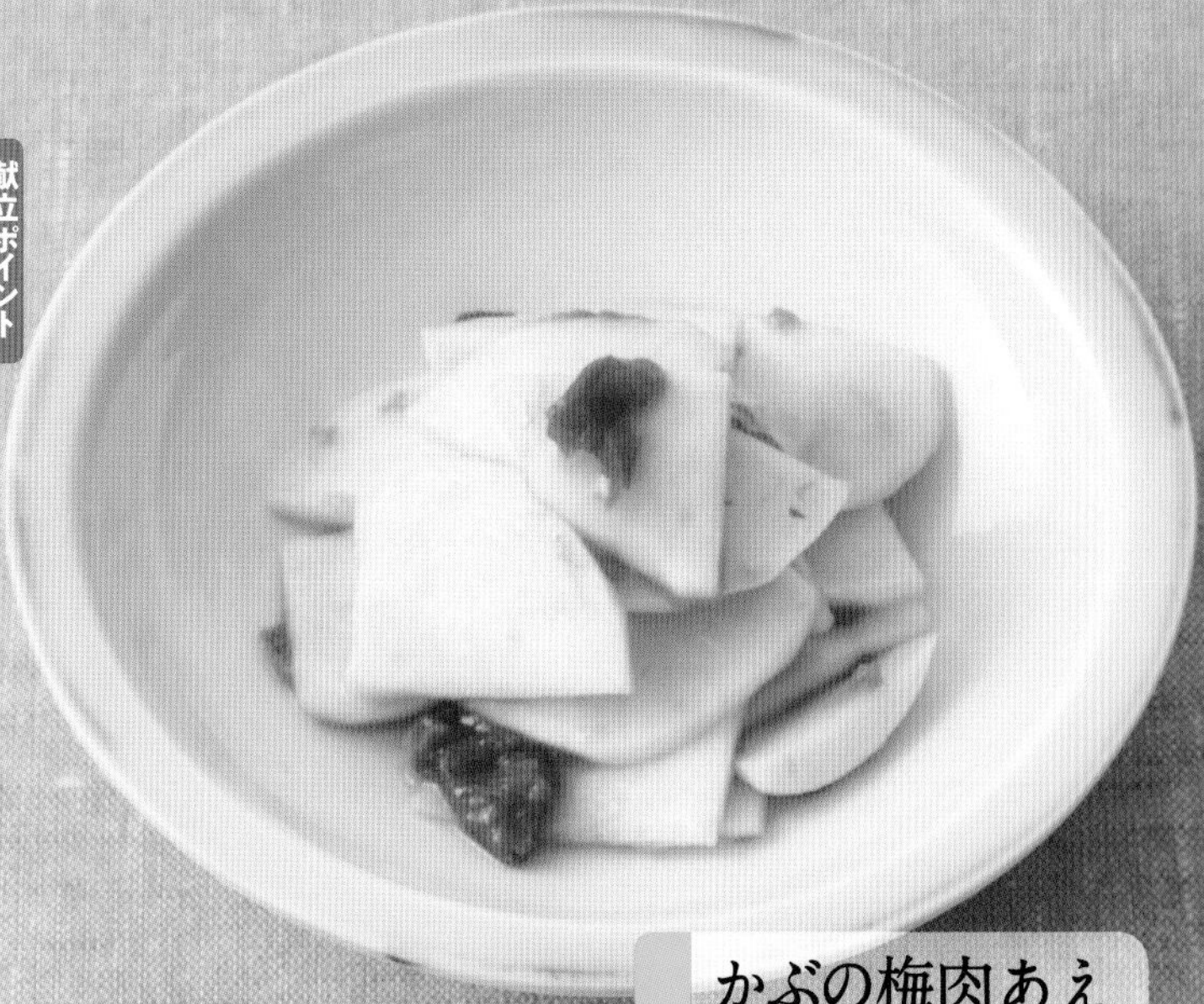

かぶの梅肉あえ
26kcal (**0.9**g)

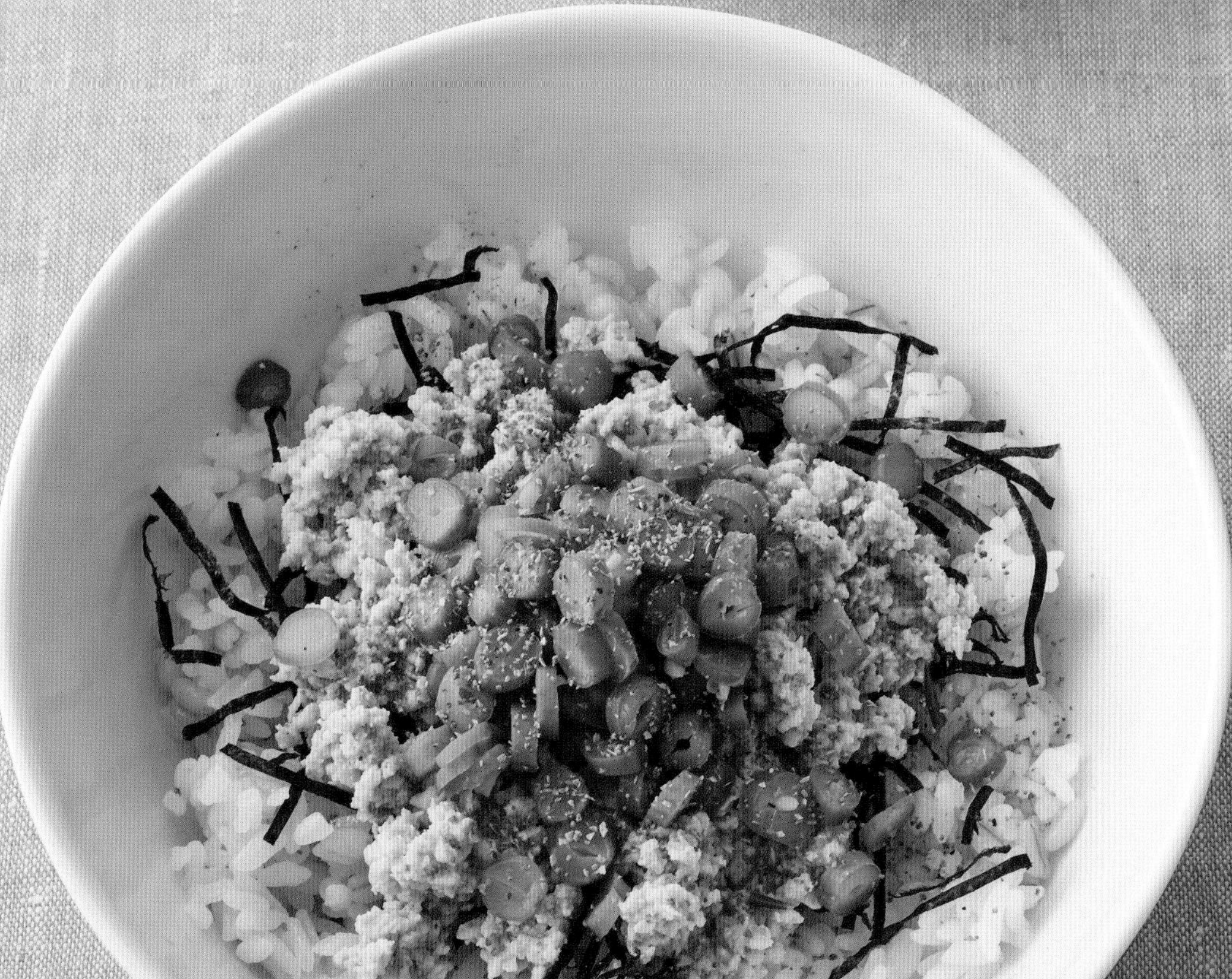

鶏そぼろ丼
402kcal (**0.6**g)

625kcal／塩分（1.1g）

豚肉ののりはさみ照り焼き丼献立

メイン 主食　豚肉ののりはさみ照り焼き丼

サブ　エリンギと玉ねぎのマリネ

減塩テクニック

豚肉自体に塩をふらなくても、のりをはさむことで、ほどよい塩味と香りがつきます。すりおろした長芋をごはんにのせ、そこにたれをかけると全体に味をからめることができ、満足感を得やすくなります。

豚肉ののりはさみ照り焼き丼

材料（2人分）

豚ロース薄切り肉
…………………6枚（180g）
［焼きのり…………全型⅓枚
　かたくり粉………大さじ½
長芋………………⅙本（100g）
サラダ油……………大さじ½
a
　みりん………大さじ1と½
　水……………大さじ1と½
　しょうゆ…………大さじ½
　砂糖…………小さじ1と½
　塩………… ミニスプーン½
ごはん……………………300g
七味とうがらし…………適量

作り方

1 のりを6等分に切る。豚肉は1枚ずつ広げ、中央にのりを置き、両側を折って三つ折りにする。かたくり粉をまぶす。長芋は皮をむき、すりおろす。

2 フライパンにサラダ油を中火で熱し、豚肉を折り目を下にして並べ、2分焼き、返して、さらに1分ほど焼く。余分な脂をキッチンペーパーでふきとり、**a**を加えてとろみが出るまで煮からめる。

3 ごはんを盛り、長芋をかけ、**2**をのせる。好みで七味とうがらしをふる。

エリンギと玉ねぎのマリネ

材料（2人分）

エリンギ…………………100g
玉ねぎ……………¼個（50g）
a
　酢……………大さじ1と½
　砂糖………………小さじ½
　塩………… ミニスプーン½
　ロリエ（あれば）……½枚

作り方

1 エリンギは長さを半分に切り、縦4等分に切る。玉ねぎはくし形に切る。

2 耐熱皿に**1**と**a**を入れて全体をからめて、ラップはせずに電子レンジ（600 W）で4分加熱する。冷めるまでそのままおいて味をなじませる。

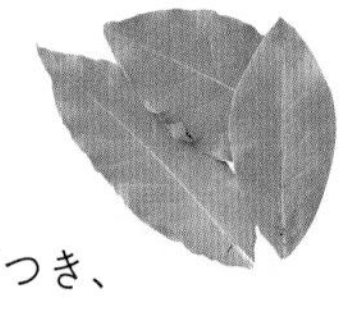

減塩ポイント　ロリエなどのハーブで香りをつける

ロリエは煮込み料理やマリネなどに入れると、香りがつき、味に奥行きが出ます。魚などの臭みもやわらげる効果もあるので、ぜひ活用してみましょう。

一日の献立例　　一日合計：**1605 kcal／塩分（3.5g）**

朝		昼		夕
貝割れ菜のスクランブルエッグ献立 435kcal（1.4g） →p.14	＋	豚肉ののりはさみ照り焼き丼献立 625kcal（1.1g）	＋	アジと海藻の蒸し物献立 545kcal（1.0g） →p.106

昼食献立例2例

豚肉ののりはさみ照り焼き丼 602kcal（1.0g）

＋例❶	＋例❷
小松菜としめじの青のり煮浸し 34kcal（0.7g）→p.143	まいたけのみそ汁 56kcal（0.7g）→p.147
合計：636kcal（1.7g）	合計：658kcal（1.7g）

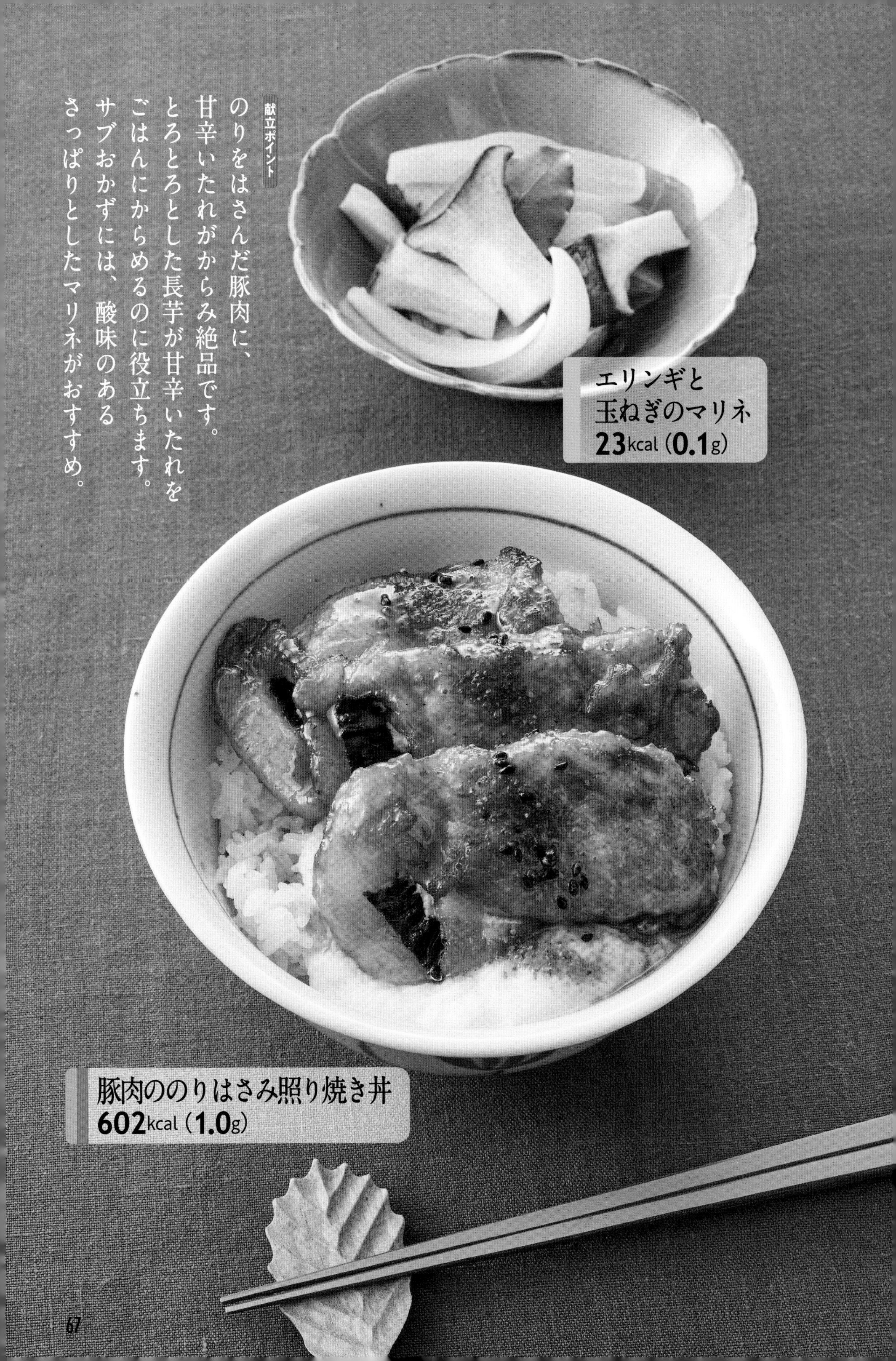

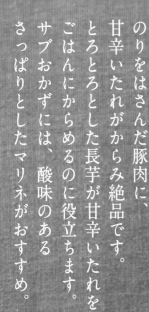

献立ポイント

のりをはさんだ豚肉に、
甘辛いたれがからみ絶品です。
とろとろとした長芋が甘辛いたれを
ごはんにからめるのに役立ちます。
サブおかずには、酸味のある
さっぱりとしたマリネがおすすめ。

エリンギと玉ねぎのマリネ
23kcal（**0.1**g）

豚肉ののりはさみ照り焼き丼
602kcal（**1.0**g）

589 kcal／塩分（**1.2** g）

ねぎ塩焼き豚丼献立

メイン 主食 ねぎ塩焼き豚丼

サブ 大根のキムチあえ

減塩テクニック
豚肉にも野菜にも、それぞれにねぎ塩だれをからめておくと味がピタッと決まり、ごはんも進みます。市販のキムチは、生の大根を混ぜてボリュームを出し、塩分をやわらげるのがおすすめです。

ねぎ塩焼き豚丼

材料（2人分）
豚こま切れ肉……………150g
ねぎ塩だれ
　ねぎのみじん切り
　　…………………大さじ4
　ごま油……………大さじ2
　塩…………ミニスプーン1
青梗菜……………1株（100g）
にんじん…………⅓本（45g）
もやし……………¼袋（50g）
もち麦ごはん……………300g
すり白ごま………………少量
糸とうがらし……………少量

作り方
1 **ねぎ塩だれ**の材料を混ぜ合わせる。豚肉に**ねぎ塩だれ**の半量をもみ込み、10分ほどおく。
2 青梗菜は一口大に切り、にんじんはせん切りにする。もやしはひげ根を除く。熱湯で野菜をそれぞれさっとゆでてざるにとり、水けをきって、残りの**ねぎ塩だれ**であえる。
3 フライパンを中火で熱し、**1**を入れ、肉の色が変わるまで焼く。
4 器にごはんを盛り、**2**と**3**をのせる。ごまを散らし、糸とうがらしをのせる。

大根のキムチあえ

材料（2人分）
大根………………………100g
キムチ……………………50g

作り方
1 大根は短冊切りにする。
2 キムチは刻んで、大根を加えてあえる。

塩分チェック
キムチ……10gあたり塩分**0.2**g
榨《ざー》菜《さい》……10gあたり塩分**1.4**g

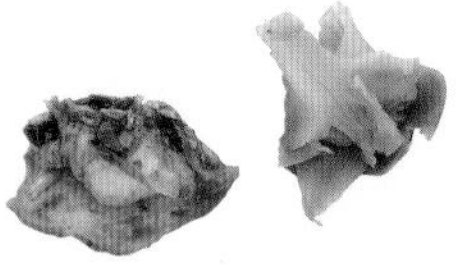

漬け物は塩分が高い食品なので、食べる量に気をつけましょう。また、大根やきゅうりなど水分の多い野菜を混ぜて、塩味をやわらげて食べるのもおすすめです。

一日の献立例　　一日合計：**1612 kcal／塩分（4.4 g）**

朝		昼		夕
ふわふわ納豆温玉のせ献立 480kcal（1.5g） → p.22	＋	ねぎ塩焼き豚丼献立 589kcal（1.2g）	＋	鶏肉の照り焼き献立 543kcal（1.7g） → p.110

昼食献立例 2例

ねぎ塩焼き豚丼 568kcal（0.6g）

＋例❶	＋例❷
にらと豆腐のみそ汁 56kcal（0.7g）→ p.51	かぶの梅肉あえ 26kcal（0.9g）→ p.64
合計：624kcal（1.3g）	合計：594kcal（1.5g）

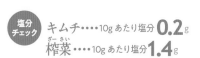

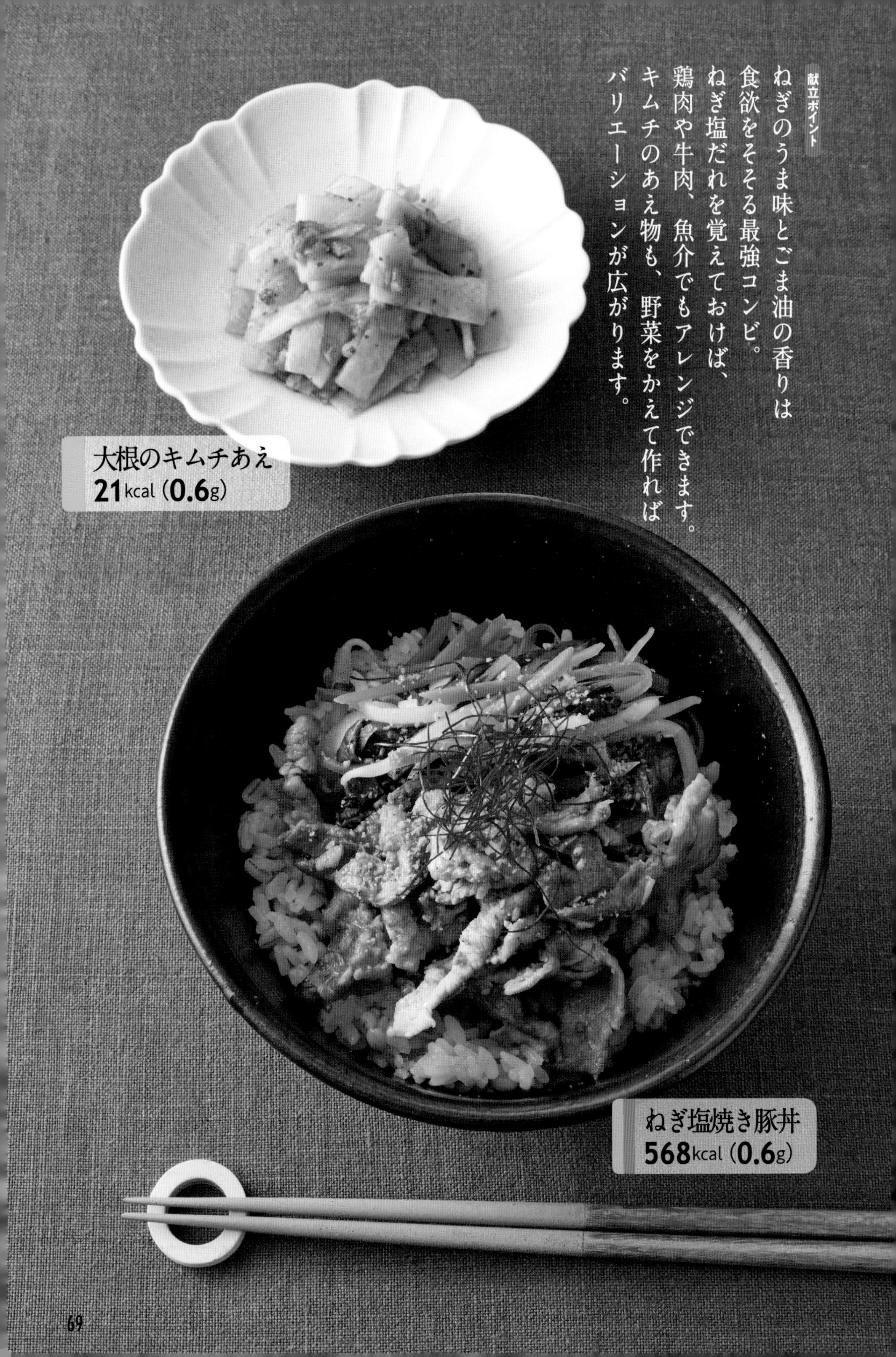

献立ポイント

ねぎのうま味とごま油の香りは食欲をそそる最強コンビ。ねぎ塩だれを覚えておけば、鶏肉や牛肉、魚介でもアレンジできます。キムチのあえ物も、野菜をかえて作ればバリエーションが広がります。

大根のキムチあえ
21kcal（**0.6**g）

ねぎ塩焼き豚丼
568kcal（**0.6**g）

牛肉とごぼうの柳川風丼献立

626kcal／塩分（1.4g）

メイン主食　牛肉とごぼうの柳川風丼
サブ　おかひじきのマヨポンあえ

減塩テクニック
ごぼうの香りと歯ごたえ、玉ねぎの甘味で味わいがアップ。牛肉との相性も抜群です。ポン酢しょうゆはマヨネーズと合わせると流れ落ちにくくなり、野菜にしっかりからめることができます。

牛肉とごぼうの柳川風丼

材料（2人分）

- 牛こま切れ肉……………150g
- ごぼう……………½本（90g）
- 玉ねぎ……………¼個（50g）
- サラダ油……………大さじ½
- a だし………………¾カップ
- a しょうゆ…………小さじ2
- a 砂糖………………小さじ2
- ごはん……………………300g
- 三つ葉……………3本（3g）
- 七味とうがらし…………少量

作り方

1 ごぼうは笹がきにする。玉ねぎは薄切りにする。三つ葉は3～4cmに切る。
2 フライパンにサラダ油を中火で熱し、ごぼうと玉ねぎをいためる。しんなりとなったら牛肉を加え、肉の色が半分くらい変わったら、aを加えて汁けが少なくなるまで煮る。
3 器にごはんを盛り、2をのせる。三つ葉をのせて、七味とうがらしをふる。

おかひじきのマヨポンあえ

材料（2人分）

- おかひじき※…1パック（95g）
- マヨネーズ…………大さじ1
- ポン酢しょうゆ………小さじ1

作り方

1 おかひじきは熱湯でゆでてざるにあげ、湯をきって3cm長さに切る。
2 ボールにすべての材料を入れてあえる。

※豆苗でもよい。

減塩ポイント　油分を混ぜて味をからみやすくする

ポン酢しょうゆのような油分のない調味料には、マヨネーズやバターを混ぜて油分を足すと食材にからみやすくなり、使う量を控えやすくなります。

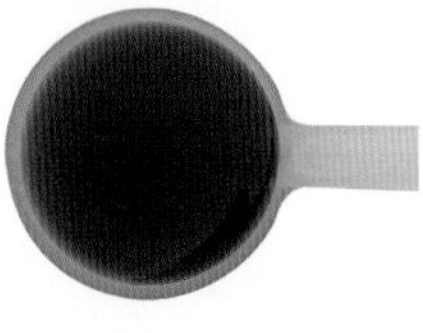

一日の献立例　　一日合計：**1555 kcal／塩分（4.4g）**

朝		昼		夕
蒸し鶏とセロリのサラダ献立 431kcal（1.9g） →p.40	＋	牛肉とごぼうの柳川風丼献立 626kcal（1.4g）	＋	カジキのゆずこしょうから揚げ献立 498kcal（1.1g） →p.108

昼食献立例2例

牛肉とごぼうの柳川風丼 574kcal（1.0g）

＋例❶	＋例❷
焼きしいたけのおろしあえ 33kcal（0.5g）→p.56	パプリカの煮浸し 28kcal（0.5g）→p.14
合計：607kcal（1.5g）	合計：602kcal（1.5g）

おかひじきのマヨポンあえ
52kcal（0.4g）

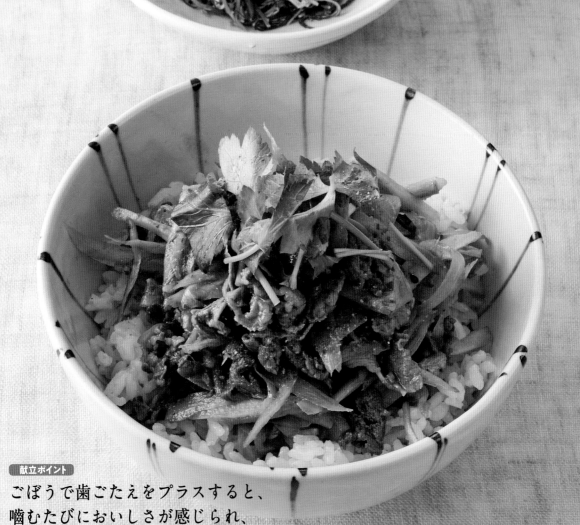

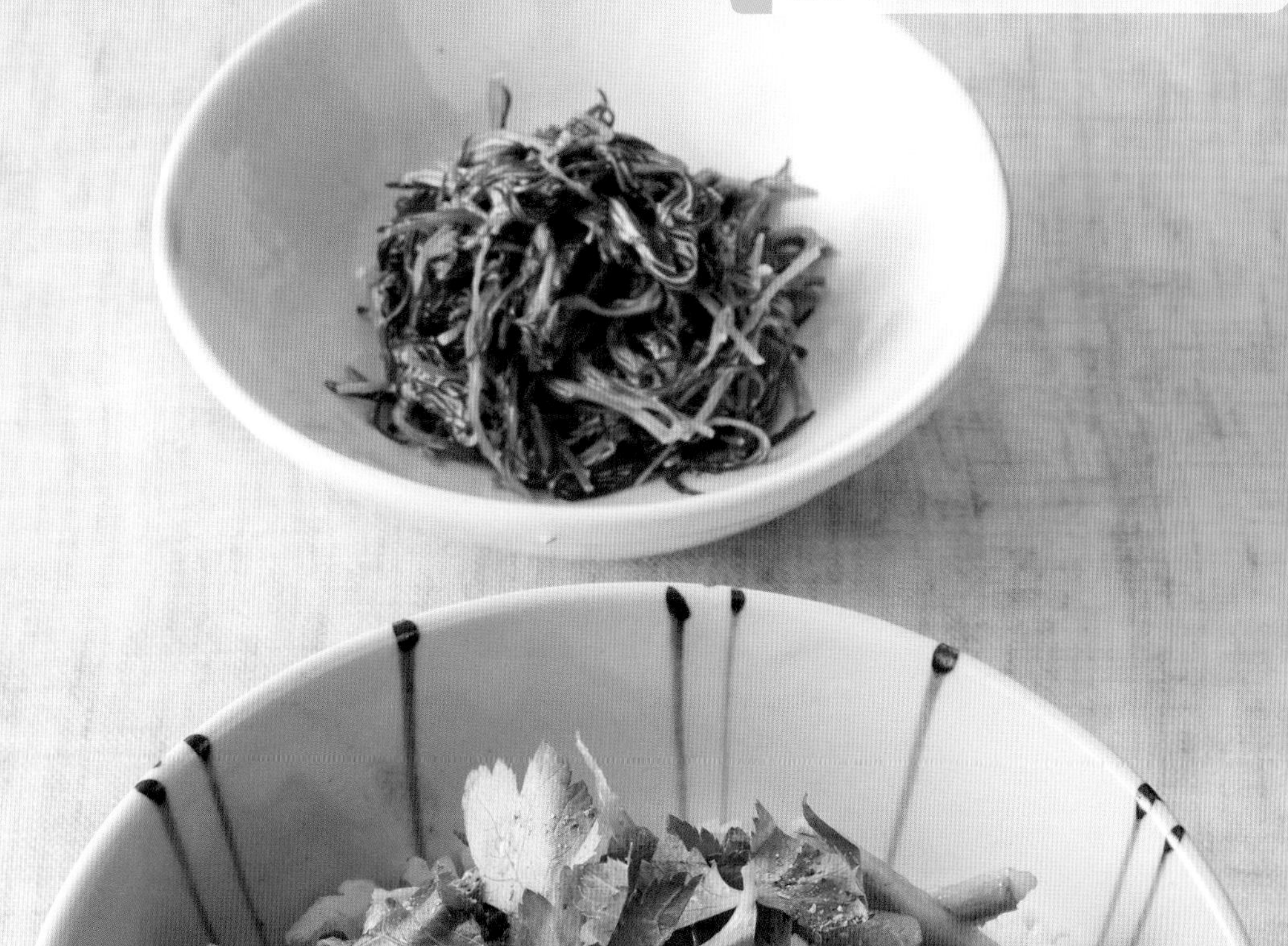

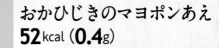

牛肉とごぼうの柳川風丼
574kcal（1.0g）

献立ポイント

ごぼうで歯ごたえをプラスすると、
噛むたびにおいしさが感じられ、
満足感が得られます。
サブおかずのおかひじきは、
カルシウムが豊富な食品。
味にくせがないので、
あえ物やサラダに重宝します。

664kcal／塩分（1.2g）

プルコギ丼献立

メイン主食　プルコギ丼
サブ　ミニトマトのしそあえ

減塩テクニック
韓国の発酵調味料であるコチュジャンは、味つけに便利。塩分は高めですが、独特のコクと辛味があるので、少量加えるだけで味がまとまります。サブおかずは油揚げを焼いて香ばしさを出します。

プルコギ丼

材料（2人分）
- 牛こま切れ肉……………160g
- 玉ねぎ……………¼個（50g）
- にんじん…………⅕本（30g）
- ピーマン………… 1個（25g）
- a
  - にんにくのすりおろし…………………小さじ½
  - しょうがのすりおろし…………………小さじ½
  - 酒…………………大さじ1
  - しょうゆ…………小さじ2
  - 砂糖………………大さじ½
  - コチュジャン……小さじ1
  - ごま油……………小さじ½
- ごま油………………小さじ1
- すり白ごま…………大さじ2
- ごはん……………………300g

作り方
1. 玉ねぎは3～4㎜幅に切る。にんじん、ピーマンは細切りにする。
2. ボールにaを合わせ、牛肉と1を加えてもみ込み、5分ほどおく。
3. フライパンにごま油を中火で熱し、2をいためる。しんなりとなったらすりごまをふり入れ、全体を混ぜて火を消す。
4. 器にごはんを盛り、3をのせる。

ミニトマトのしそあえ

材料（2人分）
- ミニトマト… 8～10個（80g）
- 青じそ……………………2枚
- 油揚げ……………¼枚（15g）
- サラダ油…………小さじ½

作り方
1. ミニトマトはへたを切り除き、半分に切る。青じそはあらいみじん切りにする。油揚げはフライパンで両面焼き色がつくまで焼き、あら熱がとれたら細切りにする。
2. ボールに1とサラダ油を合わせて全体をあえる。

塩分チェック
コチュジャン……小さじ1（7g）あたり塩分 **0.5**g
オイスターソース……小さじ1（6g）あたり塩分 **0.7**g

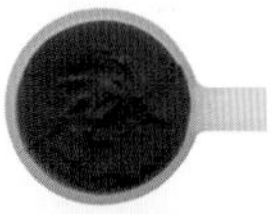

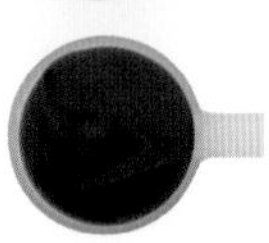

韓国料理や中国料理で使われる調味料は、比較的塩分が高いものが多いですが、特有のコクがあるので、使う量に気をつければ、味つけの幅が広がります。

一日の献立例　　一日合計：**1615 kcal／塩分（4.2g）**

朝		昼		夕
サワラの幽庵焼き献立 503kcal（1.1g） →p.34	＋	プルコギ丼献立 664kcal（1.2g）	＋	鶏団子のレンジ蒸し献立 448kcal（1.9g） →p.130

昼食献立例2例

プルコギ丼 612kcal（1.2g）

＋例❶	＋例❷
大根とレタスのスープ 20kcal（0.5g） →p.95	豆もやしのナムル 85kcal（0.6g） →p.58
合計：632kcal（1.7g）	合計：697kcal（1.8g）

献立ポイント

肉や野菜に下味をつけてから
いためるのがポイント。
にんにくやしょうがの香り、
コチュジャンのうま味が味わえます。
さっぱりとした、ミニトマトのしそあえは、
こってりおかずのつけ合わせに最適。

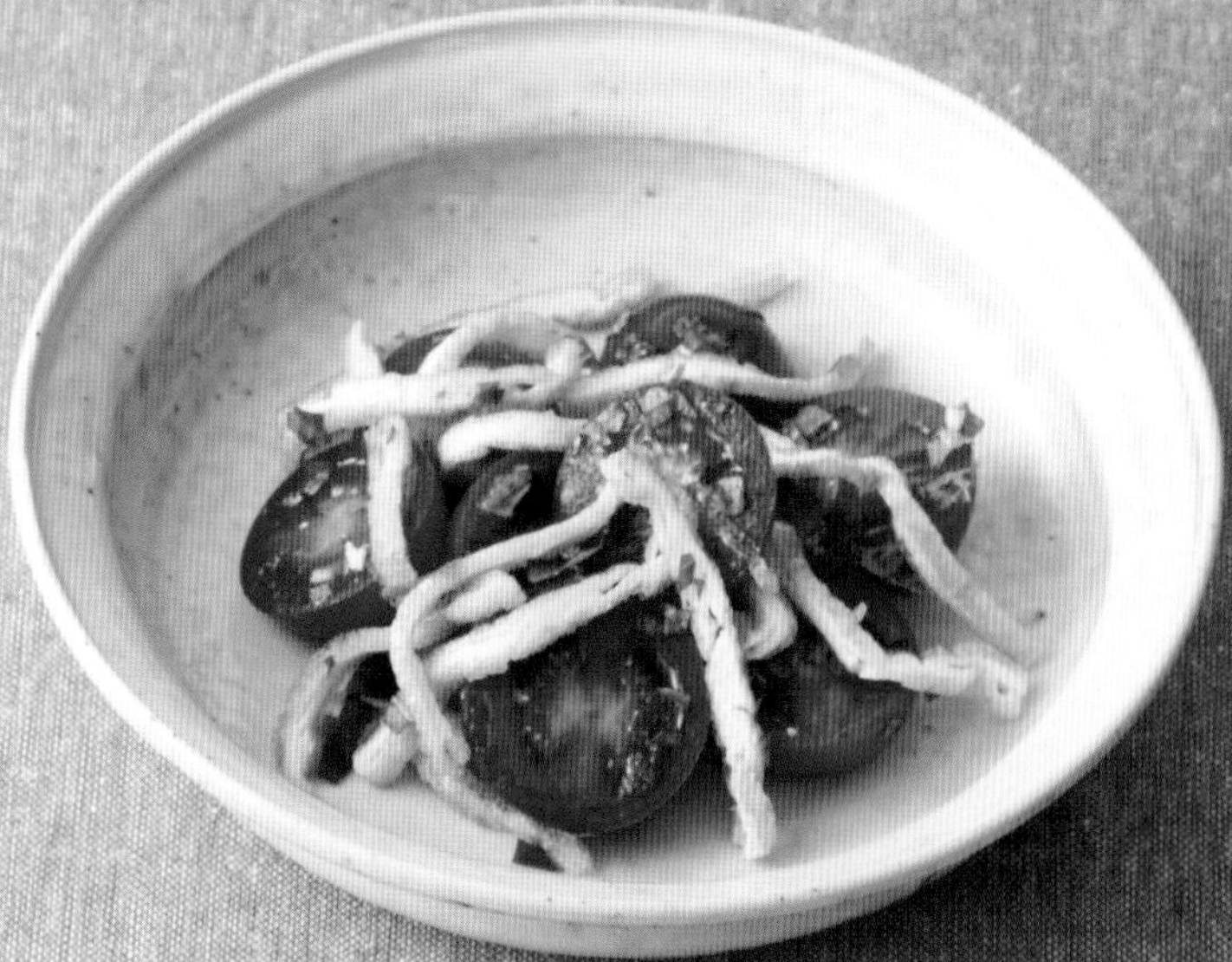

ミニトマトのしそあえ
52kcal (**0**g)

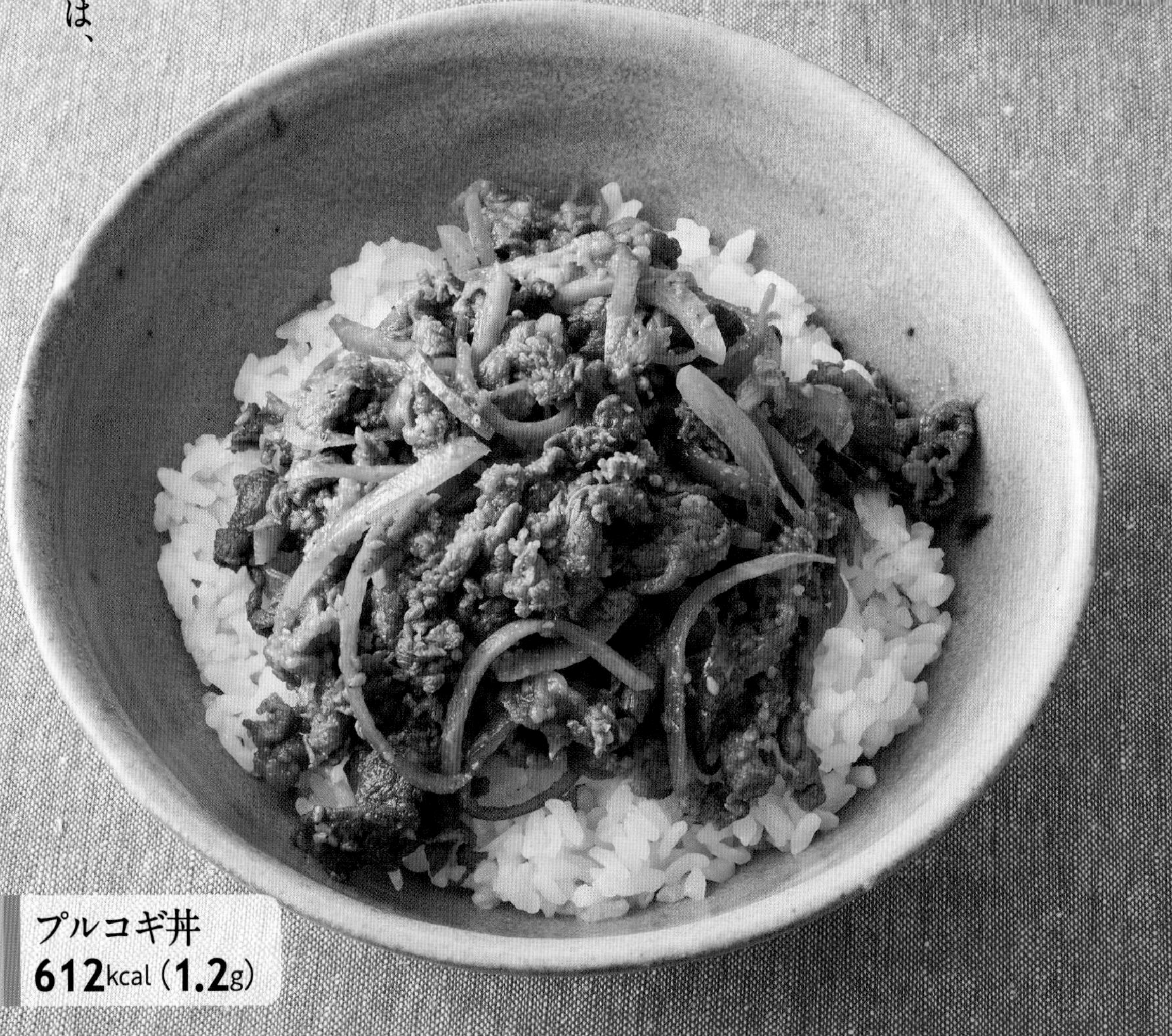

プルコギ丼
612kcal (**1.2**g)

653kcal／塩分（2.2g）

豚しゃぶそうめん献立

メイン主食　豚しゃぶそうめん
サブ　タラモサラダ

減塩テクニック
青じそやみょうがの香り、レタスやパプリカの歯ごたえを生かすのがポイント。温泉卵をとろりとめんにからめると、舌に残り味を感じやすくなります。タラモサラダは塩分高めですが、腹持ちのよいサブおかずです。

豚しゃぶそうめん

材料（2人分）

そうめん（乾）……………150g
豚しゃぶしゃぶ用肉……150g
レタスのオイルあえ（→ p.150）
……………………………50g
黄パプリカ………½個（70g）
青じそ……………………3枚
みょうが…………1個（20g）
温泉卵（→ p.22）…………2個
a
酢…………………大さじ2
しょうゆ…………小さじ1
オイスターソース
…………………小さじ1
砂糖………………小さじ1
ごま油……………小さじ1

作り方

1 そうめんは表示通りにゆでる。
2 豚肉はさっとゆでてざるにあげる。パプリカはせん切りにし、ゆでてざるに上げておく。青じそはせん切りに、みょうがは縦半分に切ってから斜め薄切りにし、合わせて冷水に5分ほど放し、水けをよくきる。
3 器に **1** を盛り、レタスと **2** と温泉卵をのせる。**a** を混ぜ合わせる。食べる直前にまわしかけ、全体をかき混ぜていただく。

タラモサラダ

材料（2人分）

マッシュポテト（→ p.150）
……………………………150g
タラコ……………½腹（25g）
a
マヨネーズ………大さじ1
酢…………………小さじ1
パセリのみじん切り……少量

作り方

1 タラコは薄皮をむいてほぐす。
2 ボールにマッシュポテトを入れ、**1**、**a**、パセリを加えて混ぜ合わせる。

塩分チェック
タラコ・・・・大さじ1（15g）あたり塩分 **0.7g**
明太子・・・・大さじ1（15g）あたり塩分 **0.8g**

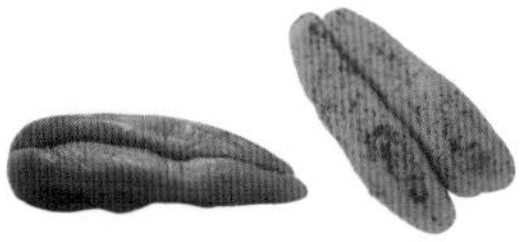

タラコに比べて明太子のほうがわずかですが塩分は高いです。あえ物やスパゲティなどの具に使うときは、分量に気をつけて使いましょう。

一日の献立例　一日合計：**1610 kcal／塩分（4.8g）**

朝　にんじんとコーンのカレーいため献立　417kcal（1.6g）→ p.38
＋
昼　豚しゃぶそうめん献立　653kcal（2.2g）
＋
夕　アジとズッキーニのパン粉焼き献立　540kcal（1.0g）→ p.102

昼食献立例2例

豚しゃぶそうめん 593kcal（1.5g）

＋例❶　グリル野菜のレモンチーズあえ　35kcal（0g）→ p.92
合計：628kcal（1.5g）

＋例❷　かぶのガーリックソテー　70kcal（0.4g）→ p.106
合計：663kcal（1.9g）

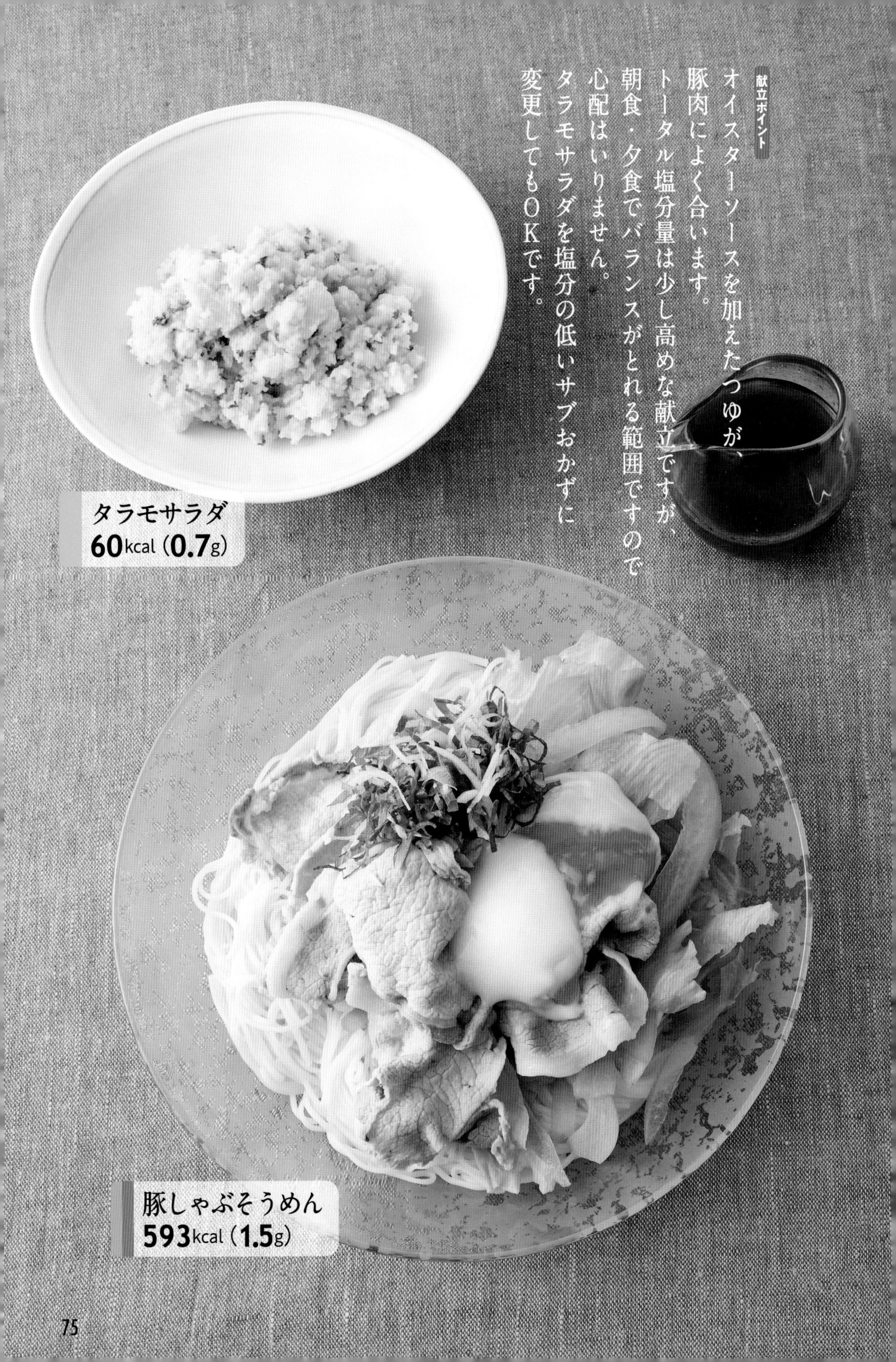

献立ポイント

オイスターソースを加えたつゆが、豚肉によく合います。トータル塩分量は少し高めな献立ですが、朝食・夕食でバランスがとれる範囲ですので心配はいりません。タラモサラダを塩分の低いサブおかずに変更してもOKです。

タラモサラダ
60kcal（**0.7**g）

豚しゃぶそうめん
593kcal（**1.5**g）

523kcal／塩分（**2.1**g）

タコとキャベツのスパゲティ献立

メイン主食 **タコとキャベツのスパゲティ**

サブ **紫玉ねぎとブロッコリーの卵サラダ**

減塩テクニック
タコの塩味と歯ごたえを生かして、にんにくと赤とうがらしの香りを移したオリーブ油でいためます。味つけの塩は最後に加えるのがコツ。サラダのマヨネーズにはレモン汁を足して、後味さわやかに仕上げます。

タコとキャベツのスパゲティ

材料（2人分）
スパゲティ（乾）…………160g
ゆでダコの足……２本（80g）
キャベツ……１～２枚（100g）
a にんにくの薄切り…………………５～６枚
a 赤とうがらし…………１本
オリーブ油…………大さじ１
塩………ミニスプーン１と½

作り方
1 タコはそぎ切りにする。キャベツは一口大に切る。
2 スパゲティは表示通りのゆで時間でゆでる（※塩分濃度 0.5%の湯・塩分量外）。残り１分ほどになったらキャベツを加えて一緒にゆでる。
3 フライパンにオリーブ油と **a** を入れて中火にかけ、香りが立ったらタコと **2** を加えていためる。塩を加えて全体を混ぜ、火を消す。

紫玉ねぎとブロッコリーの卵サラダ

材料（2人分）
紫玉ねぎ…………¼個（50g）
ブロッコリー……⅖株（100g）
ゆで卵……………………１個
a マヨネーズ………大さじ１
a レモン汁…………小さじ１

作り方
1 紫玉ねぎは薄切りにし、冷水に５分ほど浸す。もみ洗いし、水けをよく絞る。ブロッコリーは小房に分け、ゆでてざるにあげる。
2 ボールにゆで卵を入れ、フォークであらめにほぐす。**a** と **1** を加えてあえる。

減塩ポイント パスタのゆで湯の塩分の違い

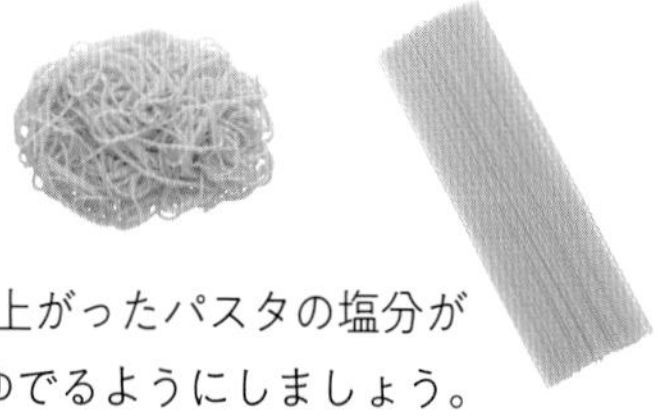

ゆで湯に入れる塩の濃度によって、ゆで上がったパスタの塩分が大幅に変わります。塩はきちんと測ってゆでるようにしましょう。

ゆで湯の塩分量の違いによるパスタの塩分量

ゆで湯の塩分	0％	0.5%	1.0%	1.5%
パスタ（ゆで）1人分 176g の塩分量	0g	0.7g	1.4g	2.1g

※パスタ（乾）をゆでると、2.2倍になる。パスタ（乾）80g→パスタ（ゆで）176g

一日の献立例　一日合計：**1612 kcal**／**塩分（5.4 g）**

朝 サバみそ納豆献立 498kcal（1.7g） →p.28
＋
昼 タコとキャベツのスパゲティ献立 523kcal（2.1g）
＋
夕 ポークソテー おろしソース献立 591kcal（1.6g） →p.120

昼食献立例２例

タコとキャベツのスパゲティ 414kcal（1.8g）

＋例❶ さつま芋のレモンマリネ 145kcal（0.1g）→p.143
合計：559kcal（1.9g）

＋例❷ 大根とベビーリーフのサラダ 65kcal（0.6g）→p.120
合計：479kcal（2.4g）

献立ポイント

ゆで湯に塩を入れずにゆでれば減塩できますが、スパゲティ１本１本に塩味を入れるために、あえて塩を入れてゆでました。サラダには卵を入れてボリュームをアップしています。

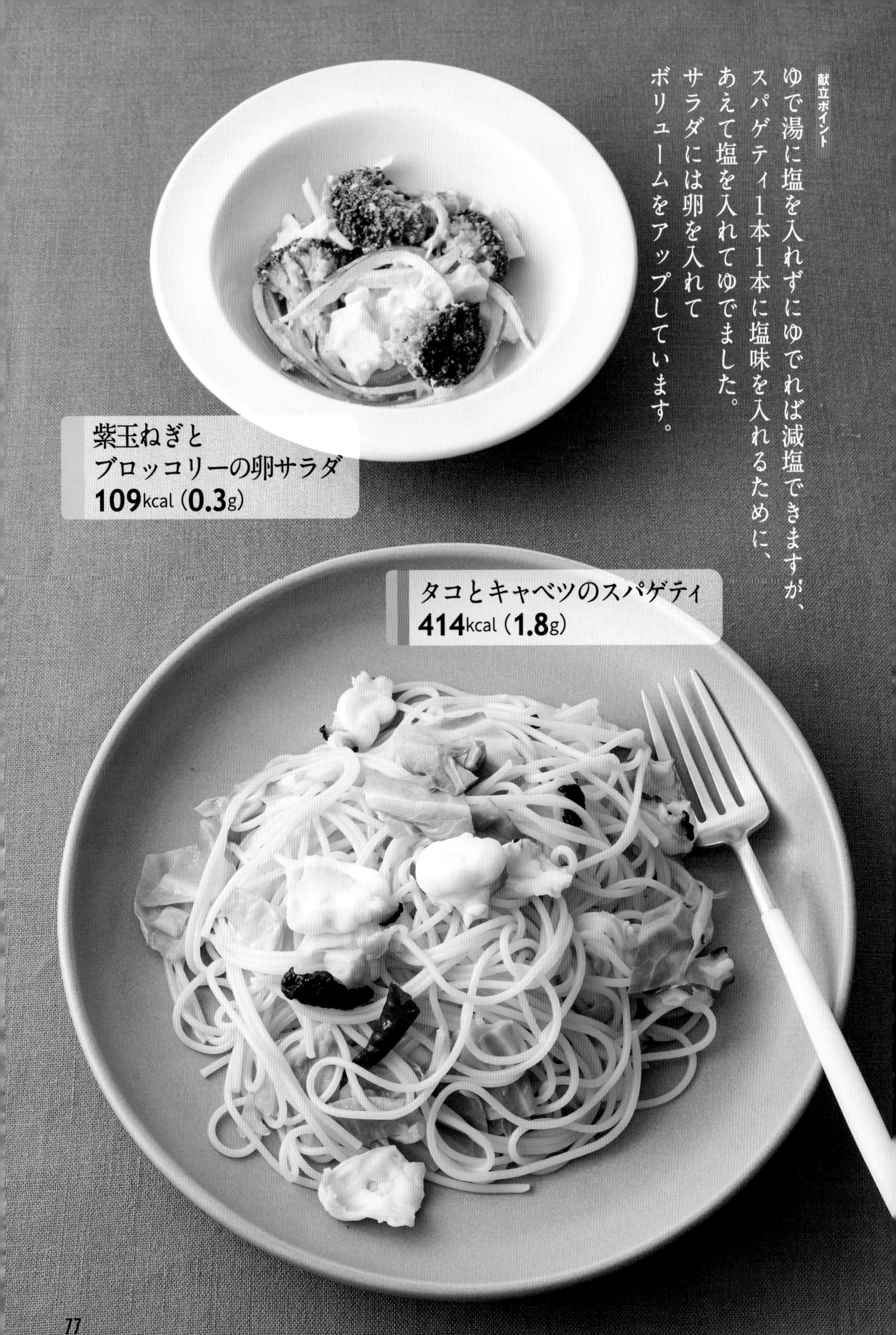

紫玉ねぎと
ブロッコリーの卵サラダ
109kcal（**0.3**g）

タコとキャベツのスパゲティ
414kcal（**1.8**g）

きのこたっぷりキーマカレー献立

768kcal／塩分（**1.6**g）

メイン主食　きのこたっぷりキーマカレー
サブ　にんじんのカッテージチーズあえ

減塩テクニック
みじん切りにしたきのこ類を煮るとうま味が増し、ほんのりとろみも出てきて、ごはんによく合います。にんにく、しょうがをやや多めに入れて、味にパンチを出すのもポイントです。

きのこたっぷりキーマカレー

材料（2人分）

- 合いびき肉……………………200g
- しめじ類……1パック（100g）
- えのきたけ………1袋（100g）
- 玉ねぎ…………½個（100g）
- にんにく………２かけ（15g）
- しょうが………１かけ（15g）
- サラダ油………大さじ１と½
- カレー粉……………大さじ½
- a
  - プレーンヨーグルト…100g
  - トマトケチャップ…………………大さじ１
  - はちみつ…………小さじ１
  - 塩………… ミニスプーン１
- ごはん……………………300g
- パセリのみじん切り……少量

作り方

1 しめじ、えのきは石づきをつけたまま端からみじん切りにし、最後に残った石づきを除く。玉ねぎはみじん切りにする。にんにくとしょうがはすりおろす。

2 フライパンに玉ねぎとサラダ油を入れて強めの中火にかけ、３分ほどいためる。少し焼き色がついてきたら、しめじとえのきを加えて２分ほどいためる。にんにくとしょうがを加え、香りが出てきたら、ひき肉を加えて１分ほどいためる。カレー粉を加えて香りが出るまでいためる。**a**を加え、３分ほど煮る。

3 器にごはんを盛り、**2**をかけ、パセリを散らす。

にんじんのカッテージチーズあえ

材料（2人分）

- にんじん…………1本（150g）
- a
  - カッテージチーズ…………………大さじ２
  - 酢…………………小さじ１
  - オリーブ油………小さじ１
  - 塩………… ミニスプーン½

作り方

1 にんじんはスライサーでせん切りにする。ボールに入れ、熱湯を注いで３分ほどおく。少ししんなりしてきたら、ざるにあげて、しっかり水けを絞る。

2 ボールに**a**を混ぜ合わせ、**1**を加えてあえる。

塩分チェック

カッテージチーズ…… 大さじ１（15g）あたり塩分 **0.2**g
スライスチーズ……1枚（18 g）あたり塩分 **0.5**g

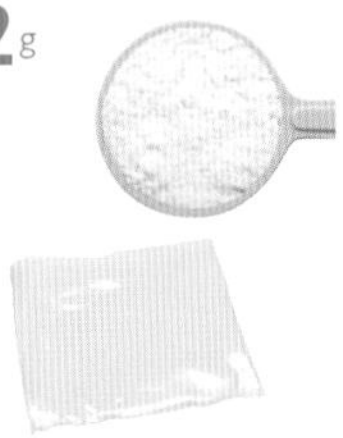

チーズは種類によって塩分が異なりますので、よく使うチーズは塩分をチェックし、10 gあたりや大さじ１あたりの塩分量を把握しておくとよいでしょう。

一日の献立例　　一日合計：**1678 kcal**／**塩分（4.3g）**

- 朝：キャベツの巣ごもり卵献立　412kcal（1.6g）→p.16
- ＋ 昼：きのこたっぷりキーマカレー献立　768kcal（1.6g）
- ＋ 夕：カジキのゆずこしょうから揚げ献立　498kcal（1.1g）→p.108

昼食献立例 2 例

きのこたっぷりキーマカレー 706kcal（1.1g）

＋例❶　にんじんのバタースープ　38kcal（0.4g）→p.40
合計：744kcal（1.5g）

＋例❷　切り干し大根と三つ葉のあえ物　22kcal（0.6g）→p.91
合計：728kcal（1.7g）

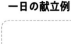

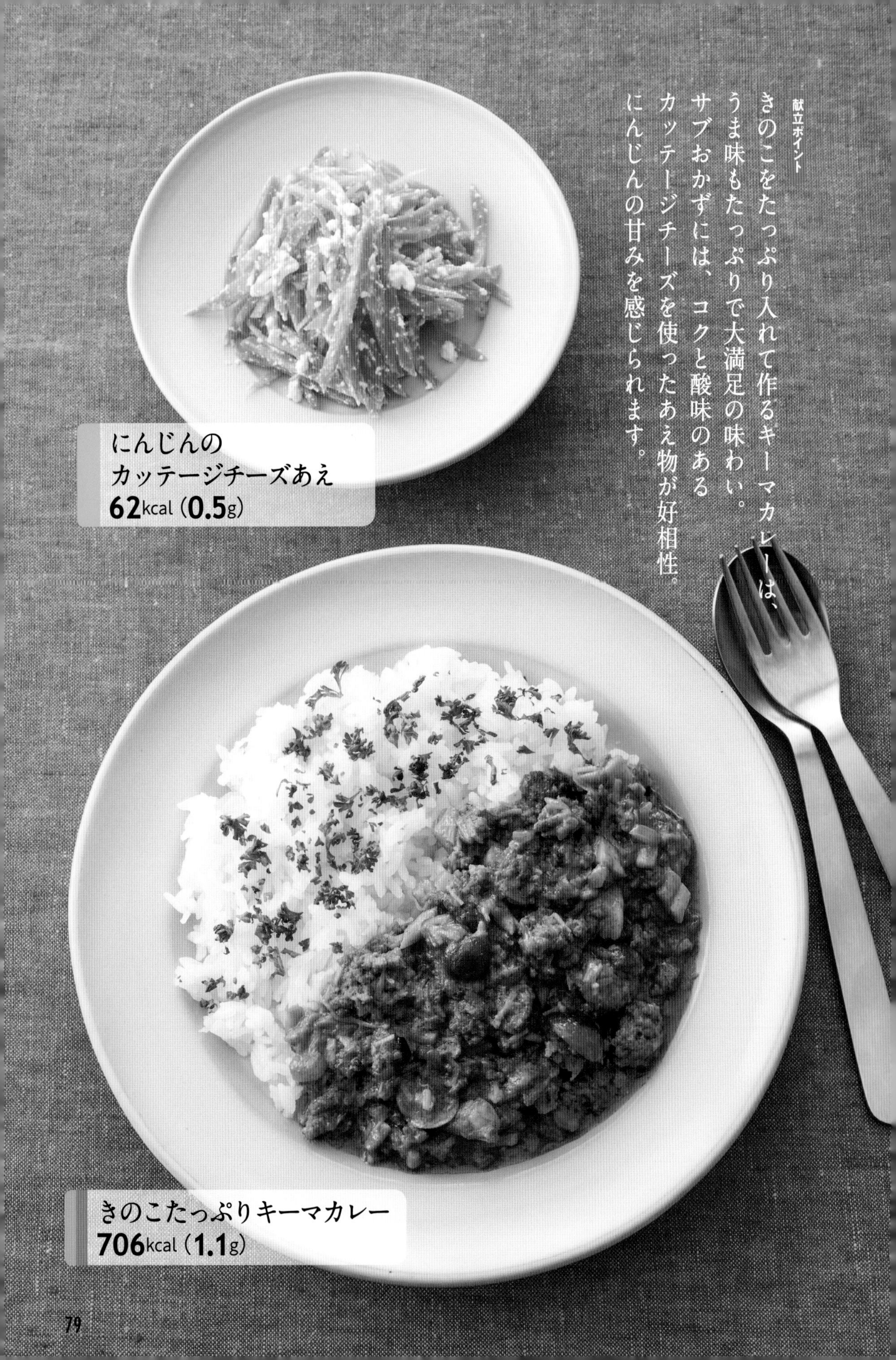

献立ポイント

きのこをたっぷり入れて作るキーマカレーは、うま味もたっぷりで大満足の味わい。サブおかずには、コクと酸味のあるカッテージチーズを使ったあえ物が好相性。にんじんの甘みを感じられます。

にんじんの
カッテージチーズあえ
62kcal (**0.5**g)

きのこたっぷりキーマカレー
706kcal (**1.1**g)

726kcal／塩分（1.8g）

オムライス献立

メイン主食　オムライス
サブ　ブロッコリーのセサミペッパーマリネ

減塩テクニック
ごはんの味つけに、トマトピュレを使うのがコツ。無塩なので塩分を減らしながらもごはんにしっかりトマトの味わいと色がつきます。サブおかずには、こしょうの辛味をきかせて減塩した一品を組み合わせます。

オムライス

材料（2人分）

- 鶏もも肉……100g
  - 塩……ミニスプーン½
  - こしょう……少量
- 玉ねぎ……¼個（50g）
- ピーマン……1個（25g）
- しめじ類……½パック（50g）
- サラダ油……大さじ½
- a
  - トマトピュレ……大さじ1
  - トマトケチャップ……小さじ2
  - バター……10g
- ごはん……300g
- 卵……2個
- b
  - 牛乳……大さじ1
  - 塩……ミニスプーン¼
  - こしょう……少量
- バター……10g
- サラダ油……大さじ½
- トマトケチャップ……大さじ1

作り方

1 鶏肉は1cm角に切り、塩とこしょうで下味をつける。玉ねぎ、ピーマン、しめじも1cm角に切る。
2 フライパンにサラダ油を中火で熱し、鶏肉を2分いためる。玉ねぎ、ピーマン、しめじを加えてさらに2分ほどいため、aを加えて30秒ほどいためる。ごはんを加えて、全体に色がなじむまでいため合わせる。2等分にし、それぞれ器に盛る。
3 ボールに卵をときほぐし、bを加えて混ぜる。
4 小さめのフライパンにバターの半量とサラダ油の半量を入れて中火にかけ、バターがとけたら3を半量流し入れ、半熟状のオムレツを作り、2にのせる。もう1つ同様に作る。ケチャップを半量ずつかける。

ブロッコリーのセサミペッパーマリネ

材料（2人分）

- ブロッコリー……3/5株（150g）
- a
  - すり黒ごま……大さじ2
  - オリーブ油……大さじ1
  - 塩……ミニスプーン½
  - あらびき黒こしょう…適量

作り方

1 ブロッコリーは小房に分ける。さっと水にくぐらせてから耐熱皿に並べ、ふわりとラップをかけて電子レンジ（600W）で3分加熱する。そのまま1分ほどおいてからざるにあげ、水けをきる。
2 ボールにaを合わせ、1を加えてあえる。

塩分チェック　トマトピュレ……大さじ1（18g）あたり塩分0g

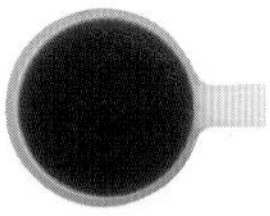

トマトピュレは、トマトのうま味を手軽に足せて、しかも塩分0g。トマトケチャップに混ぜて使うと、無理なく減塩できておすすめです。

一日の献立例　一日合計：1611kcal／塩分（5.1g）

朝		昼		夕
サケの塩麹焼き献立 437kcal（1.4g） →p.30	＋	オムライス献立 726kcal（1.8g）	＋	鶏団子のレンジ蒸し献立 448kcal（1.9g） →p.130

昼食献立例2例

オムライス 610kcal（1.4g）

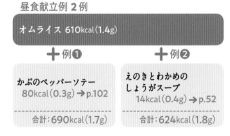

＋例❶	＋例❷
かぶのペッパーソテー 80kcal（0.3g）→p.102	えのきとわかめのしょうがスープ 14kcal（0.4g）→p.52
合計：690kcal（1.7g）	合計：624kcal（1.8g）

献立ポイント

洋食の定番メニューも、トマトピュレをうまく使えば、無理なく減塩できます。サブおかずに、黒こしょうをピリッときかせると、ケチャップの甘味をきわ立たせる効果もあり、相性抜群です。

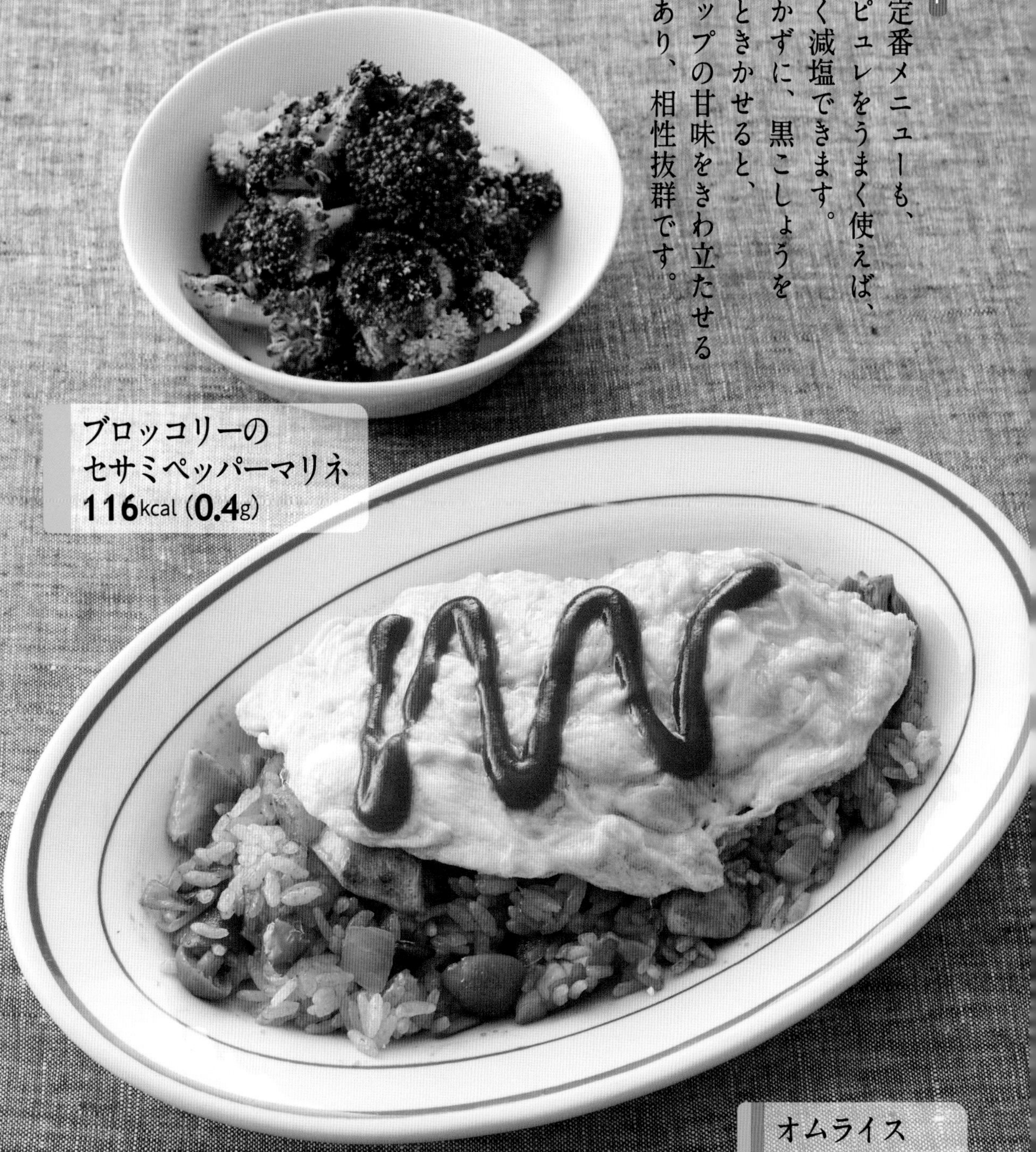

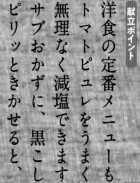

ブロッコリーの
セサミペッパーマリネ
116kcal（**0.4**g）

オムライス
610kcal（**1.4**g）

肉豆腐丼献立

564 kcal／塩分（**1.8** g）

メイン 主食 肉豆腐丼

サブ れんこんとこんにゃくの塩麹《こうじ》いため

減塩テクニック

王道の肉豆腐ですが、ねぎやしいたけを具にして、うま味たっぷりに仕上げます。サブおかずでは、塩のかわりに塩麹を使い、塩味だけではなく、うま味やコクも同時にプラスしました。

肉豆腐丼

材料（2人分）

- 豚こま切れ肉……120g
- もめん豆腐……½丁（150g）
- ねぎ……1本（80g）
- しいたけ……2個（30g）
- しょうがの薄切り……2枚分
- a
  - だし……¼カップ
  - 酒……大さじ1
  - みりん……大さじ1
  - しょうゆ……大さじ1
  - 砂糖……小さじ1
- ごはん……300g

作り方

1 ねぎは1.5㎝幅の斜め切りにする。しいたけは石づきを切り除き、4～5等分の薄切りにする。しょうがはせん切りにする。

2 なべに**a**としょうがを入れて中火にかけ、ふつふつとしてきたら豚肉、ねぎ、しいたけを加える。全体を混ぜ、しんなりとなったら豆腐を一口大にちぎって加え、ふたを少しずらしてかけ、弱めの中火で5分ほど煮る。

3 器にごはんを盛り、**2**をのせる。

れんこんとこんにゃくの塩麹いため

材料（2人分）

- れんこん……120g
- こんにゃく……60g
- サラダ油……小さじ1
- 塩麹……小さじ1

作り方

1 れんこんは皮をむき、薄い半月切りにする。こんにゃくは一口大にちぎる。

2 フライパンにサラダ油を中火で熱し、**1**を加えていためる。水大さじ2（分量外）でといた塩麹をまわし入れ、調味する。

塩分チェック 塩麹……大さじ1（15g）あたり塩分 **1.4** g

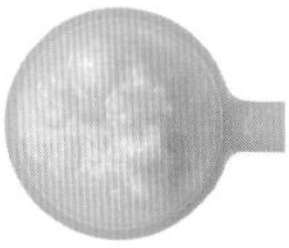

塩麹は商品によって塩分量が異なります。本書の栄養価データは、15gあたり1.4g（9.3％塩分）の塩麹で計算しています。購入するさいは、かならず塩分量を確認してください。

一日の献立例

一日合計：**1618 kcal／塩分（5.2 g）**

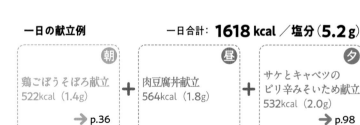

- 朝　鶏ごぼうそぼろ献立　522kcal（1.4g）→p.36
- ＋昼　肉豆腐丼献立　564kcal（1.8g）
- ＋夕　サケとキャベツのピリ辛みそいため献立　532kcal（2.0g）→p.98

昼食献立例2例

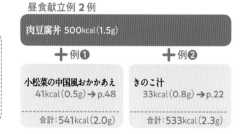

肉豆腐丼 500kcal（1.5g）

＋例❶ 小松菜の中国風おかかあえ　41kcal（0.5g）→p.48
合計：541kcal（2.0g）

＋例❷ きのこ汁　33kcal（0.8g）→p.22
合計：533kcal（2.3g）

献立ポイント

豚肉と豆腐を甘辛く煮た肉豆腐。
ねぎやしいたけのうま味も生かして
塩分控えめに仕上げました。
塩麹いためにはこんにゃくも入れて
歯ごたえの違いを楽しみます。

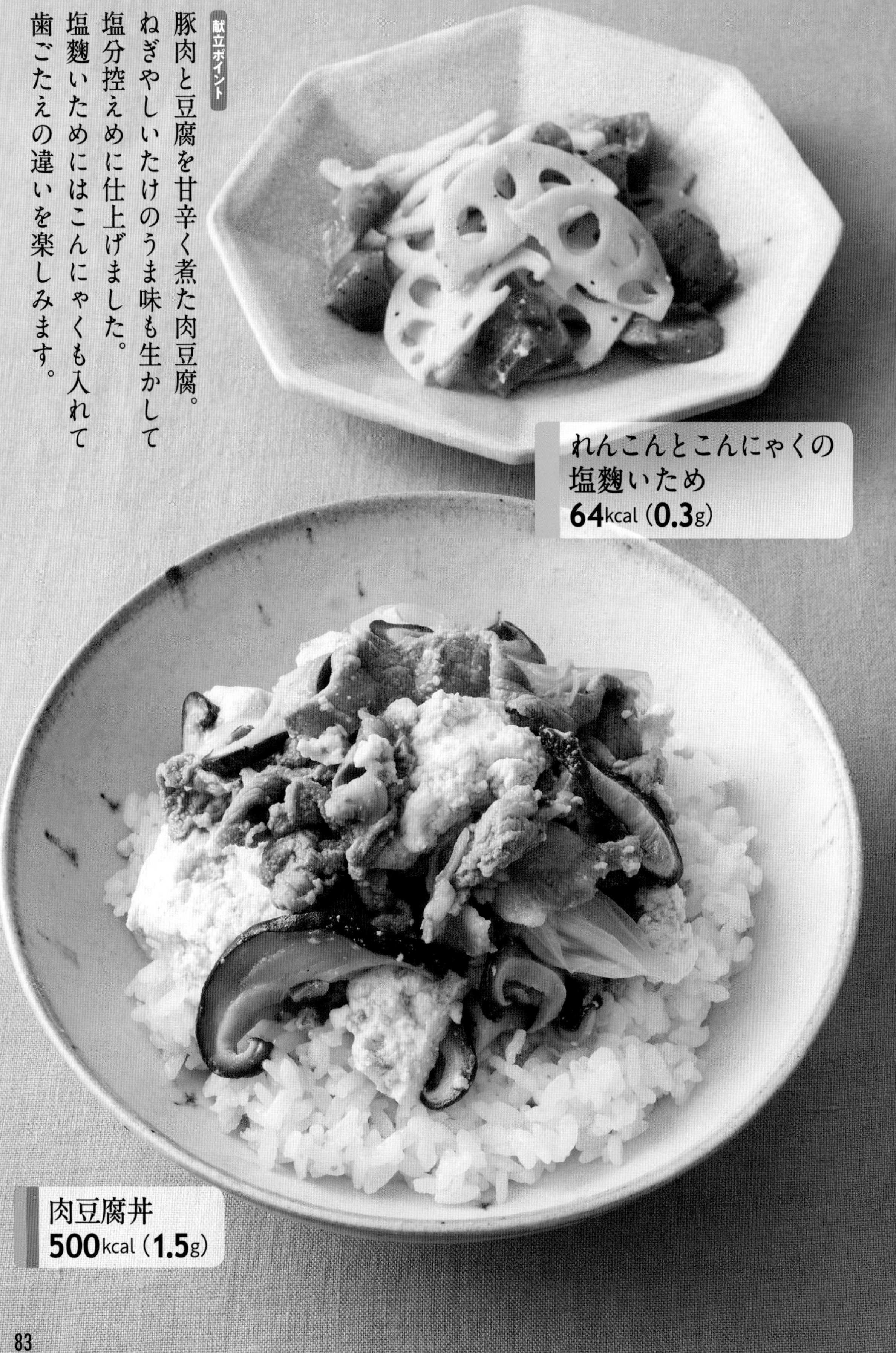

れんこんとこんにゃくの塩麹いため
64kcal (**0.3**g)

肉豆腐丼
500kcal (**1.5**g)

サクラエビとレタスの卵チャーハン

卵はふわっと、レタスはシャキッと。食感の違いもおいしさのうち。

材料（2人分）
サクラエビ……大さじ3（6g）
レタス…………¼玉（100g）
ねぎ……………½本（50g）
しょうが………½かけ（10g）
［卵………………2個
　塩………ミニスプーン½
ごはん……………300g
サラダ油…………大さじ1
塩…………ミニスプーン1
しょうゆ…………小さじ½

作り方

1 レタスは手で小さめにちぎる。ねぎとしょうがはみじん切りにする。ボールに卵をときほぐし、塩、ごはんを加えて混ぜる。

2 フライパンにサクラエビを入れて中火にかけ、香りが出るまで1分ほどからいりし、とり出す。

3 フライパンにサラダ油を中火で熱し、**1**のごはんを加えて強火で3分ほどいためる。ねぎとしょうがを加えて香りが出るまで1分ほどいため、**2**を戻し入れ、レタスを加えてさっといため塩をふり、しょうゆをなべ肌から加えていため合わせる。

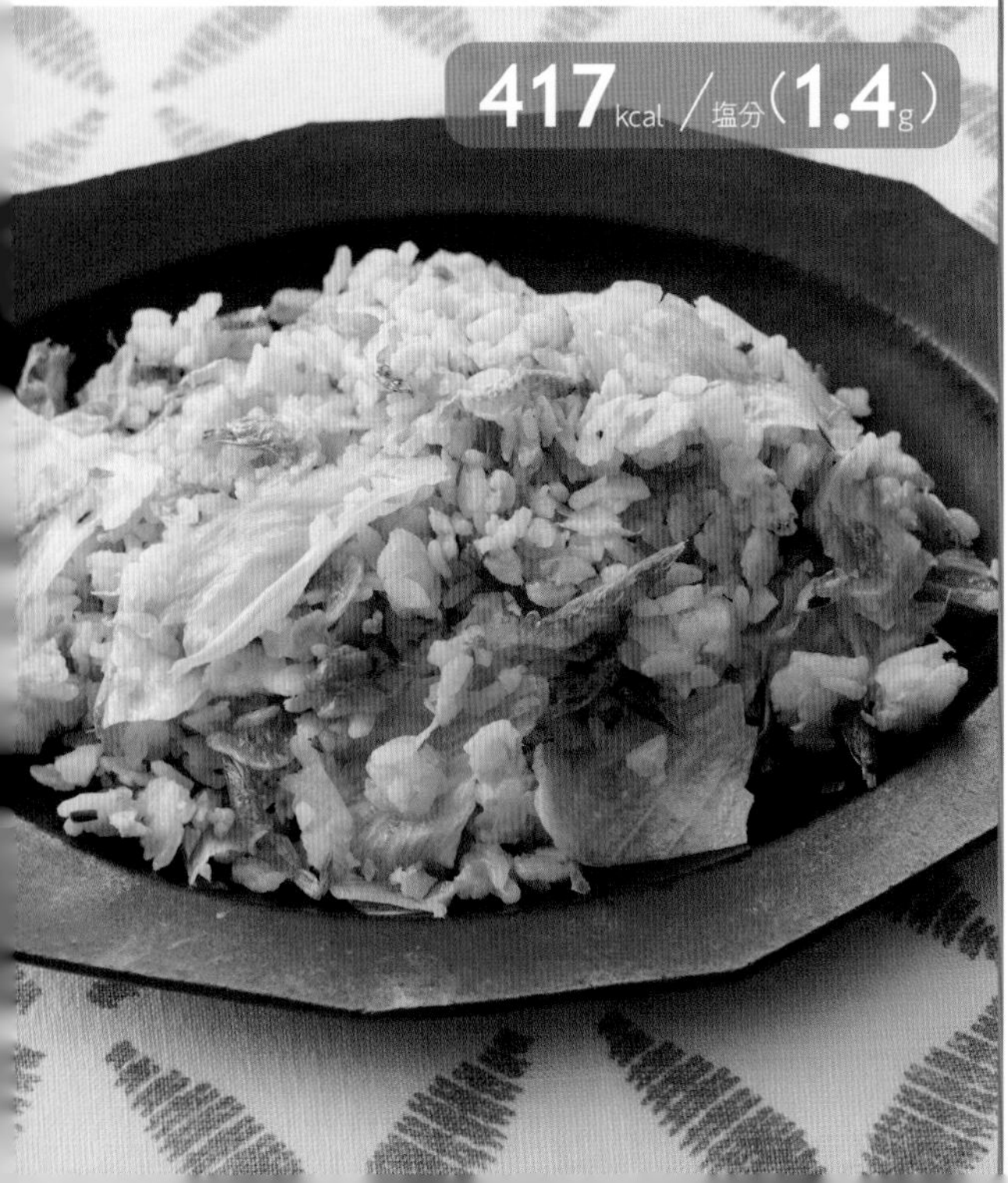

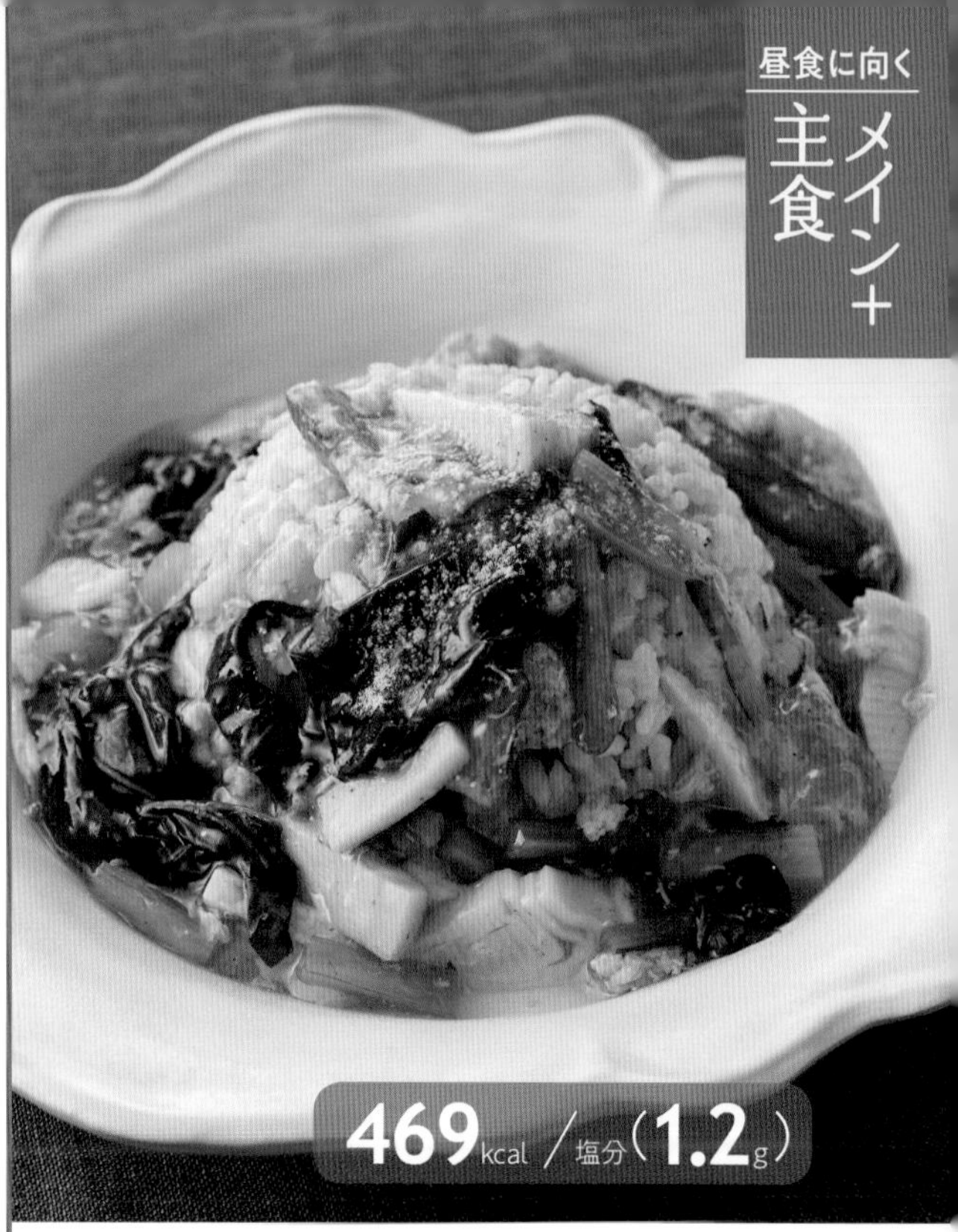

カニあんかけチャーハン

とろ〜りとしたあんを、ごはんにからめて召し上がれ。

材料（2人分）
カニ（缶詰め）……1缶（85g）
ゆで竹の子………………50g
小松菜……………⅓束（90g）
小ねぎ……………3本（15g）
［卵………………2個
　塩………ミニスプーン½
ごはん……………300g
サラダ油…………大さじ1
だし………………1カップ
かたくり粉………大さじ2

作り方

1 カニはほぐす。竹の子は短冊切りに、小松菜は一口大に切り、小ねぎは小口切りにする。

2 ボールに卵をときほぐし、塩、ごはんを加えて混ぜる。

3 フライパンにサラダ油を中火で熱し、**2**と小ねぎを入れていため、パラパラになったら器に盛る。

4 小なべにだしを入れて中火にかけて煮立て、カニ、竹の子、小松菜を加える。再び煮立ったら、同量の水でといたかたくり粉を加えてとろみをつける。

5 **3**のチャーハンに**4**のカニあんをかける。

根菜と豆のドライカレー

噛むたびにうま味を楽しむことができます。

材料（2人分）

合いびき肉………………150g
ごぼう……………………60g
玉ねぎみじんの
　オイルあえ（→ p.151）‥100g
ミックスビーンズ（ドライパック）……… 1パック（50g）
にんにくのみじん切り
　……………………小さじ1
a
　カレー粉・トマトケチャップ・中濃ソース…各大さじ1
　砂糖……………小さじ½
　塩……… ミニスプーン½
サラダ油……………小さじ1
水…………………½カップ
ごはん……………………300g
パセリのみじん切り……少量

作り方

1 ごぼうは笹がきにする。

2 フライパンにサラダ油、にんにくを入れて中火にかけ、香りが立ったら玉ねぎ、ごぼう、合びき肉を順に加えてそのつどいためる。肉の色が変わったら **a** を順に加えていためる。水とミックスビーンズを加え、弱めの中火で 10 分ほど煮る。汁けが少し残るくらいに煮詰めたら火を消す。

3 器にごはんを盛り、**2** をかける。パセリを散らす。

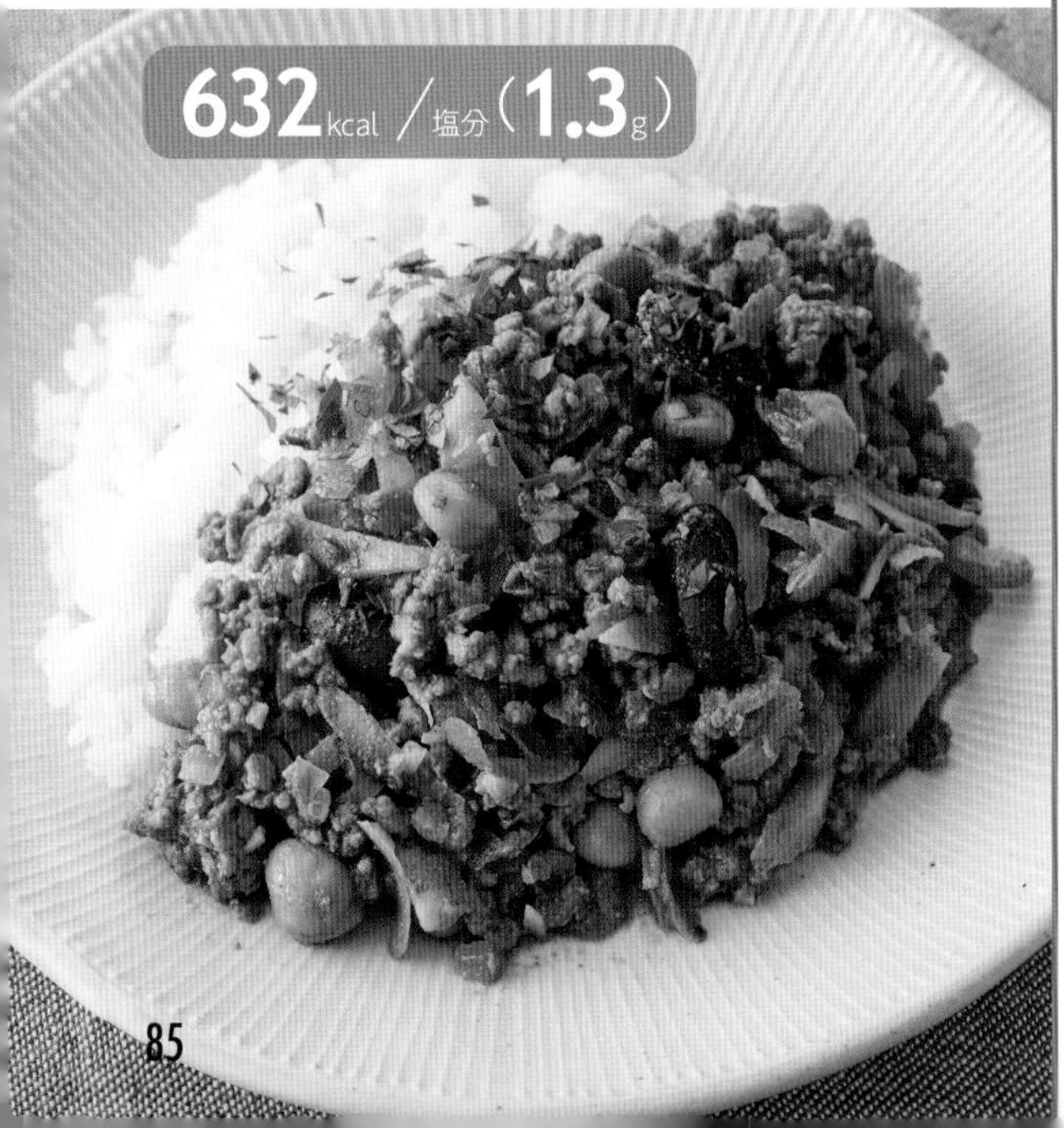

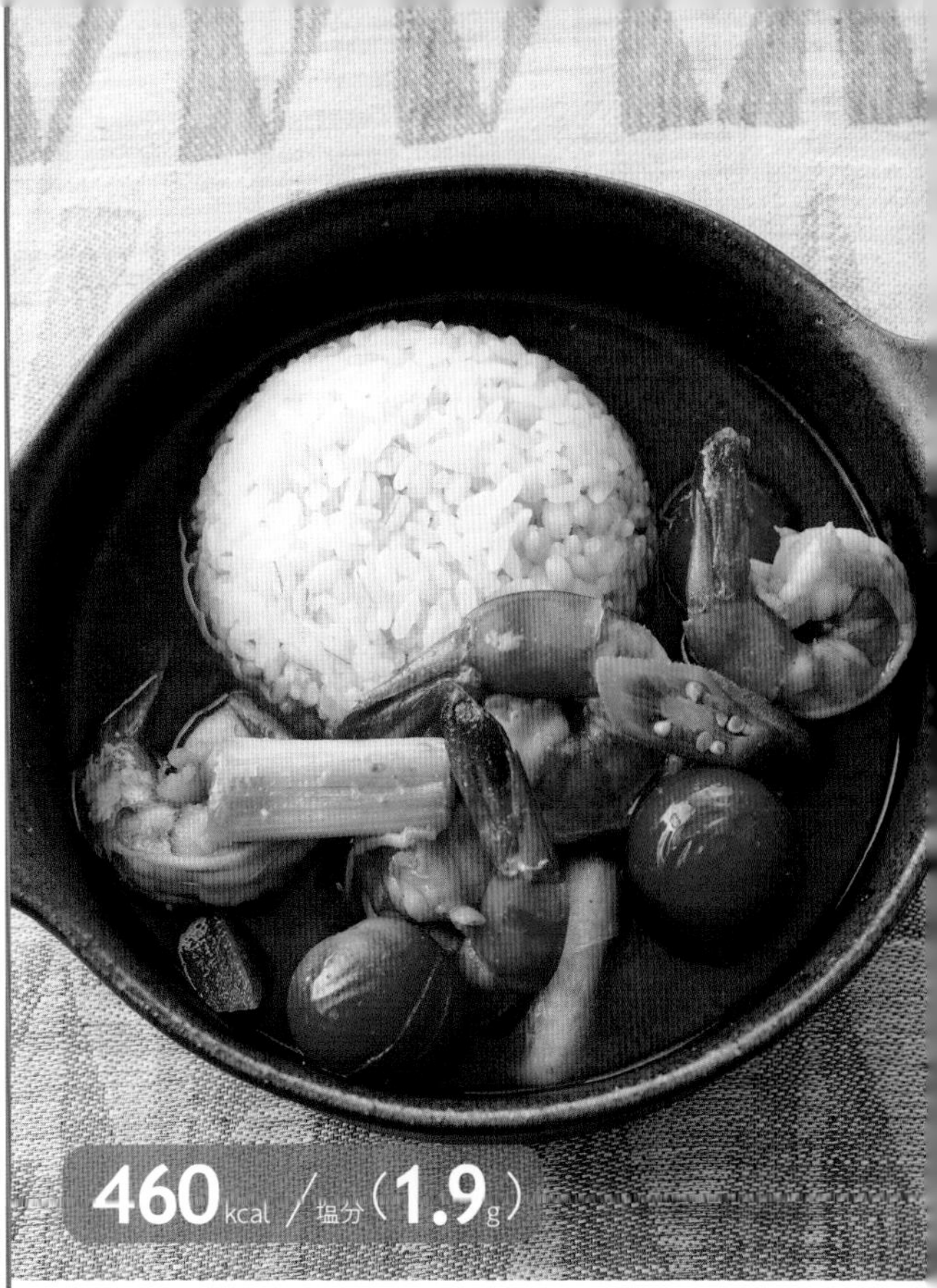

スープカレー

塩分控えめのカレーは、ぜひマスターしたい！

材料（2人分）

エビ……………6尾（150g）
ねぎ………………½本（50g）
ミニトマト………6個（60g）
オクラ……………3本（30g）
にんにく………½かけ（5g）
サラダ油……………大さじ1
だし……………………2カップ
カレールー（市販品）
　…………………1かけ（20g）
しょうゆ……………小さじ½
ごはん……………………300g

作り方

1 エビは殻をむき、背に切り目を入れる。オクラは斜め切りにする。ねぎはぶつ切りにする。にんにくはつぶす。

2 フライパンにサラダ油とにんにくを入れて中火で熱し、エビとねぎをいためる。しんなりとなったらミニトマト、オクラ、だしを加える。煮立ったら一度火を消し、カレールーを加えてとかす。再び中火にかけて、しょうゆで味を調える。

3 器にごはんを盛り、**2** をかける。

牛肉ともやしの混ぜごはん

豆もやしならではの、
豆の甘みや歯ごたえが味の決め手に。

材料（2人分）

牛もも切り落とし肉……150g

a
- みりん…………大さじ1
- しょうゆ………小さじ½
- 砂糖……………小さじ¼
- 塩………ミニスプーン½

豆もやし…………………100g

赤パプリカ…大½個（100g）

しいたけ………… 1個（15g）

ごま油……………大さじ½

塩…………… ミニスプーン⅔

こしょう…………………少量

ごはん……………………300g

いり白ごま………………適量

作り方

1 牛肉は一口大に切り、aをもみ込む。豆もやしはさっと洗い、水けをきる。パプリカは細切りにする。しいたけは石づきを切り除き、かさと軸に分けてそれぞれ薄切りにする。

2 フライパンにごま油を入れ、豆もやし、パプリカ、しいたけを広げ入れ、上から牛肉をのせる。ふたをして中火にかけ、3分ほど蒸し焼きにする。全体を混ぜて汁けをとばしながら1分ほどいためる。

3 ボールにごはんを入れ、2を混ぜる。塩とこしょうで味つけをする。器に盛り、ごまをふる。

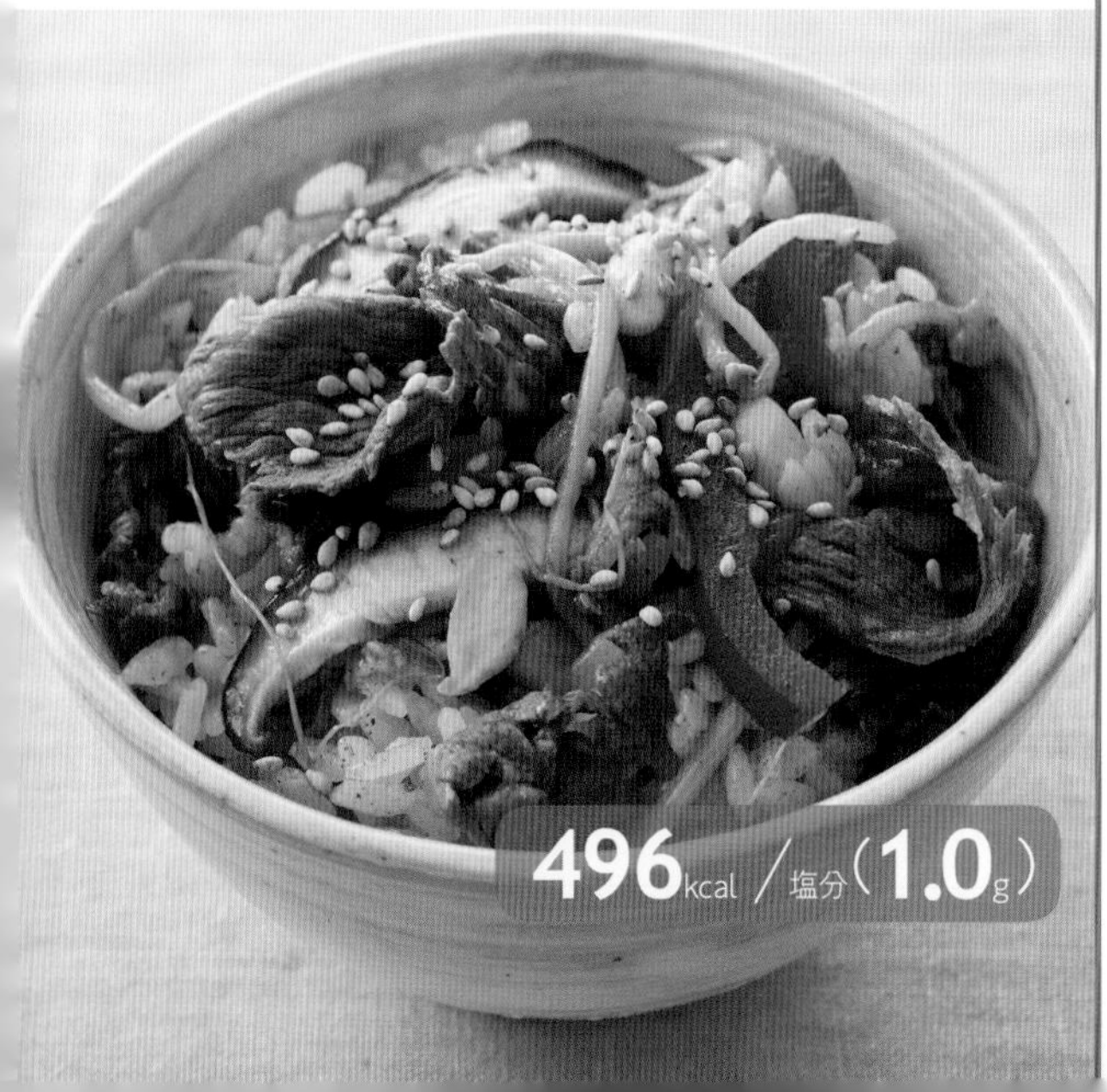

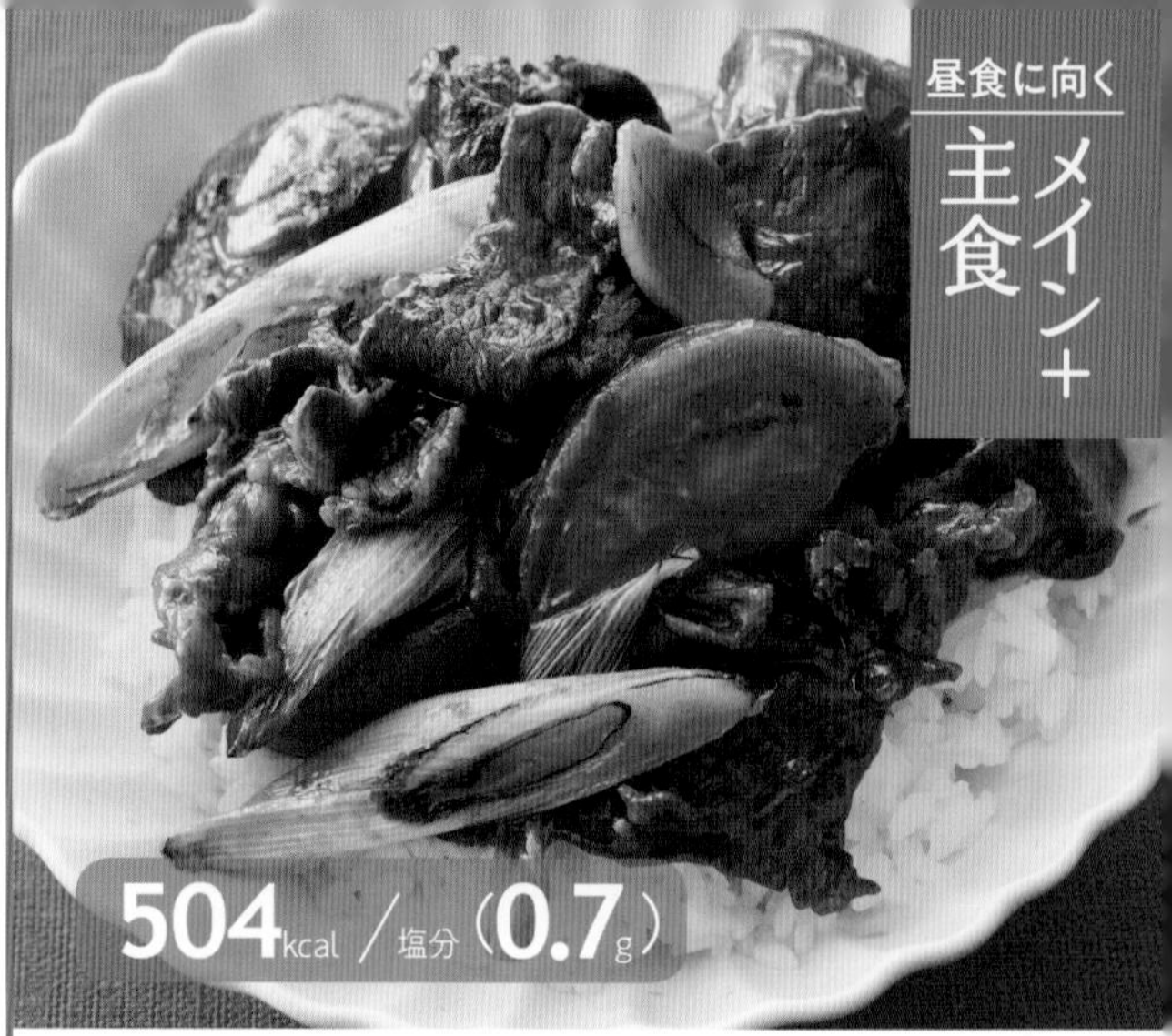

牛肉とトマトのオイスターソースいため丼

肉にかたくり粉をまぶしておくと、
味がからみやすくなる。

材料（2人分）

牛切り落とし肉…………150g

- 酒………………小さじ1
- 塩………ミニスプーン¼
- かたくり粉………小さじ1

トマト………小1個（150g）

ねぎ……………… 1本（100g）

にんにく……½かけ分（5g）

ごま油………………大さじ½

a
- みりん…………大さじ1
- 水………………大さじ1
- オイスターソース
  ………………小さじ1
- 塩………ミニスプーン¼
- こしょう……………少量

ごはん……………………300g

作り方

1 牛肉は一口大に切り、酒、塩、かたくり粉を順にもみ込み、下味をつける。トマトはへたを切り除き、くし形に切る。ねぎは1cm幅の斜め切りにする。にんにくは薄切りにする。

2 フライパンにごま油を中火で熱し、牛肉を1分ほどいため、とり出す。

3 同じフライパンにねぎとにんにくを入れ、香りが出るまで中火でいため、トマトを加え、少しくずれてきたら2を戻し入れ、aを加えて全体をいため合わせる。

4 器にごはんを盛り、3をのせる。

長芋のドリア

ごはんの代わりに長芋を入れて、
卵と牛乳、チーズでドリアに。

材料（2人分）

豚こま切れ肉……………150g

a
- 酒…………………大さじ½
- 塩………… ミニスプーン½
- こしょう………………少量

長芋………………¼本（150g）

ほうれん草※……… 3株（60g）

ピザ用チーズ………………30g

b
- 卵……………………… 1個
- 牛乳………………大さじ2
- 小麦粉……………大さじ½
- 塩………… ミニスプーン½
- こしょう………………少量

※冷凍ほうれん草でもよい。冷凍ほうれん草の場合は解凍してから使う。

作り方

1 豚肉は **a** をもみ込む。長芋は半量は皮つきのまま１㎝幅の半月切りにする。残りは皮をむき、すりおろす。ほうれん草はさっとゆでて水にとり、水けをよく絞り、２～３㎝幅に切る。

2 ボールに **b** を合わせ、すりおろした長芋を混ぜる。残りの **1** とチーズを加えてさっくりと混ぜる。

3 耐熱容器に **2** を流し入れ、トースターで 18 ～ 20 分焼く。途中焦げそうならアルミ箔《はく》をかぶせる。

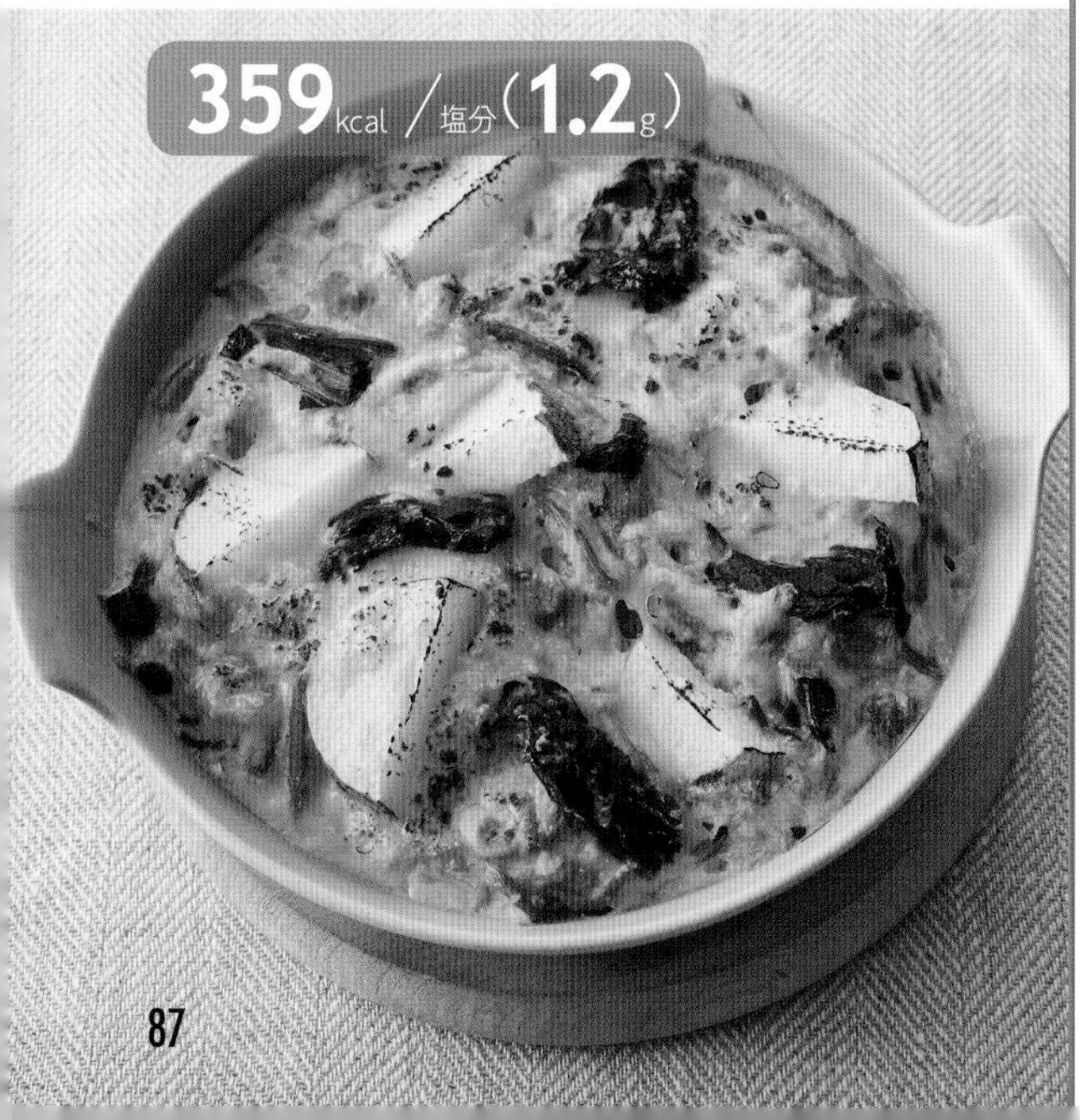

359kcal／塩分（1.2g）

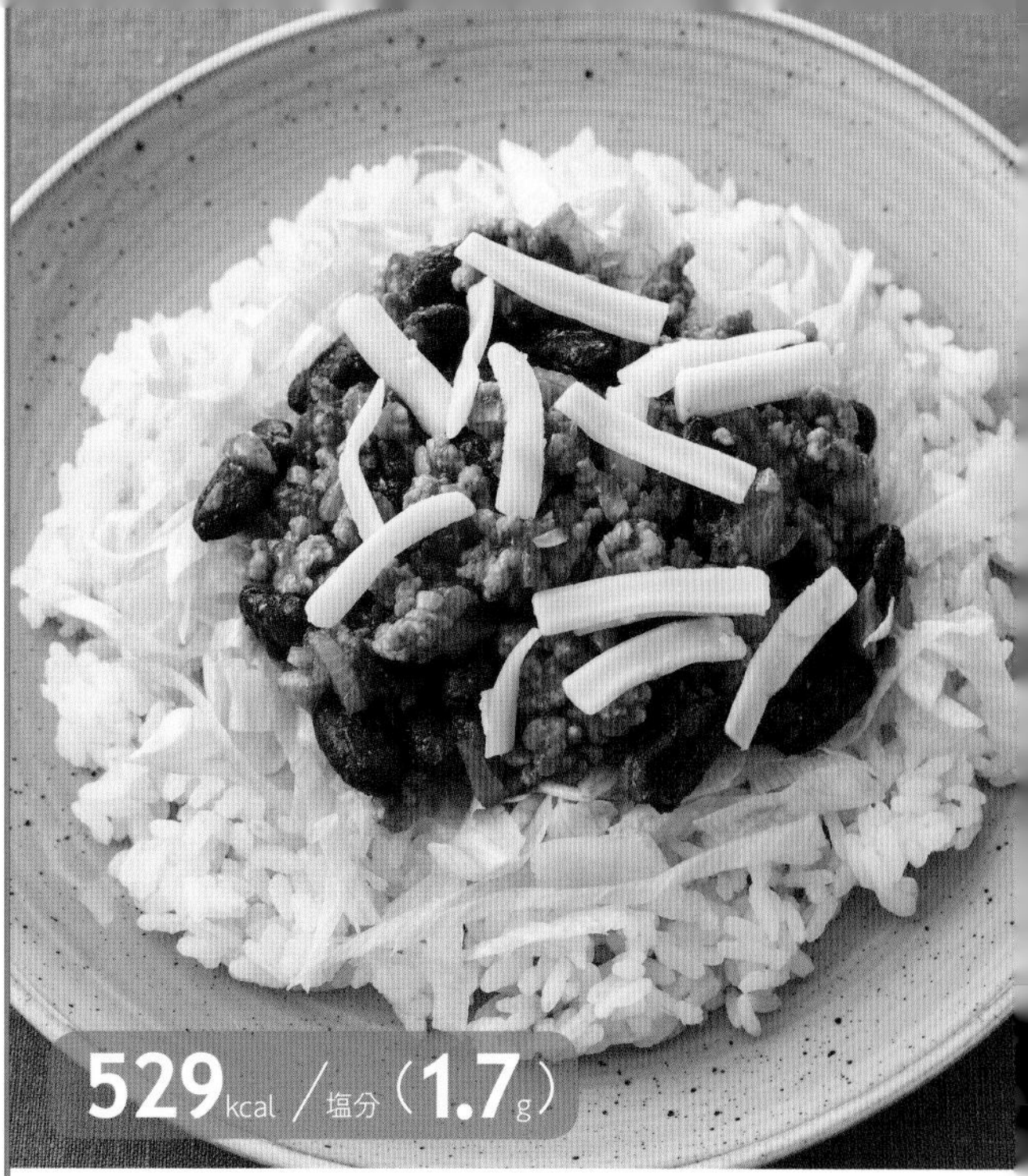

529kcal／塩分（1.7g）

和風タコライス

豆もたっぷり入って食べごたえたっぷり！

材料（2人分）

豚ひき肉……………………100g

金時豆（ゆで）……………50g

玉ねぎ……………¼個（50g）

にんにく………½かけ（５g）

赤とうがらし…………… １本

オリーブ油…………大さじ１

トマト水煮缶詰め

…………½カップ（100g）

だし…………………¼カップ

しょうゆ……………大さじ１

ごはん……………………300g

レタス……………２枚（40g）

ピザ用チーズ………………20g

作り方

1 金時豆は軽くつぶす。玉ねぎ、にんにくはみじん切りにする。赤とうがらしは種を除き、小口切りにする。レタスは細切りにする。

2 フライパンにオリーブ油とにんにく、赤とうがらしを入れて中火で熱し、香りが立ってきたら玉ねぎを加えていため、しんなりとなったら豚ひき肉を加え、ぽろぽろになるまでいためる。

3 金時豆を加え、トマトの水煮、だしを加えて汁けが少なくなるまで煮込み、しょうゆで味を調える。

4 器にごはんを盛り、レタス、**3** の順にのせ、ピザ用チーズを散らす。

ナポリタン

トマトピュレを使えば、塩分を減らせます！

材料（2人分）

スパゲティ（乾）…………160g
ベーコンの薄切り
……………………２枚（40g）
玉ねぎ……………¼個（50g）
ピーマン…………２個（50g）
マッシュルーム…３個（30g）
トマト……………１個（200g）
オリーブ油…………大さじ２
トマトケチャップ…小さじ２
トマトピュレ………大さじ４
a 牛乳………………大さじ１
a 塩…………ミニスプーン２
a こしょう………………少量
粉チーズ……………小さじ２
タバスコ（好みで）………少量

作り方

1 フライパンに熱湯を沸かし（ゆで湯に塩は入れない）、スパゲティを２つに折って入れ、表示時間より１分長めにゆでる。ざるにあげて、一度水洗いをして、しっかり水けをきる。

2 ベーコンは1.5cm幅に切る。玉ねぎは繊維に沿って薄切りにする。ピーマンはへたと種をとり除き、５mm幅に切る。マッシュルームは薄切りにする。トマトは１cm角に切る。

3 フライパンにオリーブ油を中火で熱し、ベーコン、玉ねぎ、マッシュルームを２分ほどいためる。トマト、ケチャップ、トマトピュレを加えて２分ほど煮詰める。

4 ゆでたスパゲティを加えてからめて、ピーマンを入れる。１分ほどいためたら、**a**を加えて味をつける。器に盛り、粉チーズ、好みでタバスコをふる。

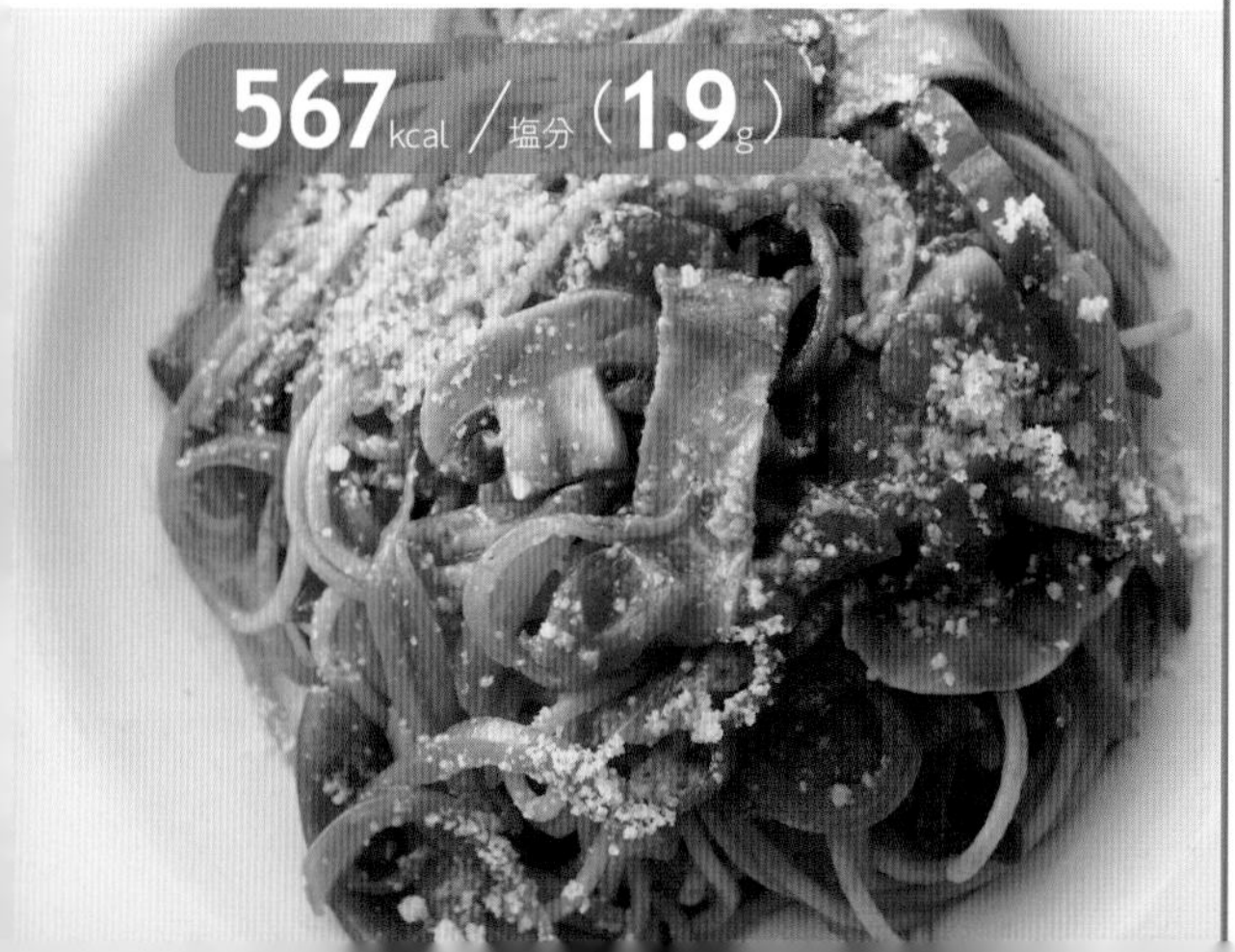

567kcal／塩分（1.9g）

昼食に向く メイン＋主食

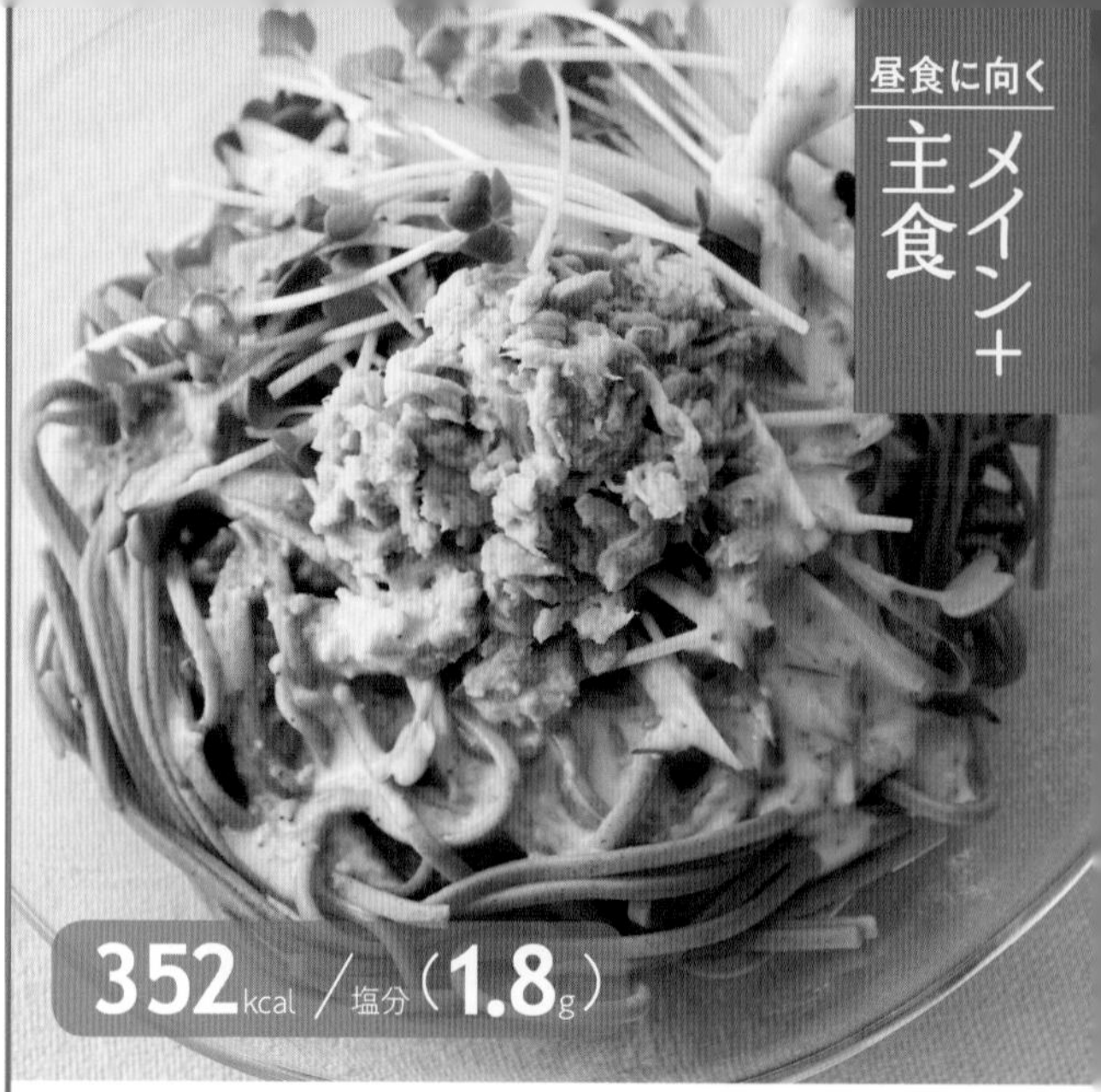

352kcal／塩分（1.8g）

ごまだれ冷やしそば

ヨーグルトとごまでコクたっぷりのかけだれが完成！

材料（2人分）

そば（乾）…………………160g
a だし……………¼カップ
a プレーンヨーグルト…50g
a すり白ごま………大さじ３
a めんつゆ（３倍希釈）
a …………………大さじ１
a 塩…………ミニスプーン½
きゅうり…………１本（100g）
貝割れ菜……½パック（25g）
ツナ水煮缶詰め…１缶（70g）

作り方

1 きゅうりはせん切りにする。貝割れ菜は根元を切り除く。**a**は混ぜ合わせる。

2 そばをゆでて水洗いし、水けをしっかりきる。器に盛り、きゅうり、貝割れ菜、缶汁をきったツナをのせる。

3 そばに**1**で混ぜた**a**をかける。

塩分チェック

生そば（ゆで）･･･１袋（160g）あたり塩分0g
生うどん（ゆで）･･･１袋（200g）あたり塩分0.6g

ゆでた生そばと生うどんで塩分を比較すると、そばは塩分０gです。乾めんをゆでた場合、干しそば（ゆで）は、100gあたり塩分0.1g。干しうどん（ゆで）は、100gあたり塩分0.5gです。

豆乳鶏そば

豆乳のマイルドな味わいに、
こぶ茶でうま味と塩味をプラス。

材料（2人分）

冷や麦……………………150g
鶏ひき肉…………………150g
しょうがの薄切り…． 2 ～ 3 枚
ねぎ………………⅓本（30g）
白菜……… 1 枚（80 ～ 100g）
しめじ類…….½パック（50g）
a ｜ だし……………… 1 カップ
　｜ 酒…………大さじ ½ ～ 1
　｜ みりん…….大さじ ½ ～ 1
　｜ こぶ茶…………小さじ 1
サラダ油……………小さじ 1
豆乳…………………½ カップ

作り方

1 冷や麦は表示通りにゆで、冷水にとってよく洗い、水けをしっかりときって器に盛る。

2 しょうがはせん切りにする。ねぎは 4 cm長さに切り、縦 4 等分に切る。白菜は一口大に切る。しめじは石づきを切り除き、ほぐす。

3 なべにサラダ油を中火で熱し、しょうが、ひき肉を大きめにほぐしながらいためる。**2** の野菜を加えていため、**a** を加える。ふつふつしてきたらふたをずらしてかけ、3 分ほど煮る。豆乳を加えてひと煮立ちしたら火を消す。**1** にかけていただく。

塩分チェック こぶ茶 ・・・ 小さじ 1（3g）あたり塩分 **1.5** g

こぶ茶はうま味と塩味を足せるので、調味料として使うと便利ですが、塩分は高めなので、使う量には気をつけましょう。

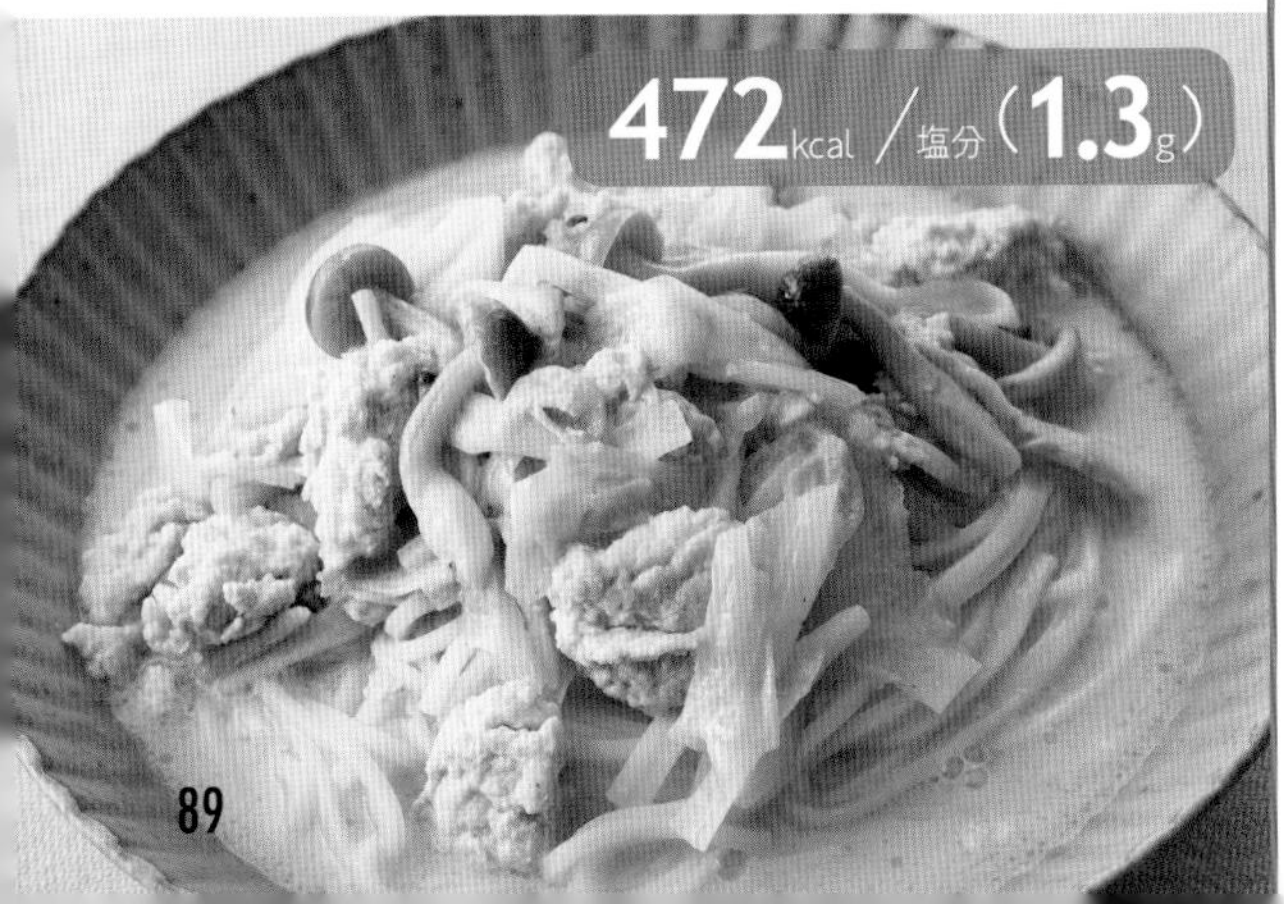

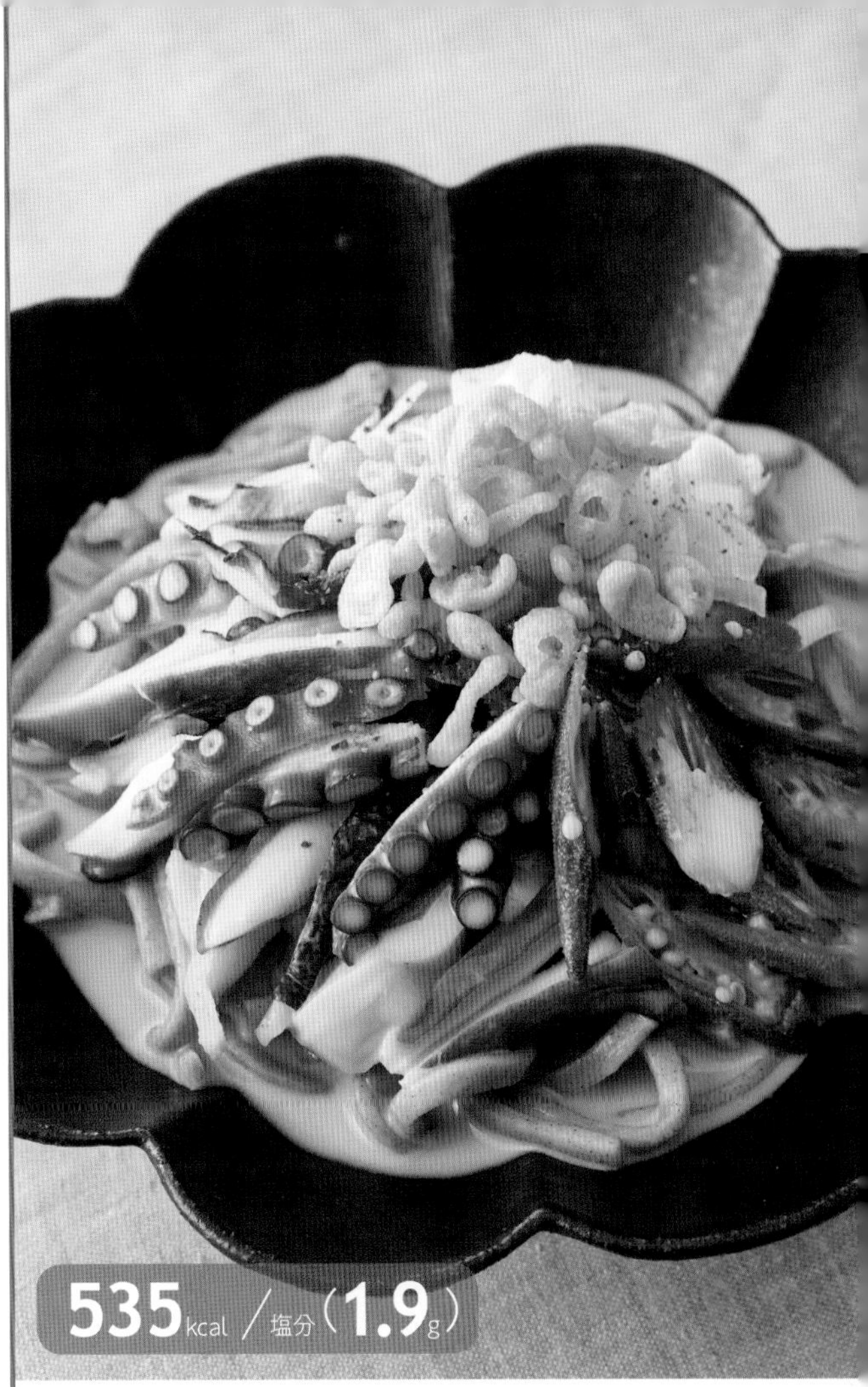

タコのあえそば

揚げ玉でコクをプラス。
ネバネバオクラがそばにからみます。

材料（2人分）

そば（ゆで）…….2 玉（400g）
ゆでダコ…………………150g
ねぎ………………⅕本（20g）
オクラ……………3 本（30g）
揚げ玉………………大さじ 3
a ｜ 豆乳（無調整）……1 カップ
　｜ めんつゆ（3 倍希釈）
　｜ ………………….小さじ 4
ごま油………………大さじ 1

作り方

1 タコはそぎ切りにしてさらに細長く切る。ねぎは小口切りにする。オクラはゆでて斜め薄切りにする。**a** は混ぜ合わせる。

2 そばはさっとゆでてざるにとり、冷水で洗ってざるにあげる。器に盛り、タコ、ねぎ、オクラ、揚げ玉をのせる。**a** をまわしかけ、ごま油を垂らす。

ほうれん草とはんぺんのソテー

81kcal／塩分（0.7g）

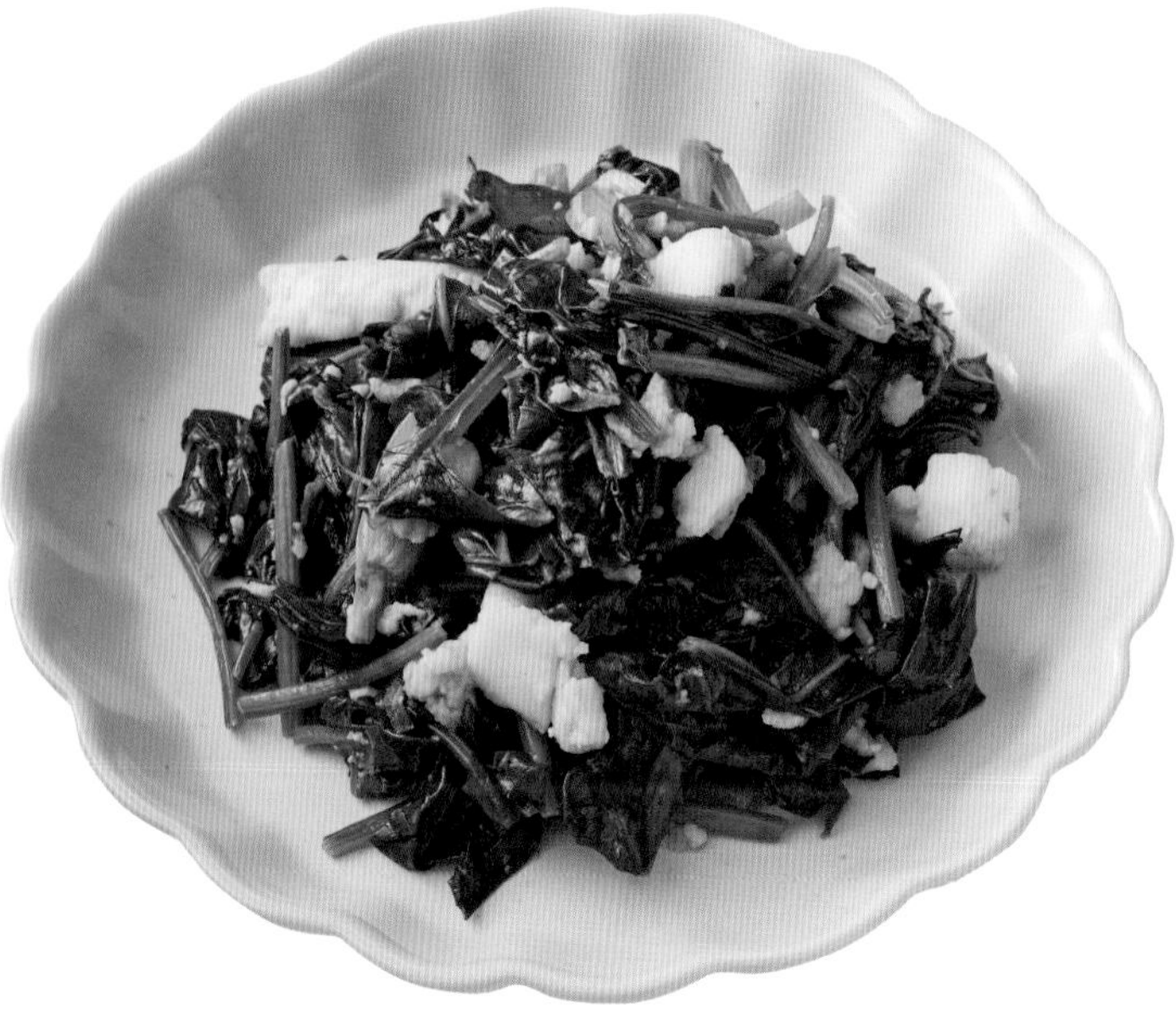

マヨネーズでいためると、
味が全体に行きわたります。

材料（2人分）

ほうれん草……1束（200g）
はんぺん……40g
マヨネーズ……大さじ1
しょうゆ……小さじ⅔

作り方

1 ほうれん草は3㎝長さに切る。はんぺんは袋に入れてもみつぶす。

2 フライパンにマヨネーズを中火で熱し、**1**を入れていため、ほうれん草がしんなりとなったらしょうゆをまわし入れ、さっといため合わせる。

小松菜とベーコンのソースいため

スパイスのきいた中濃ソースは
少量でも存在感あり！

材料（2人分）

ベーコンの薄切り……1枚（20g）
小松菜……½束（150g）
サラダ油……大さじ½
にんにくのすりおろし……少量
中濃ソース……大さじ½
こしょう……少量

作り方

1 ベーコンは8㎜幅に切る。小松菜は根元を切り除き、4㎝長さに切り、茎と葉に分けておく。

2 フライパンにサラダ油を中火で熱し、ベーコンを1分ほどいためる。小松菜の茎とにんにくを加えて強火にし、1分ほどいためる。小松菜の葉を加えてさらに30秒ほどいためる。

3 中濃ソースを全体にまわし入れ、こしょうをふってさっといため合わせる。

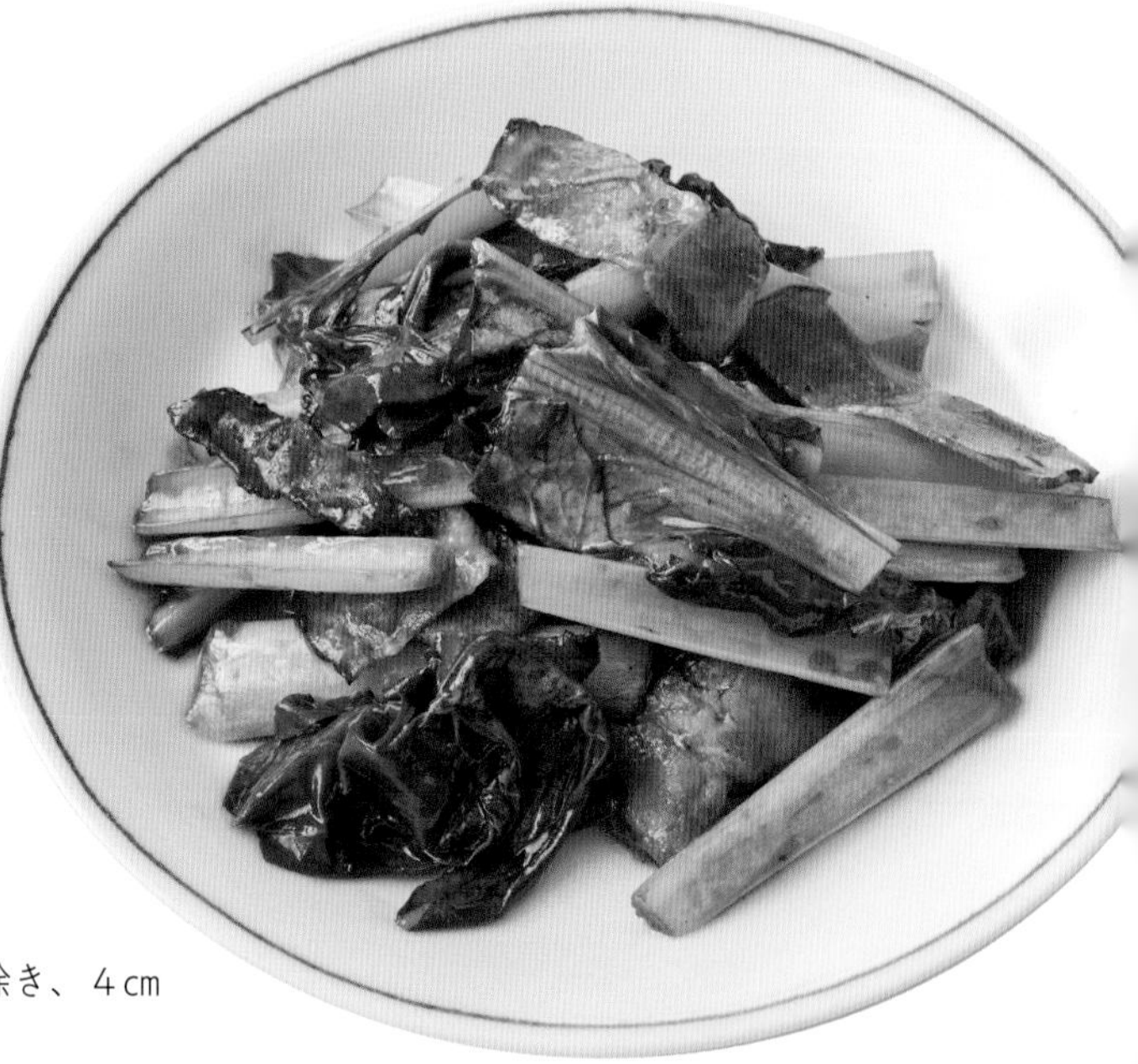

86kcal／塩分（0.5g）

セロリのきんぴら

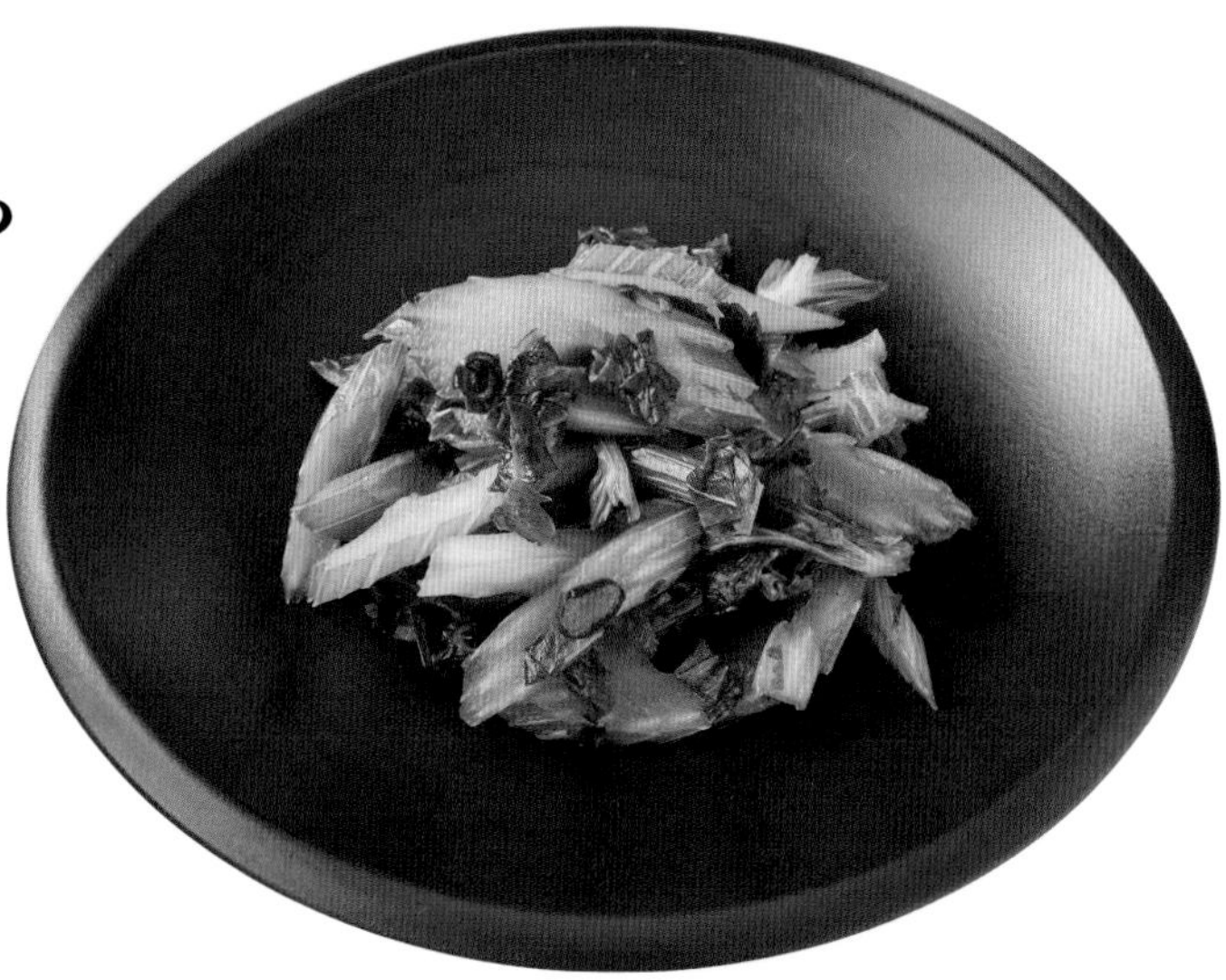

とうがらしをピリッときかせて、
ごはんのお供に。

材料（2人分）

セロリ…………… 1本（160g）
赤とうがらし……………½本
a｜だし………………大さじ3
　｜みりん……………小さじ2
　｜しょうゆ…………小さじ1
サラダ油……………小さじ1

作り方

1 セロリは筋をとり除き、斜め薄切りにする。葉は一口大に切る。赤とうがらしは種を除き、小口切りにする。

2 フライパンにサラダ油と赤とうがらしを入れて中火で熱し、セロリをいためる。しんなりとしてきたら葉と a を加えていため合わせる。

41kcal／塩分（0.5g）

切り干し大根と三つ葉のあえ物

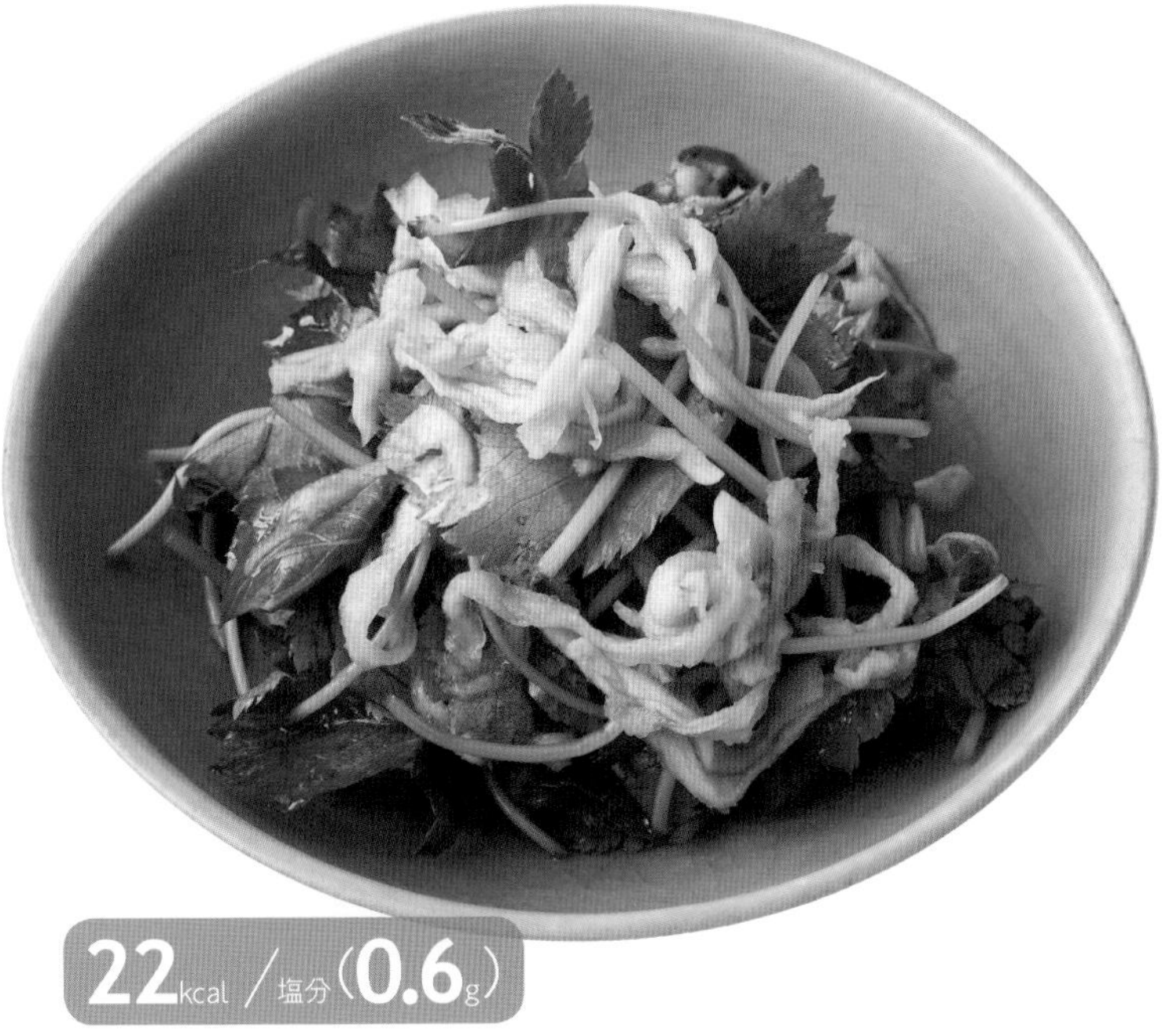

三つ葉の香りがさわやかな、
どんな料理にも合わせやすい一品。

材料（2人分）

切り干し大根（乾）…………10g
三つ葉……………½袋（30g）
a｜だし………………大さじ2
　｜しょうゆ…………小さじ1
　｜砂糖………………小さじ½
　｜塩…………ミニスプーン¼

作り方

1 切り干し大根はさっと洗い、水に10分ほどつけて戻す。しっかり水けを絞り、4㎝長さに切る。三つ葉は根元を切り除き、3㎝長さに切る。

2 ボールに a を合わせ、切り干し大根を加えてもみ、三つ葉を加えて軽くもむ。少ししんなりしたら、器に盛る。

22kcal／塩分（0.6g）

グリル野菜の レモンチーズあえ

野菜を焼いて香ばしさをつけ、
レモン汁&粉チーズで味つけます。

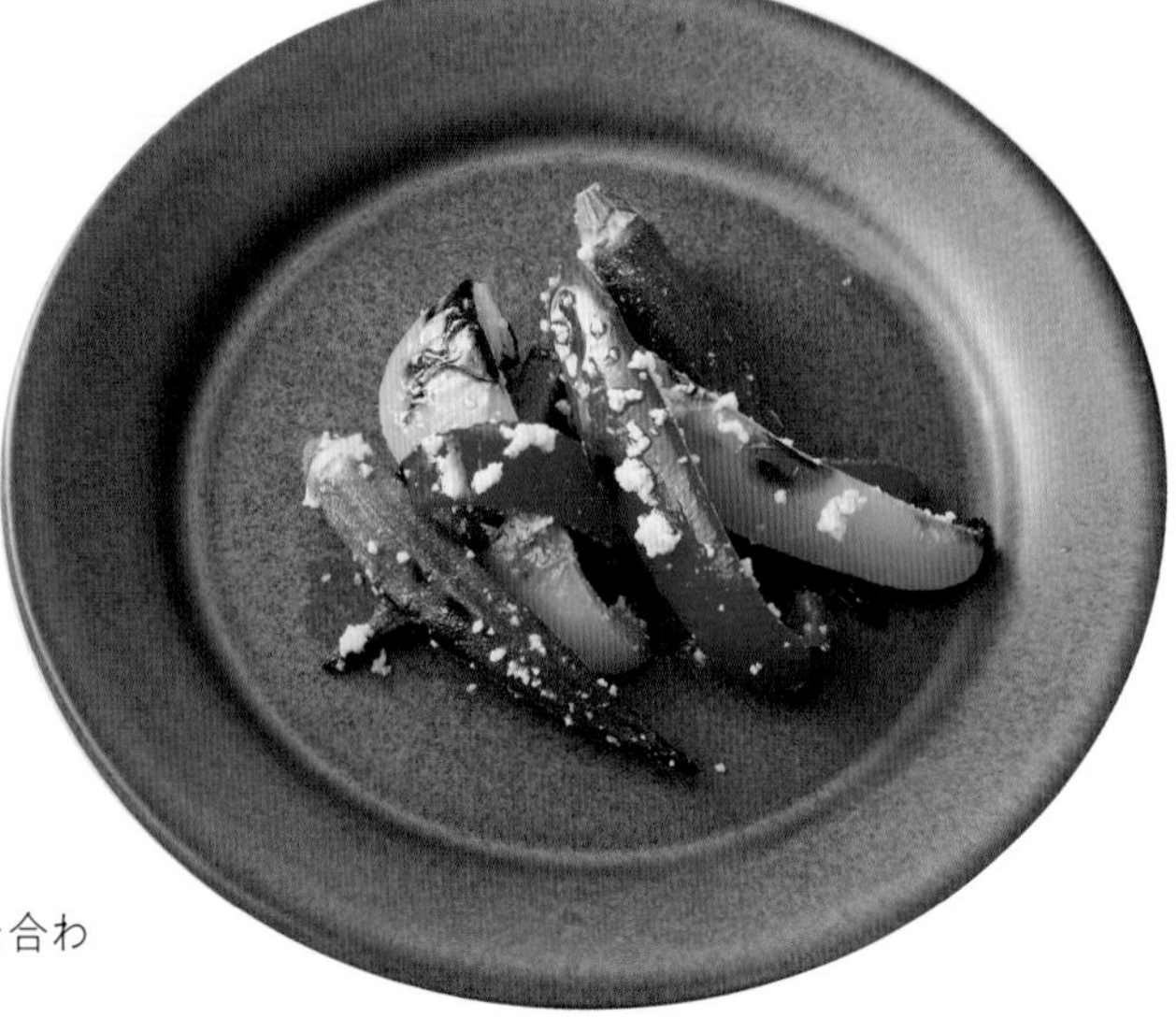

材料（2人分）

オクラ……………６本（60g）
赤・黄パプリカ
……………各⅓個（各40g）
サラダ油……………小さじ½
レモン汁……………大さじ½
粉チーズ……………小さじ１

作り方

1 パプリカは縦４等分に切る。ボールに野菜を合わせ、サラダ油をまぶす。

2 グリルに**1**を並べ、両面２～３分ずつ焼く。熱いうちにボールに入れ、レモン汁、粉チーズをまぶす。

35kcal／塩分（**0**g）

かぶの 和風カレー漬け

カレーの香りが食欲をそそります。

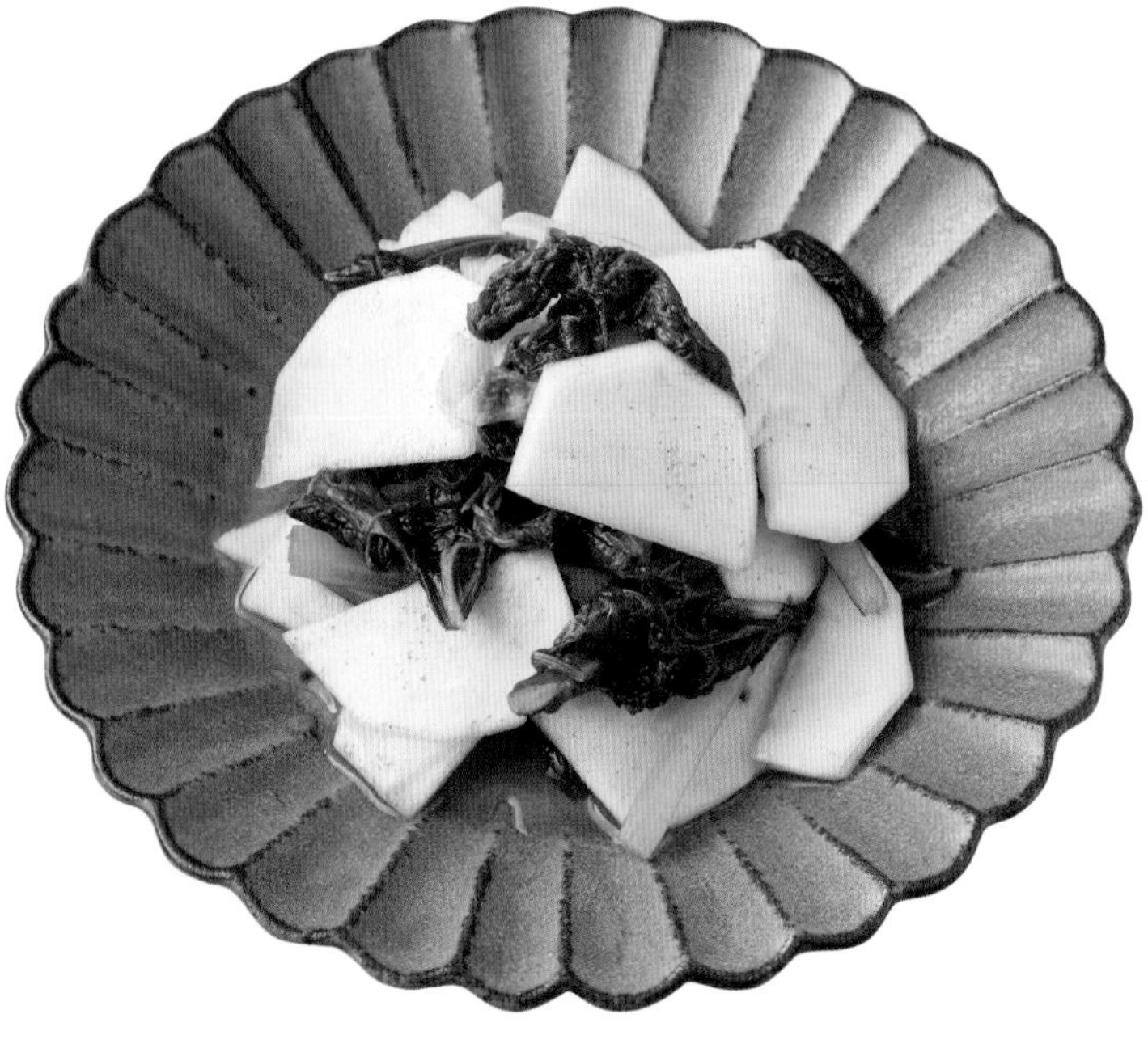

材料（2人分）

かぶ………………２個（140g）
かぶの葉……３～４本（35g）

a
- だし………………大さじ２
- 酢…………………大さじ１
- 砂糖………………小さじ１
- カレー粉…ミニスプーン１

作り方

1 かぶは薄い半月切りにする。かぶの葉はゆでて、3cm長さに切る。

2 ボールに**a**を合わせ、**1**を加えてあえる。

27kcal／塩分（**0**g）

焼きパプリカの しょうがマリネ

しょうがの風味でさっぱりとした後味に。

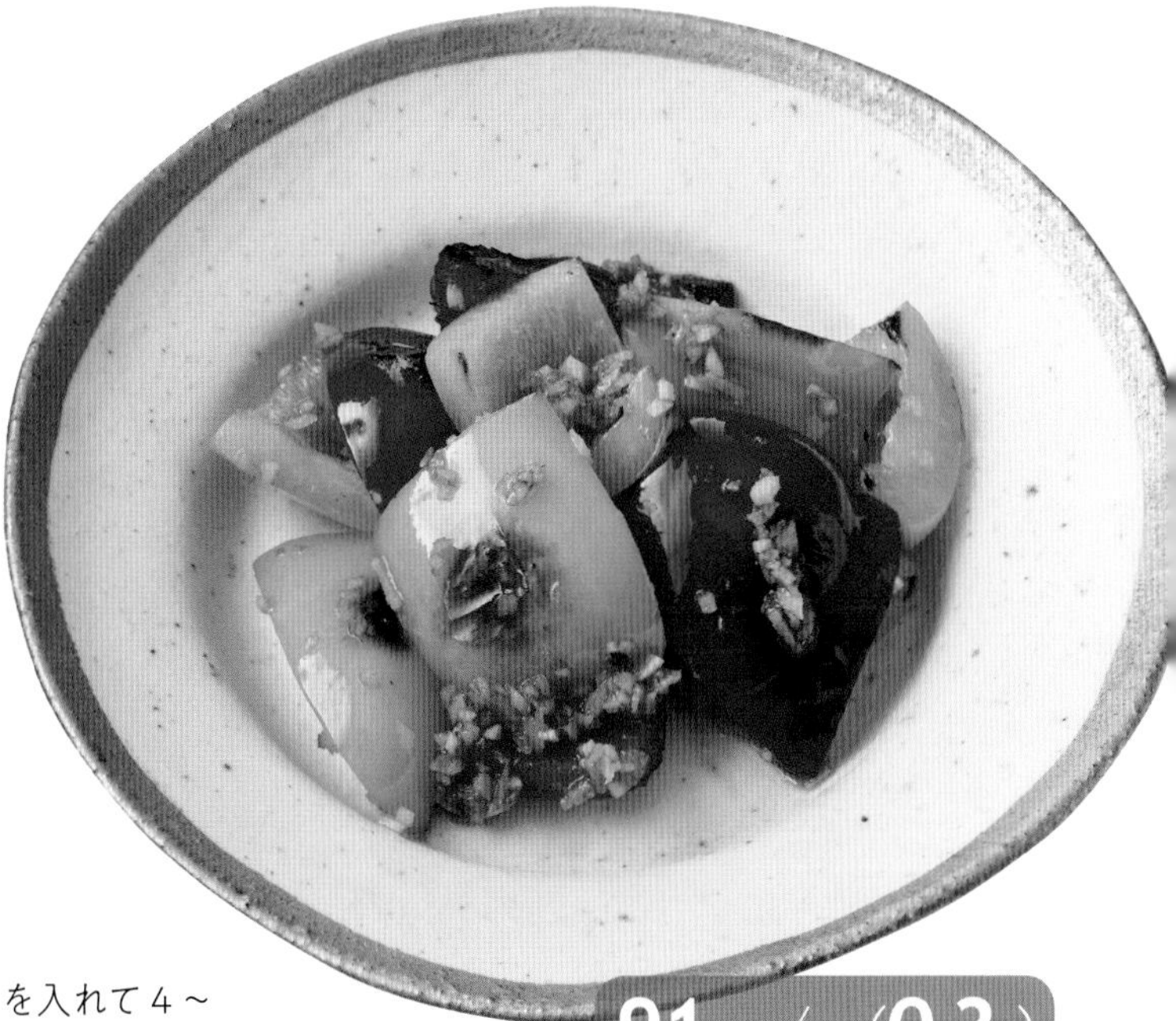

91kcal／塩分（0.3g）

材料（2人分）

赤・黄パプリカ

………各大½個（各100g）

しょうがのみじん切り

…………………1かけ（20g）

オリーブ油…………大さじ1

a
- 酢…………………大さじ½
- 砂糖………………小さじ½
- 塩………… ミニスプーン½

作り方

1 パプリカは2㎝角に切る。

2 フライパンにオリーブ油を中火で熱し、**1**を入れて4～5分、焼き色がつくまでいためる。しょうがを加え、香りが出てきたら、**a**を加えて1分ほどいため合わせる。

きゅうりとミックス ビーンズのサラダ

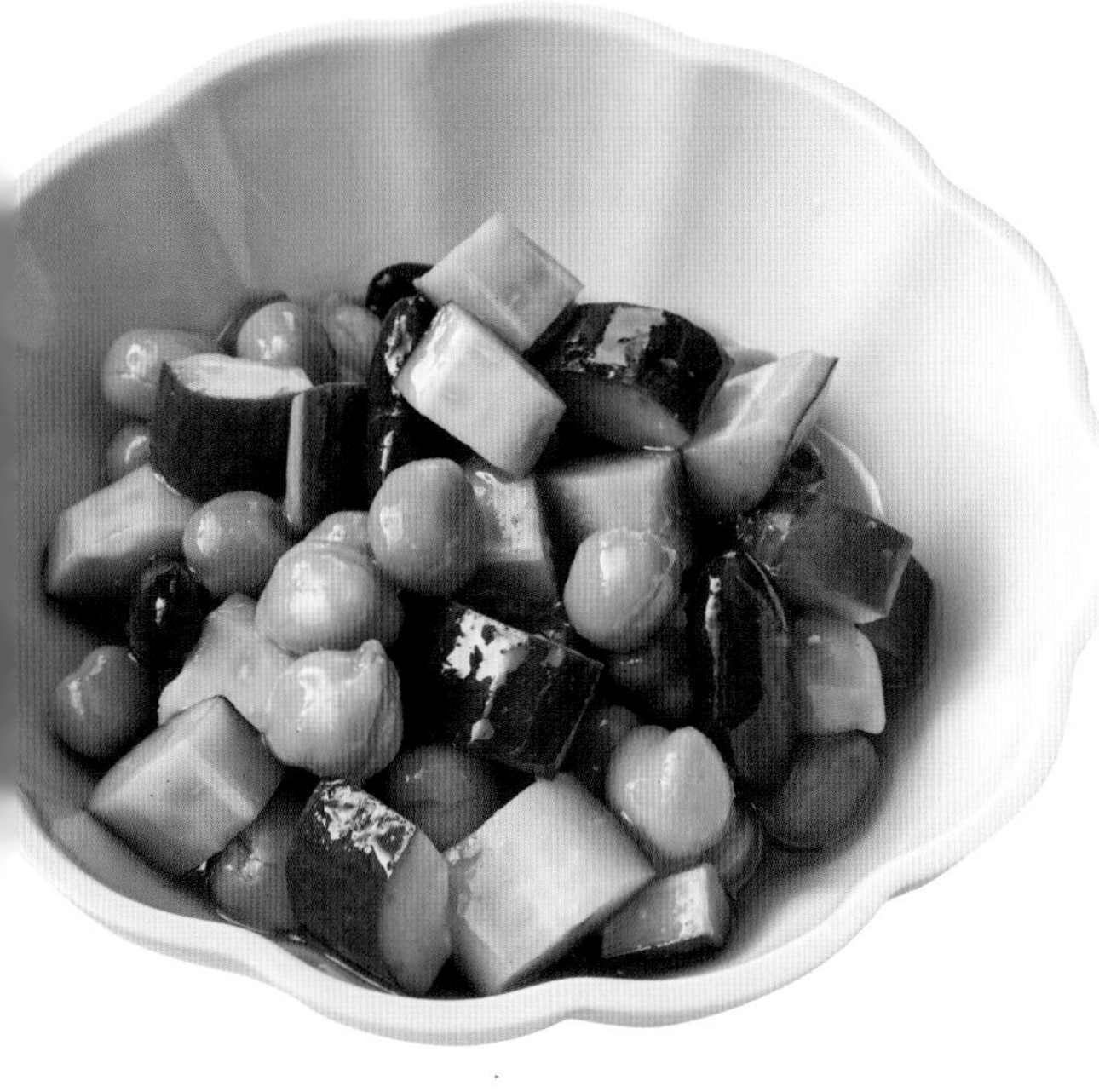

259kcal／塩分（0.4g）

きゅうりの種をとると、
水っぽくならずに味が決まります。

材料（2人分）

きゅうり…………1本（100g）

ミックスビーンズ

（ドライパック）…………100g

a
- オリーブ油………大さじ3
- 酢…………………大さじ1
- 砂糖………………小さじ1
- 練りわさび………小さじ½
- 塩………… ミニスプーン½
- こしょう………………少量

作り方

1 きゅうりは縦4等分に切り、種を切り除き、1㎝幅に切る。ミックスビーンズはさっと水洗いし、ざるにあげて水けをきり、キッチンペーパーなどでふく。

2 ボールに**a**を入れてとろりとするまで混ぜ合わせ、**1**を加えてあえる。

小ねぎのサラダ

ごま油を全体にからめ、味を行きわたらせます。

材料（2人分）

小ねぎ……………10本（50g）
大根…………………………100g
しょうゆ……ミニスプーン1
塩……………ミニスプーン1
ごま油…………………大さじ1

作り方

1 小ねぎは4cm長さに切る。大根は4cm長さのせん切りにする。

2 ボールにすべての材料を入れてあえる。

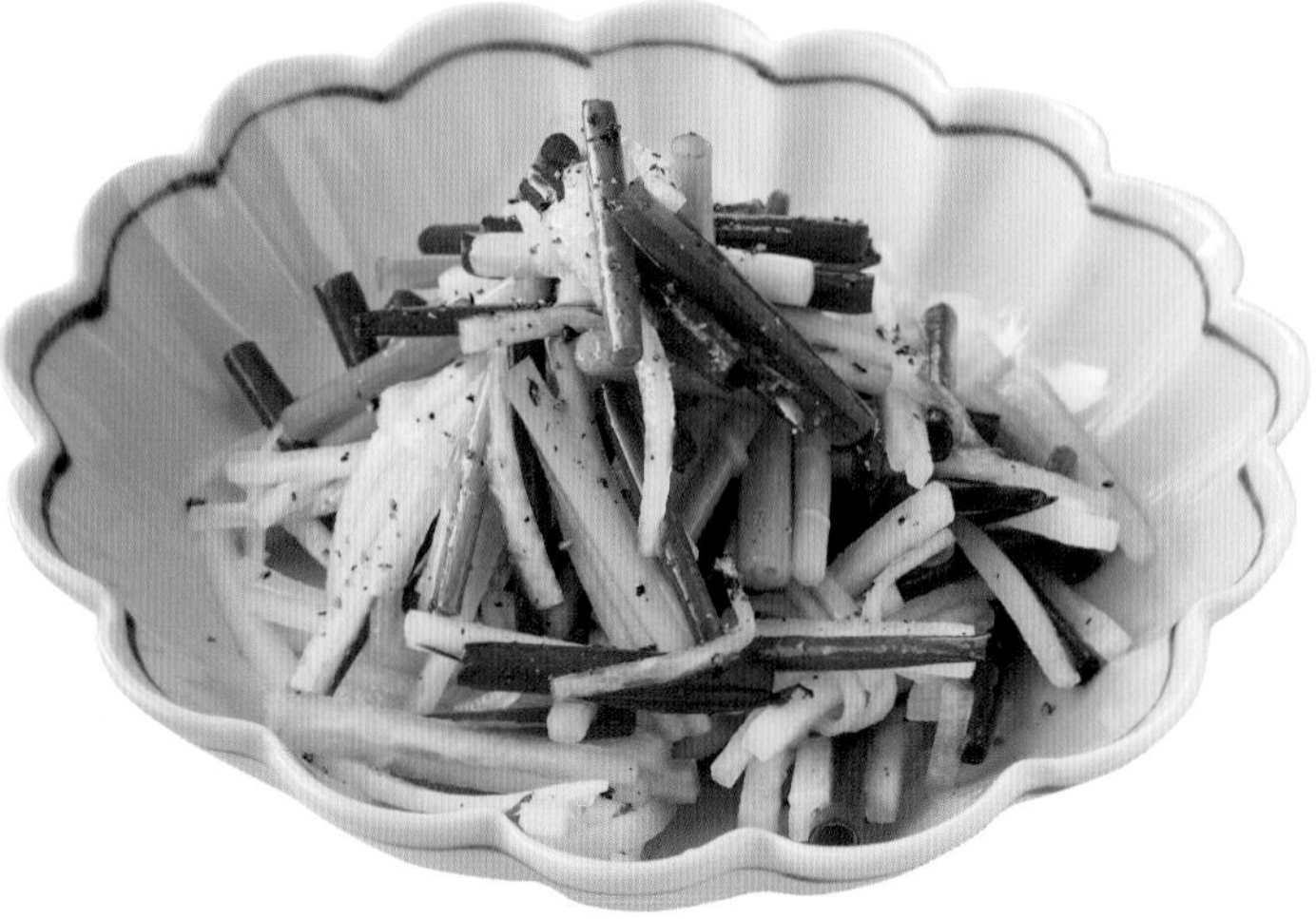

71kcal／塩分（0.7g）

春菊のサラダ

焼いたエリンギの香ばしさがたまりません。

材料（2人分）

春菊の葉…………1束分（55g）
エリンギ…………2本（120g）
ポン酢しょうゆ……小さじ2
オリーブ油…………小さじ2

作り方

1 エリンギはグリルで焼き色がつくまで焼き、あら熱がとれたら食べやすい大きさに手で裂く。

2 ボールにすべての材料を入れてあえる。

61kcal／塩分（0.6g）

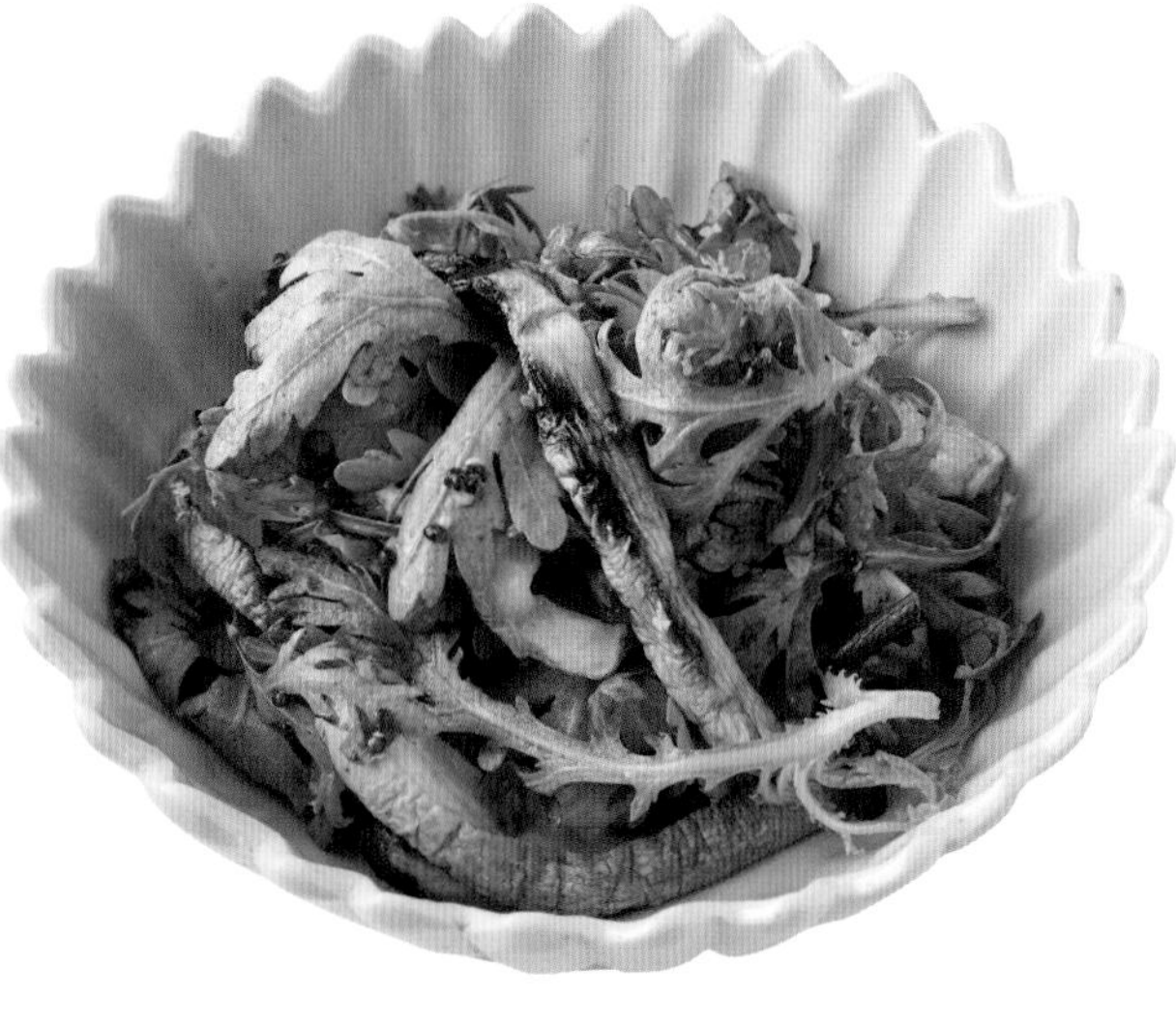

豆乳コーンポタージュ

スープのもと、クリームコーンも塩分を含むので使う量に気をつけて。

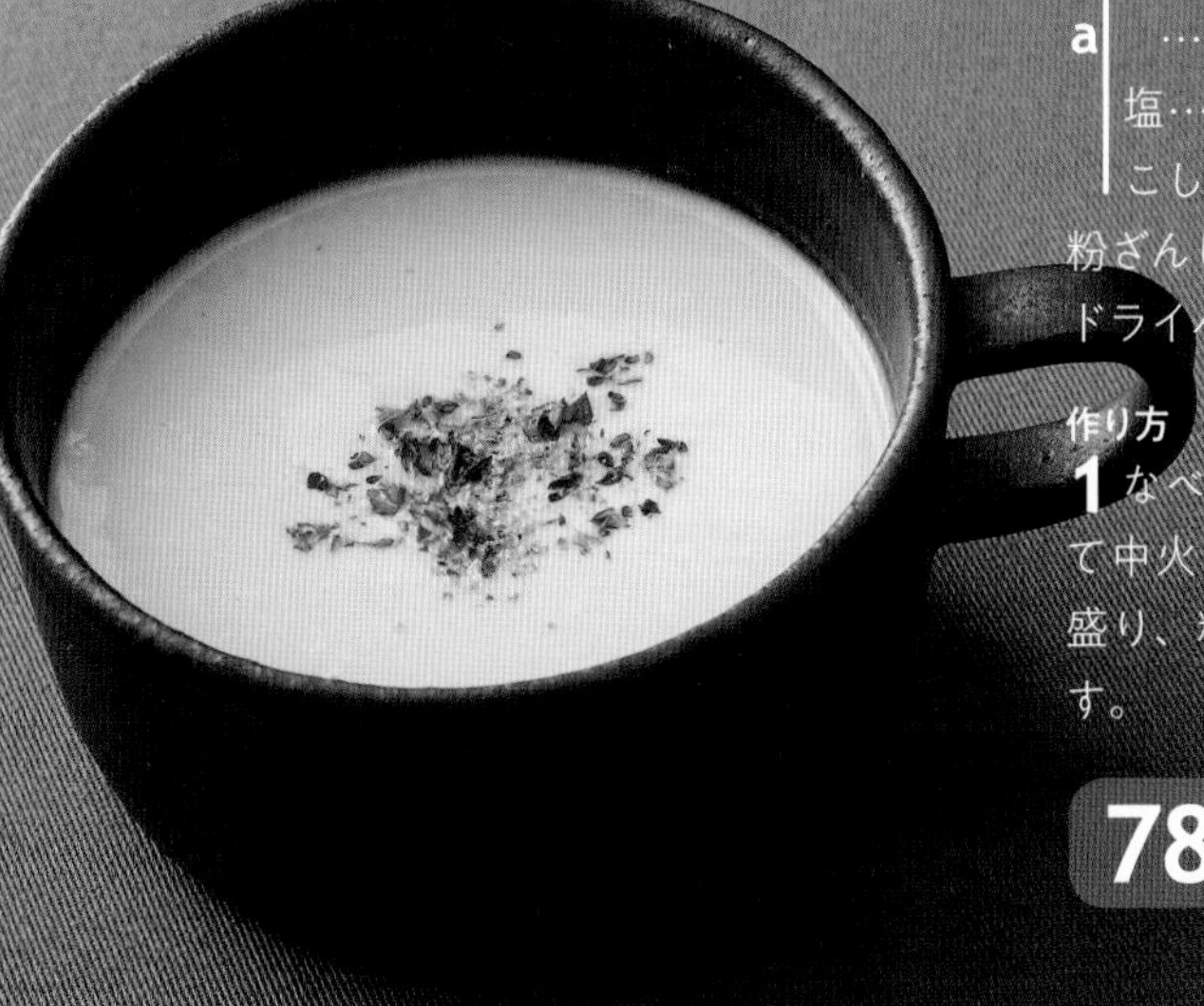

材料（2人分）

クリームコーン（缶詰め）…………………………½カップ

a
- 豆乳…………………⅔カップ
- スープのもと（顆粒）…………ミニスプーン1
- 塩…………ミニスプーン¼
- こしょう…………………少量

粉ざんしょう…………………少量

ドライパセリ…………………少量

作り方

1 なべにクリームコーンと**a**を入れて中火にかけ、3分ほど煮る。器に盛り、粉ざんしょうとパセリを散らす。

78kcal ／塩分（**0.7**g）

大根とレタスのスープ

サクラエビのうま味で、スープの味がぐんとよくなります。

材料（2人分）

大根の砂糖漬け（→ p.152）…………………………50g

レタス…………………………20g

サクラエビ……大さじ2（4g）

顆粒鶏がらだし…….小さじ½

こしょう……………………少量

水………………1と½カップ

作り方

1 レタスは5㎝長さの細切りにする。

2 なべにすべての材料を入れて中火にかけ、ふつふつしてきたら火を消す。

20kcal ／塩分（**0.5**g）

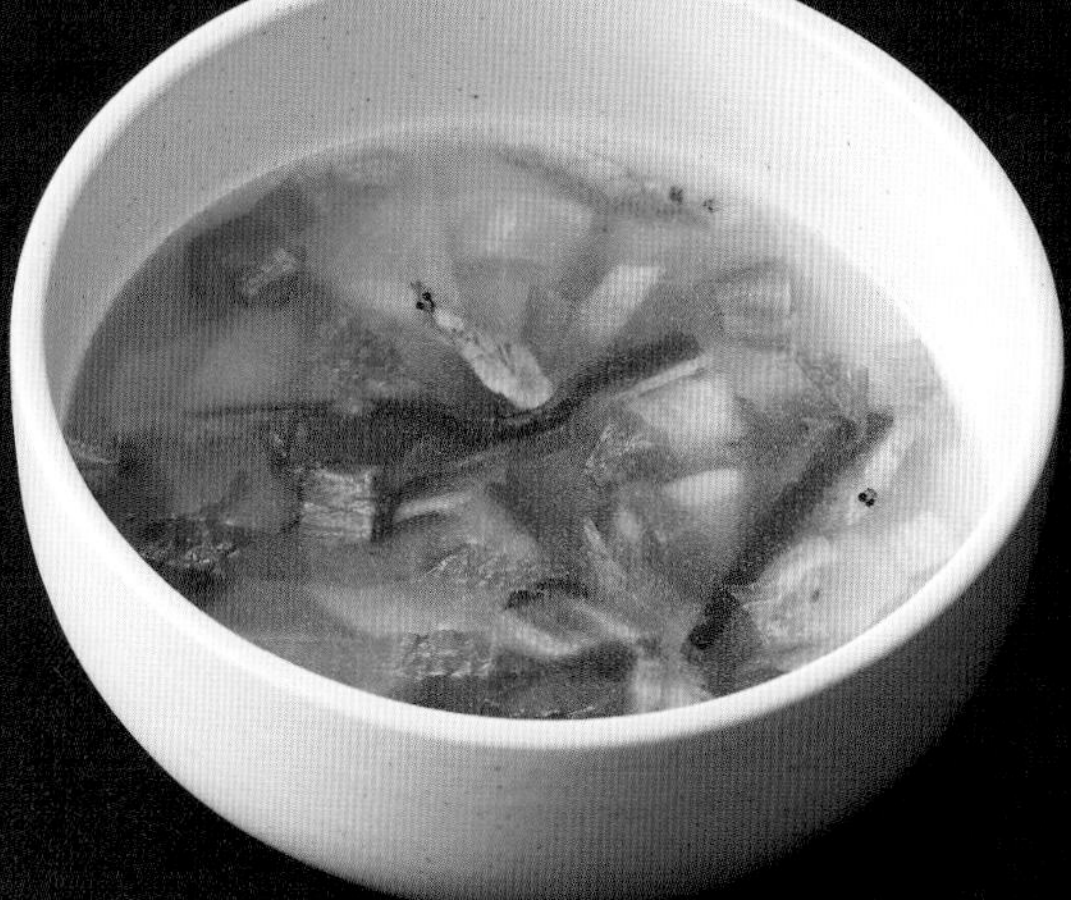

夕食のとり方アドバイス

夕食で一日の食事の調整をする。

夕食は、朝食と昼食でとった塩分やエネルギーを考えて、献立を組み立てましょう。できれば、朝食と昼食とは、重ならない料理を選ぶのが一般的です。

　これらのために役立つのが食事記録です。食事記録をつけると、その日に食べた料理が一目瞭然ですし、足りない食品（栄養素）や食べすぎた食品（栄養素）などをチェックすることができます。家族の食事の情報を共有するとよいでしょう。また、食事管理ができるアプリなどを活用したりするのもよいでしょう。

帰宅が遅い日の食べ方。

帰宅後の食事が午後9時をまわってしまう場

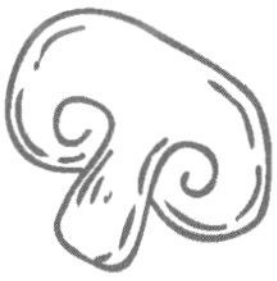

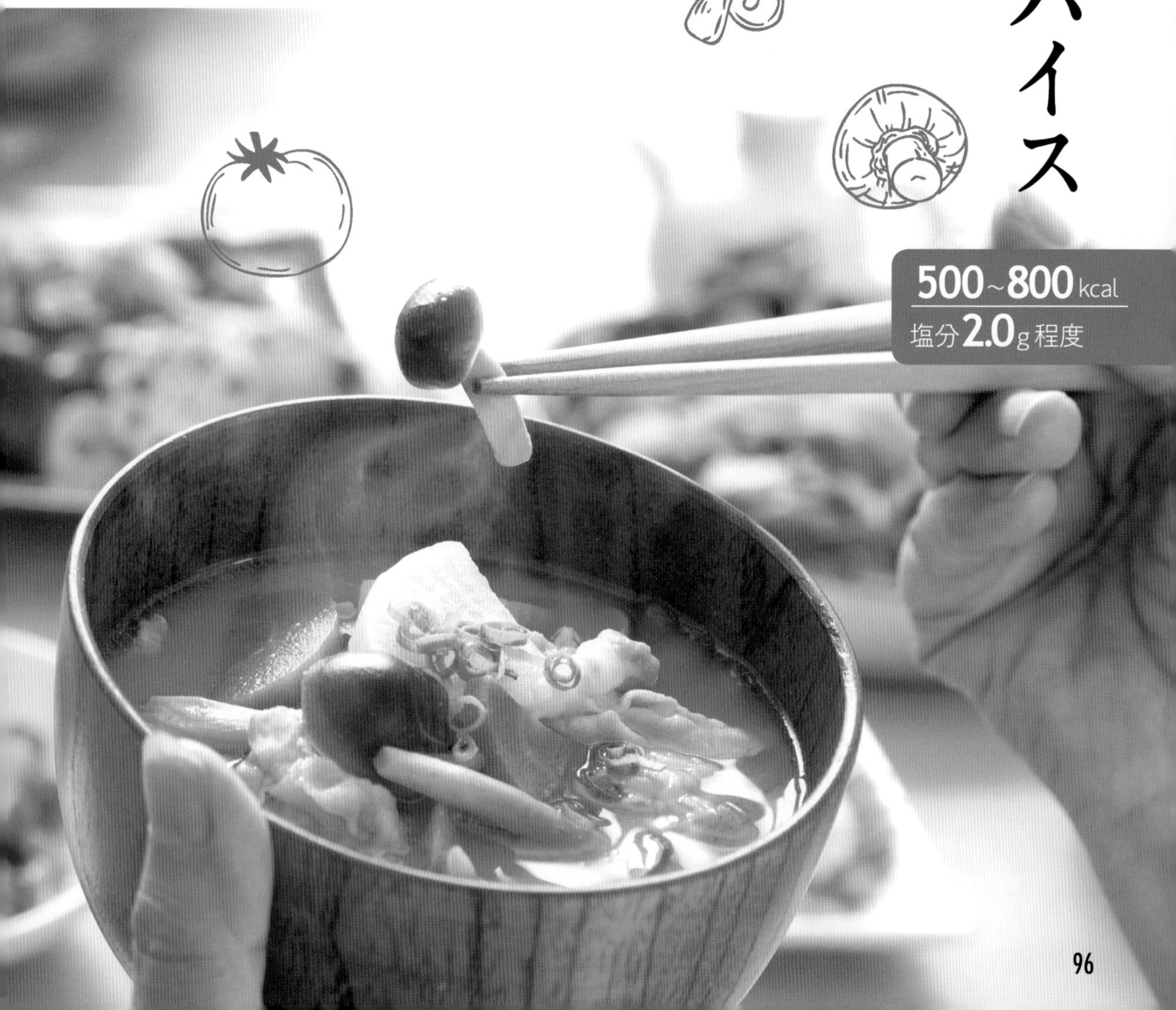

500~800kcal
塩分**2.0**g程度

合に、おなかがすいていて食べすぎてしまうか、反対に食事をせずに寝てしまうかになりがちです。どちらも避けたい状況です。

帰宅が遅いことがわかっている日であれば、昼食にボリュームのあるおかずを食べ、午後6～7時ぐらいに、油分の少ないおにぎりやそばなど炭水化物系のものを食べておきましょう。そうして帰宅後の夕食は、塩分に加え、エネルギーも控えめにし、なるべく野菜料理のみを食べるくふうをするとよいでしょう。こうした食事を心がけると食べすぎを防ぐことができ、塩分の調節も楽になってきます。

お酒の飲み方と おつまみの選び方。

20g程度のアルコール（ビールで500㎖程度、ワインや日本酒は1合程度）は、肝臓で処理される時間が3～4時間ほどなので、家で晩酌する場合は、この量を目安にして飲むとよいでしょう。ただし、つまみに塩辛いものを食べてしまいがちですが、なるべく塩分を減らしても楽しめるつまみを手作りするとよいでしょう。

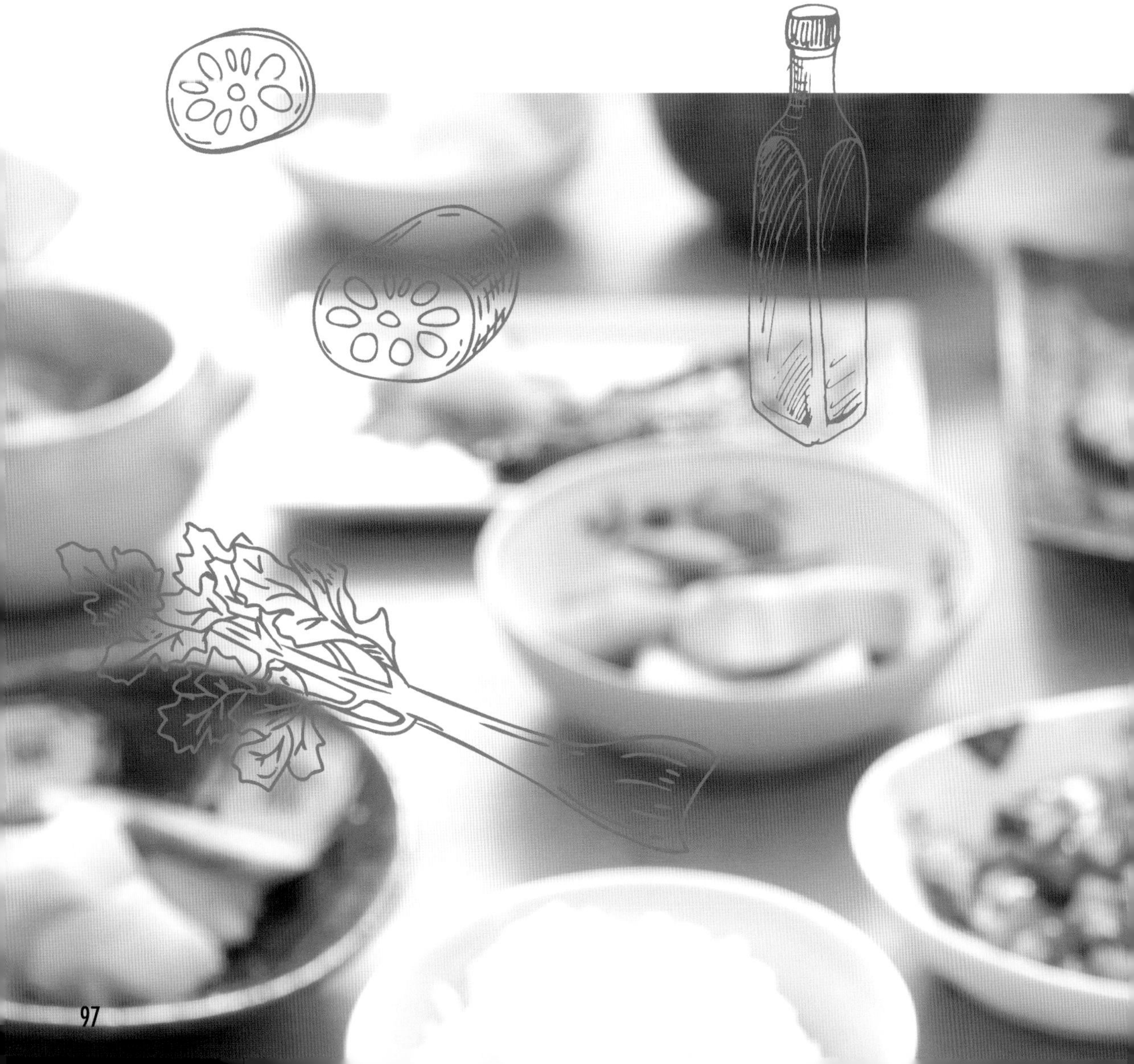

532kcal／塩分（**2.0**g）

サケとキャベツのピリ辛みそいため献立

メイン　サケとキャベツのピリ辛みそいため

サブ　豆もやしの甘酢あえ

主食　胚芽精米ごはん

減塩テクニック
豆板醤の辛みとコクをプラスして、味にパンチをつけて減塩します。サケにかたくり粉をまぶして、味をからみやすくするのもポイントです。甘酸っぱいサブおかずが、箸休めになります。

サケとキャベツのピリ辛みそいため

材料（2人分）

- サケ………2切れ（160g）
- かたくり粉…………適量
- キャベツ………2枚（100g）
- ねぎ………………¼本（25g）
- ピーマン………1個（30g）
- しょうが………………½かけ
- a
  - みそ………………大さじ1
  - 酒…………………大さじ1
  - 砂糖………………小さじ1
  - 豆板醤……………小さじ¼
- サラダ油……………大さじ1

作り方

1 サケは一口大に切り、かたくり粉をまぶす。キャベツはざくざくと切る。ねぎは斜め薄切りに、ピーマンは乱切りに、しょうがはせん切りにする。

2 フライパンにサラダ油の半量を中火で熱し、**1**のサケを並べて両面を焼き、とり出す。

3 フライパンに残りの油としょうがを中火で熱し、野菜を加えてしんなりとするまでいためる。**2**を戻し入れ、**a**を加えてからめる。

豆もやしの甘酢あえ

材料（2人分）

- 豆もやし…………………150g
- a
  - 酢…………………大さじ1
  - 砂糖………………大さじ1
  - ごま油……………小さじ½
  - 塩………ミニスプーン1

作り方

1 豆もやしはひげ根を除き、熱湯でゆでる。ざるにあげて湯をしっかりきる。

2 ボールに**a**を合わせ、**1**を加えてあえる。

胚芽精米ごはん

材料（2人分）

- 胚芽精米ごはん…………300g

塩分チェック　豆板醤 ・・・・ 小さじ1（7g）あたり塩分**1.2**g

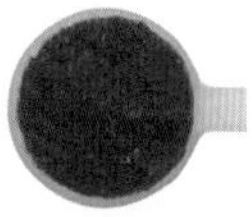

そら豆ととうがらしが原料の発酵調味料。塩分は高いですが、少量加えただけでもピリッとした辛みと芳醇なうま味をつけることができます。

一日の献立例　　一日合計：**1599 kcal／塩分（4.6g）**

朝		昼		夕
トマトの卵いため献立 639kcal（1.1g） →p.18	＋	鶏そぼろ丼献立 428kcal（1.5g） →p.64	＋	サケとキャベツのピリ辛みそいため献立 532kcal（2.0g）

夕食献立例 2 例

サケとキャベツのピリ辛みそいため 225kcal(1.4g)
胚芽精米ごはん 251kcal(0g)

＋例❶	＋例❷
アスパラとしいたけのホイル焼き 38kcal(0.5g) →p.144	青梗菜のごまあえ 27kcal(0.5g) →p.140
合計：514kcal(1.9g)	合計：503kcal(1.9g)

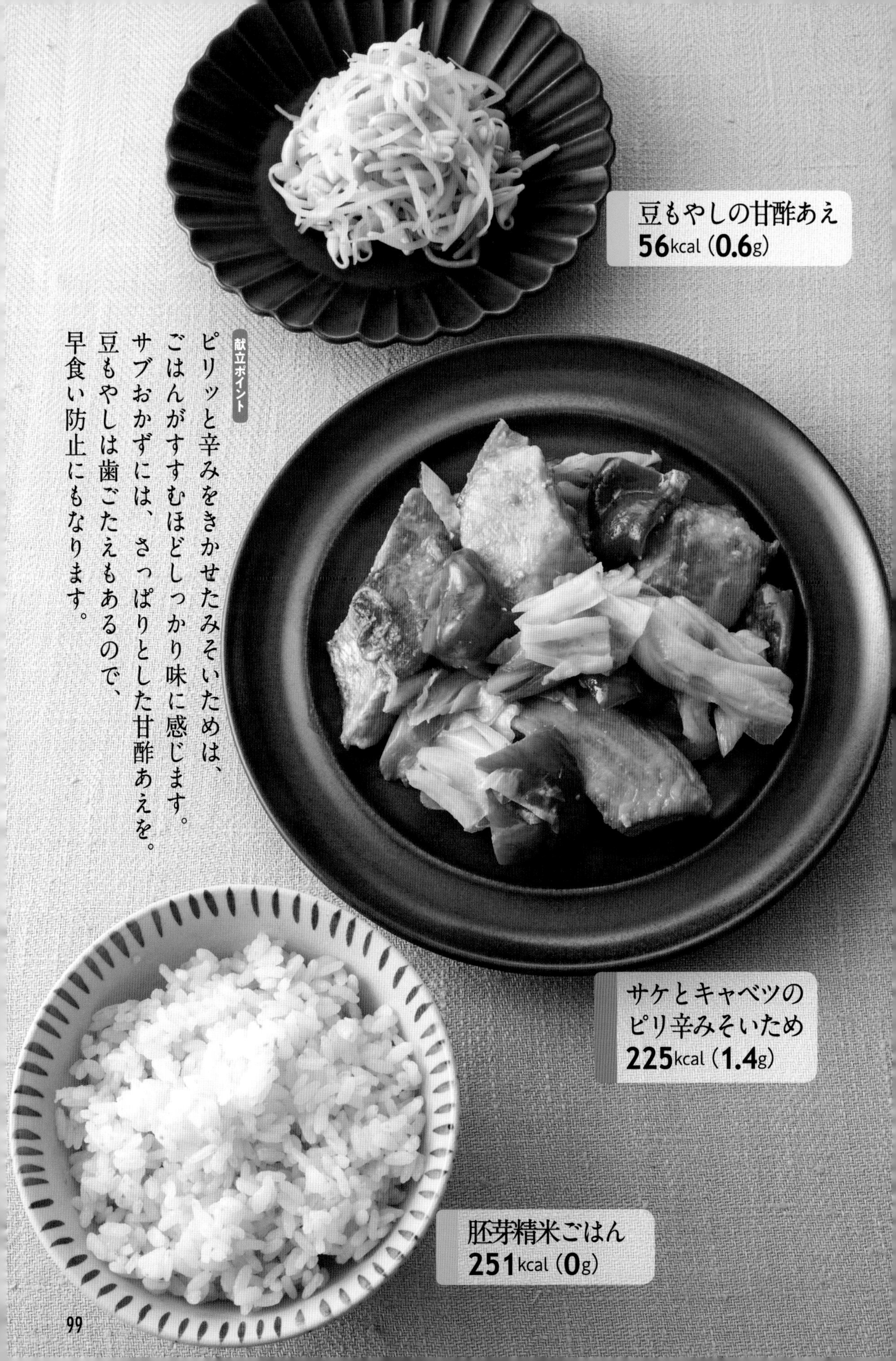

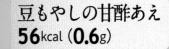

豆もやしの甘酢あえ
56kcal（**0.6**g）

献立ポイント

ピリッと辛みをきかせたみそいためは、
ごはんがすすむほどしっかり味に感じます。
サブおかずには、さっぱりとした甘酢あえを。
豆もやしは歯ごたえもあるので、
早食い防止にもなります。

サケとキャベツの
ピリ辛みそいため
225kcal（**1.4**g）

胚芽精米ごはん
251kcal（**0**g）

624kcal／塩分（1.7g）

サバのにんにくみそ煮献立

メイン サバのにんにくみそ煮
サブ トマトのみょうがあえ
主食 精白米ごはん

減塩テクニック
にんにくを加えると味に奥行きが出ます。味つけはみそだけでなく、しょうゆを合わせることでうま味を補い合います。サバの皮目に切り込みを入れると、味がよくからみます。

サバのにんにくみそ煮

材料（2人分）

- サバ…………2切れ（200g）
- ねぎ…………1本（100g）
- にんにく…………1かけ（10g）
- a
  - 酒…………½カップ
  - みりん…………大さじ2
  - 水…………大さじ2
  - 砂糖…………大さじ1
- みそ…………大さじ1
- しょうゆ…………小さじ½

作り方

1 サバは皮目に5㎜幅に切り込みを入れる。ねぎは斜め切りにする。にんにくはつぶす。

2 小さめフライパンに湯を沸かし、酢少量（分量外）を加えて火を消す。サバを入れて表面の色が変わったら水にとり、水けをキッチンペーパーでふく。

3 2のフライパンをさっと洗い、a、ねぎ、にんにく、2の皮目を上にして入れる。中火にかけて煮立ったら、落としぶたをして7～8分煮る。煮汁を大さじ2～3をとり出し、みそとしょうゆをといて戻し入れ、ときどき煮汁をかけながらさらに2～3分煮る。

4 器にサバとねぎを盛り、煮汁を煮詰める。とろみが出てきたら、にんにくをスプーンなどでつぶし、サバにかける。

トマトのみょうがあえ

材料（2人分）

- トマト…………1個（200g）
- みょうが…………2個（40g）
- ポン酢しょうゆ…………小さじ2

作り方

1 トマトはへたを除き、乱切りにする。みょうがは小口切りにする。ボールに入れてポン酢しょうゆであえる。

精白米ごはん

材料（2人分）

- 精白米ごはん…………300g

一日の献立例　　一日合計：**1644 kcal／塩分（4.8g）**

朝		昼		夕
蒸し鶏とセロリのサラダ献立 431kcal（1.9g） →p.40	＋	ねぎ塩焼き豚丼献立 589kcal（1.2g） →p.68	＋	サバのにんにくみそ煮献立 624kcal（1.7g）

夕食献立例2例

サバのにんにくみそ煮 348kcal（1.3g）
精白米ごはん 252kcal（0g）

＋例❶	＋例❷
豆苗のお浸し 21kcal（0.6g）→p.141	みょうがのかきたま汁 38kcal（0.8g）→p.148
合計：621kcal（1.9g）	合計：638kcal（2.1g）

献立ポイント

定番のサバのみそ煮に、にんにくを加えて
食べごたえを出しました。
サブおかずは、
みょうがの香りとトマトの酸味で、
ポン酢しょうゆの量をおさえても、
もの足りなさを感じません。

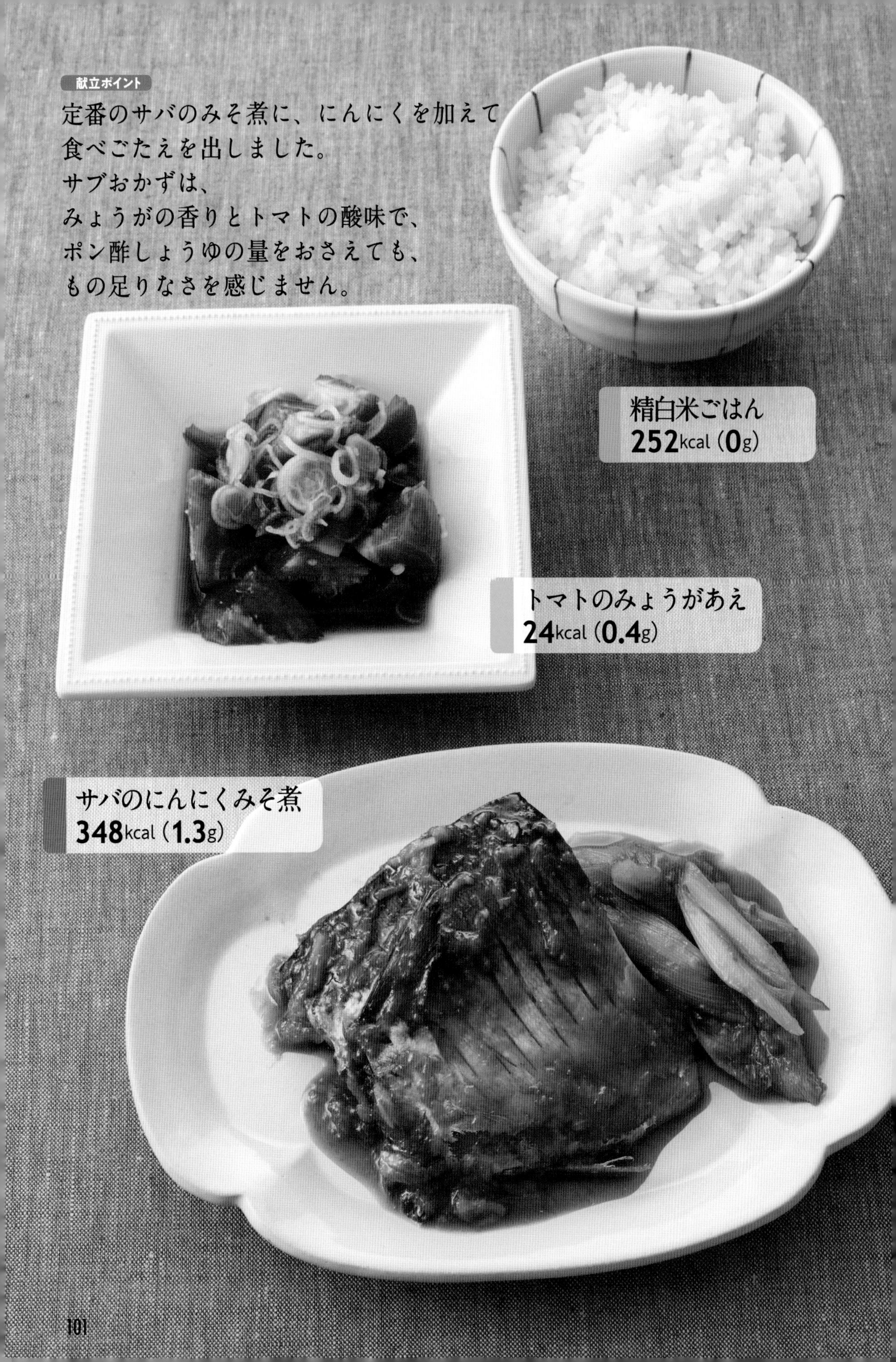

精白米ごはん
252kcal (**0**g)

トマトのみょうがあえ
24kcal (**0.4**g)

サバのにんにくみそ煮
348kcal (**1.3**g)

540kcal／塩分（1.0g）

アジとズッキーニのパン粉焼き献立

メイン　アジとズッキーニのパン粉焼き

サブ　かぶのペッパーソテー

主食　精白米ごはん

減塩テクニック

にんにく、塩、オリーブ油をまぶしたパン粉を全体に広げ、味を行きわたらせます。粒入りマスタードは魚のくさみを消し、コクと酸味をプラスするのに便利な調味料です。

アジとズッキーニのパン粉焼き

材料（2人分）

- アジ（3枚に下ろしたもの）…………2尾分（140g）
- 塩…………ミニスプーン¼
- こしょう………………少量
- ズッキーニ………1本（150g）
- 粒入りマスタード………………小さじ1と½
- a
  - パン粉…………大さじ3
  - オリーブ油…大さじ1と½
  - 塩…………ミニスプーン¼
  - にんにくのすりおろし………………少量

作り方

1 アジは表面の水分をキッチンペーパーでふき、塩、こしょうで下味をつける。ズッキーニは薄い輪切りにする。

2 耐熱皿にオリーブ油（分量外）を薄く塗り、ズッキーニを並べる。アジをのせて、オーブントースターで10分ほど焼く。

3 アジに粒入りマスタードを等分に塗り、混ぜ合わせた **a** を全体にかけて焼き目がつくまで5分ほど焼く。

かぶのペッパーソテー

材料（2人分）

- かぶ（葉つき）…大2個（250g）
- オリーブ油…………大さじ1
- あらびき黒こしょう……適量
- 塩…………ミニスプーン½

作り方

1 かぶは葉元を1cmほど残して切り、6等分のくし形に切る。水にさらして、葉元に砂が詰まっていれば、楊枝などでとり除き、水けをきる。葉は3cm長さに切る。

2 フライパンにオリーブ油、**1** を入れてふたをして、中火にかけて4分蒸し焼きにする。ときどきかぶを返す。かぶに火が通ったら、こしょうを散らして香ばしい香りがするまでいため、塩で調味する。

精白米ごはん

材料（2人分）

- 精白米ごはん……………300g

塩分チェック　粒入りマスタード…… 小さじ1（5g）あたり塩分 **0.2**g

練りがらしより辛みが少なく、コクと酸味があるので減塩調理に便利な調味料です。

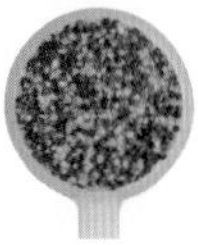

一日の献立例　　一日合計：**1628 kcal ／塩分（3.3 g）**

朝		昼		夕
豆腐の長芋だれ献立 463kcal（1.2g） → p.24	＋	豚肉ののりはさみ照り焼き丼献立 625kcal（1.1g） → p.66	＋	アジとズッキーニのパン粉焼き献立 540kcal（1.0g）

夕食献立例 2 例

アジとズッキーニのパン粉焼き 208kcal（0.7g）
トースト（6枚切り）156kcal（0.7g）

＋例❶	＋例❷
カリフラワーのカレーいため 84kcal（0.3g）→ p.142 合計：448kcal（1.7g）	きゅうりとミックスビーンズのサラダ 259kcal（0.4g）→ p.93 合計：623kcal（1.8g）

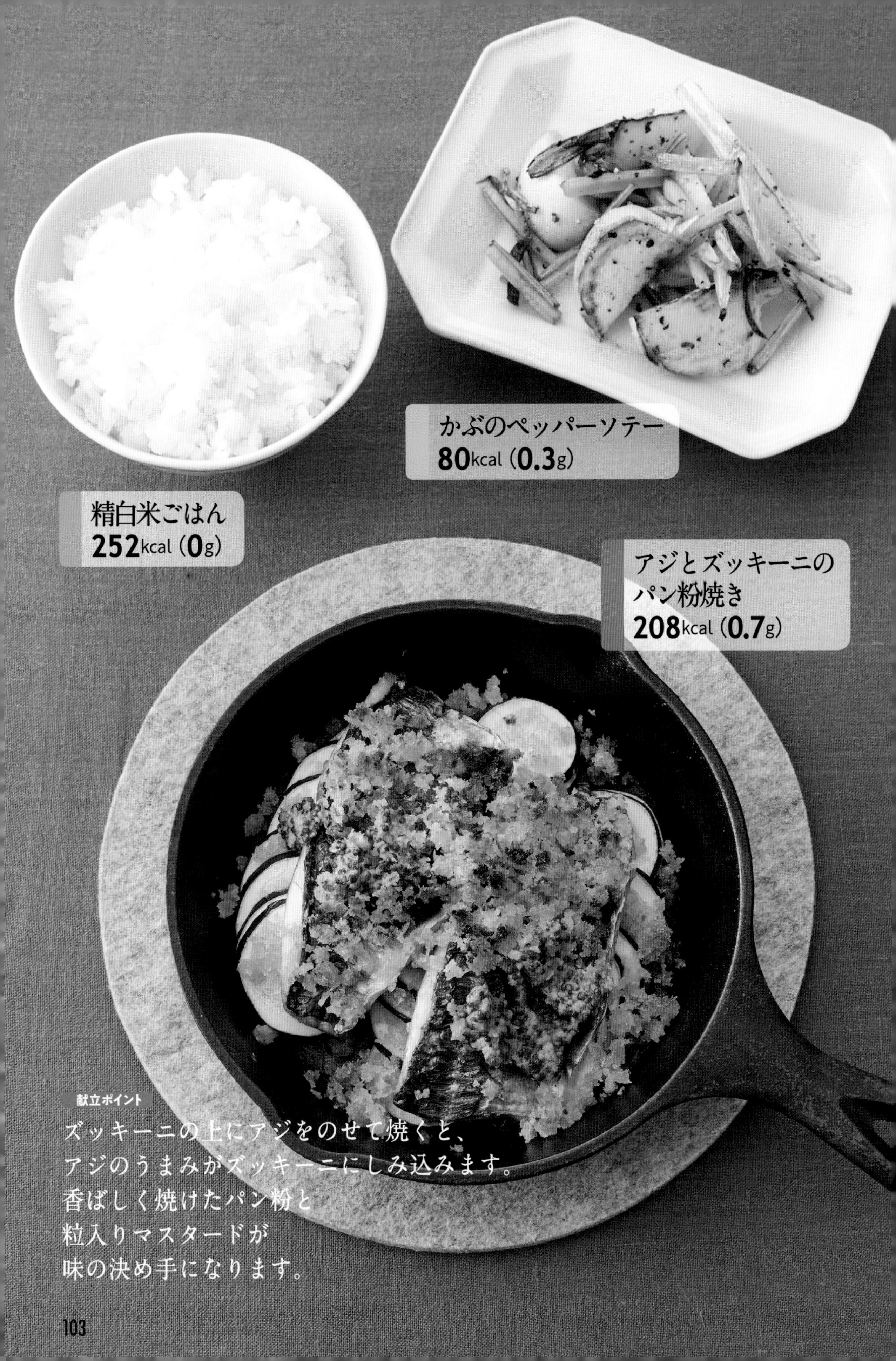

かぶのペッパーソテー
80kcal（0.3g）

精白米ごはん
252kcal（0g）

アジとズッキーニの
パン粉焼き
208kcal（0.7g）

献立ポイント

ズッキーニの上にアジをのせて焼くと、
アジのうまみがズッキーニにしみ込みます。
香ばしく焼けたパン粉と
粒入りマスタードが
味の決め手になります。

625kcal／塩分（1.3g）

白身魚のあつあつごま油がけ献立

メイン 白身魚のあつあつごま油がけ
サブ 和風ラタトゥイユ
主食 精白米ごはん

減塩テクニック
調味は魚の下塩だけ。あつあつに熱したごま油を、ジューッとかけて香りよく仕上げることで味を補います。ラタトゥイユはパプリカとトマトのうま味で味がまとまります。

白身魚のあつあつごま油がけ

材料（2人分）
- タイ……………2切れ（200g）
- 塩…………………小さじ¼
- ねぎ………………½本（50g）
- にんじん…………⅓本（45g）
- 酒……………………大さじ1
- ごま油………………大さじ2

作り方
1 タイは切り目を入れ、塩をまぶす。
2 ねぎは斜め薄切りに、にんじんはせん切りにして耐熱皿に敷き、1をのせ、酒をまわしかける。ふんわりとラップをかけ、電子レンジ（600W）で5分加熱し、そのまま5分ほどおいて蒸らす。
3 フライパンにごま油を中火で熱し、煙が出てきたら2にかける。

和風ラタトゥイユ

材料（2人分）
- なす………………1本（80g）
- 赤・黄パプリカ
  …………各¼個（各30g）
- にんにく………………½かけ
- オリーブ油…………小さじ2
- トマト水煮缶詰め
  …………½カップ（100g）
- しょうゆ……………小さじ1

作り方
1 なすはへたを切り除き、乱切りにする。パプリカは乱切りにする。にんにくはみじん切りにする。
2 フライパンにオリーブ油とにんにくを入れて中火で熱し、香りが立ってきたらなすとパプリカを加えていため、しんなりとしたらトマトの水煮、しょうゆを加え、トマトをつぶしながら水分が少なくなるまで煮る。
※よくさましてから清潔な保存容器に入れて冷蔵庫へ。2～3日保存可能。

精白米ごはん

材料（2人分）
- 精白米ごはん……………300g

一日の献立例　一日合計：**1668 kcal ／塩分（4.3 g）**

朝　にんじんとコーンのカレーいため献立　417kcal（1.6g）→p.38
＋
昼　牛肉とごぼうの柳川風丼献立　626kcal（1.4g）→p.70
＋
夕　白身魚のあつあつごま油がけ献立　625kcal（1.3g）

夕食献立例 2例

白身魚のあつあつごま油がけ 305kcal（0.9g）
精白米ごはん 252kcal（0g）

＋例❶
ブロッコリーのからしあえ
34kcal（0.6g）→p.28
合計：591kcal（1.5g）

＋例❷
大根のキムチあえ
21kcal（0.6g）→p.68
合計：578kcal（1.5g）

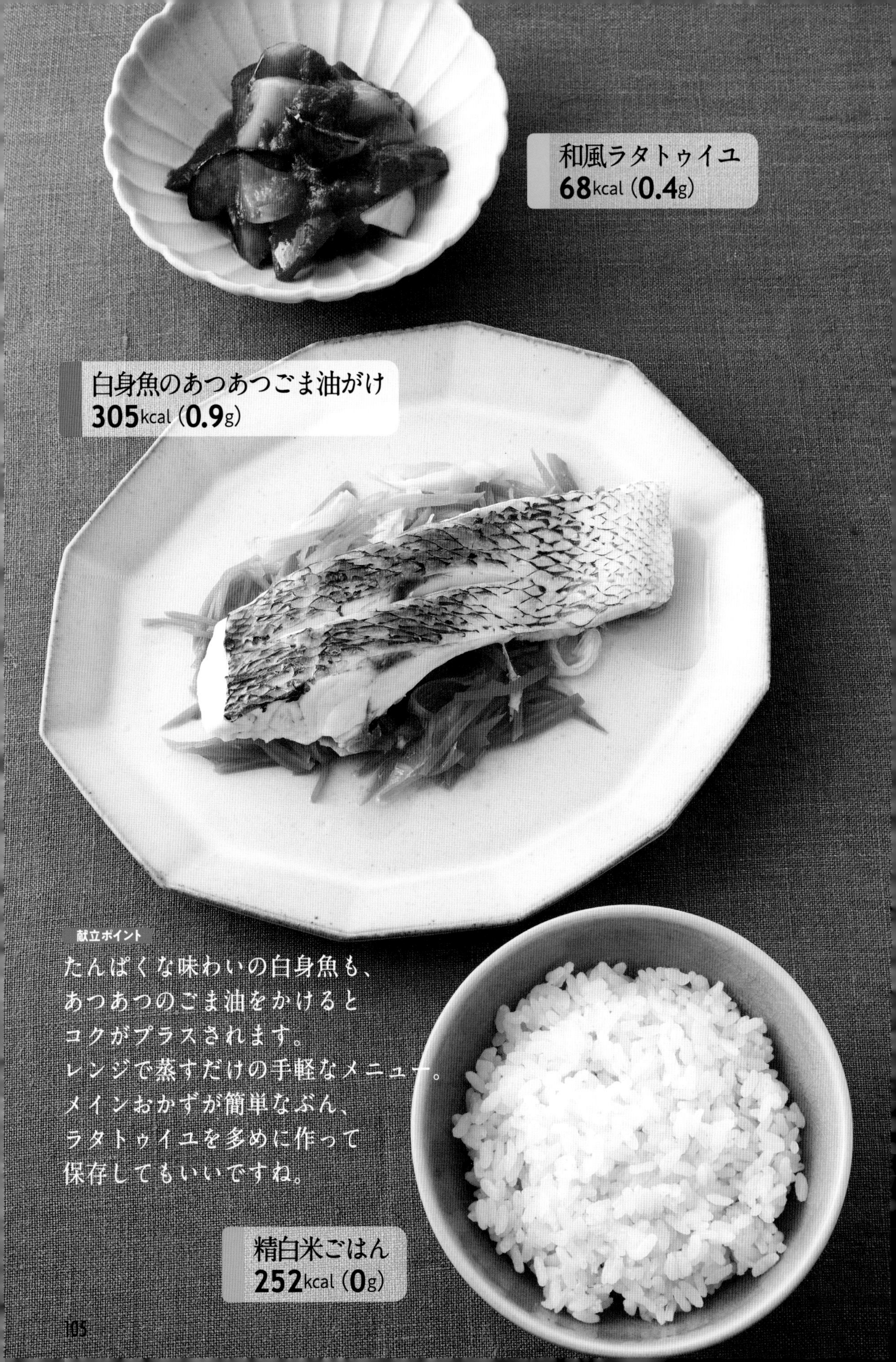

和風ラタトゥイユ
68kcal (0.4g)

白身魚のあつあつごま油がけ
305kcal (0.9g)

精白米ごはん
252kcal (0g)

献立ポイント

たんぱくな味わいの白身魚も、
あつあつのごま油をかけると
コクがプラスされます。
レンジで蒸すだけの手軽なメニュー。
メインおかずが簡単なぶん、
ラタトゥイユを多めに作って
保存してもいいですね。

545kcal／塩分（**1.0**g）

アジと海藻の蒸し物献立

メイン　アジと海藻の蒸し物
サブ　かぶのガーリックソテー
主食　精白米ごはん

減塩テクニック
脂ののったアジはうす味でもおいしいので、海藻の香りやミニトマトの酸味とうま味でいただきます。レモンも絞れば、さわやかな味わいです。サブおかずのかぶは大きめに切って食べごたえを出します。

アジと海藻の蒸し物

材料（2人分）
アジ（3枚におろしたもの）
　………………2尾分（160g）
海藻ミックス（乾）………10g
キャベツのオイルあえ
　（→ p.150）………………120g
ミニトマト………6個（60g）
水菜………………¼袋（40g）
オリーブ油…………大さじ1
レモンのくし形切り…..2切れ
塩……………ミニスプーン1
あらびきこしょう………少量

作り方
1 アジは一口大に切る。海藻ミックスはたっぷりの水に10分ほどつけて戻し、さっとすすいで水けをしっかりときる。水菜は5～6㎝長さに切る。
2 フライパンにキャベツ、水菜、海藻ミックスを敷き詰め、アジ、ミニトマトをところどころにのせる。中火にかけ、ふつふつしてきたらふたをして弱めの中火で7分ほど蒸す。
3 器に盛り、オリーブ油をまわしかけ、塩、こしょうをふる。レモンを添える。

かぶのガーリックソテー

材料（2人分）
かぶ…………大1個（100g）
a　にんにくの薄切り
　　…………2～3枚（2g）
a　赤とうがらし………… 1本
オリーブ油…………大さじ1
しょうゆ……………小さじ1

作り方
1 かぶは皮つきのまま3等分の輪切りにし、両面に格子状に細かく切り込みを入れる。
2 フライパンにオリーブ油、**a**を入れて中火で熱し、香りが立ったら**a**をとり出す。かぶを入れて片面3～4分ずつ、両面に焼き色がつくまで焼く。
3 器に盛り、しょうゆをまわしかける。

精白米ごはん

材料（2人分）
精白米ごはん……………300g

一日の献立例　　一日合計：**1610 kcal ／塩分（4.8 g）**

朝　キャベツの巣ごもり卵献立　412kcal（1.6g）
→ p.16
＋
昼　豚しゃぶそうめん献立　653kcal（2.2g）
→ p.74
＋
夕　アジと海藻の蒸し物献立　545kcal（1.0g）

夕食献立例 2例
アジと海藻の蒸し物 223kcal(0.6g)
精白米ごはん 252kcal(0g)

＋例❶
タラモサラダ
60kcal(0.7g) → p.74
合計：535kcal(1.3g)

＋例❷
ほうれん草とはんぺんのソテー
81kcal(0.7g) → p.90
合計：556kcal(1.3g)

献立ポイント

ミネラルや食物繊維が豊富な海藻類は、積極的にとりたい食品。ただし、塩分を含むことも知っておきましょう。

大きめに切ったかぶには、味がよくからむように、細かい格子状の切れ目を入れます。

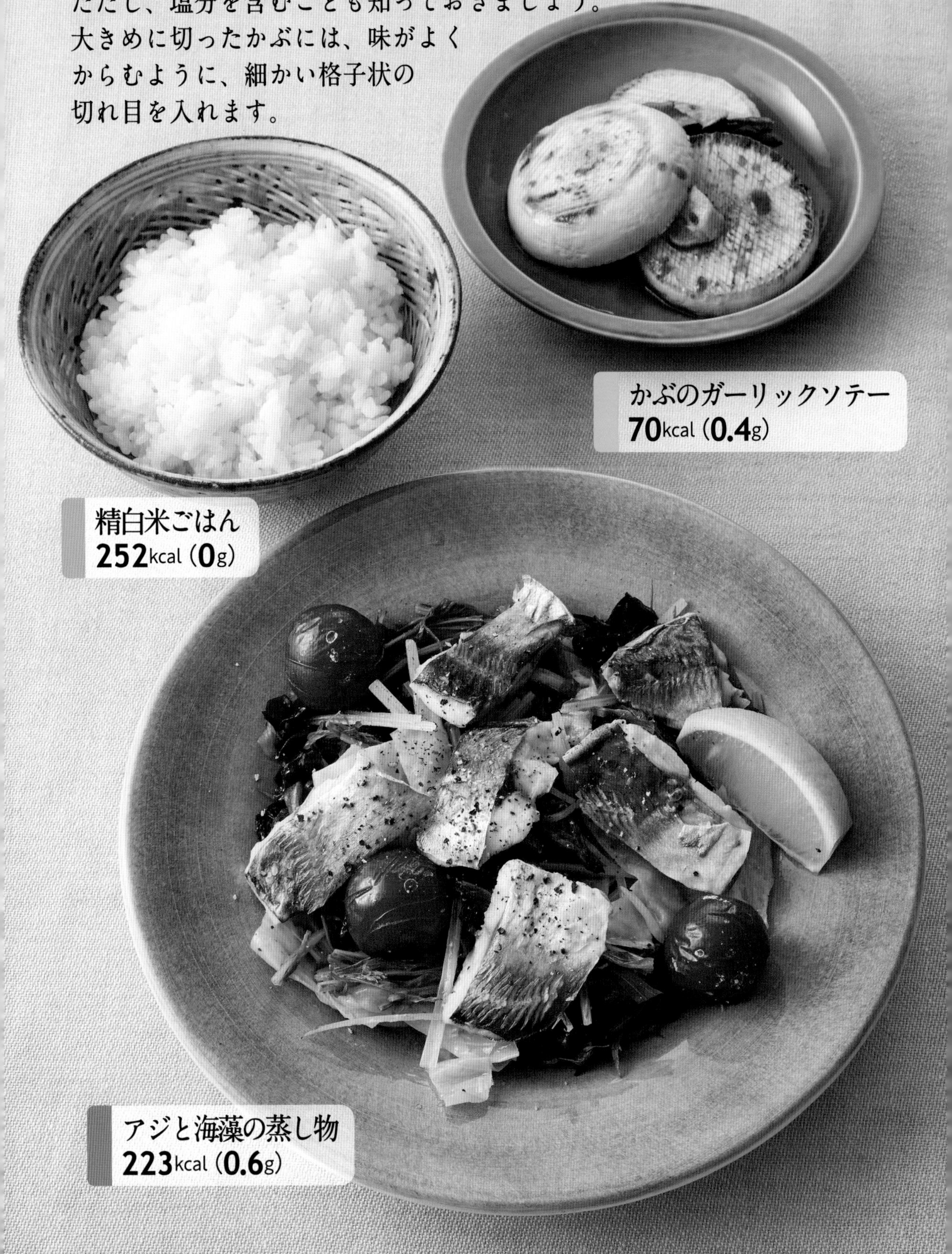

かぶのガーリックソテー
70kcal (**0.4**g)

精白米ごはん
252kcal (**0**g)

アジと海藻の蒸し物
223kcal (**0.6**g)

カジキのゆずこしょうから揚げ献立

498kcal／塩分（1.1g）

メイン カジキのゆずこしょうから揚げ
サブ ブロッコリーのタルタルソースがけ
主食 精白米ごはん

減塩テクニック
下味に酢を入れて魚のくさみを消し、しょうゆの量を控えます。ゆずこしょうとレモンをきかせれば味は充分。マヨネーズにヨーグルトを混ぜれば、減塩になるので覚えておきましょう。

カジキのゆずこしょうから揚げ

材料（2人分）
カジキ…………2切れ（200g）
a しょうゆ……小さじ1と½
　酢…………………小さじ1
　酒…………………小さじ1
かたくり粉………………適量
ししとうがらし…6本（12g）
ゆずこしょう……………1g
レモンのくし形切り…2切れ
揚げ油

作り方
1 カジキは一口大に切る。ポリ袋に**a**を合わせ、カジキを入れて5分ほどなじませる。汁けをきり、かたくり粉をまぶす。ししとうは切り込みを入れる。
2 深めのフライパンに揚げ油を2cm深さまで入れて180℃に熱し、ししとうを1分ほど揚げて、とり出す。カジキを入れて2分ほど揚げ、返してさらに2～3分揚げて火を通す。
3 器に**2**を盛り、ゆずこしょう、レモンを添える。

ブロッコリーのタルタルソースがけ

材料（2人分）
ブロッコリー‥小1株（200g）
タルタルソース
　玉ねぎのみじん切り
　　…………⅙個分（30g）
　プレーンヨーグルト
　　…………………大さじ1
　マヨネーズ………大さじ½
　塩…………ミニスプーン⅓
　こしょう………………少量

作り方
1 ブロッコリーは小房に分け、水にさっとくぐらせてから、耐熱皿に並べる。ふんわりとラップをかけ、電子レンジ（600W）で3分加熱し、そのまま1分ほどおく。ざるにあけて水けをきり、器に盛る。
2 **タルタルソース**の材料を混ぜ合わせ、**1**にかける。

精白米ごはん

材料（2人分）
精白米ごはん……………300g

塩分チェック ゆずこしょう…… 1gあたり塩分 **0.3**g

ゆずこしょうは青とうがらしを刻んで、ゆずの皮と塩を加えてすりつぶし、熟成させた調味料。ピリッとした辛さとさわやかな香りが特徴。塩分は高めなので少量使いを心がけて。

一日の献立例　　一日合計：**1613 kcal ／塩分（3.7g）**

朝
厚揚げと小松菜のレンジ蒸し献立
570kcal（1.2g）
→ p.26

＋

昼
サバ缶クッパ献立
545kcal（1.4g）
→ p.58

＋

夕
カジキのゆずこしょうから揚げ献立
498kcal（1.1g）

夕食献立例 2 例

カジキのゆずこしょうから揚げ 182kcal（0.7g）
精白米ごはん 252kcal（0g）

＋例❶
さつま芋の豆乳スープ
100kcal（0.5g）→ p.16
合計：534kcal（1.2g）

＋例❷
にんじんのカッテージチーズあえ
62kcal（0.5g）→ p.78
合計：496kcal（1.2g）

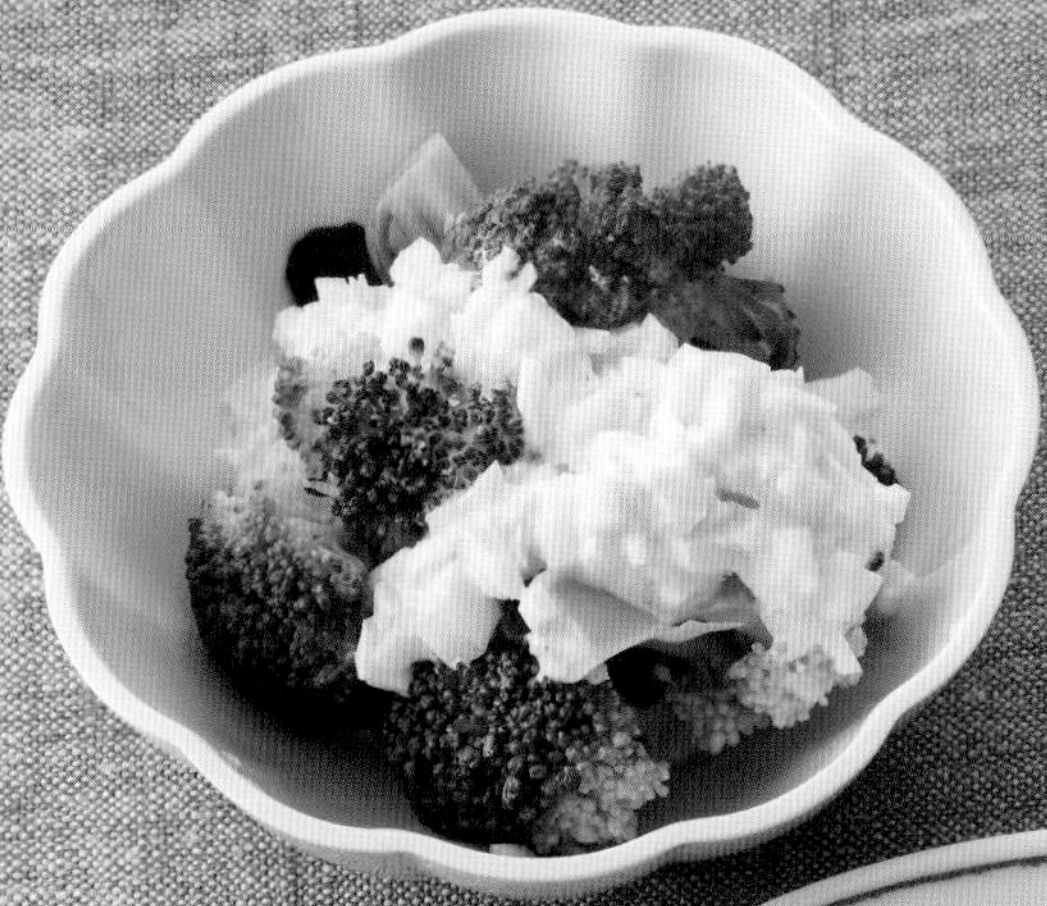

ブロッコリーの
タルタルソースがけ
64kcal (**0.4**g)

カジキの
ゆずこしょうから揚げ
182kcal (**0.7**g)

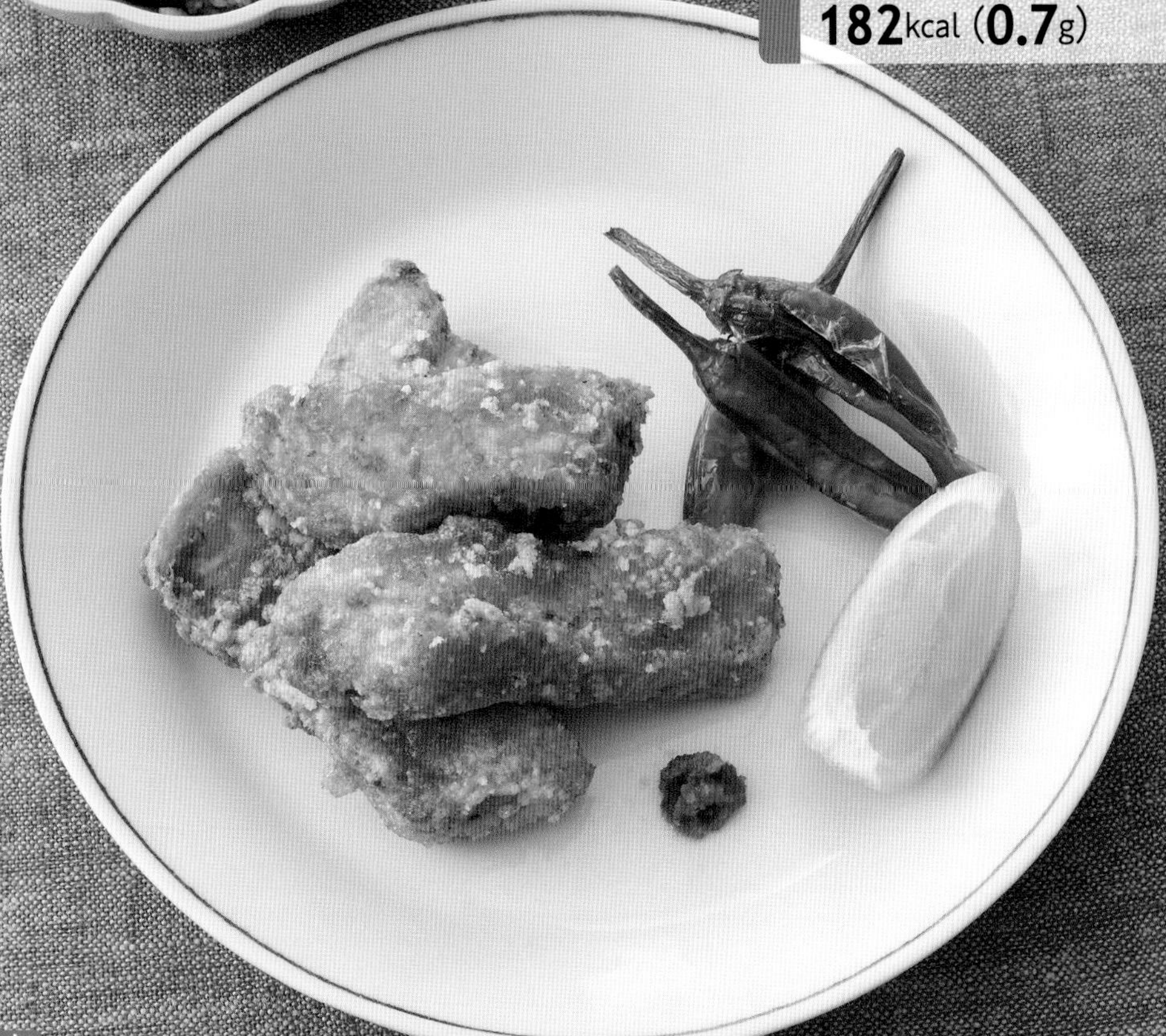

献立ポイント

揚げ物は減塩しやすいメニュー。
ゆずこしょうやレモンの
さわやかな香りを添えれば、
もの足りなさは感じません。
タルタルソースは、マヨネーズに
ヨーグルトを混ぜて
さっぱり仕上げます。

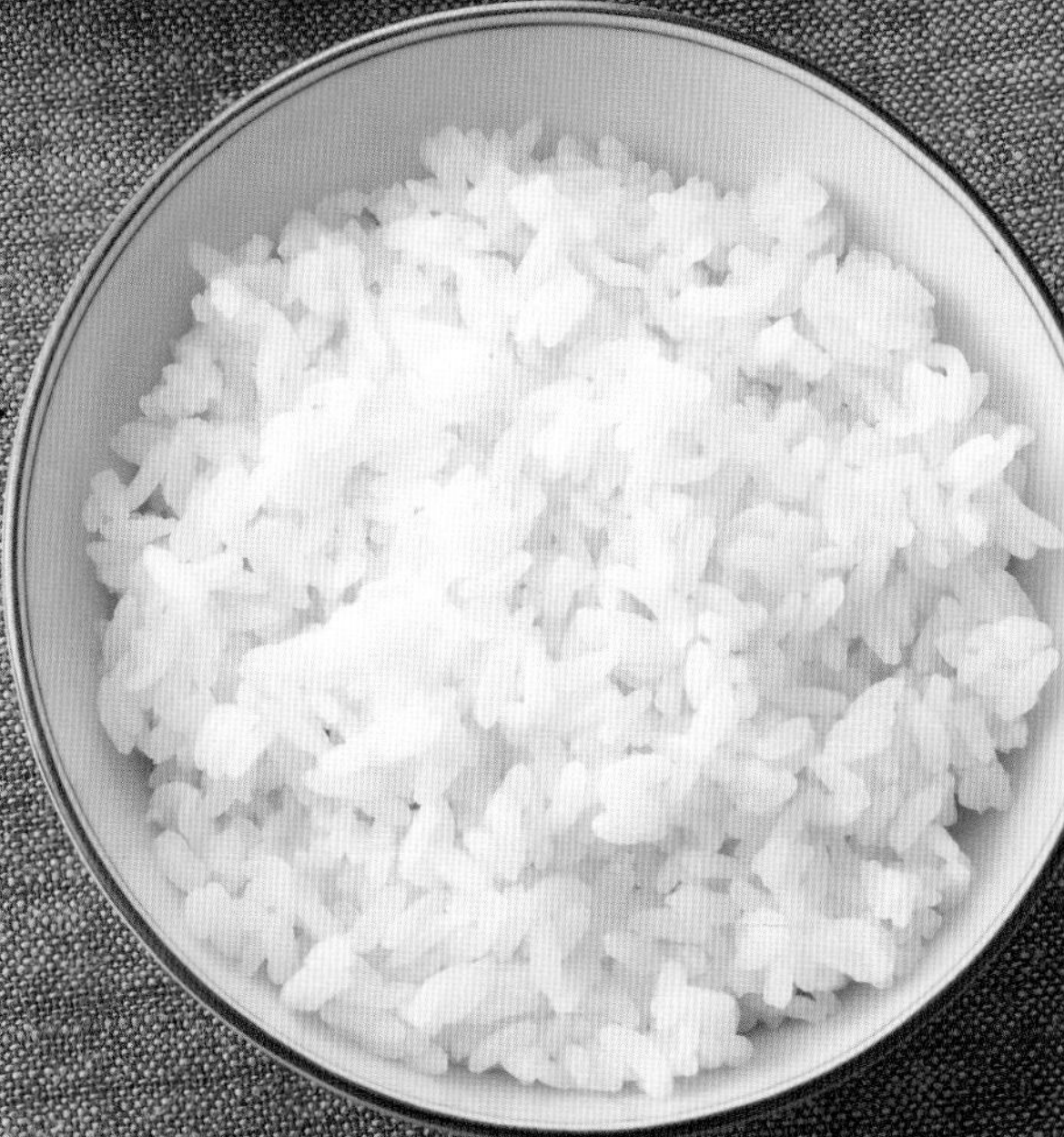

精白米ごはん
252kcal (**0**g)

543kcal／塩分（**1.7**g）

鶏肉の照り焼き献立

メイン 鶏肉の照り焼き
サブ れんこんのいためなます
主食 もち麦ごはん

減塩テクニック
照り焼きだれに、だしを加えてうま味を足せば、塩分を控えることができます。甘辛いたれと相性のよい粉ざんしょうをふるのもおすすめです。れんこんは歯ごたえを残すとおいしさが増します。

鶏肉の照り焼き

材料（2人分）
鶏もも肉…………1枚（150g）
万願寺とうがらし※…3本（60g）
a だし………………¼カップ
a しょうゆ…………大さじ½
a 酒…………………大さじ1
a 砂糖………………小さじ1
サラダ油……………小さじ1
粉ざんしょう……………適量
※ししとうがらしやピーマンでもよい。

作り方
1 鶏肉は2等分に切る。万願寺とうがらしは斜め切りにする。
2 フライパンに油を中火で熱し、鶏もも肉を並べて両面を焼いて火を通す。空いているところに万願寺とうがらしを入れ、しんなりとなるまでいためたらとり出す。
3 余分な脂をキッチンペーパーでふきとり、**a**をまわし入れ、煮詰めながら鶏肉に煮からめる。
4 鶏肉を食べやすく切って器に盛り、万願寺とうがらしを添える。粉ざんしょうをふる。

れんこんのいためなます

材料（2人分）
れんこん ………1節（140g）
にんじん…………⅓本（45g）
油揚げ……………½枚（15g）
ごま油………………小さじ1
a だし………………¼カップ
a 酢…………………大さじ1
a 砂糖………………小さじ1
a 塩…………ミニスプーン1
しょうゆ……ミニスプーン2

作り方
1 れんこん、にんじんは薄いいちょう切りにする。油揚げは短冊切りにする。
2 フライパンにごま油を中火で熱し、れんこん、にんじん、油揚げをいためる。にんじんがしんなりとなったら**a**をまわし入れ、汁けが少なくなったらしょうゆを加えてからめる。

もち麦ごはん

材料（2人分）
もち麦ごはん……………300g

一日の献立例

一日合計：**1660 kcal**／**塩分（4.6g）**

朝 ベーコンエッグ献立 453kcal（1.7g） →p.20
＋
昼 プルコギ丼献立 664kcal（1.2g） →p.72
＋
夕 鶏肉の照り焼き献立 543kcal（1.7g）

夕食献立例2例

鶏肉の照り焼き 190kcal（0.8g）
もち麦ごはん 241kcal（0g）

＋例❶
白菜と豆腐のみそ汁 51kcal（0.7g）→p.147
合計：482kcal（1.5g）

＋例❷
豆もやしの甘酢あえ 56kcal（0.6g）→p.98
合計：487kcal（1.4g）

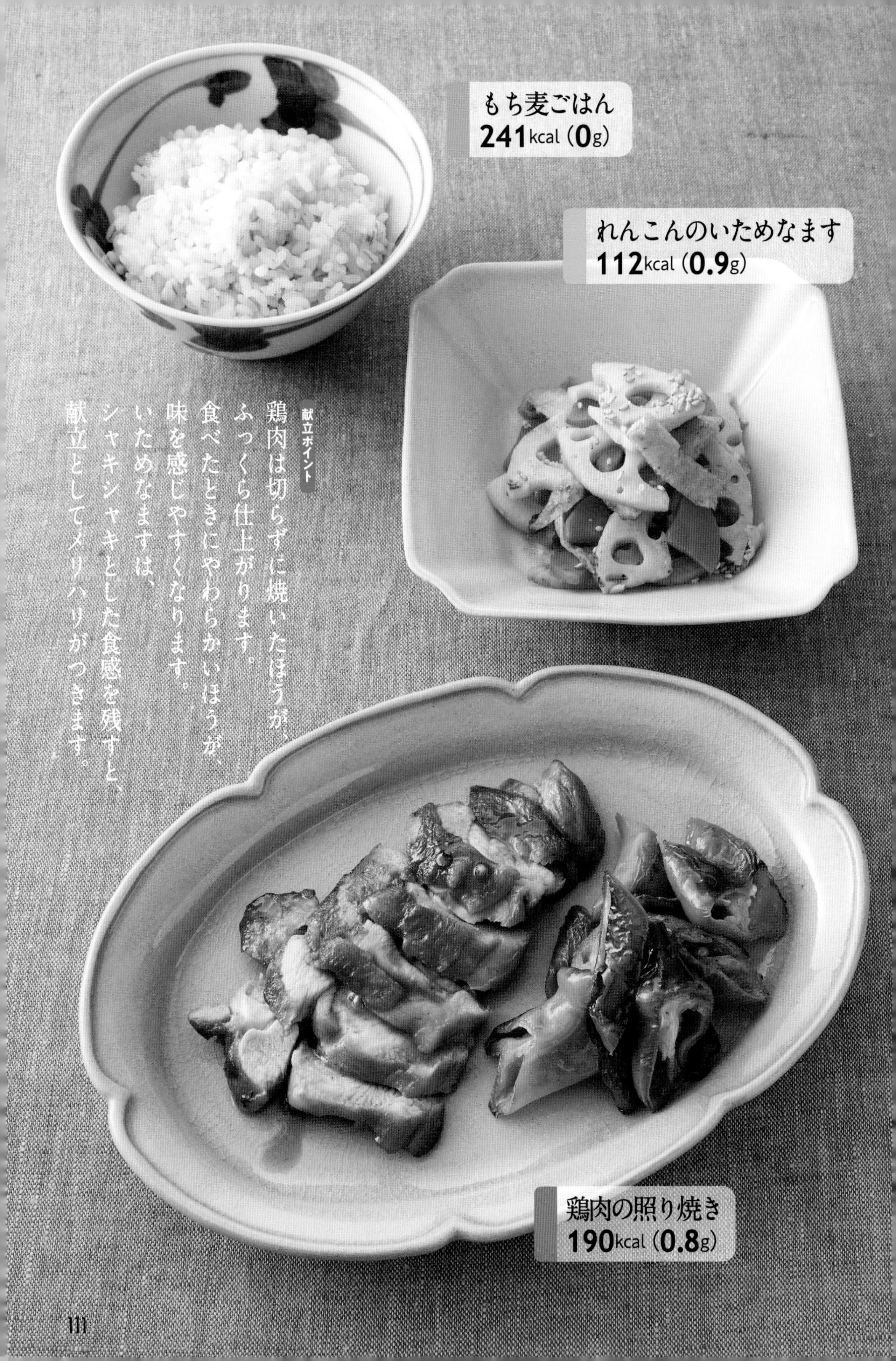

もち麦ごはん
241kcal（**0**g）

れんこんのいためなます
112kcal（**0.9**g）

献立ポイント

鶏肉は切らずに焼いたほうが、ふっくら仕上がります。食べたときにやわらかいほうが、味を感じやすくなります。
いためなますは、シャキシャキとした食感を残すと、献立としてメリハリがつきます。

鶏肉の照り焼き
190kcal（**0.8**g）

鶏肉のガーリックソテー献立

663kcal／塩分（**1.7**g）

メイン 鶏肉のガーリックソテー
サブ しめじとえのきのスープ
主食 精白米ごはん

減塩テクニック
鶏肉には下味をつけておき、余熱も使って火を通し、しっとりと仕上げます。パサパサになると味も感じにくくなるので重要なポイントです。トマトのソースはうま味たっぷりです。

鶏肉のガーリックソテー

材料（2人分）

- 鶏胸肉……大1枚（300g）
- 塩…………ミニスプーン½
- にんにくのすりおろし‥5g
- オリーブ油………大さじ½

- じゃが芋……2個（200g）
- 塩…………ミニスプーン¼
- こしょう………………少量

トマトソース

- トマト水煮缶詰め ………½カップ（100g）
- オリーブ油………大さじ1
- 砂糖…………小さじ1～½
- 塩…………ミニスプーン¾
- こしょう………………少量

作り方

1 鶏肉は塩、にんにく、オリーブ油の順にまぶし、常温に戻しておく。

2 じゃが芋は2cm角に切り、水にさらして、水けを軽くきる。耐熱皿に並べてふんわりとラップをかけ、電子レンジ（600W）で5分加熱する。水けをきっておく。

3 フライパンに**1**を皮目を下にして入れ、ふたをして弱めの中火で7～8分蒸し焼きにする。返してじゃが芋を加え、弱めの中火で7～8分焼く。鶏肉に火が通ったらとり出し、そのまま5分ほどおく。じゃが芋は表面がカリッとするまで焼き、とり出し、塩、こしょうで調味する。

4 **3**のフライパンに**トマトソース**のトマト水煮を入れて、強火で1分ほど煮詰め、残りの材料を加えて混ぜる。**3**の鶏肉を食べやすい大きさに切り、じゃが芋とともに器に盛り、**トマトソース**をかける。

しめじとえのきのスープ

材料（2人分）

- しめじ類……1パック（100g）
- えのきたけ………½袋（50g）
- a
  - 水…………1と¼カップ
  - 酒…………………大さじ½
  - スープのもと（顆粒） …………ミニスプーン1
  - 塩…………ミニスプーン1
  - こしょう………………少量

作り方

1 しめじは石づきを切り除き、ほぐす。えのきたけは石づきを切り除き、長さを3等分に切る。

2 なべに**1**と**a**を入れて中火にかけ、5分ほど煮る。

精白米ごはん

材料（2人分）

精白米ごはん……………300g

一日の献立例

一日合計：**1627 kcal**／**塩分**（**4.6 g**）

- 朝　サケのみそヨーグルト漬け焼き献立 400kcal（1.1g） →p.32
- ＋ 昼　肉豆腐丼献立 564kcal（1.8g） →p.82
- ＋ 夕　鶏肉のガーリックソテー献立 663kcal（1.7g）

夕食献立例 2 例

鶏肉のガーリックソテー 393kcal（1.0g）

＋例❶
- トースト（6枚切り） 156kcal（0.7g）
- エリンギと玉ねぎのマリネ 23kcal（0.1g）→p.66
- 合計：572kcal（1.8g）

＋例❷
- 精白米ごはん 252kcal（0g）
- レタスのスープ 10kcal（0.3g）→p.118
- 合計：655kcal（1.3g）

献立ポイント

鶏胸肉は皮をパリッと焼くと
香ばしさがプラスされ、
味わいがアップします。
スープは、きのこのうまみを生かして
あっさり味に仕上げます。
とろみもつくので、
舌に味が残ります。

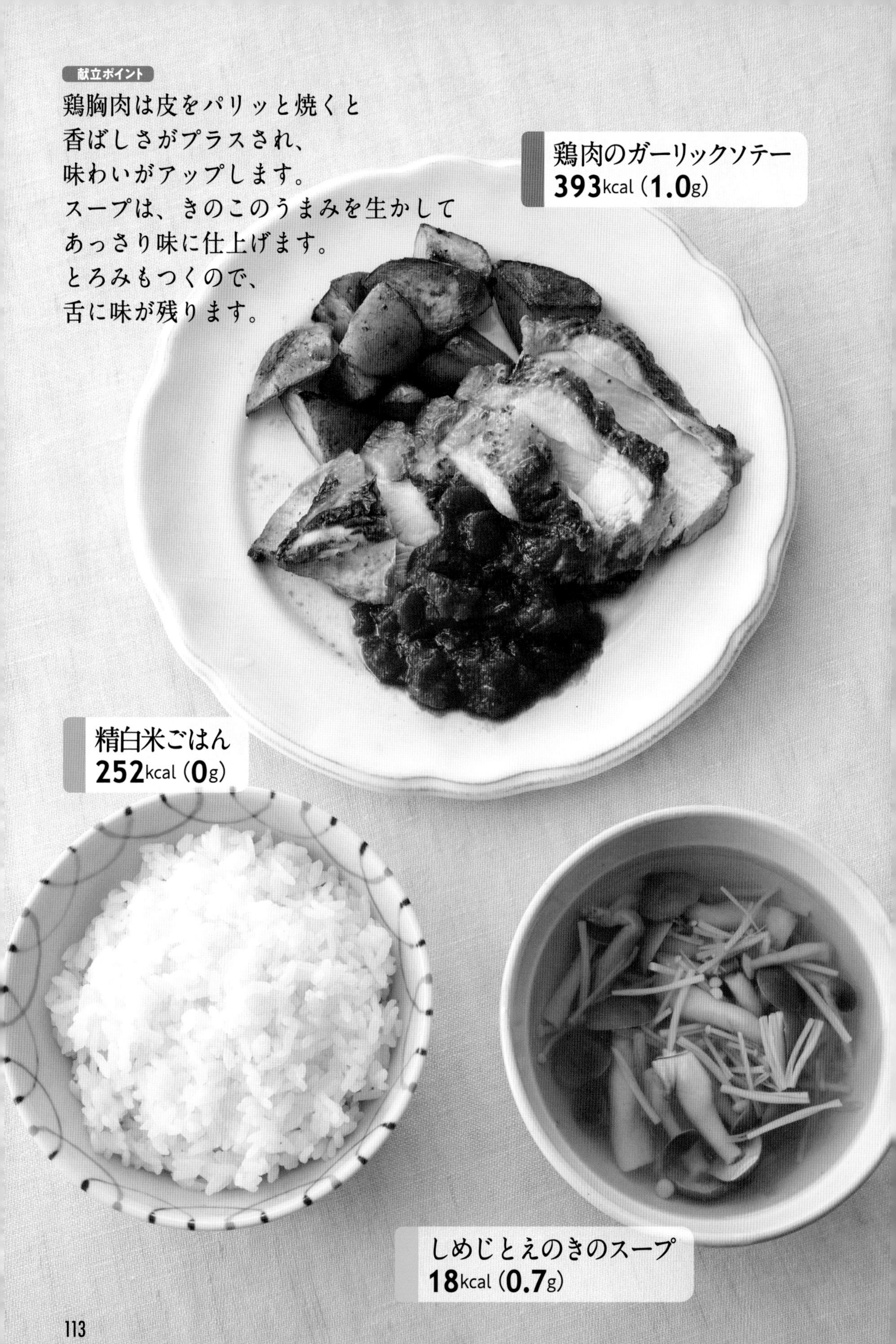

鶏肉のガーリックソテー
393kcal（**1.0**g）

精白米ごはん
252kcal（**0**g）

しめじとえのきのスープ
18kcal（**0.7**g）

614kcal／塩分（**2.0**g）

チキンのトマト煮献立

メイン　チキンのトマト煮
サブ　白菜のマスタードいため
主食　精白米ごはん

減塩テクニック
骨つきの鶏肉はうま味たっぷり。トマトやパプリカと一緒に煮込めば、少ない調味料で本格的な味わいになります。サブおかずでは、減塩に便利な粒入りマスタードを使ったいため物を紹介します。

チキンのトマト煮

材料（2人分）
- 鶏手羽中………10本（240g）
- にんにくの薄切り……………3～4枚（3g）
- 玉ねぎみじんのオイルあえ（→p.151）……………100g
- なす………………1本（70g）
- 黄パプリカ………½個（70g）
- トマト水煮缶詰め…………1カップ（200g）
- a
  - 酢…………………大さじ2
  - 砂糖………………大さじ½
  - 塩……ミニスプーン1と½
  - こしょう………………少量
- オリーブ油…………小さじ1
- ブラックオリーブ（好みで）……………………4～6個

作り方
1 鶏手羽中は関節から、縦半分に切り分ける。なすは乱切りにし、水に5分ほどさらし、ざるにあげて水けをきる。パプリカは乱切りにする。
2 なべにオリーブ油、にんにくを入れて中火で熱し、香りが立ったら玉ねぎを加えていためる。しんなりとなったら1の鶏肉を加えていため、肉の色が変わったらトマトの水煮とaを加える。水¼カップ（分量外）を加え、沸騰したら弱めの中火にし、ふたをずらして10分ほど煮る。
3 なす、パプリカ、オリーブを加えてふたをとり、さらに5分ほど煮詰めたら火を消す。

白菜のマスタードいため

材料（2人分）
- 白菜……………2枚（160g）
- にんにくのみじん切り……………………小さじ¼
- オリーブ油…………小さじ1
- a
  - 粒入りマスタード…………………大さじ½
  - 塩…………ミニスプーン1

作り方
1 白菜は5～6cm長さの細切りにする。
2 フライパンにオリーブ油、にんにくを入れて中火にかけ、香りが立ったら白菜を加えていためる。全体がなじんだらaを加えて調味する。

精白米ごはん

材料（2人分）
- 精白米ごはん……………300g

一日の献立例　　一日合計：**1640 kcal**／**塩分（4.6g）**

朝	昼	夕
サケの塩麹焼き献立 437kcal（1.4g） →p.30	＋ ねぎ塩焼き豚丼献立 589kcal（1.2g） →p.68	＋ チキンのトマト煮献立 614kcal（2.0g）

夕食献立例2例

チキンのトマト煮 323kcal（1.2g）
精白米ごはん 252kcal（0g）

＋例❶
ピーマンのきんぴら
32kcal（0.6g）→p.142
合計：607kcal（1.8g）

＋例❷
ズッキーニと玉ねぎのサラダ
28kcal（0.4g）→p.36
合計：603kcal（1.6g）

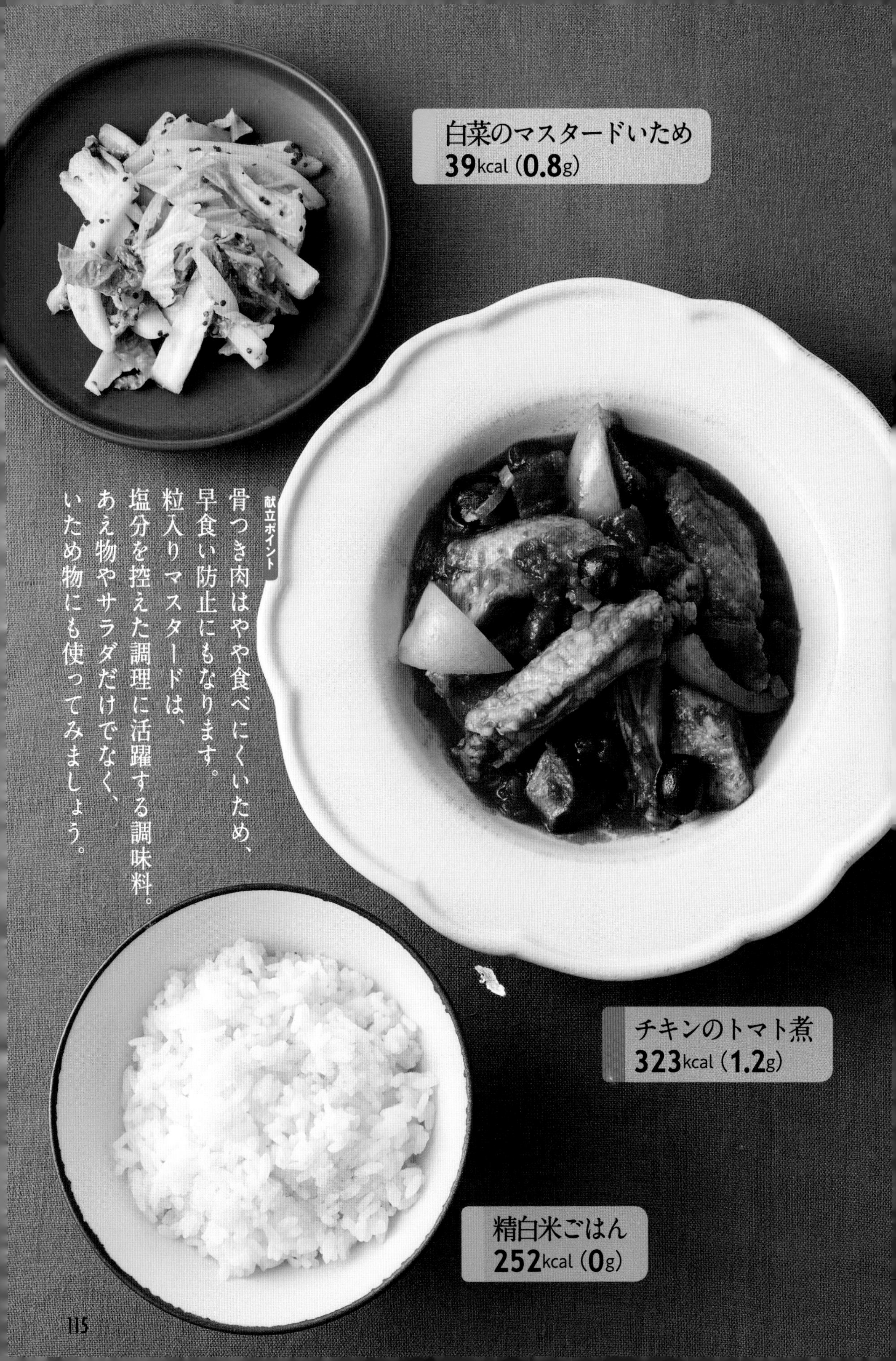

白菜のマスタードいため
39kcal（**0.8**g）

献立ポイント

骨つき肉はやや食べにくいため、早食い防止にもなります。粒入りマスタードは、塩分を控えた調理に活躍する調味料。あえ物やサラダだけでなく、いため物にも使ってみましょう。

チキンのトマト煮
323kcal（**1.2**g）

精白米ごはん
252kcal（**0**g）

719kcal／塩分（**1.9**g）

豚肉のしょうが焼き献立

メイン　豚肉のしょうが焼き

サブ　小松菜とオクラののり煮浸し

主食　精白米ごはん

減塩テクニック

しょうがをきかせ、みりんと砂糖で甘味をつけると味のバランスがよくなります。煮浸しには、のりを加えるのがポイント。煮汁を吸ったのりがからまり、野菜に味をのせてくれます。

豚肉のしょうが焼き

材料（2人分）

豚ロース薄切り肉…………………6枚（240g）
玉ねぎ…………½個（100g）
水菜……………………¼袋（50g）
黄パプリカ………⅓個（50g）
サラダ油………小さじ1と大さじ½
小麦粉………………小さじ1
a しょうがのすりおろし…………大1かけ（30g）
a しょうゆ…………大さじ1
a みりん……………大さじ1
a 酒…………………大さじ1
a 砂糖………………小さじ1

作り方

1 玉ねぎは5㎜幅のくし形に切る。水菜は4㎝長さに切る。パプリカは薄切りにする。水菜とパプリカは水にさらして、しっかり水けをきる。

2 フライパンにサラダ油小さじ1を中火で熱し、玉ねぎを2分ほどいためて、とり出す。フライパンにサラダ油大さじ½足して強火にかけ、豚肉を半量重ならないように入れて1分焼き、返してさらに1分焼く。とり出して、残りの半量も同様に焼く。

3 **2**の玉ねぎと豚肉をフライパンに戻し、小麦粉をふり入れて、30秒ほどなじませながらいためる。**a**を加えてとろみが出るまで煮からめる。器に水菜とパプリカを盛り、豚肉と玉ねぎをのせる。

オクラと小松菜ののり煮浸し

材料（2人分）

オクラ……………5本（50g）
小松菜…………⅓束（100g）
a だし………………¾カップ
a みりん……………大さじ½
a 塩………ミニスプーン½
しょうゆ……………小さじ½
焼きのり……………全型½枚

作り方

1 オクラはがくの部分をぐるりとむく。小松菜は5㎝長さに切る。

2 なべに湯を沸かし、オクラを2分ほどゆでる。さらに小松菜を加えて、1分ほどゆでたら、水にさらして、しっかり水けをきる。オクラは縦半分に切る。

3 なべに**a**を入れて中火にかけ、煮立ったら**2**を入れてさっと煮る。火を消して、しょうゆとのりをちぎり入れて、軽く混ぜて器に盛る。

精白米ごはん

材料（2人分）

精白米ごはん……………300g

一日の献立例

一日合計：**1560 kcal**／**塩分（5.2g）**

朝　貝割れ菜のスクランブルエッグ献立　435kcal（1.4g）→p.14

＋

昼　マグロ漬け丼献立　406kcal（1.9g）→p.56

＋

夕　豚肉のしょうが焼き献立　719kcal（1.9g）

夕食献立例2例

豚肉のしょうが焼き 443kcal（1.5g）
精白米ごはん 252kcal（0g）

＋例❶
小松菜としめじの青のり煮浸し
34kcal（0.7g）→p.143
合計：729kcal（2.2g）

＋例❷
なめことねぎのみそ汁
29kcal（0.7g）→p.50
合計：724kcal（2.2g）

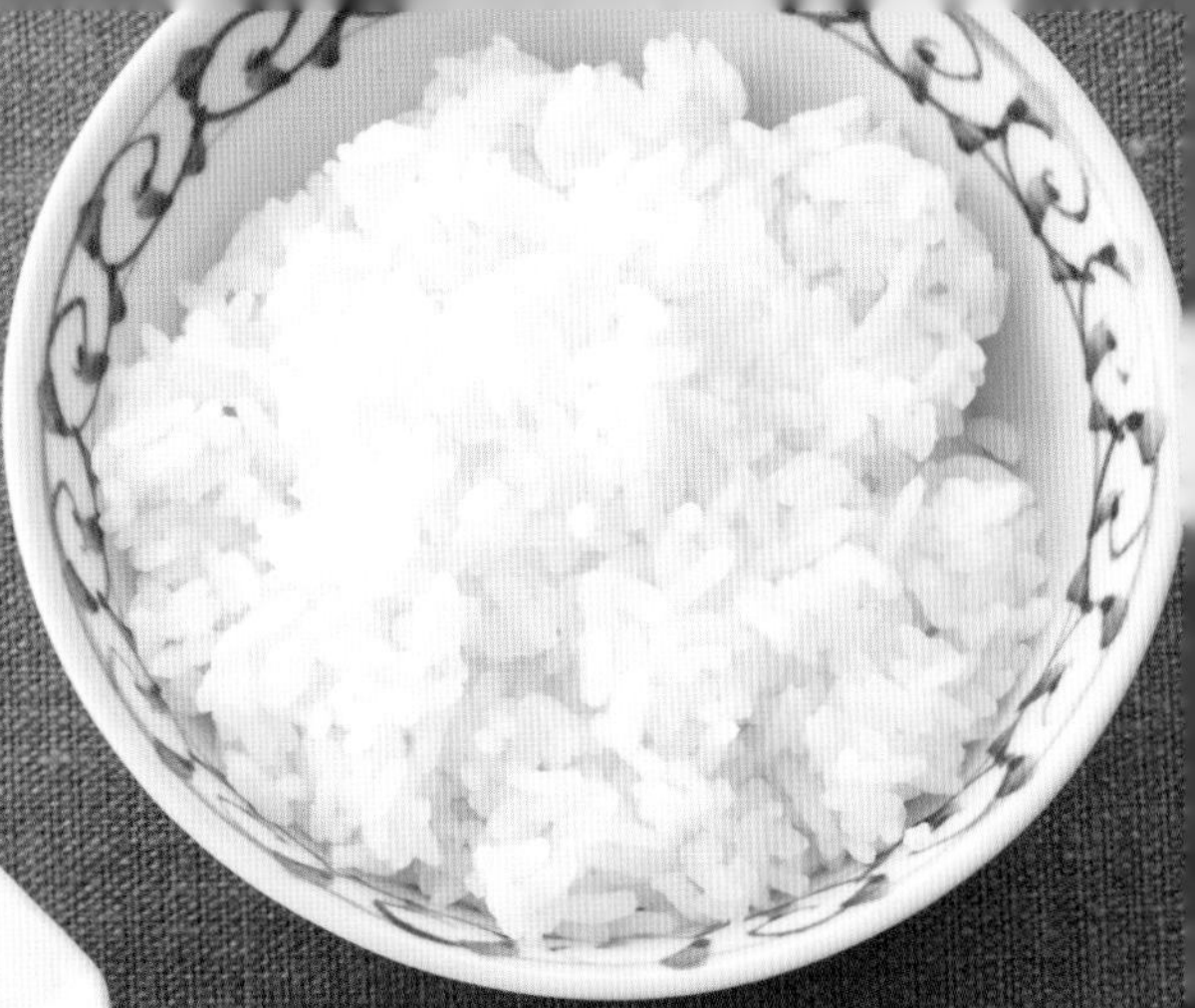

精白米ごはん
252kcal（**0**g）

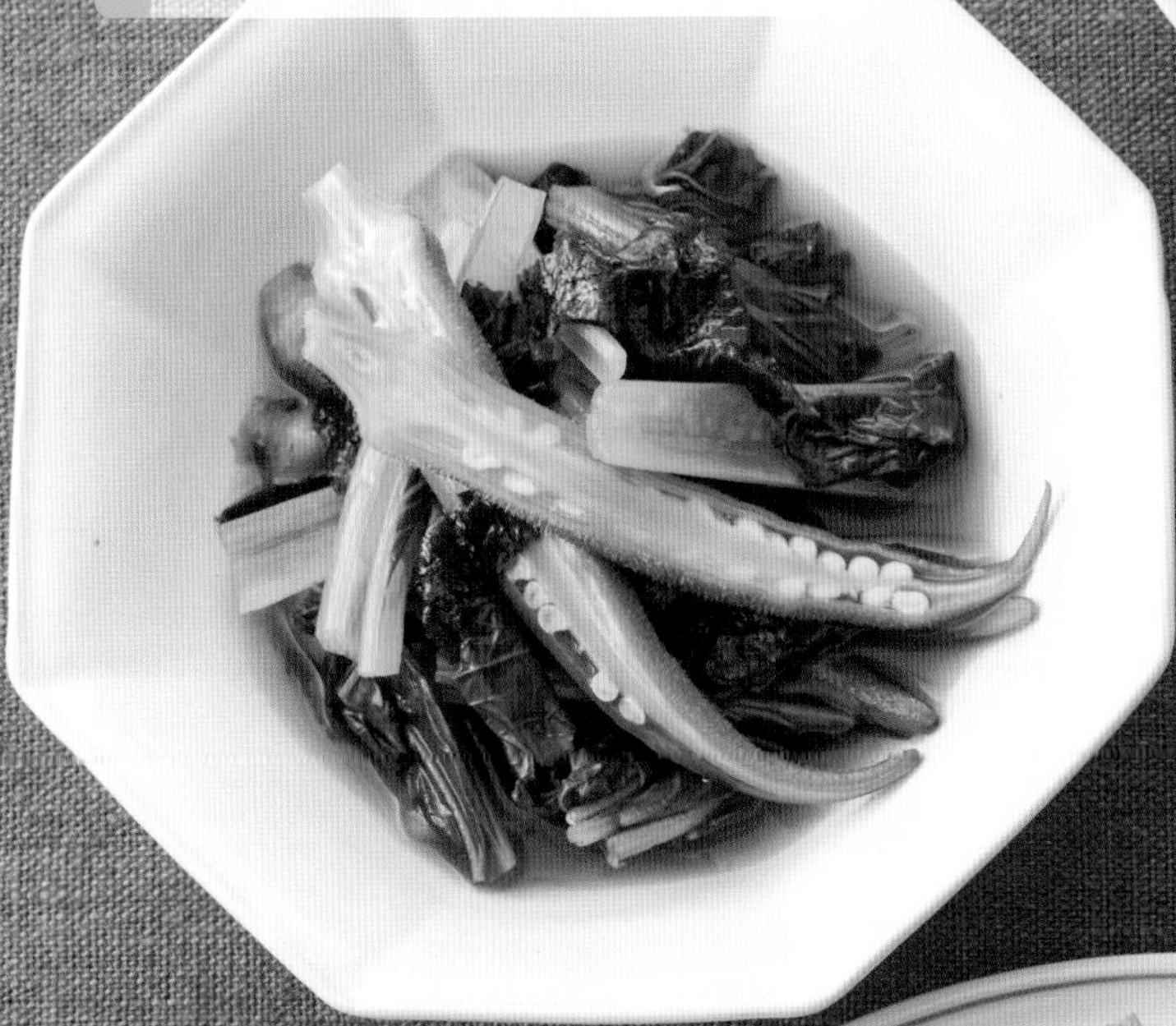

小松菜とオクラののり煮浸し
24kcal（**0.4**g）

献立ポイント

甘辛いしょうがだれを、豚肉にしっかりからめるために、小麦粉を加えていためるのもポイントです。煮浸しのオクラを切るのは、粘りを出すためです。煮汁がからみやすくなる効果があります。

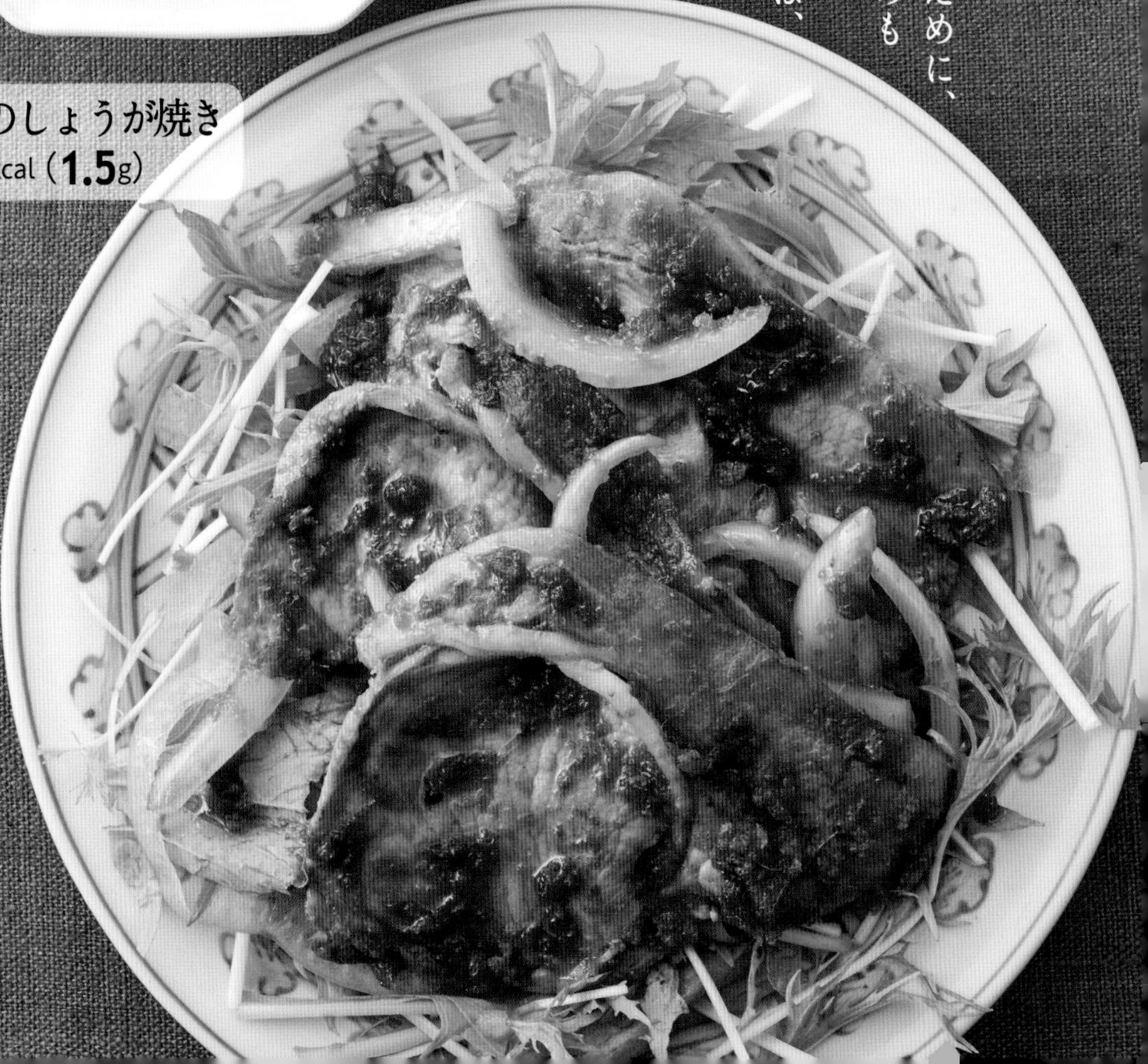

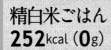

豚肉のしょうが焼き
443kcal（**1.5**g）

661kcal／塩分（1.4g）

ヒレカツ献立

メイン ヒレカツ
サブ レタスのスープ
主食 精白米ごはん

減塩テクニック
ヒレカツにかけるソースにもひとくふう。オイスターソースやはちみつを加えた、少し甘めのソースは、少量でもインパクトがあります。キャベツにもかけて一緒に食べましょう。

ヒレカツ

材料（2人分）
豚ヒレ肉…………………200g
塩…………… ミニスプーン¼
こしょう…………………少量
小麦粉………………大さじ1
a 小麦粉…………大さじ1
a 水………………大さじ1
パン粉（乾燥）………大さじ4
オリーブ油…………大さじ2
サラダ油……………大さじ1
b 中濃ソース………大さじ⅔
b 酢………………小さじ1
b オイスターソース……………小さじ1
b はちみつ…………小さじ1
キャベツのせん切り…50g分
ミニトマト…………10～12個（120g）

作り方
1 豚肉は塩とこしょうで下味をつけ、小麦粉をまぶす。**a**の材料を混ぜ合わせ、豚肉の片面に塗り、その面にパン粉をつける。**b**は混ぜる。
2 フライパンにオリーブ油とサラダ油を入れて中火で熱し、**1**のパン粉の面を下にして並べ、２分焼く。返してさらに２分焼いて火を通し、とり出してそのまま２分ほどおく。
3 器に**2**を盛り、キャベツ、へたを除いて半分に切ったトマトを添える。食べる直前に**b**をかける。

レタスのスープ

材料（2人分）
レタス…………¼玉（100g）
a 水………… 1と¼カップ
a 酒………………大さじ½
a スープのもと（顆粒）………… ミニスプーン1
a 塩………… ミニスプーン¼
a こしょう……………少量

作り方
1 なべに**a**を入れて中火にかけ、煮立ったらレタスを手でちぎり入れ、レタスがしんなりするまで煮る。

精白米ごはん

材料（2人分）
精白米ごはん……………300g

一日の献立例　　一日合計：**1658kcal／塩分（4.7g）**

朝 サバみそ納豆献立 498kcal（1.7g） →p.28
＋
昼 とろみ親子丼献立 499kcal（1.6g） →p.62
＋
夕 ヒレカツ献立 661kcal（1.4g）

夕食献立例 2例
ヒレカツ 399kcal（1.1g）
精白米ごはん 252kcal（0g）

＋例❶
しめじとえのきのスープ
18kcal（0.7g）→p.112
合計：669kcal（1.8g）

＋例❷
なすのからしじょうゆあえ
58kcal（0.6g）→p.140
合計：709kcal（1.7g）

献立ポイント

パン粉は片面にしかつけずに揚げ焼きにしたヒレカツです。
手軽に作れてヘルシーなところがメリットです。
レタスはスープにするとかさが減り、
たっぷり食べられます。

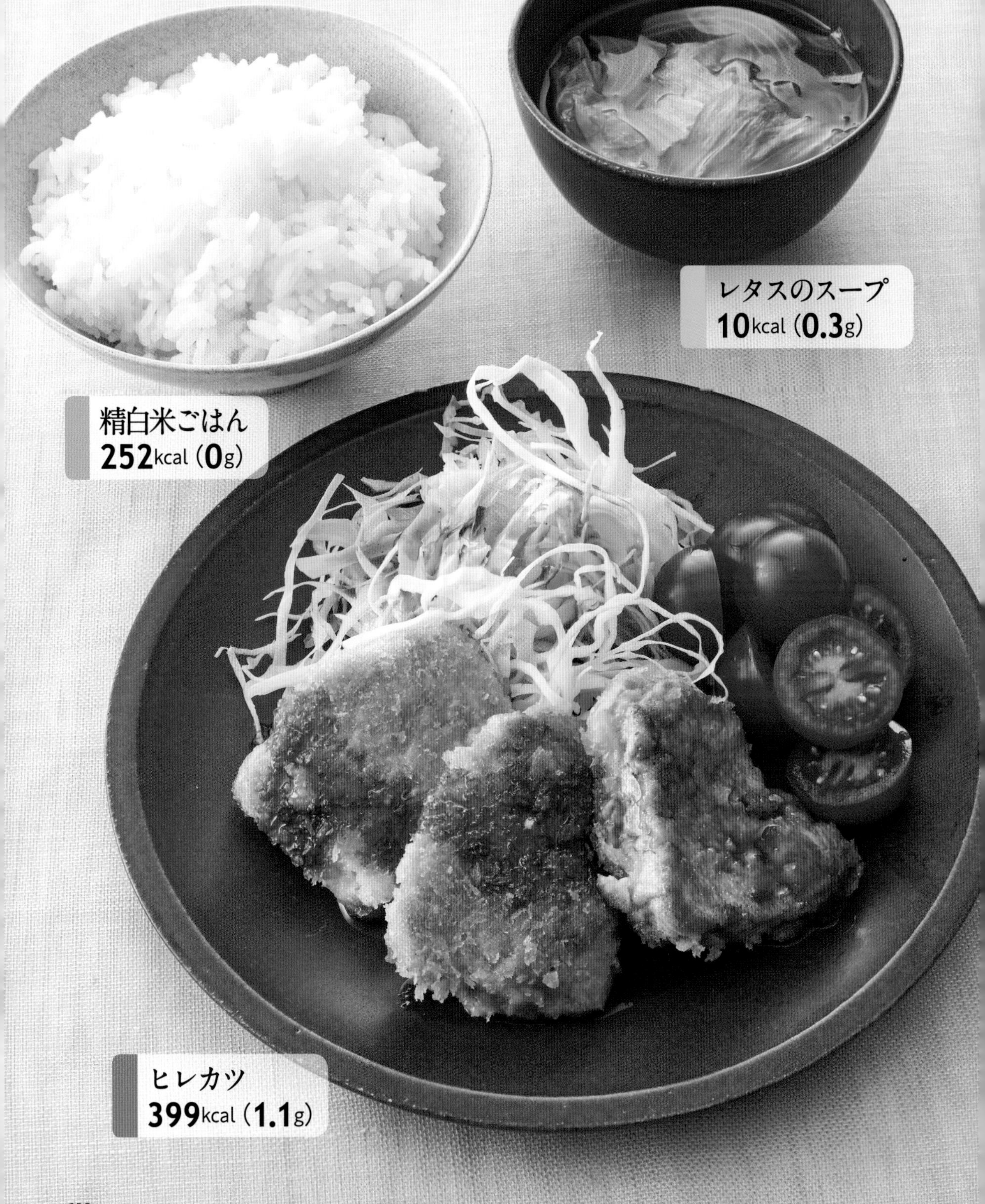

レタスのスープ
10kcal（**0.3**g）

精白米ごはん
252kcal（**0**g）

ヒレカツ
399kcal（**1.1**g）

ポークソテー おろしソース献立

591kcal／塩分（1.6g）

メイン ポークソテーおろしソース
サブ 大根とベビーリーフのサラダ
主食 精白米ごはん

減塩テクニック
塩麹《こうじ》はうま味たっぷりの便利な発酵調味料です。おろし大根は水けをよくきってから塩麹と混ぜ合わせてください。サラダにかける塩は、食べる直前に！ 余計な水けを出さないようにすれば、味が薄まることはありません。

ポークソテーおろしソース

材料（2人分）

豚肩ロース肉……2枚（160g）
a 酒……………………大さじ½
a 塩…………ミニスプーン1
グリーンアスパラガス
……………………3本（60g）
にんじん…………⅓本（50g）
ミニトマト………4個（40g）
おろし大根…………………80g
b 塩麹※……………小さじ1
b 酢…………………小さじ½
練りわさび…………小さじ1
サラダ油……………小さじ1
※9.3%塩分のものを使用。

作り方

1 豚肉は筋切りをし、aをもみ込む。アスパラガスは4cm長さに切る。にんじんは4cm長さの棒状に切る。ミニトマトは半分に切る。耐熱容器にアスパラガスとにんじんを入れ、ふんわりとラップかけて、電子レンジ（600W）で1分加熱する。
2 フライパンにサラダ油を中火で熱し、豚肉を入れて2～3分、焼き色がつくまで焼く。裏返して同様に焼いて火を通す。途中、1の野菜を空いたところに入れてソテーする。
3 おろし大根にbを加えて混ぜる。
4 器に2の豚肉と野菜を盛り合わせ、3を肉にのせる。わさびを添える。

大根とベビーリーフのサラダ

材料（2人分）

大根の砂糖漬け（→p.152）
……………………………120g
ベビーリーフ
……………1パック（40g）
アボカド…………¼個（35g）
a オリーブ油………大さじ½
a レモン汁…………大さじ½
塩……………ミニスプーン1

作り方

1 ベビーリーフは洗って水けをよくきる。アボカドは一口大に切る。
2 ボールにaを合わせ、大根の砂糖漬けと1を加えてあえる。食べる直前に塩を加えてさらにあえる。

精白米ごはん

材料（2人分）

精白米ごはん……………300g

一日の献立例　一日合計：1658kcal／塩分（4.4g）

朝 鶏ごぼうそぼろ献立 522kcal（1.4g） →p.36
＋
昼 サバ缶クッパ献立 545kcal（1.4g） →p.58
＋
夕 ポークソテーおろしソース献立 591kcal（1.6g）

夕食献立例2例

ポークソテーおろしソース 274kcal(1.0g)
精白米ごはん 252kcal(0g)

＋例❶ ほうれん草のトマトスープ 117kcal(1.0g) →p.148
合計：643kcal(2.0g)

＋例❷ ミニトマトのしそあえ 52kcal(0g) →p.72
合計：578kcal(1.0g)

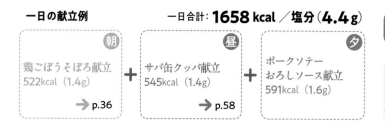

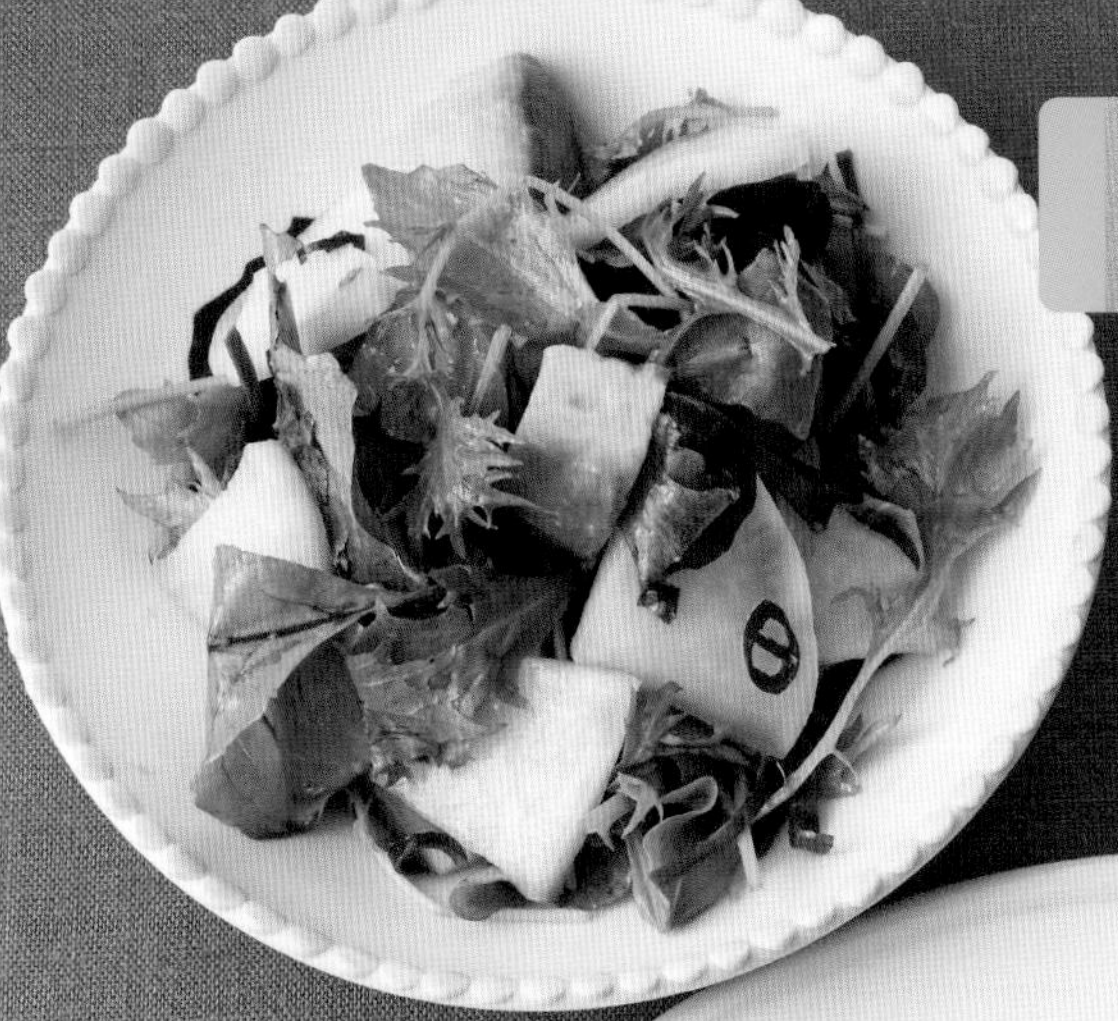

大根とベビーリーフのサラダ
65kcal（**0.6**g）

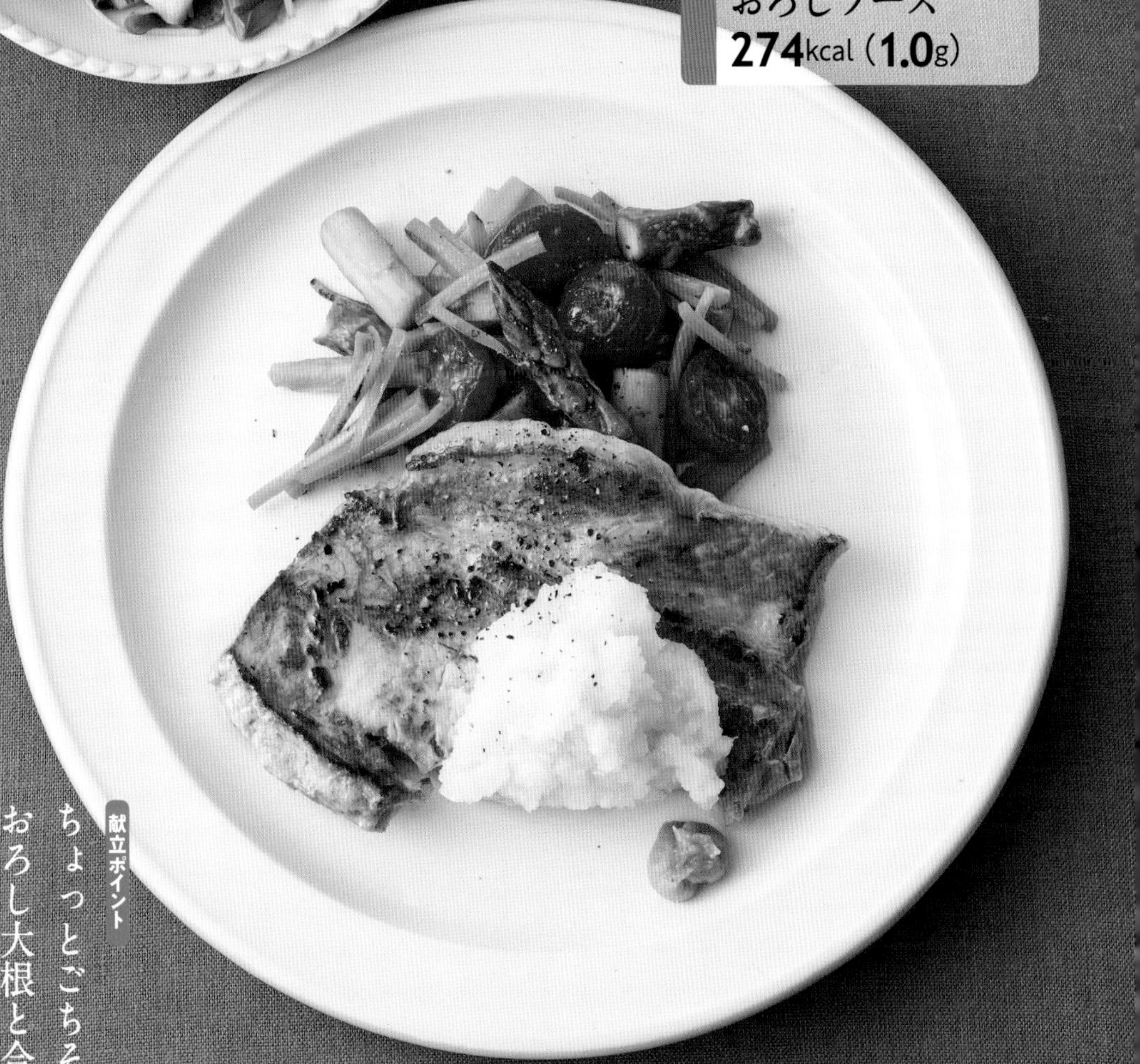

ポークソテー
おろしソース
274kcal（**1.0**g）

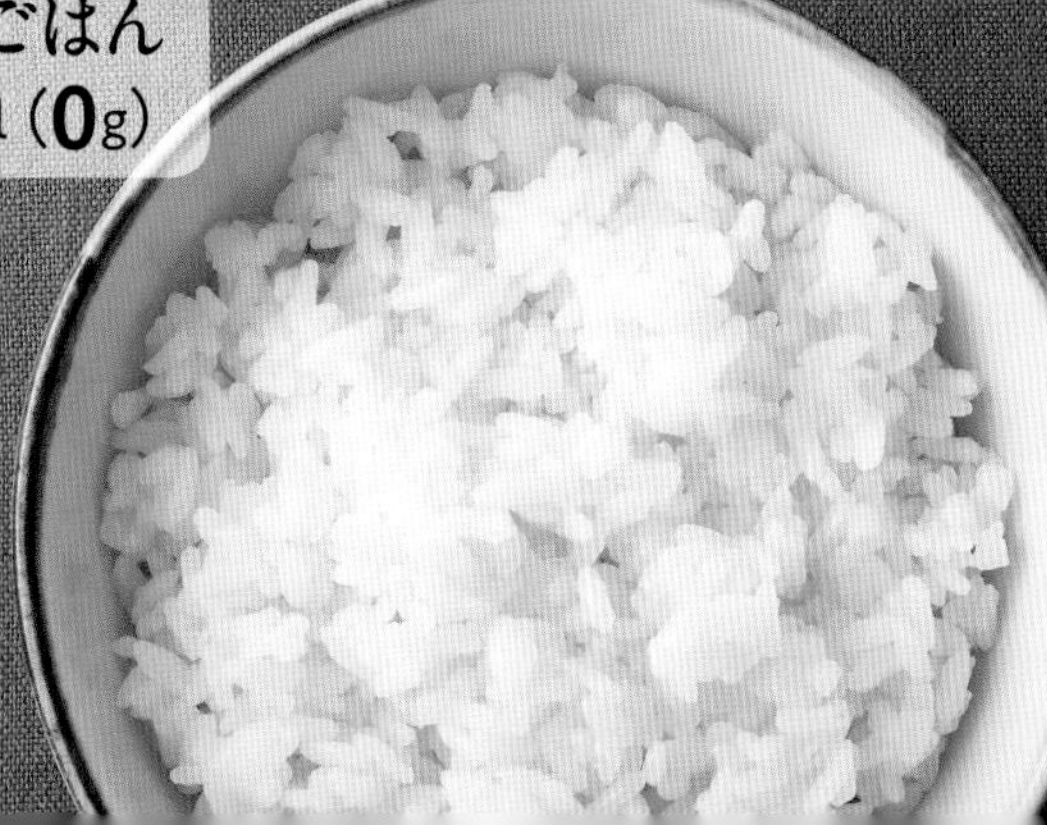

精白米ごはん
252kcal（**0**g）

献立ポイント

ちょっとごちそう気分になる献立です。おろし大根と合わせたソースは、豚肉によく合います。サブおかずには、ベビーリーフのほろ苦さを生かしたサラダをどうぞ。

酢豚献立

586kcal／塩分（**1.3**g）

メイン　酢豚
サブ　セロリとハムの中国風サラダ
主食　精白米ごはん

減塩テクニック
中国料理というと、こってりとした味つけで塩分高めなイメージがありますが、食材のうま味、甘み、酸味、香りを生かして作ると、塩分を控えてもおいしく作れます。定番の酢豚でお試しください。

酢豚

材料（2人分）

豚こま切れ肉……………120g
a
- にんにくのすりおろし…………小さじ¼
- 酒…………大さじ½
- 塩…………ミニスプーン⅕
- こしょう…………少量

かたくり粉…………大さじ½
玉ねぎ…………小½個（80g）
ピーマン…………1個（25g）
ゆで竹の子…………80g
ごま油…………大さじ1
b
- 水…………½カップ
- 顆粒鶏がらだし…小さじ½
- トマトケチャップ…………大さじ2
- 砂糖…………大さじ1
- 酢…………小さじ1～2

水どきかたくり粉
- 水…………大さじ1
- かたくり粉………大さじ½

作り方

1 豚肉は**a**をもみ込み、8等分にして丸め、かたくり粉をまぶす。玉ねぎ、ピーマン、竹の子は乱切りにする。**b**は合わせておく。
2 フライパンにごま油の半量を中火で熱し、豚肉を入れる。焼き色がついたら裏返し、同様に焼いてとり出す。
3 同じフライパンに残りのごま油を加えて中火で熱し、**1**の野菜をいためる。野菜がしんなりとなったら**b**を加え、ふつふつしてきたら豚肉を加える。再びふつふつしてきたらふたをずらしてのせ、2分ほど煮る。
3 **水どきかたくり粉**をまわし入れ、とろみがつくまで煮る。

セロリとハムの中国風サラダ

材料（2人分）

セロリ…………1本（100g）
ハム…………1枚（10g）
ごま油…………小さじ1
酢…………小さじ1

作り方

1 セロリは斜め薄切りにする。ハムは半分に切ってから細切りにする。
2 フライパンにごま油を中火で熱し、セロリをいためる。しんなりとなったらボールにとり出し、あら熱をとる。
3 **2**にハム、酢を加えてあえる。

精白米ごはん

材料（2人分）

精白米ごはん…………300g

一日の献立例　　一日合計：**1612 kcal／塩分（4.5 g）**

朝		昼		夕
サワラの幽庵焼き献立 503kcal（1.1g） →p.34	＋	タコとキャベツのスパゲティ献立 523kcal（2.1g） →p.76	＋	酢豚献立 586kcal（1.3g）

夕食献立例2例

酢豚 297kcal(1.1g)
精白米ごはん 252kcal(0g)

＋例❶	＋例❷
温野菜のねぎツナオイル 81kcal(0.6g)→p.144	白菜とホタテのクリーミースープ 89kcal(0.7g)→p.149
合計：630kcal(1.7g)	合計：638kcal(1.8g)

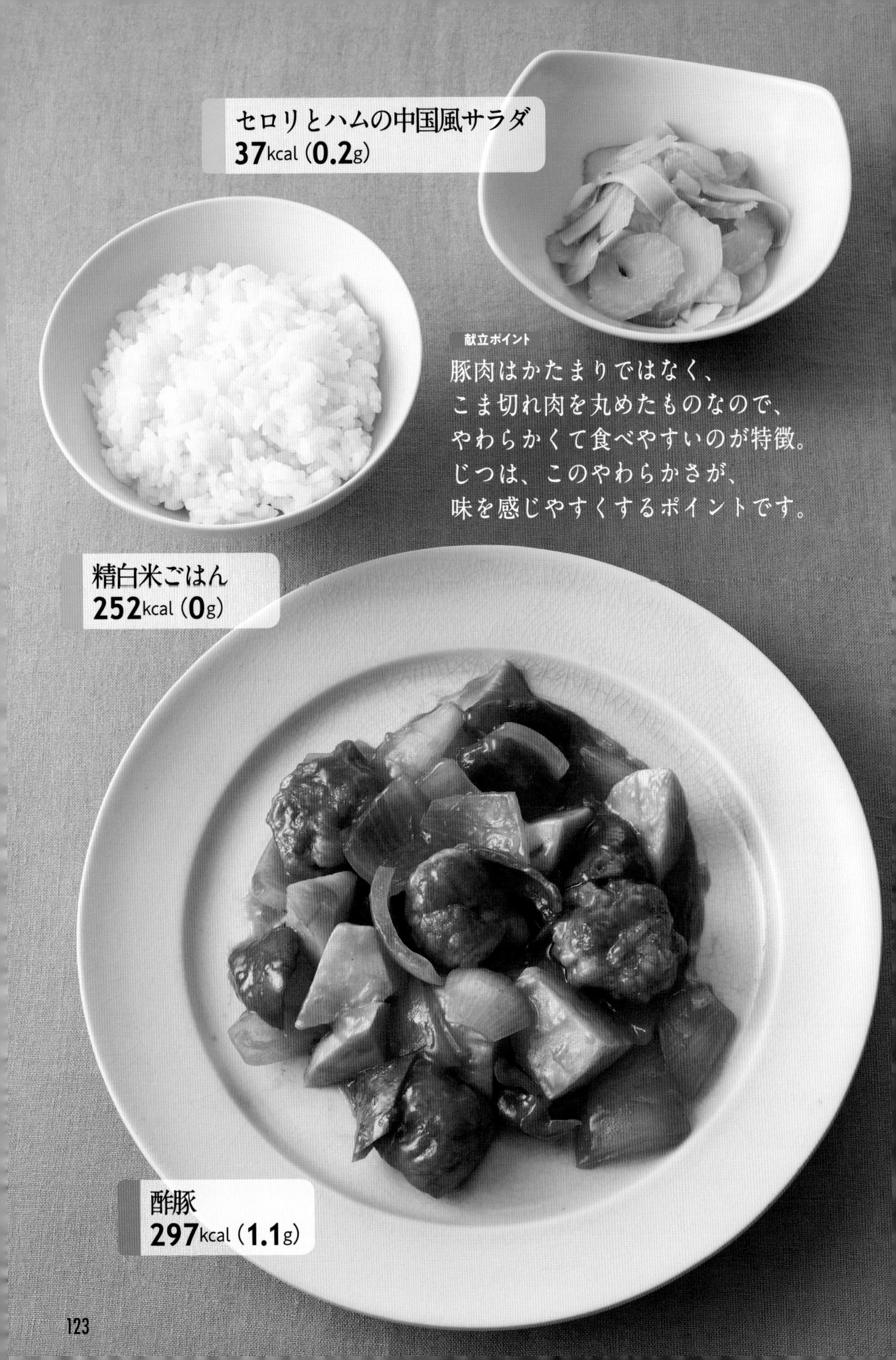

セロリとハムの中国風サラダ
37kcal（**0.2**g）

献立ポイント

豚肉はかたまりではなく、
こま切れ肉を丸めたものなので、
やわらかくて食べやすいのが特徴。
じつは、このやわらかさが、
味を感じやすくするポイントです。

精白米ごはん
252kcal（**0**g）

酢豚
297kcal（**1.1**g）

638kcal／塩分（**1.0**g）

牛しゃぶの三つ葉おろしあえ献立

メイン　牛しゃぶの三つ葉おろしあえ
サブ　かぼちゃのゆずこしょういため
主食　精白米ごはん

減塩テクニック
しゃぶしゃぶはつけだれをつけすぎて塩分過多になりやすいメニューです。それなら最初からかけておきましょう。香りのよい三つ葉と組み合わせ、おろし大根でさっぱりといただきます。

牛しゃぶの三つ葉おろしあえ

材料（2人分）
牛しゃぶしゃぶ用肉……150g
三つ葉……………½袋（20g）
おろし大根…………½カップ
ポン酢しょうゆ……大さじ1

作り方
1 三つ葉はざくざくと切る。おろし大根は軽く水けをきる。
2 なべに熱湯を沸かし、牛肉をさっとゆでてざるにあげ、湯をきる。
3 ボールにすべての材料を合わせてあえる。

かぼちゃのゆずこしょういため

材料（2人分）
かぼちゃ…………⅛個（150g）
サラダ油……………大さじ1
ゆずこしょう…………小さじ¼
酒……………………大さじ1

作り方
1 かぼちゃは薄いいちょう切りにする。
2 フライパンにサラダ油を中火で熱し、かぼちゃを3～5分いためる。火が通ったらゆずこしょう、酒を加えてからめる。

精白米ごはん

材料（2人分）
精白米ごはん……………300g

塩分チェック
ポン酢しょうゆ‥‥　大さじ1（18g）あたり塩分**1.1**g
ごまだれ‥‥　大さじ1（18g）あたり塩分**0.8**g

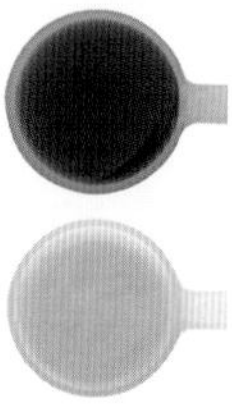

しゃぶしゃぶのつけだれは、湯で薄めながら無意識に量をとってしまいがち。塩分量を知り、適量を守って使いましょう。

一日の献立例　　一日合計：**1530 kcal**／塩分（**4.8 g**）

朝　蒸し鶏とセロリのサラダ献立　431kcal（1.9g）→p.40
＋
昼　イカ焼きうどん献立　461kcal（1.9g）→p.60
＋
夕　牛しゃぶの三つ葉おろしあえ献立　638kcal（1.0g）

夕食献立例2例

牛しゃぶの三つ葉おろしあえ 254kcal（0.8g）
精白米ごはん 252kcal（0g）

＋例❶
根菜汁
48kcal（0.6g）→p.146
合計：554kcal（1.4g）

＋例❷
にんじんのごまヨーグルトサラダ
27kcal（0.3g）→p.20
合計：533kcal（1.1g）

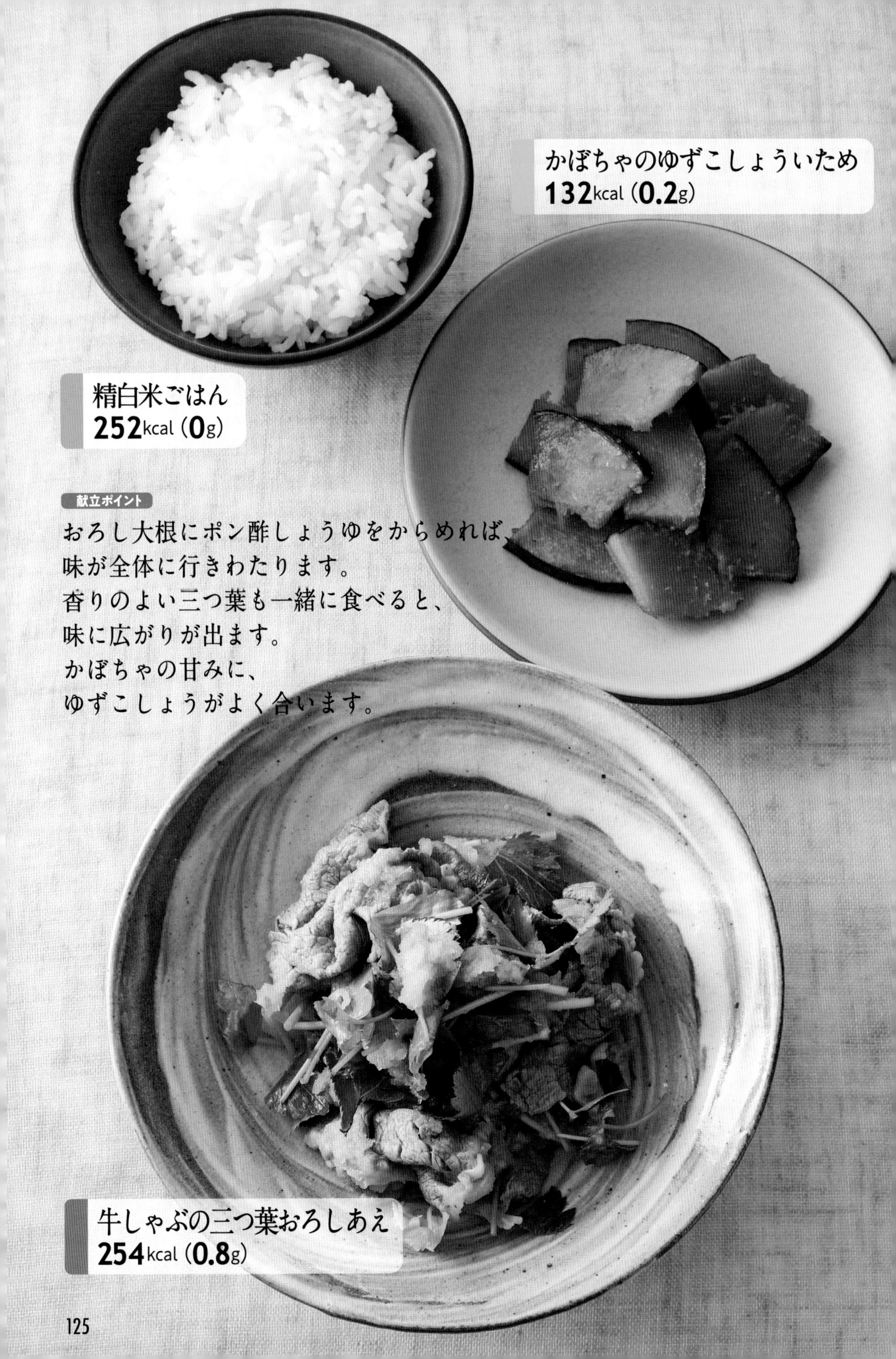

かぼちゃのゆずこしょういため
132kcal（**0.2**g）

精白米ごはん
252kcal（**0**g）

献立ポイント

おろし大根にポン酢しょうゆをからめれば、
味が全体に行きわたります。
香りのよい三つ葉も一緒に食べると、
味に広がりが出ます。
かぼちゃの甘みに、
ゆずこしょうがよく合います。

牛しゃぶの三つ葉おろしあえ
254kcal（**0.8**g）

822kcal／塩分（**1.4**g）

牛肉のサラダ仕立て献立

メイン　牛肉のサラダ仕立て

サブ　里芋のサラダ

主食　精白米ごはん

減塩テクニック

牛肉は下味の汁とともに焼き、肉汁ごと野菜とあえるのがポイント。野菜の香りも生かして、レモン汁で味つけます。里芋のサラダは、マヨネーズにすりごまを合わせてコクをプラスすると、うす味と感じさせません。

牛肉のサラダ仕立て

材料（2人分）

牛バラ肉焼き肉用……………150g

a
- しょうが汁………小さじ1
- にんにくのすりおろし…………………小さじ¼
- しょうゆ…………小さじ2
- みりん……………小さじ2

サラダ油……………小さじ1

レタス……………2枚（80g）

小ねぎ………2～3本（10g）

きゅうり…………½本（50g）

青じそ………3～4枚（2g）

b
- サラダ油…………大さじ½
- レモン汁…………小さじ1

作り方

1 牛肉は**a**をもみ込み5分ほどおく。

2 フライパンにサラダ油を中火で熱し、**1**を両面焼き色がつくまで焼き、とり出す。

3 レタスは細切りに、小ねぎは4cm長さに切る。きゅうりは縦半分に切り、ななめ薄切りにする。青じそはせん切りにする。野菜を合わせて冷水に5分ほどさらし、しっかりと水けをきる。

4 ボールに**b**を合わせ、**3**、**2**の順に加えてあえる。

里芋のサラダ

材料（2人分）

里芋…………2～3個（160g）

くるみ…………………………20g

a
- すり白ごま………小さじ1
- マヨネーズ………大さじ1
- 塩…………ミニスプーン½

作り方

1 里芋は洗ってキッチンペーパーで包み、さっと濡らしてさらにラップで包む。電子レンジ（600W）で3分～3分30秒加熱する。あら熱がとれたらボールに入れ、つぶす。

2 くるみはトースターで2～3分ほど焼き、あらいみじん切りにして**1**に加える。**a**も加えてよく混ぜる。

精白米ごはん

材料（2人分）

精白米ごはん……………300g

一日の献立例

一日合計：**1662 kcal**／塩分（**4.5 g**）

朝　キャベツの巣ごもり卵献立　412kcal（1.6g）→p.16

＋

昼　鶏そぼろ丼献立　428kcal（1.5g）→p.64

＋

夕　牛肉のサラダ仕立て献立　822kcal（1.4g）

夕食献立例 2例

牛肉のサラダ仕立て 362kcal（1.0g）
精白米ごはん 252kcal（0g）

＋例❶
ポテトポタージュ
107kcal（0.5g）→p.53
合計：721kcal（1.5g）

＋例❷
れんこんとこんにゃくの塩麹いため
64kcal（0.3g）→p.82
合計：678kcal（1.3g）

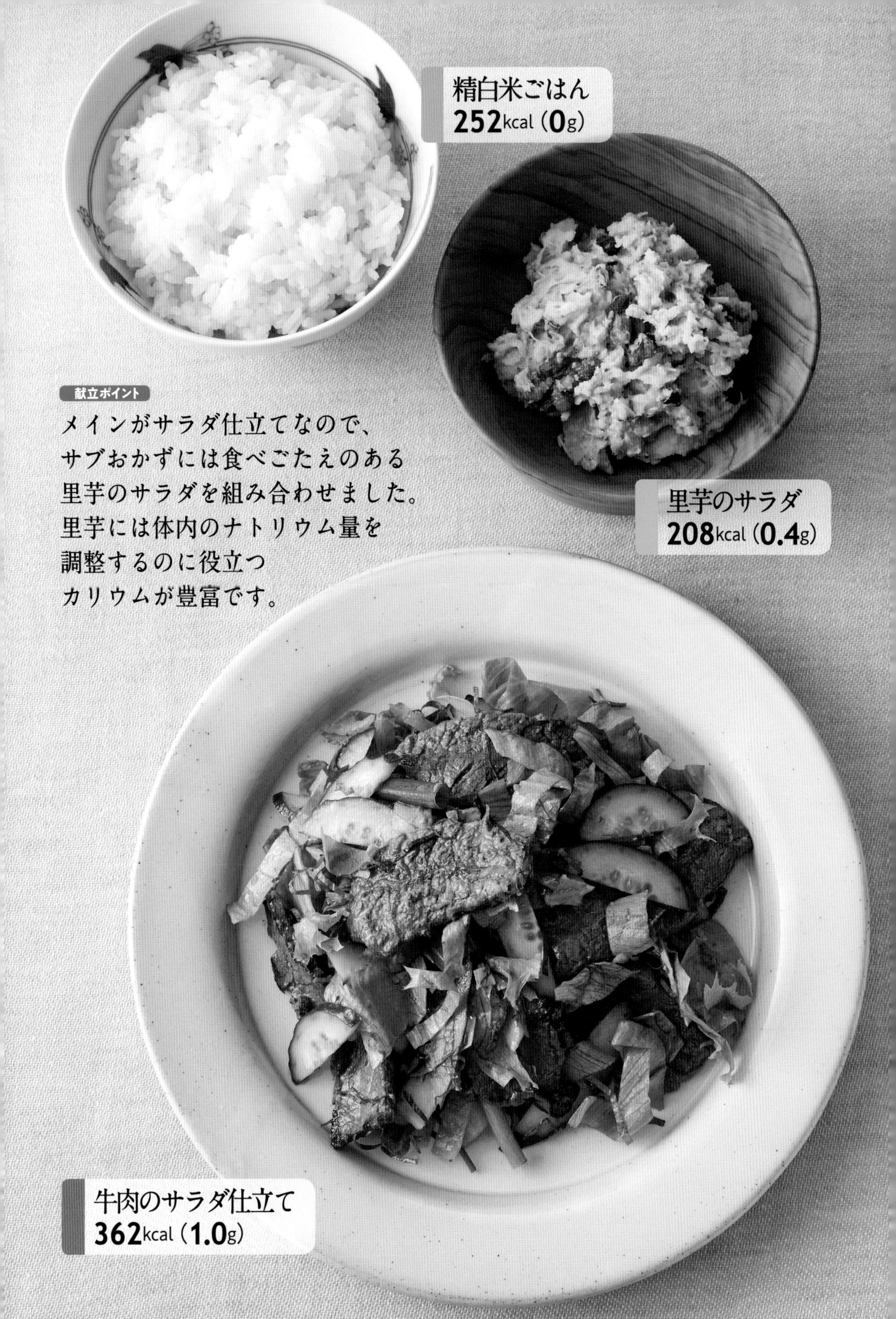
精白米ごはん
252kcal（0g）
里芋のサラダ
208kcal（0.4g）
牛肉のサラダ仕立て
362kcal（1.0g）

献立ポイント

メインがサラダ仕立てなので、
サブおかずには食べごたえのある
里芋のサラダを組み合わせました。
里芋には体内のナトリウム量を
調整するのに役立つ
カリウムが豊富です。

牛肉と白菜のクリーム煮献立

713 kcal／塩分（**2.2** g）

メイン　牛肉と白菜のクリーム煮
サブ　いんげんの玉ねぎドレッシングあえ
主食　もち麦ごはん

減塩テクニック
ごはんに合うよう、うす口しょうゆで味つけしたクリーム煮。小麦粉でとろみをつけて、具にしっかりクリームをからめます。市販のドレッシングに玉ねぎのみじん切りを加えるのも減塩テクです。

牛肉と白菜のクリーム煮

材料（2人分）

- 牛こま切れ肉……………150g
- 白菜……………2枚（200g）
- サラダ油……………大さじ1
- 小麦粉……………大さじ2
- 牛乳……………¾カップ
- うす口しょうゆ……小さじ2
- 塩……………ミニスプーン1

作り方

1 白菜はざくざくと切る。
2 フライパンにサラダ油を中火で熱し、牛肉をいためる。肉の色が変わったら白菜を加え、しんなりとしたら小麦粉を加えていためる。粉っぽさがなくなったら牛乳、うす口しょうゆを加えてとろみが出るまで煮込み、塩で調味する。

いんげんの玉ねぎドレッシングあえ

材料（2人分）

- さやいんげん……12本（84g）
- 玉ねぎ……………⅛個（25g）
- フレンチドレッシング（市販品）…………大さじ2

作り方

1 いんげんは熱湯でゆでて、ざるにあげて湯をきる。筋に沿って半分に割き、食べやすい長さに切る。
2 玉ねぎはみじん切りにし、ドレッシングと混ぜ合わせ、1を加えてあえる。

もち麦ごはん

材料（2人分）

- もち麦ごはん……………300g

一日の献立例　　一日合計：**1612 kcal／塩分（4.9 g）**

朝　サケのみそヨーグルト漬け焼き献立　400kcal（1.1g）→p.32
＋
昼　とろみ親子丼献立　499kcal（1.6g）→p.62
＋
夕　牛肉と白菜のクリーム煮献立　713kcal（2.2g）

夕食献立例2例

牛肉と白菜のクリーム煮 397kcal（1.7g）
もち麦ごはん 241kcal（0g）

＋例❶
かぶの和風カレー漬け
27kcal（0g）→p.92
合計：665kcal（1.7g）

＋例❷
ズッキーニのきんぴら
34kcal（0.2g）→p.32
合計：672kcal（1.9g）

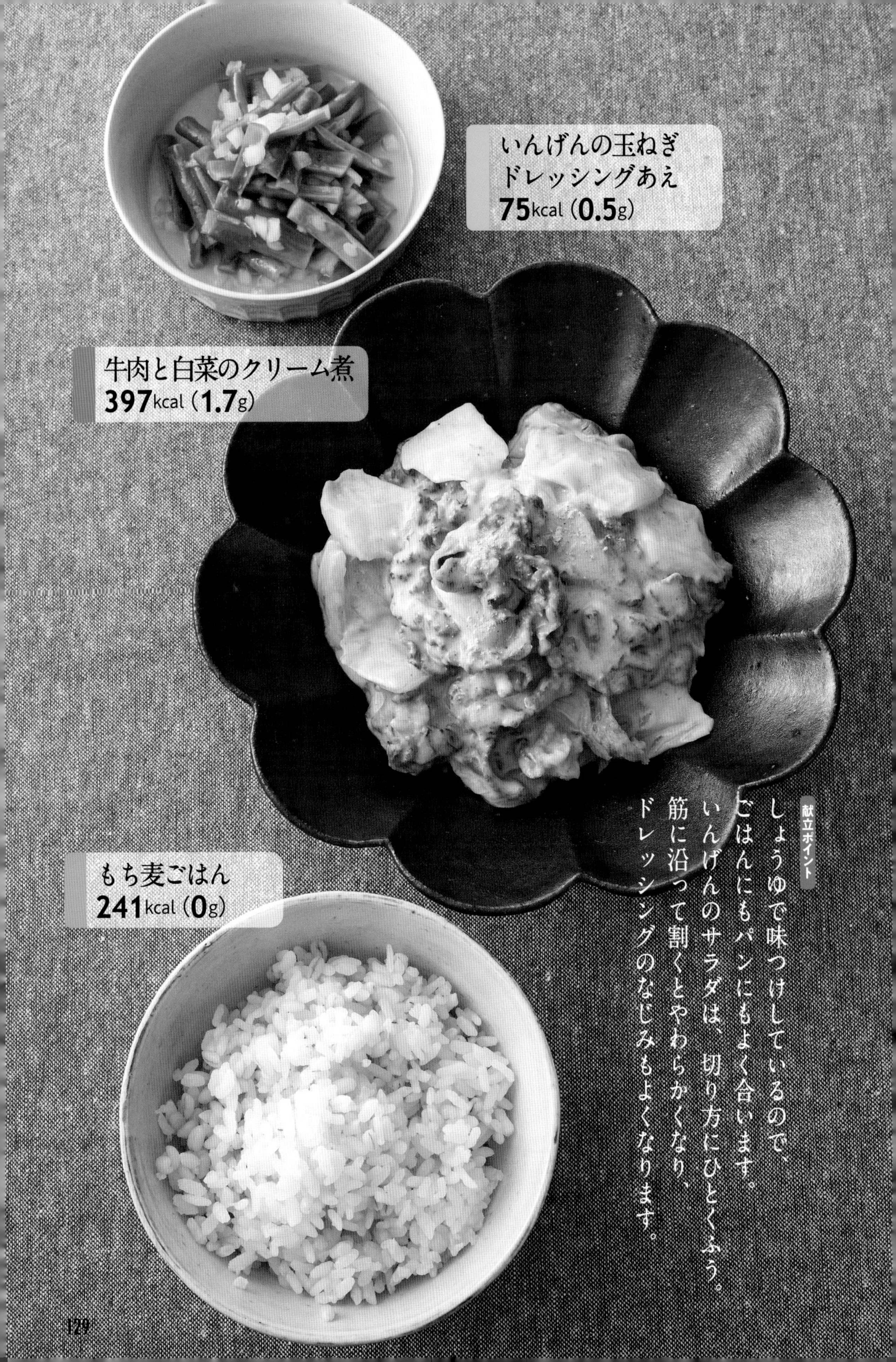

いんげんの玉ねぎドレッシングあえ
75kcal (**0.5**g)

牛肉と白菜のクリーム煮
397kcal (**1.7**g)

もち麦ごはん
241kcal (**0**g)

献立ポイント

しょうゆで味つけしているので、ごはんにもパンにもよく合います。いんげんのサラダは、切り方にひとくふう。筋に沿って割くとやわらかくなり、ドレッシングのなじみもよくなります。

鶏団子のレンジ蒸し献立

448 kcal／塩分（**1.9** g）

メイン　鶏団子のレンジ蒸し
サブ　豆もやしと小ねぎのごまあえ
主食　精白米ごはん

減塩テクニック
ふわふわのやわらかい鶏団子は、くせになるおいしさ。青じその香りがアクセントになり、やさしい味のとろみあんがおいしさを引き立てます。うす味だからほっとする味わいです。

鶏団子のレンジ蒸し

材料（2人分）

- 鶏ひき肉……………………100g
- もめん豆腐…………………50g
- a
  - 青じそのみじん切り ………………… 3～4枚分
  - 水…………………大さじ1
  - かたくり粉…小さじ1～2
  - 酒…………………小さじ1
  - 塩………… ミニスプーン½
- 小松菜……………⅓束（80g）
- えのきたけ………½袋（50g）
- b
  - だし………………½カップ
  - みりん…………大さじ½
  - しょうゆ…………大さじ½
  - 塩………… ミニスプーン⅕
- **水どきかたくり粉**
  - 水…………………大さじ1
  - かたくり粉………大さじ½

作り方

1 ボールにひき肉、豆腐、**a** を加えてよく混ぜる。6等分にしてスプーンで丸め、耐熱皿に並べる。

2 小松菜は4㎝長さに切る。えのきは石づきを切り落とし、長さを半分に切る。**1** の隙間に広げて並べる。ふんわりとラップをかけ、電子レンジ（600W）で3分30秒加熱する。

3 小なべに **b** を入れて中火にかけ、煮たったら**水どきかたくり粉**を加えてとろみをつける。

4 器に **2** を盛り合わせ、**3** をかける。

豆もやしと小ねぎのごまあえ

材料（2人分）

- 豆もやし……………………150g
- 小ねぎ………………………30g
- a
  - すり黒ごま………小さじ1
  - しょうゆ…………大さじ½
  - 砂糖………………小さじ½

作り方

1 小ねぎは4㎝長さに切る。

2 なべに湯を沸かし、豆もやしを30秒ほどゆでる。小ねぎも加えて一緒にゆで、ざるにあげ、湯をきる。

3 ボールに **2** を入れ、**a** を加えてあえる。

精白米ごはん

材料（2人分）

- 精白米ごはん……………300g

一日の献立例　　一日合計：**1651 kcal ／塩分（4.9 g）**

朝　貝割れ菜のスクランブルエッグ献立　435kcal（1.4g）→p.14
＋
昼　きのこたっぷりキーマカレー献立　768kcal（1.6g）→p.78
＋
夕　鶏団子のレンジ蒸し献立　448kcal（1.9g）

夕食献立例2例

鶏団子のレンジ蒸し 152kcal(1.2g)
精白米ごはん 252kcal(0g)

＋例❶
ピーマンのきんぴら
32kcal(0.6g)→p.142
合計：436kcal(1.8g)

＋例❷
具だくさん豚汁
195kcal(0.8g)→p.146
合計：599kcal(2.0g)

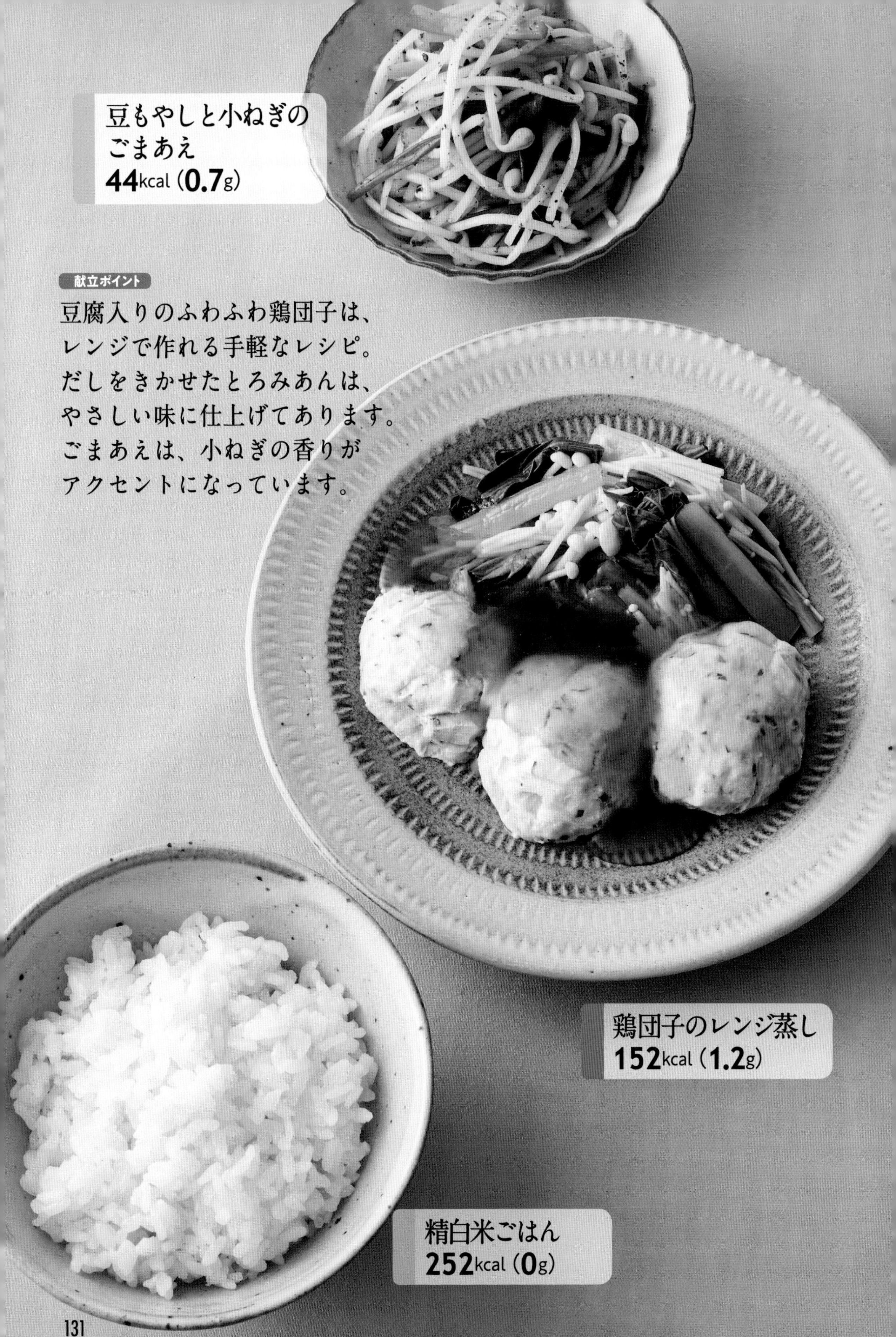

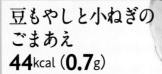

豆もやしと小ねぎのごまあえ
44kcal（**0.7**g）

献立ポイント

豆腐入りのふわふわ鶏団子は、レンジで作れる手軽なレシピ。だしをきかせたとろみあんは、やさしい味に仕上げてあります。ごまあえは、小ねぎの香りがアクセントになっています。

鶏団子のレンジ蒸し
152kcal（**1.2**g）

精白米ごはん
252kcal（**0**g）

650kcal／塩分（2.0g）

和風麻婆豆腐献立

メイン　和風麻婆豆腐
サブ　里芋のからしマヨあえ
主食　胚芽精米ごはん

減塩テクニック
オクラを細かくきざんでネバネバ感を出すと、全体のまとまりがよくなり、豆腐に味がからみます。サブおかずの里芋も、ねばりがあるので調味料のからみがよくなり、減塩しやすい食材です。

和風麻婆豆腐

材料（2人分）

- もめん豆腐……１丁（300g）
- 豚ひき肉……100g
- オクラ……８本（80g）
- ねぎ……¼本（25g）
- しょうが……½かけ
- にら……¼束（25g）
- a だし……¾カップ
- a しょうゆ……大さじ１
- サラダ油……大さじ１
- 粉ざんしょう……適量

作り方

1 豆腐は２cm角に切る。オクラは小口切りにする。ねぎ、しょうはみじん切りにする。にらはあらいみじん切りにする。

2 フライパンにサラダ油を中火で熱し、ねぎ、しょうがをいためる。香りが立ってきたら豚ひき肉を加え、ぽろぽろになるまでいため、オクラ、aを加える。煮立ったら豆腐を加えて５分ほど煮込む。

3 にらを加えさっと煮る。器に盛り、粉ざんしょうをふる。

里芋のからしマヨあえ

材料（2人分）

- 里芋……3個（150g）
- きゅうり……¼本（25g）
- 塩……少量
- マヨネーズ……大さじ１
- 練りがらし……小さじ⅓

作り方

1 里芋は皮をむいて一口大に切り、ラップで包んで電子レンジ（600 W）で３分加熱し、そのまま５分ほどおいて蒸らす。

2 きゅうりは輪切りにして塩でもみ、しんなりとなったら水けをきり、1、マヨネーズ、練りがらしを加えてあえる。

胚芽精米ごはん

材料（2人分）

- 胚芽精米ごはん……300g

一日の献立例　　一日合計：**1591 kcal／塩分（5.4g）**

朝　ふわふわ納豆温玉のせ献立　480kcal（1.5g）　→p.22
＋
昼　イカ焼きうどん献立　461kcal（1.9g）　→p.60
＋
夕　和風麻婆豆腐献立　650kcal（2.0g）

夕食献立例 2 例

和風麻婆豆腐 309kcal（1.6g）
胚芽精米ごはん 251kcal（0g）

＋例❶
なすのしそあえ
19kcal（0.1g）→p.60
合計：579kcal（1.7g）

＋例❷
焼きねぎの甘酢あえ
35kcal（0.6g）→p.46
合計：595kcal（2.2g）

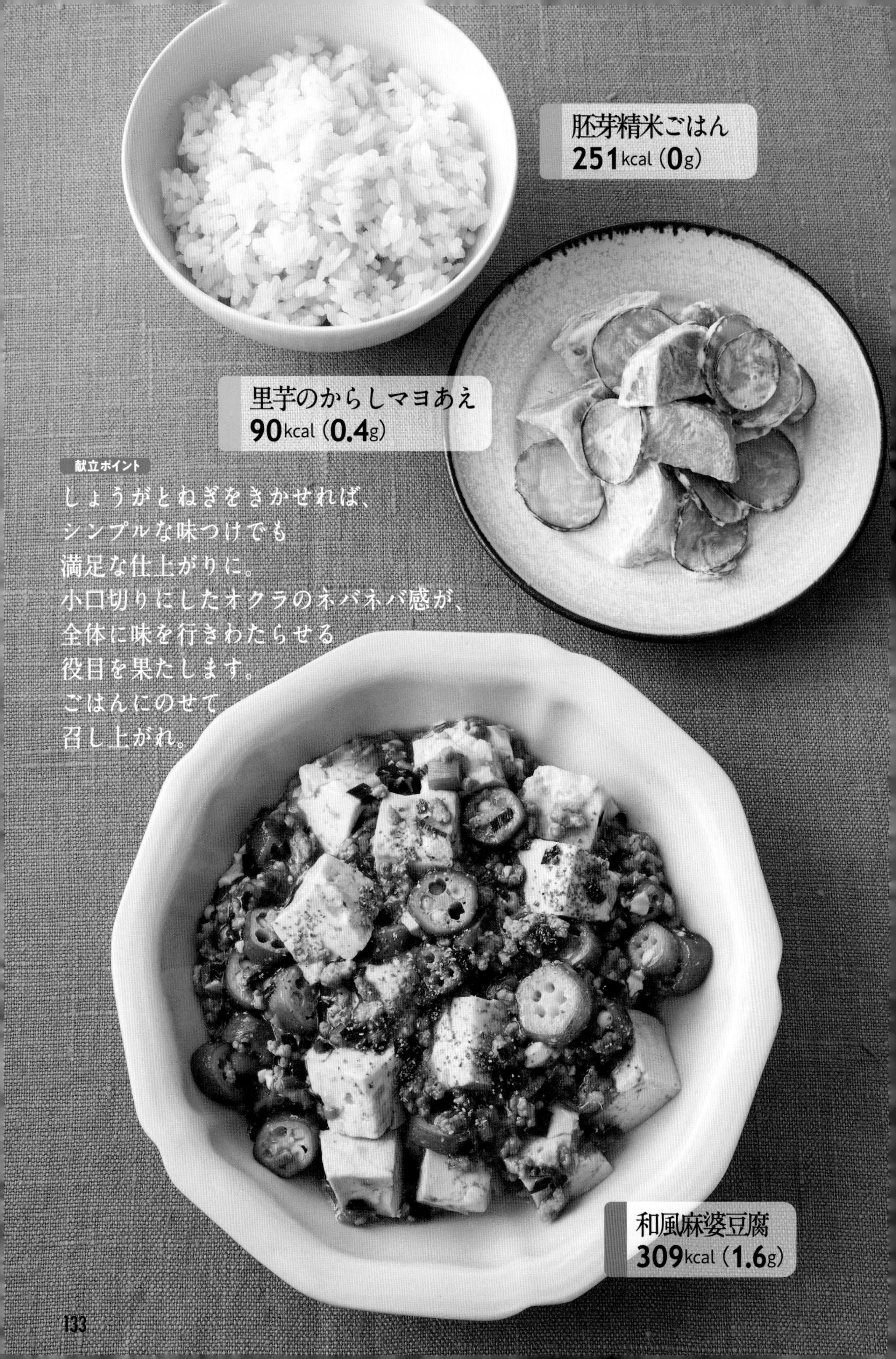

胚芽精米ごはん
251kcal（0g）

里芋のからしマヨあえ
90kcal（0.4g）

献立ポイント

しょうがとねぎをきかせれば、シンプルな味つけでも満足な仕上がりに。小口切りにしたオクラのネバネバ感が、全体に味を行きわたらせる役目を果たします。ごはんにのせて召し上がれ。

和風麻婆豆腐
309kcal（1.6g）

カツオの漬け

少し甘めのしょうゆにするのがコツ。薬味もたっぷり添えましょう。

材料（2人分）

カツオ（刺身用さく）……250g

a
- みりん……………大さじ2
- しょうゆ…………小さじ1
- 塩…………ミニスプーン½

貝割れ菜…… 1パック（50g）

みょうが………… 1個（20g）

青じそ…………………… 5枚

しょうが……………… 1かけ

作り方

1 耐熱ボールにaを入れて、ラップはせずに電子レンジ（600W）で30秒加熱し、あら熱をとる。

2 カツオは薄切りにしてバットなどに並べ、aをかける。ラップを表面に密着させるようにかぶせ、10～20分ほど冷蔵庫に入れる。

3 貝割れ菜は根元を切り除き、長さを半分に切る。みょうがは縦半分に切り、斜め薄切りにする。しそは細切りにする。しょうがは皮をむき、せん切りにする。すべてを水にさっとさらし、水けをしっかりきる。

4 器に2を並べて、3を添える。

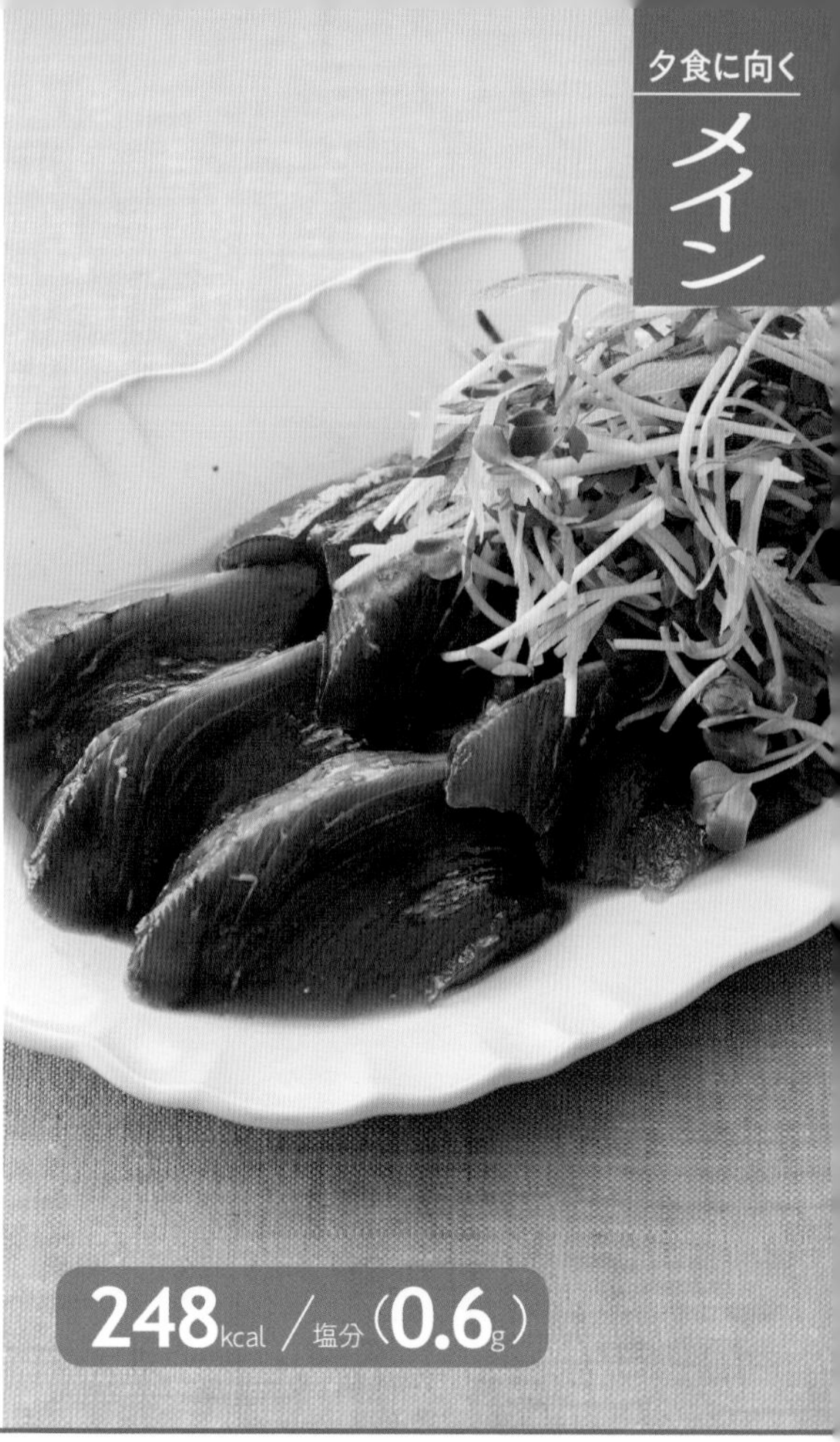

248kcal／塩分（0.6g）

タラのごま煮

たんぱくな味わいの魚には、ごま煮がおすすめ！

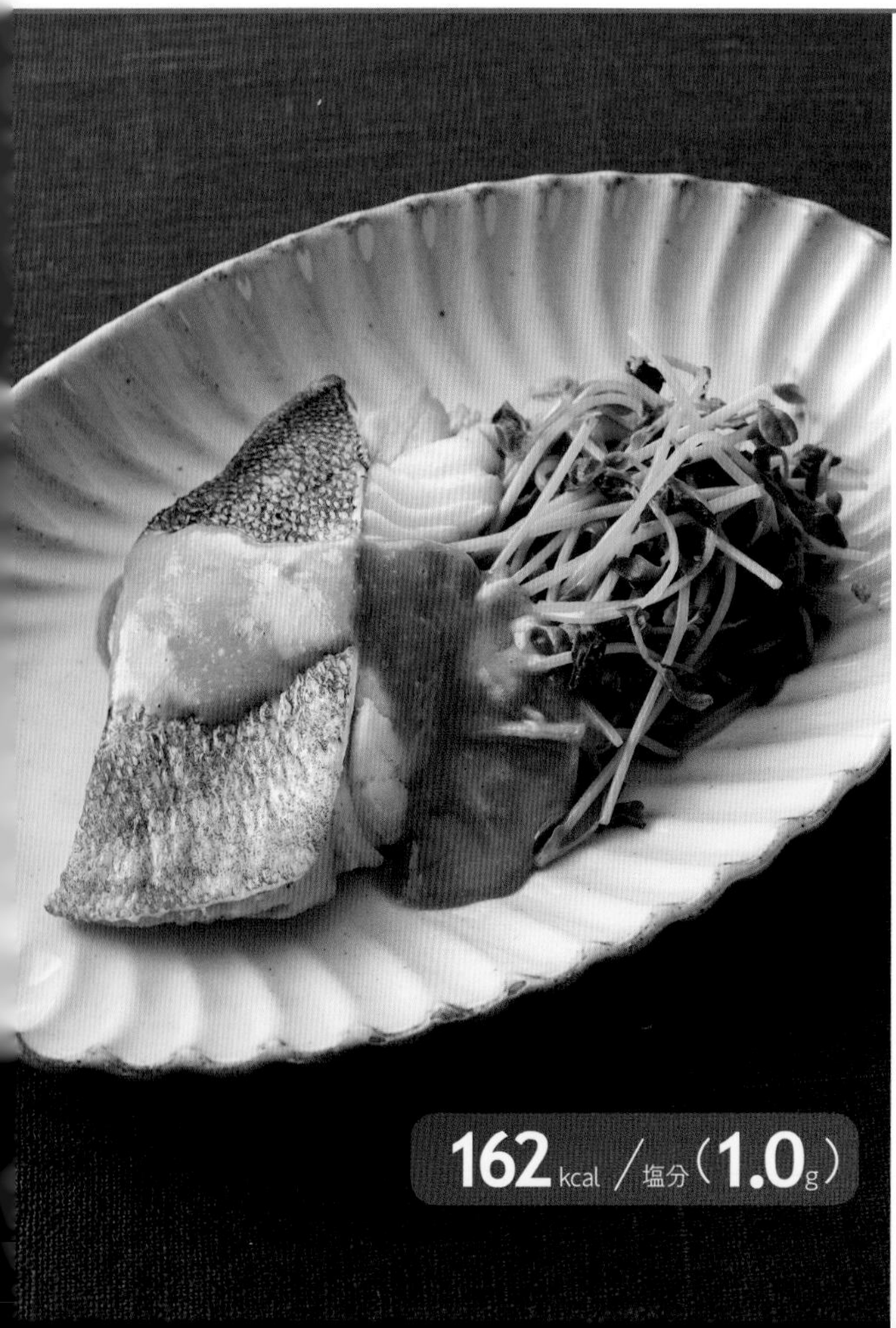

162kcal／塩分（1.0g）

材料（2人分）

タラ………… 2切れ（200g）

豆苗…………1パック（130g）

a
- だし………………½カップ
- しょうゆ…………大さじ½
- みりん……………大さじ½

練り白ごま…………大さじ1

作り方

1 豆苗は根元を切り除き、長さを半分に切る。

2 なべにa、タラを入れて中火にかけ、空いているところに豆苗も入れ、5分ほど煮る。器にとり出す（豆苗がしんなりとなったら先にとり出す）。

3 残った煮汁に練りごまを加えて煮詰め、タラにかける。

カジキの南蛮漬け

油のコクとポン酢の酸味が好相性！

材料（2人分）
- カジキ……2切れ（200g）
- かたくり粉……………適量

ズッキーニ……½本（100g）
赤・黄パプリカ
……………各¼個（各30g）

a
- ポン酢しょうゆ…大さじ1
- だし………………大さじ1
- 赤とうがらしの輪切り
…………………………少量

揚げ油

作り方

1 カジキは一口大のそぎ切りにし、かたくり粉をまぶす。ズッキーニは輪切りにする。パプリカは縦に1㎝幅に切る。

2 バットなどに**a**を混ぜ合わせる。

3 揚げ油を170℃に熱し、ズッキーニ、パプリカは素揚げして、油をきって**2**につける。カジキも色よく揚げ、油をきって**2**につける。

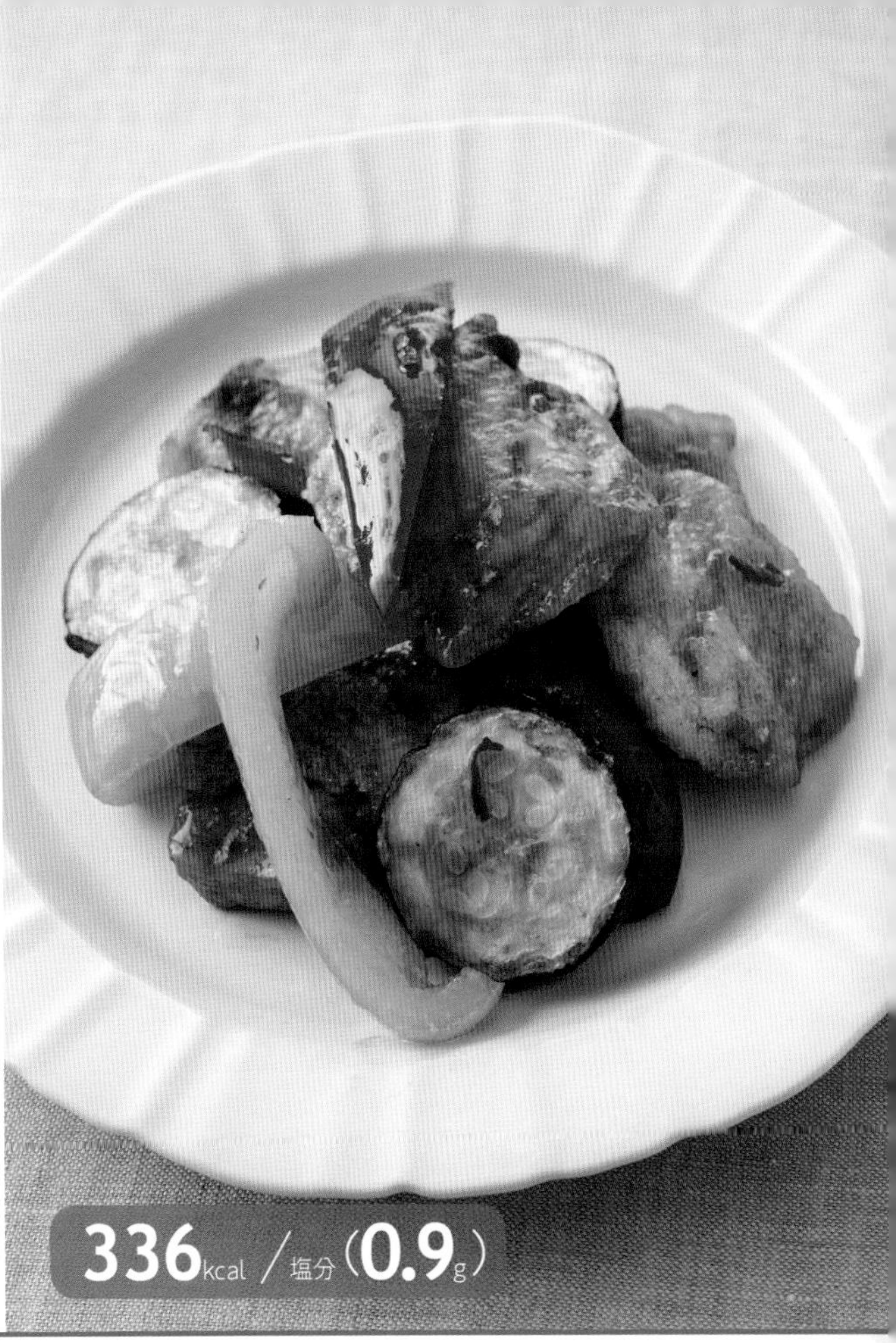

336kcal／塩分（0.9g）

イカの三つ葉揚げ

三つ葉の香りがイカの甘みを引き立てます。

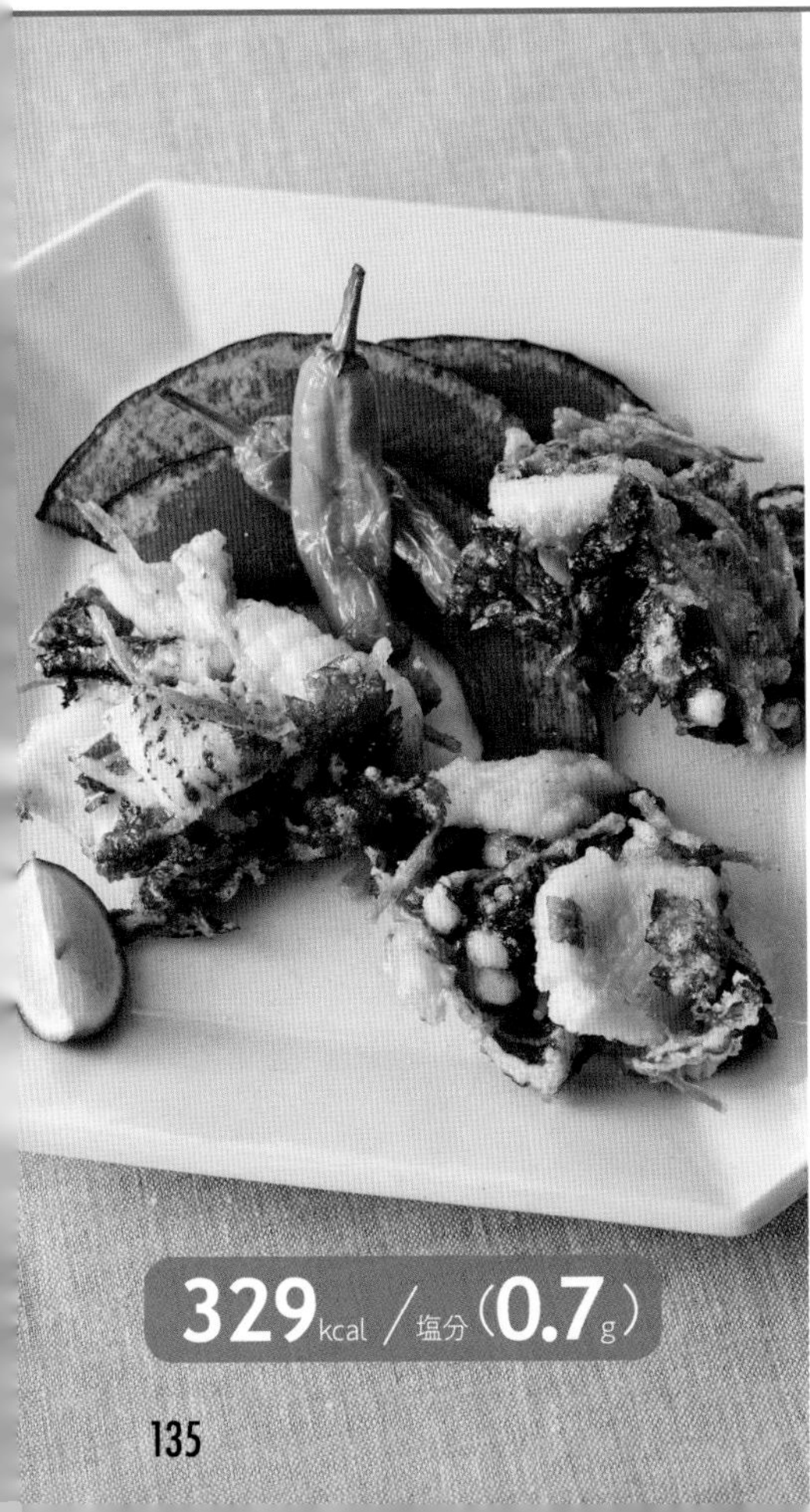

329kcal／塩分（0.7g）

材料（2人分）
スルメイカ（おろしたもの）
………………1ぱい分（150g）
三つ葉………………⅓袋（20g）
小麦粉・かたくり粉…各小さじ1

a
- 冷水…………………大さじ2
- 小麦粉、かたくり粉‥大さじ1

ししとうがらし…4～6本（16g）
かぼちゃ……………1/12個（100g）
揚げ油
塩………………ミニスプーン½
すだち………………………適量

作り方

1 イカは胴に格子状に切り込みを入れ、足とともに一口大に切る。三つ葉はざくざくと切る。ししとうは切り込みを入れる。かぼちゃは5㎜幅に切る。

2 ボールにイカと三つ葉を入れ、小麦粉とかたくり粉をまぶす。

3 別のボールに**a**を入れてさっくりと混ぜ、**2**に加えて軽く混ぜる。

4 揚げ油を170℃に熱し、**3**を一口大にスプーンですくって入れ、揚げる。ししとうも加えてさっと揚げ、かぼちゃを加えて2～3分揚げる。器に盛り、全体に塩をふる。好みですだちを添える。

夕食に向く
メイン

鶏手羽先のスパイシー焼き

はちみつとスパイスの組み合わせは減塩に効果的！

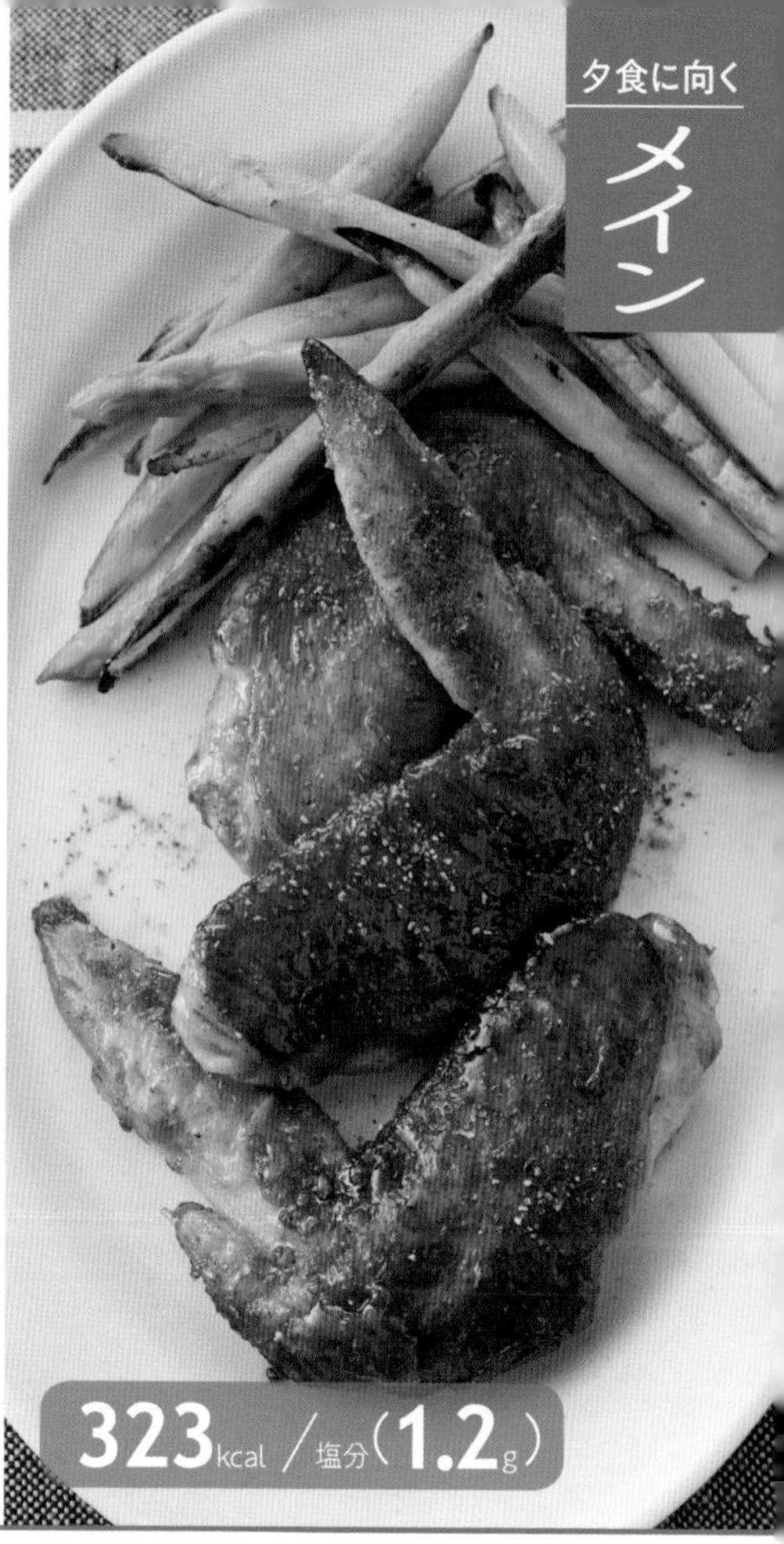

323kcal／塩分（1.2g）

材料（2人分）

- 鶏手羽先……………………6本（210g）
- 塩……………………ミニスプーン½
- 酒……………………………大さじ1
- 小麦粉………………………大さじ1

グリーンアスパラガス‥6～8本（150g）
サラダ油…………………………大さじ1
しょうゆ…………………………大さじ½
はちみつ…………………………大さじ½
粉ざんしょう………………小さじ⅙～¼
こしょう……………………小さじ⅙～¼

作り方

1 手羽先は骨に沿って切り込みを入れ、塩、酒を順にふってもみ込み、小麦粉をまぶす。アスパラは下⅓の皮をピーラーでむき、斜め薄切りにする。

2 フライパンにサラダ油を中火で熱し、アスパラを2分ほどいためたら、とり出す。手羽先は皮目を下にして並べ、フライ返しで押しつけながら、3分ほど中火で焼き、返してさらに3分ほど焼く。

3 余分な脂をふきとり、しょうゆ、はちみつをからめ、粉ざんしょう、こしょうをからめる。

蒸し鶏のしょうがだれ

電子レンジで作れる手軽さがうれしい！

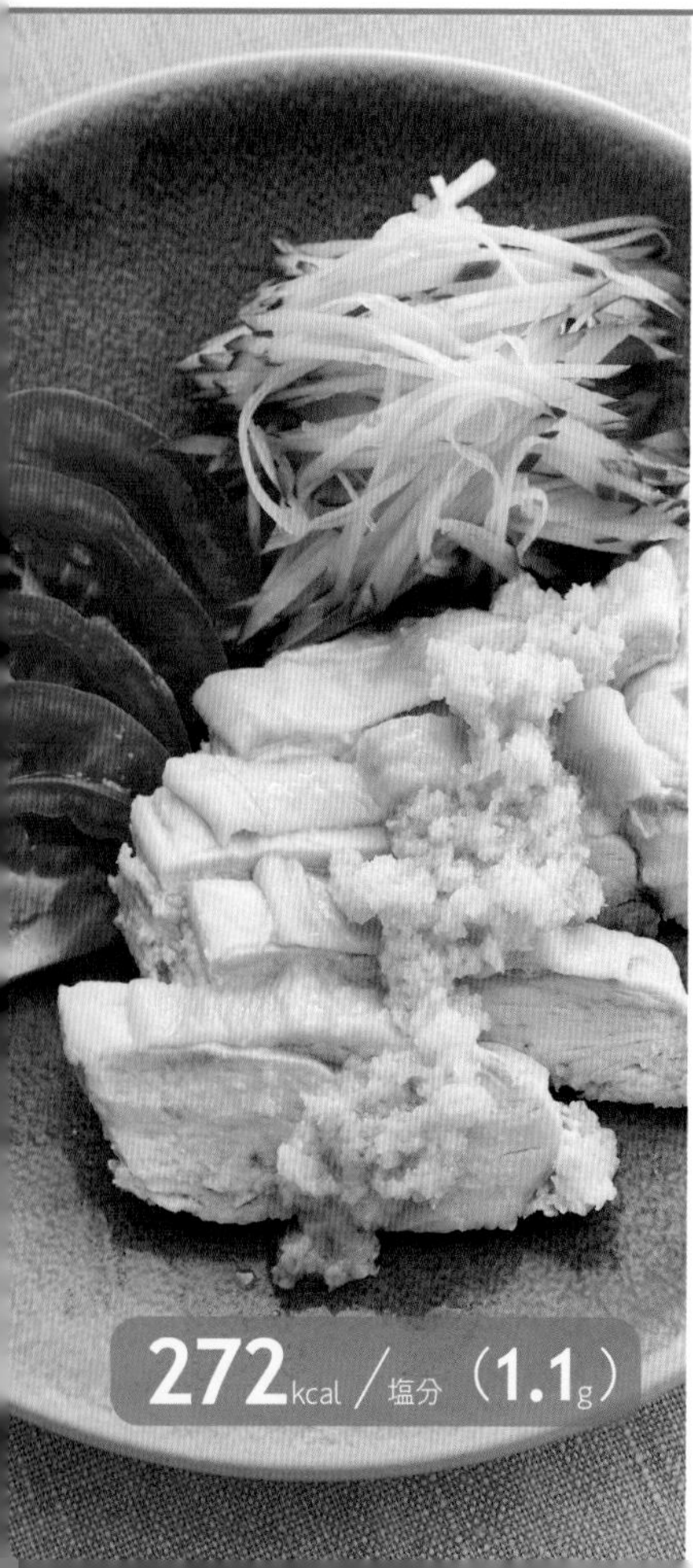

272kcal／塩分（1.1g）

材料（2人分）

鶏胸肉…………1枚（250g）
砂糖…………………小さじ2
塩……………ミニスプーン1
酒……………………大さじ2
青ねぎ…………………………1本
しょうが…………大1かけ

a
- ごま油…………大さじ1
- 塩…………ミニスプーン1

トマト…………½個（100g）
きゅうり…………½本（50g）

作り方

1 鶏肉はめん棒などでたたいて線維をこわす。耐熱皿にのせて砂糖、塩をもみ込む。皮を上にして酒をふり、ねぎをのせる。しょうがは皮をむき、皮だけを鶏肉にのせる。ふんわりとラップをかけ、電子レンジ（600W）で4分加熱する。あら熱をとる。

2 **1**で皮をむいたしょうがはすりおろし、**a**の材料と混ぜる。トマトは薄い半月切りに、きゅうりはせん切りにする。

3 鶏肉は食べやすい大きさに切って器に盛り、トマト、きゅうりを添える。食べる直前に**2**のたれをかける。

なすの肉巻きトマトじょうゆ煮

豚肉の肉汁がなすにしみ込みます。トマトとの相性も抜群です。

材料（2人分）

なす………………1本（80g）
豚しゃぶしゃぶ用肉……150g
トマト…………小1個（150g）
だし…………………¼カップ
しょうゆ……………小さじ2
オリーブ油…………大さじ1
小ねぎの小口切り……1本分

作り方

1 なすはへたを切り除き、縦に6等分に切る。豚肉を1～2枚ずつ広げ、なすを1切れずつ置いて巻きつける。トマトはざくざくと切る。

2 フライパンにオリーブ油を中火で熱し、**1**の豚肉の巻き終わりを下にして並べ、転がしながら全面に焼き色がつくまで焼いたら、一度とり出す。

3 **2**のフライパンにトマトを加え、煮くずれたらだし、しょうゆを加え、**2**を戻し入れてからめる。半分に切って器に盛り、小ねぎをふる。

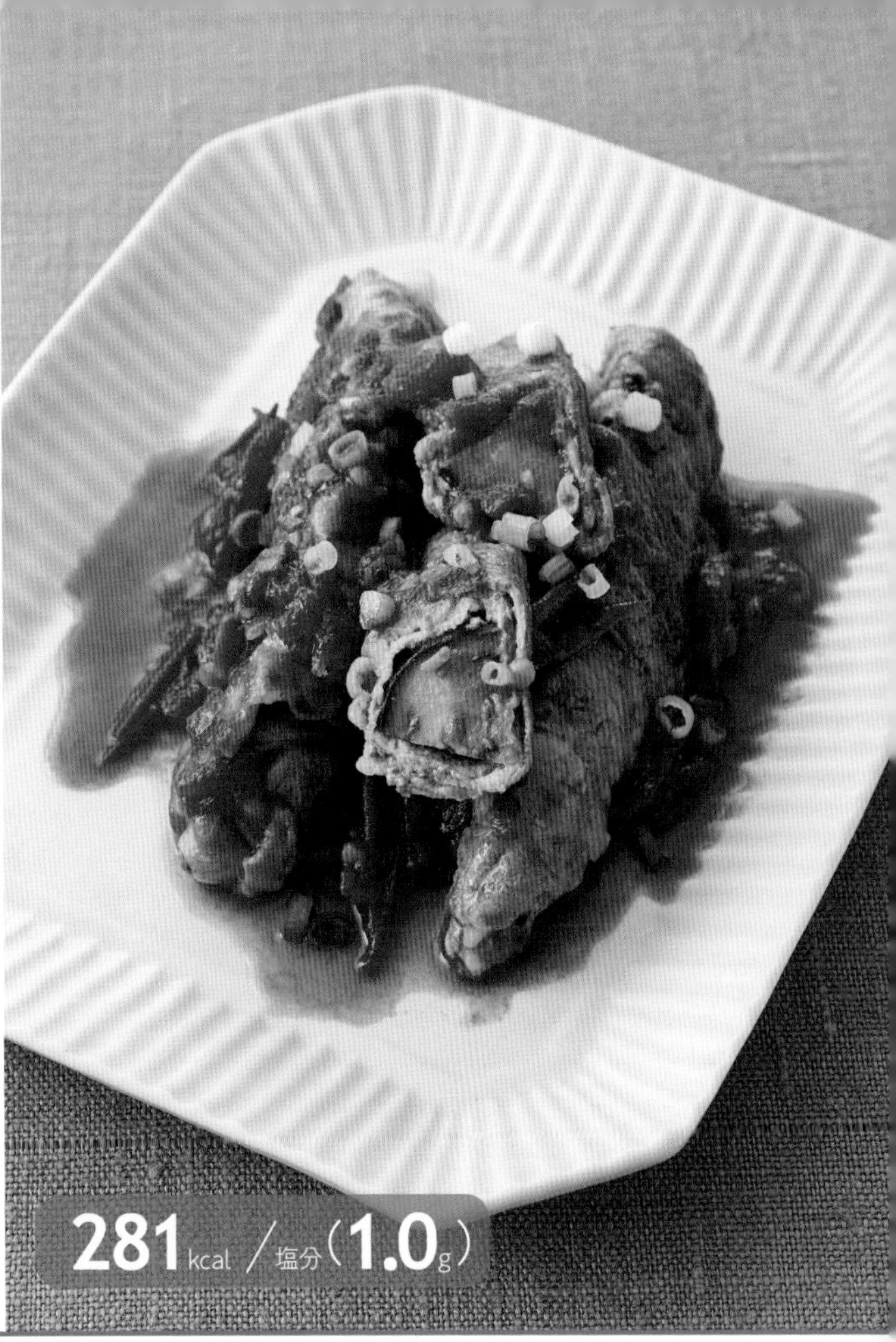

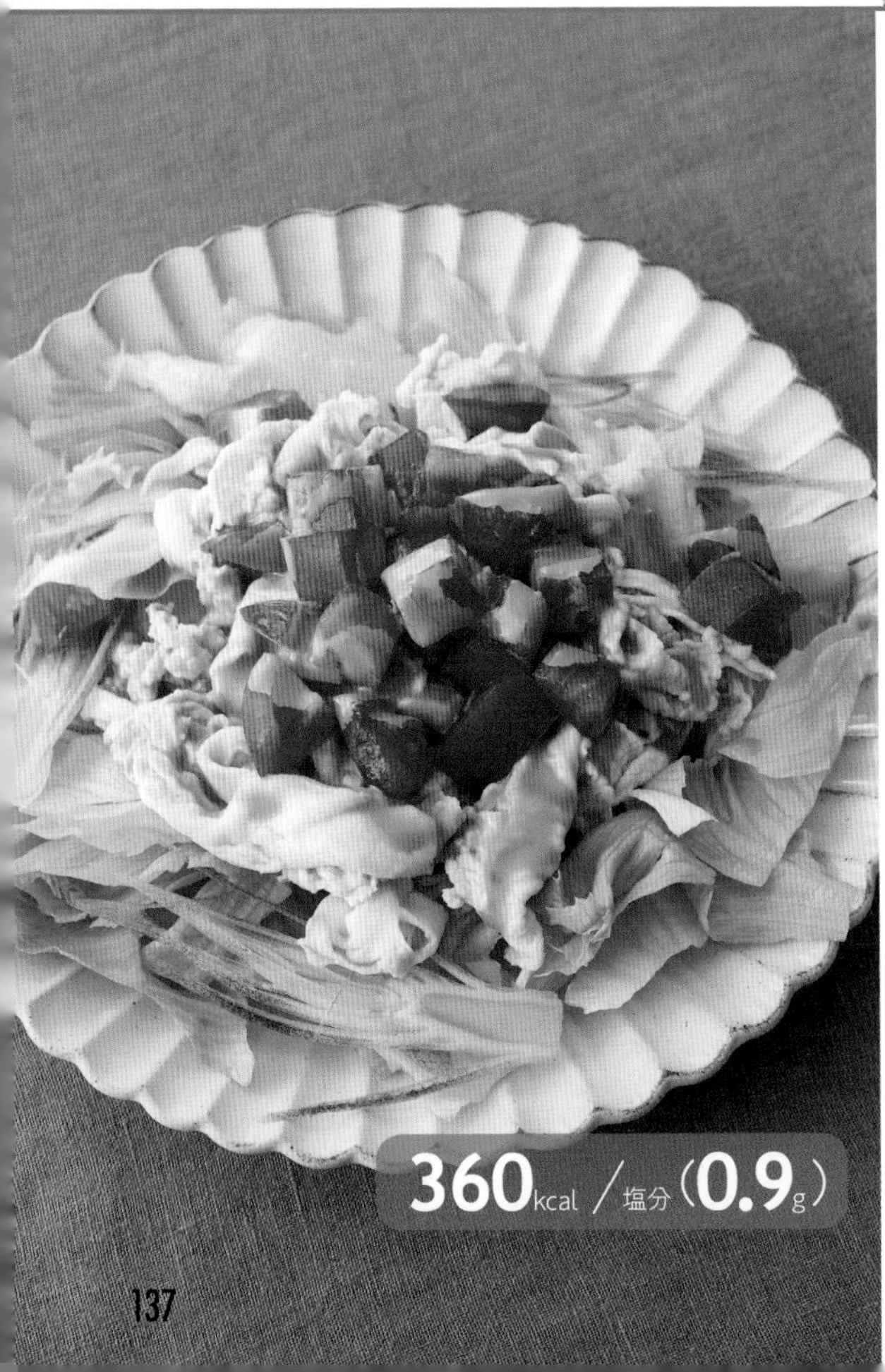

豚しゃぶのトマトごまだれ

みょうがの香りがアクセント。豚肉にも野菜にも合うごまだれです。

材料（2人分）

豚ロースしゃぶしゃぶ用肉
…………………………200g
トマト…………½個（100g）
みょうが…………1個（20g）
レタス……………2枚（80g）
a 練り白ごま…大さじ1と½
酢…………………大さじ½
水…………………大さじ½
しょうゆ…………小さじ2
砂糖…………小さじ1と½

作り方

1 トマトは1cm角に切る。**a**は混ぜ合わせる。みょうがは縦薄切りにする。レタスは一口大にちぎる。

2 なべに湯を沸かし、酒大さじ1（分量外）を入れる。豚肉を入れて火を消し、混ぜながら肉が白っぽくなるまでゆでる。ざるにとり、さめるまでおく。

3 器にレタス、みょうが、**2**を盛り、トマトをのせて、**a**をかける。

牛フィレステーキ

きゅうりと青じそのソースがさわやか。

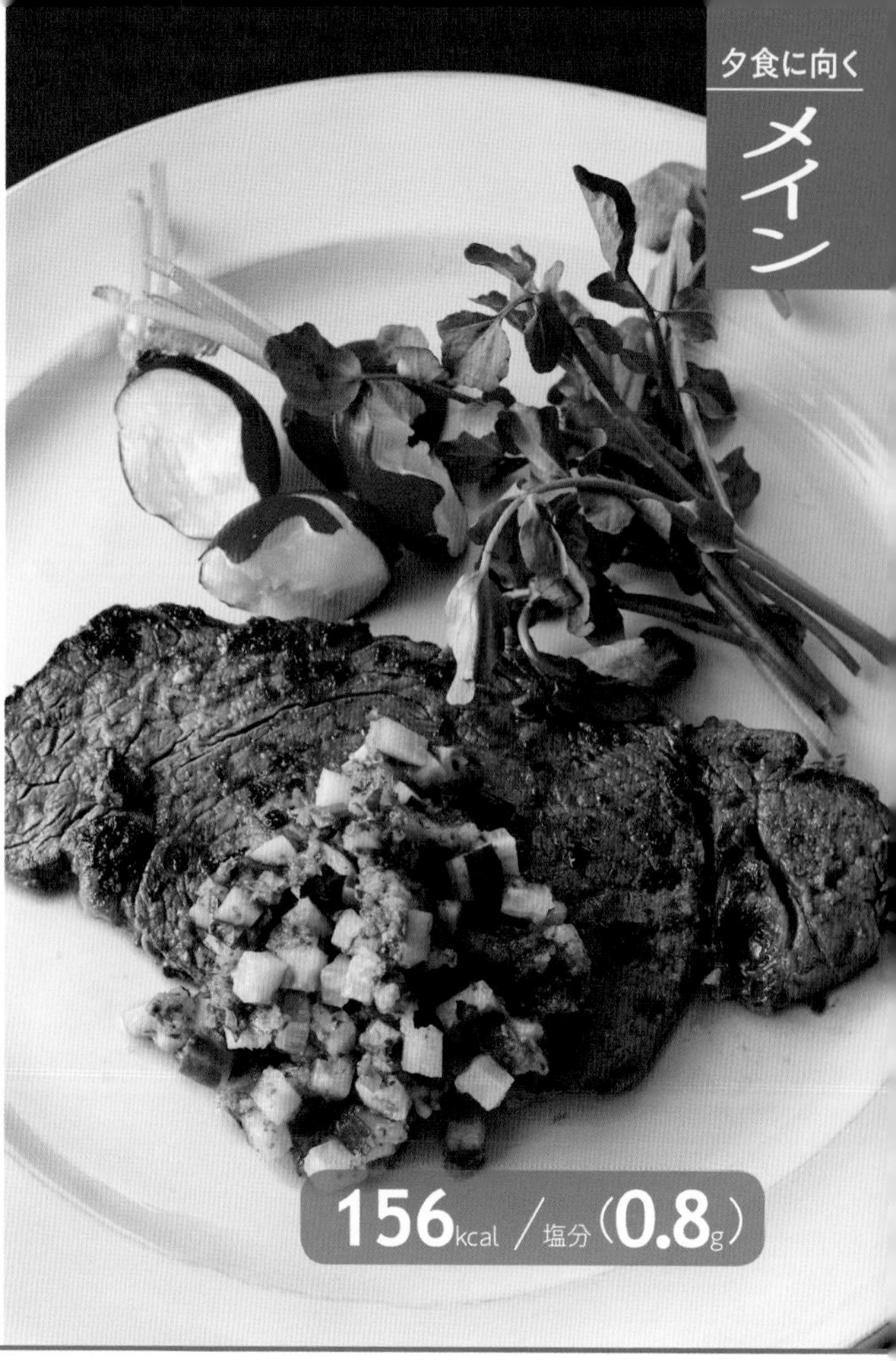

156kcal／塩分（0.8g）

材料（2人分）

牛フィレ肉……… 2枚（120g）

a
- にんにくのすりおろし ………………… 小さじ½
- 酒 ………………… 小さじ2
- 塩 ………… ミニスプーン1

きゅうり……1と½本（150g）

青じそ ………………… 2～3枚

b
- 酢 ………………… 大さじ½
- しょうゆ ………… 小さじ⅓
- 砂糖 ……………… 小さじ¼

サラダ油 …………… 小さじ1

クレソン・ラディッシュ ……………………… 各適量

作り方

1 牛肉は **a** をもみ込み、10分ほどおく。

2 きゅうりは½本を5㎜角に切り、残りはすりおろしてざるにあげる。青じそはあらいみじん切りにする。ボールにともに入れ、**b** を加えて混ぜる。

3 フライパンにサラダ油を強火で熱し、**1** の両面をさっと焼く。器に盛り、**2** をのせる。好みでクレソン、ラディッシュを添える。

和風ハンバーグきのこソース

きのこソースで煮込むから味もしっかり。生焼けの心配もありません。

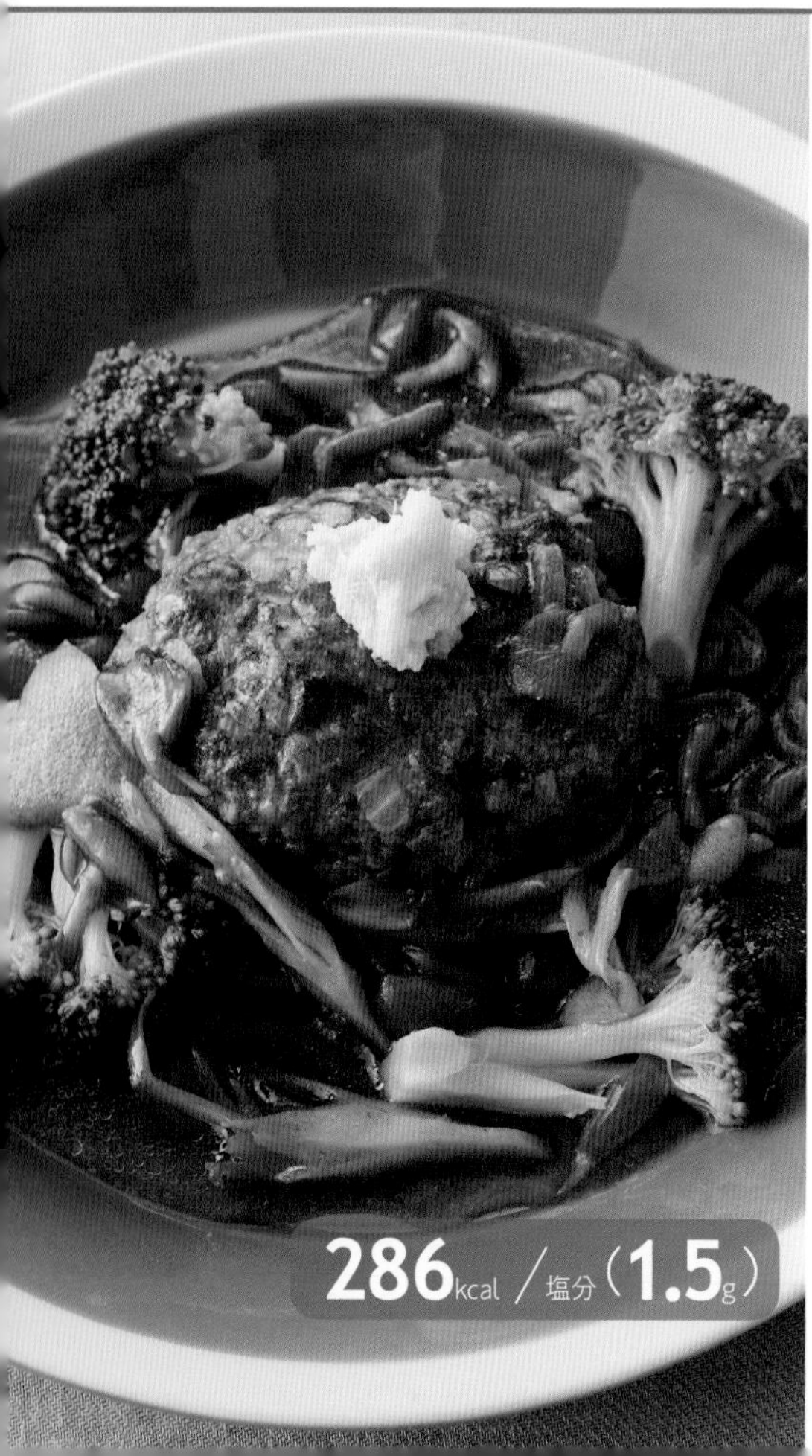

286kcal／塩分（1.5g）

材料（2人分）

合いびき肉 ……………………… 150g

- 玉ねぎのみじん切り …¼個分（50g）
- 麩 ……………………… 5個（2.5g）
- 塩 ………………… ミニスプーン1

サラダ油 …………………… 大さじ1

まいたけ ……………… ½パック（45g）

なめこ ……………… 1パック（100g）

a
- だし ………………………… ¾カップ
- しょうゆ …………………… 大さじ½
- みりん ……………………… 大さじ½

ゆでたブロッコリー ……… 8房（60g）

しょうがのすりおろし …½かけ（7.5g）

作り方

1 麩はすりおろす。まいたけはほぐす。

2 ボールに合いびき肉、玉ねぎ、麩、塩を入れてよく混ぜ、2等分にして小判形に成形する。

3 フライパンにサラダ油を中火で熱し、**2** を並べる。両面にこんがり焼き色がつくまで焼いたら、**a**、きのこ類を加えて煮る。

4 器にハンバーグを盛り、きのこソースをかける。ブロッコリーを添え、しょうがをのせる。

豆腐とゴーヤーのチャンプルー

具材から出る水分をしっかりとばしてから味つけを！

材料（2人分）
もめん豆腐…………⅔丁（200g）
ゴーヤー……………½本（150g）
卵……………………………1個
塩………………ミニスプーン¼
サラダ油……小さじ1と大さじ1
しょうゆ………………小さじ2
みりん…………………小さじ2
削りガツオ……………………4g

作り方
1 耐熱皿にキッチンペーパーを敷き、豆腐を手でちぎってのせる。ふんわりとラップをかけ、電子レンジ(600W)で2分加熱する。ゴーヤーは種とわたをとり除き、薄切りにする。卵をときほぐし、塩を混ぜる。
2 フライパンにサラダ油小さじ1を熱し、豆腐を入れて強めの中火で焼き色がつくまで2分焼く。返してさらに2分ほど焼き、とり出す。
3 2のフライパンをさっとふき、サラダ油大さじ1を中火で熱し、ゴーヤーを入れて2分ほどいためる。豆腐を戻し入れ、といた卵を加えて半熟状になるまでいためる。しょうゆ、みりんを加えていため合わせる。器に盛り、削りガツオを散らす。

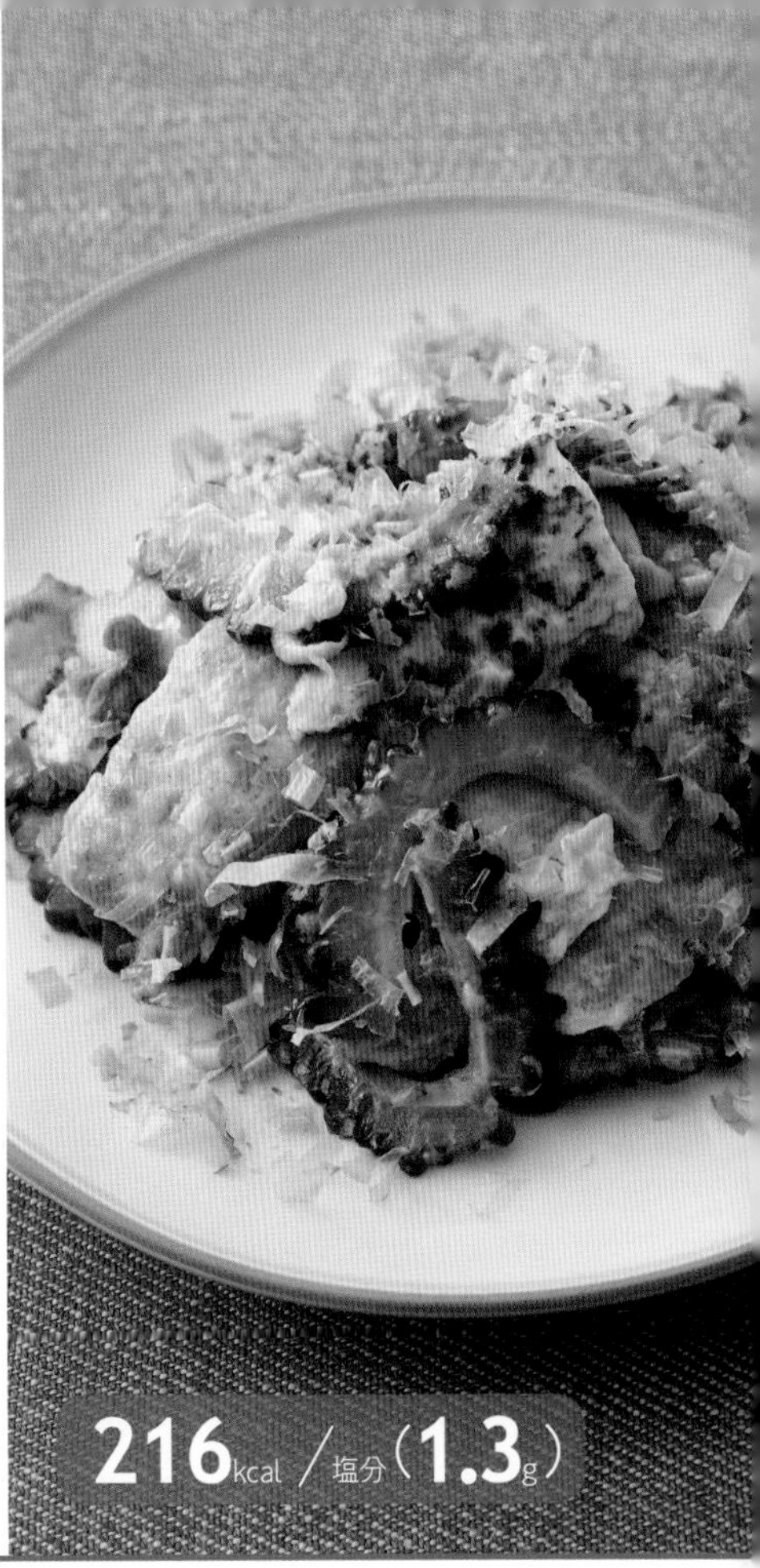

216kcal／塩分（1.3g）

ひじきやっこ

夕食を軽くしたいときは、豆腐のおかずがおすすめ。

材料（2人分）
もめん豆腐………⅔丁（200g）
ツナ油漬け缶詰め
…………………1缶（70g）
ひじきのだし煮（→ p.153）
…………………………60g
小ねぎ……………………少量
しょうゆ……………小さじ1

作り方
1 豆腐は耐熱容器に入れ、40秒～1分ほど加熱して温める。小ねぎは小口切りにする。
2 1の豆腐にツナ、ひじきのだし煮をのせ、小ねぎを散らし、しょうゆをまわしかける。

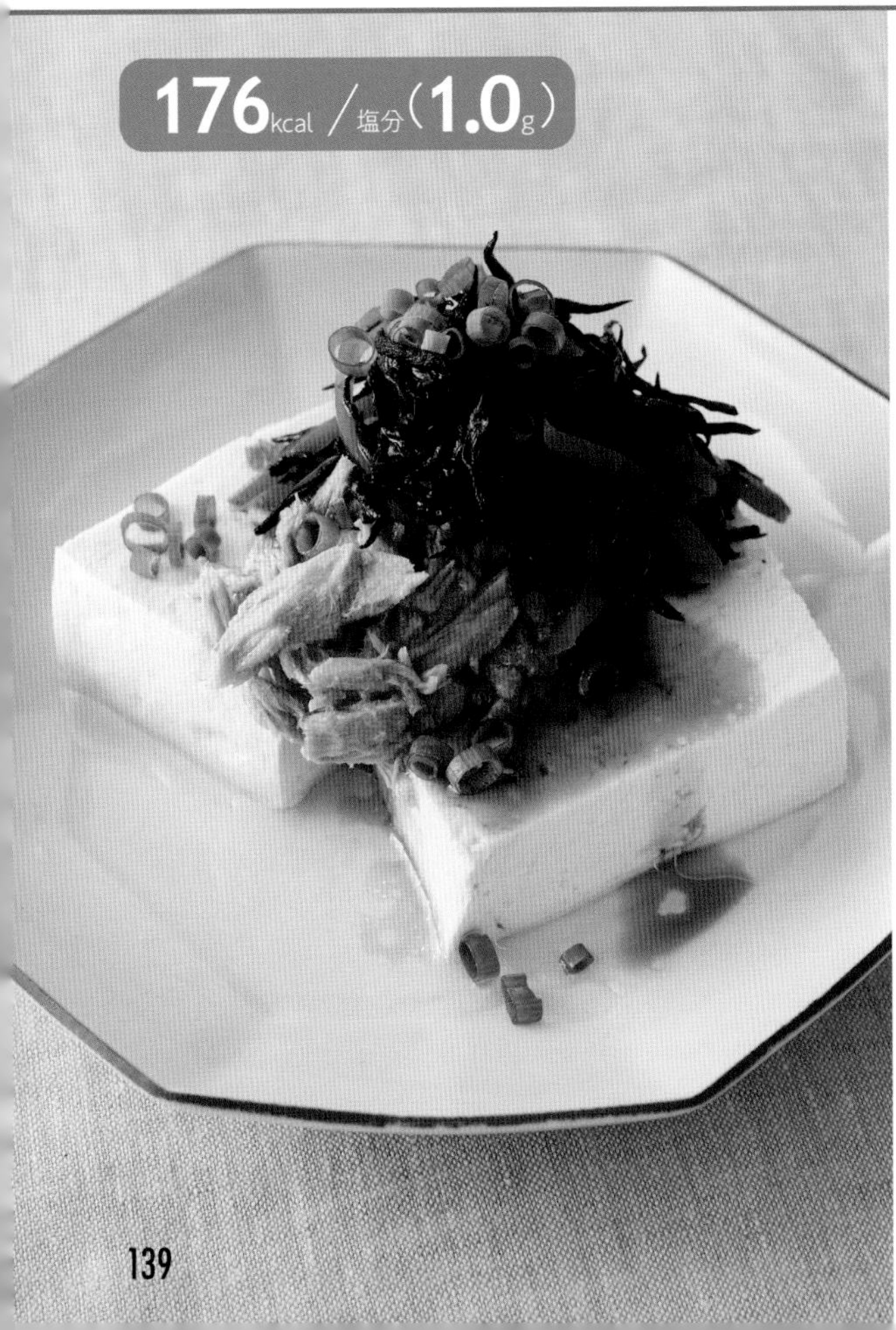

176kcal／塩分（1.0g）

青梗菜のごまあえ

**レシピ通りに作って味を確認。
これを基準に減塩おかずに慣れましょう。**

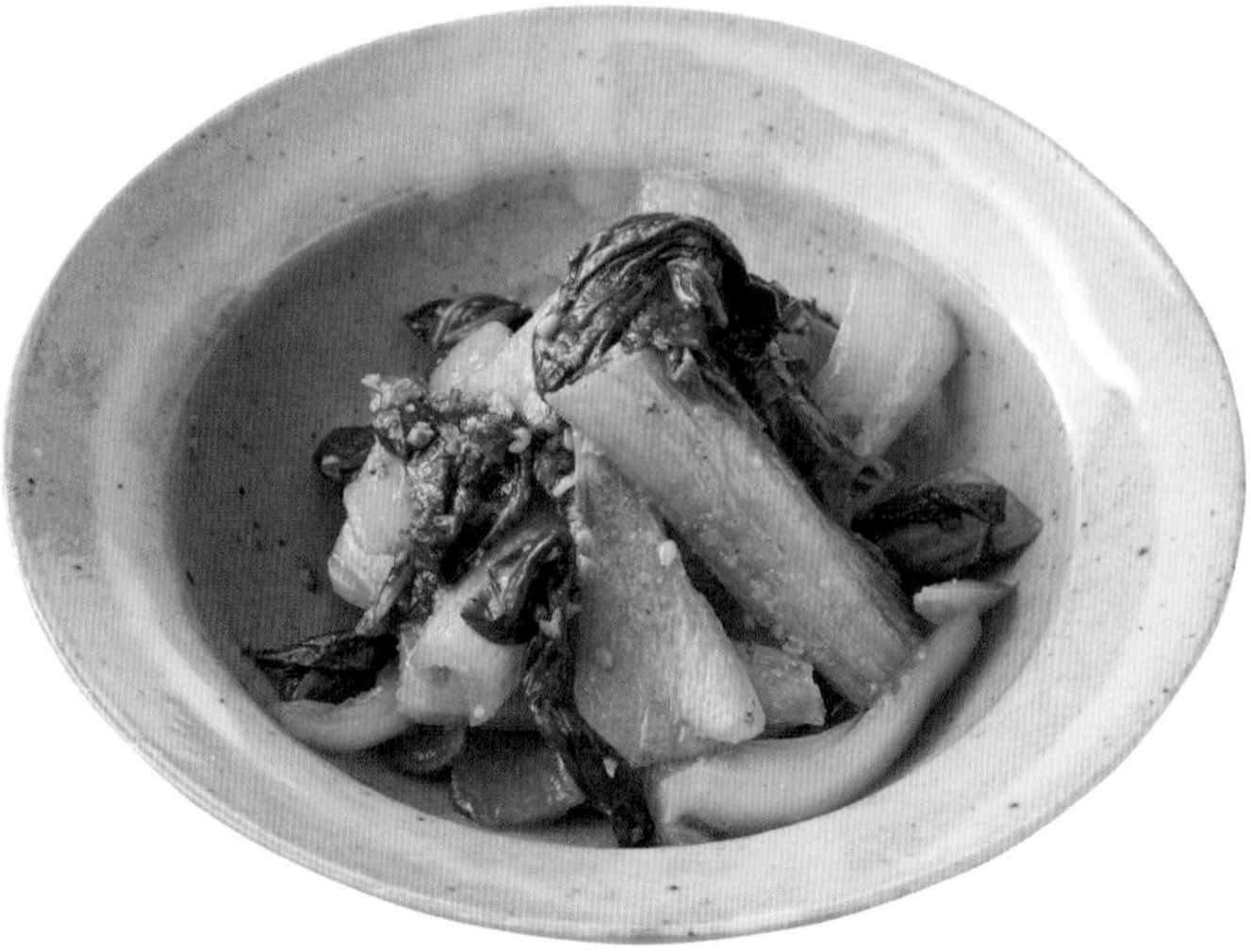

材料（2人分）

青梗菜…………大１株（160g）

a
- すり白ごま………小さじ２
- 砂糖………………小さじ１
- しょうゆ…………小さじ１

ごま油……………………少量

作り方

1 青梗菜はざくざくと切り、ごま油を加えた熱湯で30秒ほどゆでる。ざるにあげ、しっかりと湯をきる。

2 ボールに**a**を合わせ、**1**を加えてあえる。

27kcal／塩分（0.5g）

なすの
からしじょうゆあえ

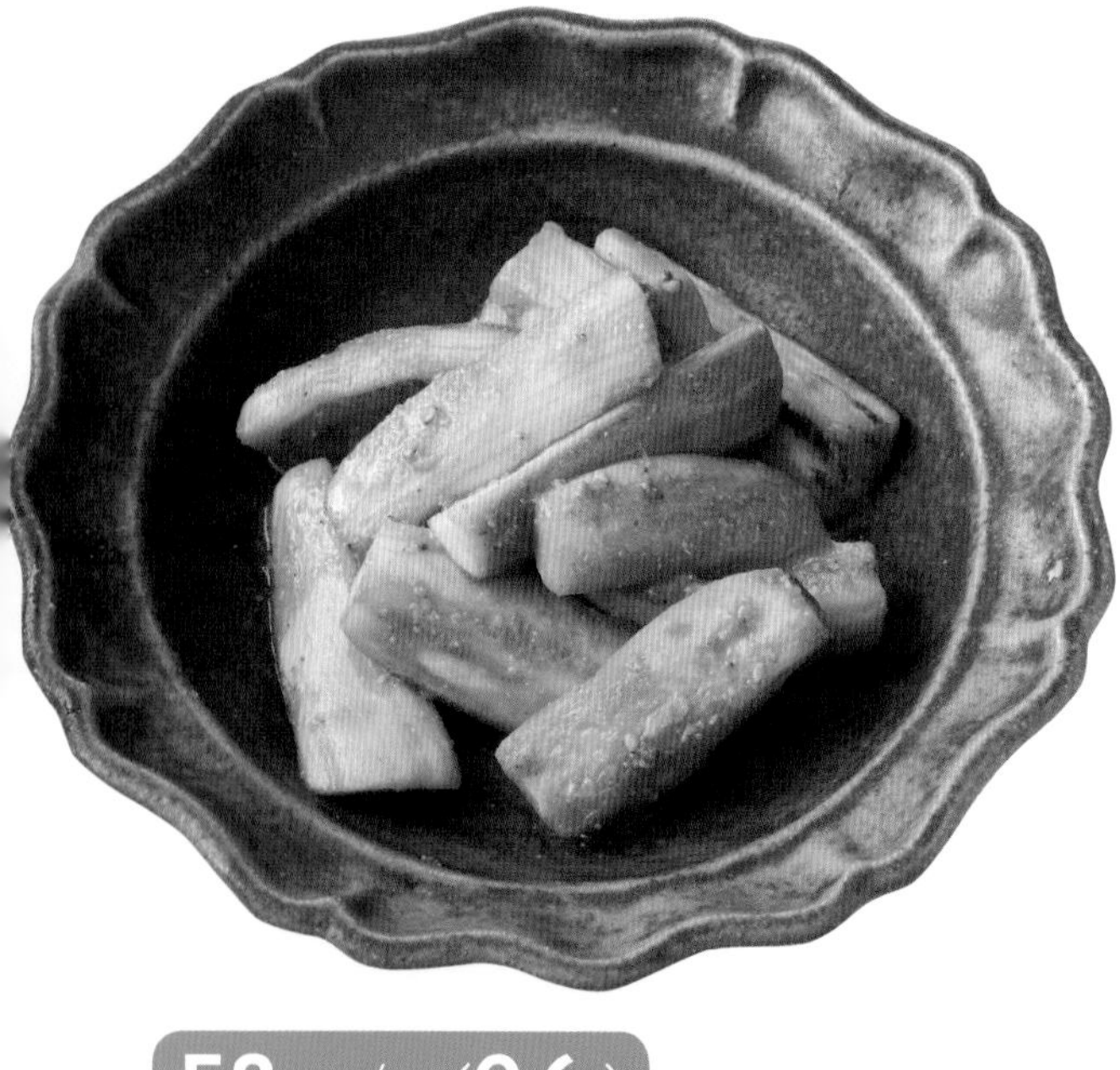

**皮をむくと味がなじみます。
食べる直前にあえれば水っぽくなりません。**

材料（2人分）

なす………………３本（210g）

ごま油………………小さじ１

a
- 練りがらし………小さじ１
- すり白ごま………小さじ１
- しょうゆ…………小さじ１

作り方

1 なすはへたを切り除き、皮をむく。縦４等分に切り、長さを半分に切る。耐熱皿にのせてごま油をからめ、ふんわりとラップをかけて、電子レンジ（600W）で３分加熱する。そのまま１分ほどおく。

2 なすのあら熱がとれたら水けを軽く絞る。**a**の材料を混ぜ合わせ、食べる直前になすにからめる。

58kcal／塩分（0.6g）

刻みこんぶときゅうりの酢の物

刻みこんぶは便利な食材。
混ぜるだけでうま味たっぷりに！

材料（2人分）

刻みこんぶ…………………20g
きゅうり…………½本（50g）

a
- 酢…………………大さじ2
- 砂糖………………小さじ2
- しょうゆ…ミニスプーン1
- 塩………… ミニスプーン½

いり白ごま………………少量

作り方

1 刻みこんぶは水につけて塩けが感じなくなるまで戻し、食べやすく切る。きゅうりはせん切りにする。

2 ボールに**1**、**a**を入れてあえる。器に盛り、ごまを散らす。

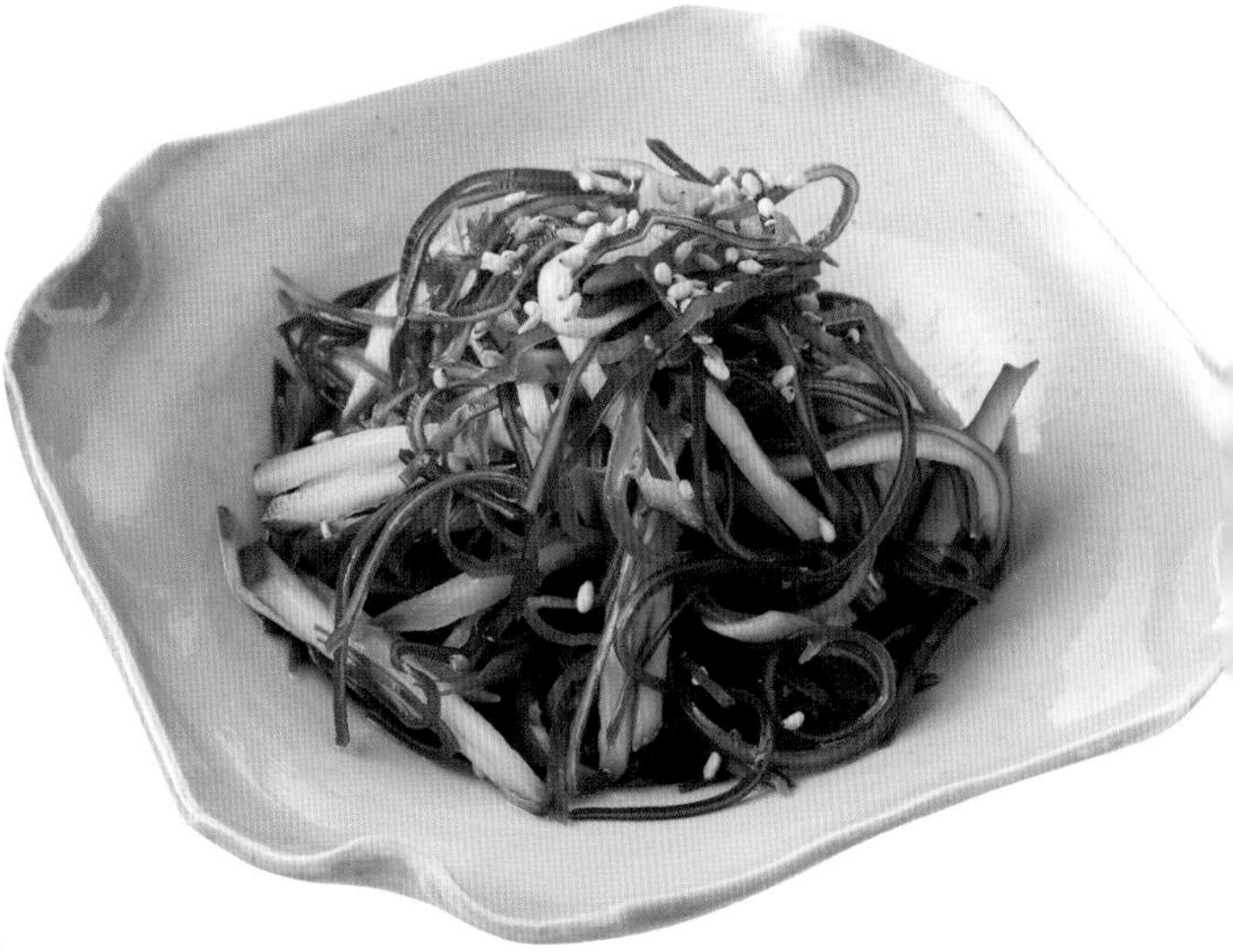

33kcal／塩分（**0.9**g）

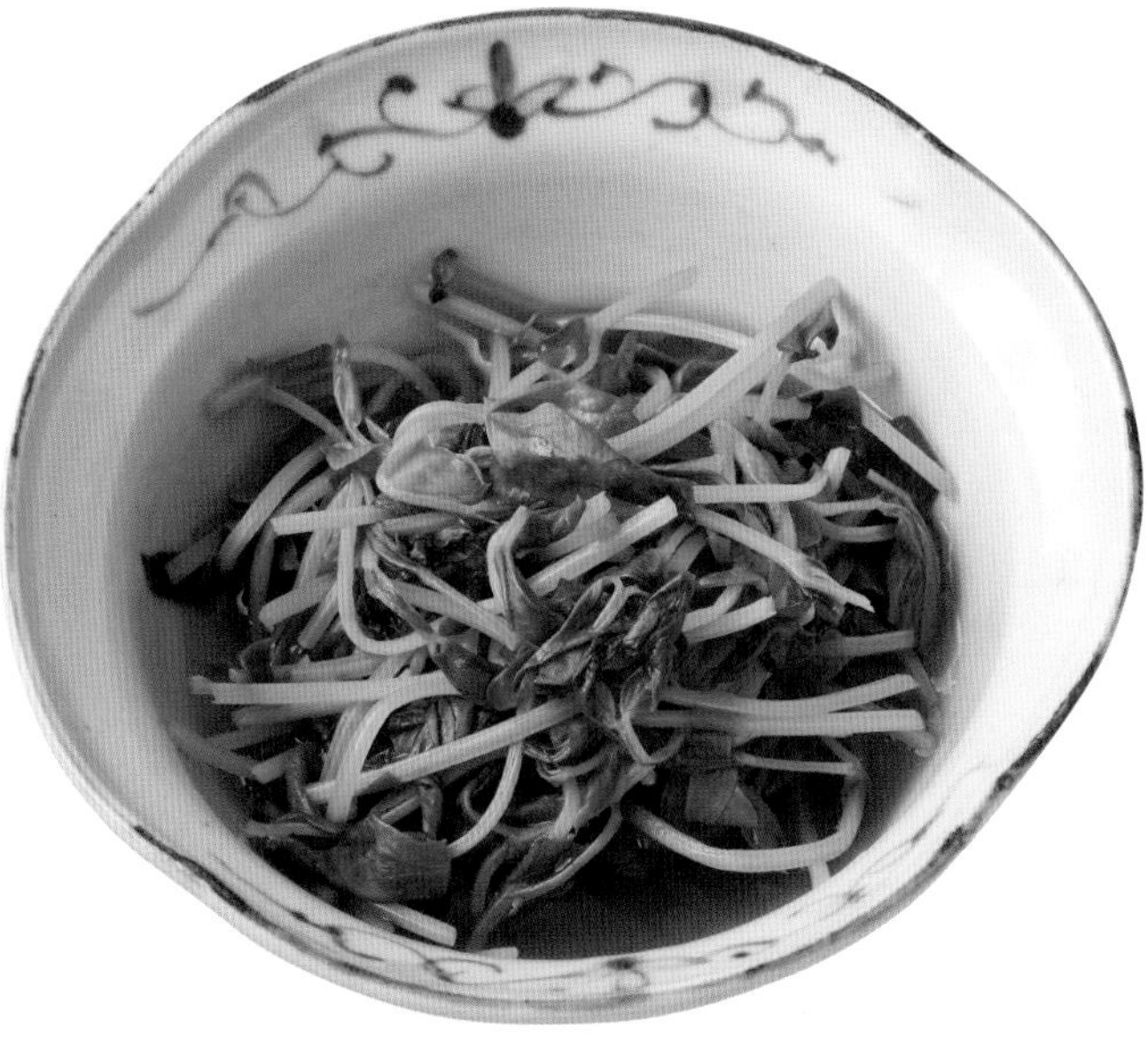

21kcal／塩分（**0.6**g）

豆苗のお浸し

だしでさっと加熱するだけ！
サブおかずに重宝します。

材料（2人分）

豆苗……………… 1袋（130g）
だし……………………½カップ
酒……………………大さじ½
しょうゆ……………小さじ½
塩…………… ミニスプーン½

作り方

1 豆苗は根元を切り除き、長さを半分に切る。

2 なべにだしと酒を入れて中火にかけ、煮立ったら**1**を入れて30秒ほど煮る。豆苗がしんなりしたら、しょうゆ、塩を加えてひと混ぜする。

ピーマンのきんぴら

**しょうがをきかせて、塩だけで調味。
どんな料理のつけ合わせにも便利。**

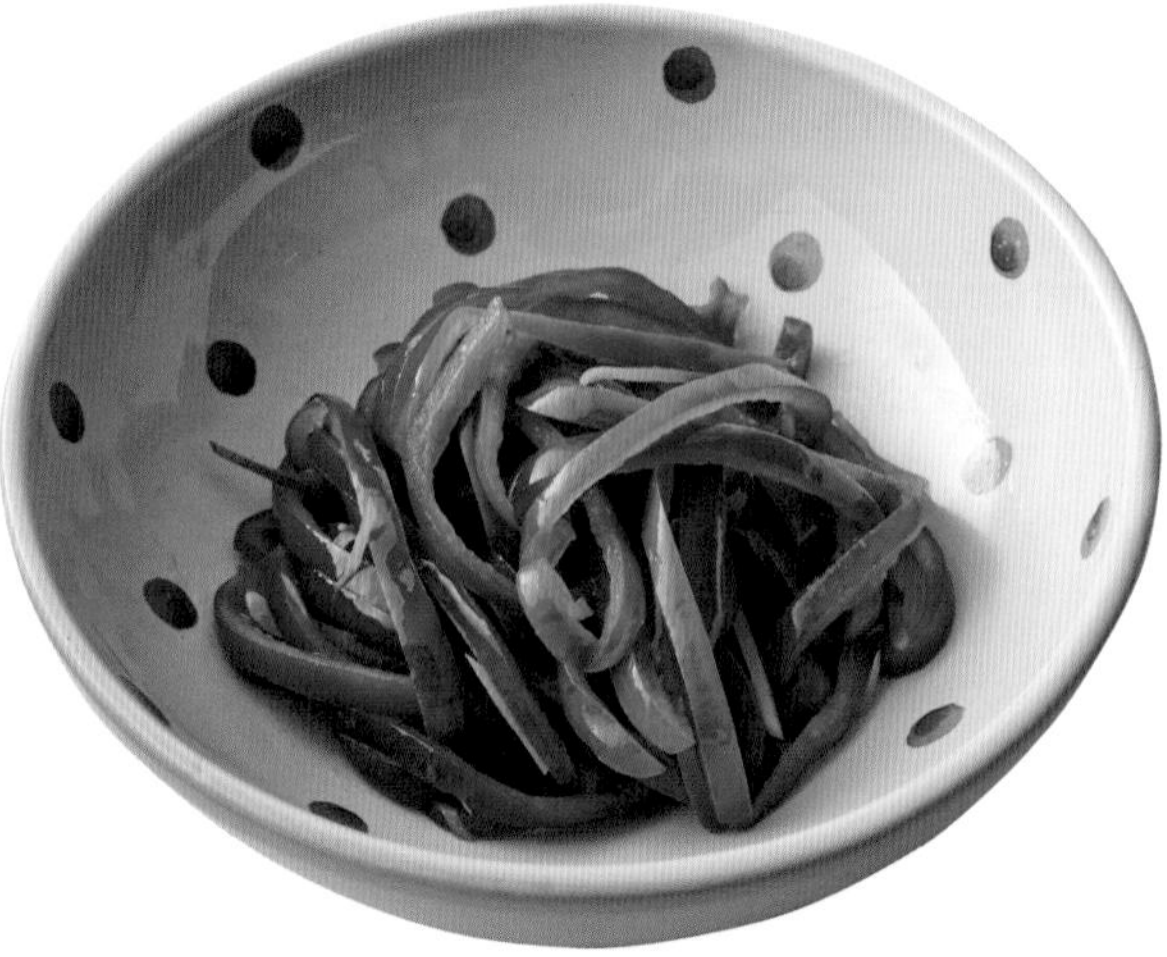

材料（2人分）

ピーマン…………5個（120g）
しょうがの薄切り…・2～3枚
サラダ油……………小さじ1
塩……………ミニスプーン1

作り方

1 ピーマンは種とへたを除き、2～3㎜幅に切る。しょうがはせん切りにする。

2 フライパンにサラダ油を中火で熱し、しょうが、ピーマンを加えていためる。全体がなじんだら水大さじ1をふり入れ、塩を加えて調味する。

32kcal／塩分（**0.6**g）

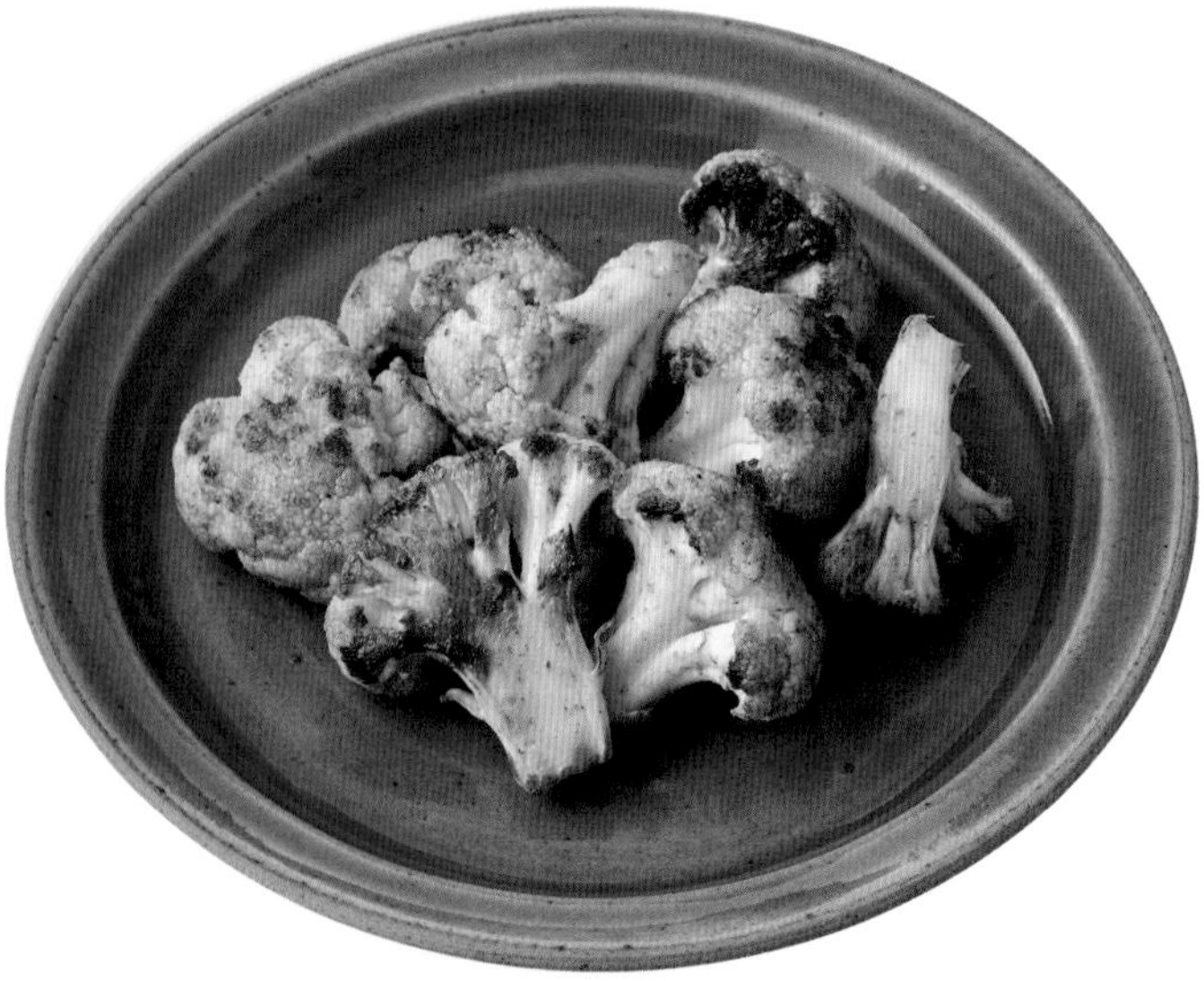

84kcal／塩分（**0.3**g）

カリフラワーの カレーいため

カレー粉の香りが食欲をそそります。

材料（2人分）

カリフラワー‥小1個（200g）
オリーブ油…………大さじ1
a カレー粉…………小さじ½
a 塩…………ミニスプーン½
a こしょう………………少量

作り方

1 カリフラワーは小房に分ける。

2 フライパンにオリーブ油を中火で熱し、**1**を入れてふたをして、3分ほど蒸し焼きにする（途中、ふたをしたままときどき揺らす）。

3 カリフラワーに火が通ったら**a**を加え、カレー粉の香ばしい香りがしてきたら火を消す。

小松菜としめじの青のり煮浸し

34kcal／塩分（0.7g）

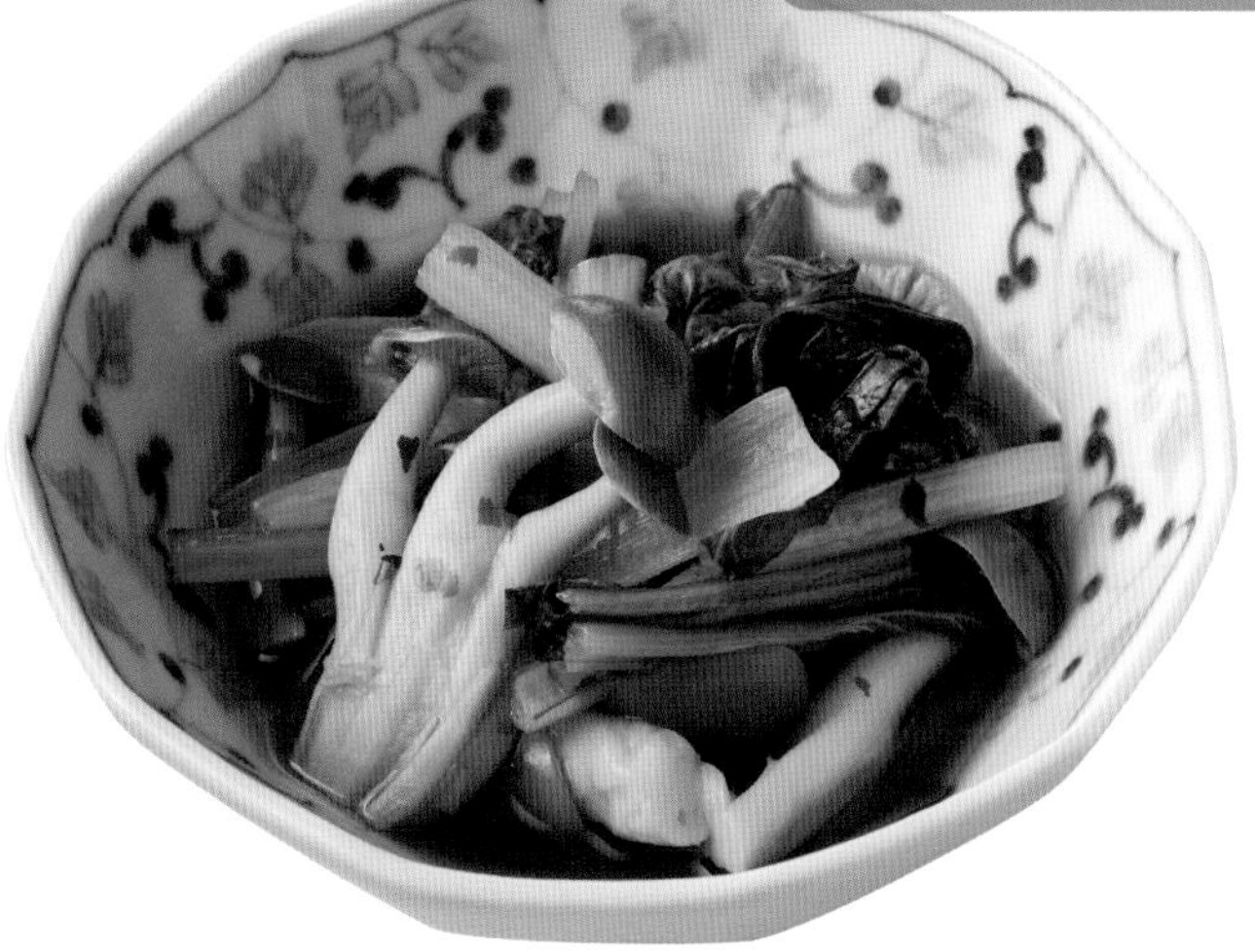

青のりで風味をプラス。
あっさり味で組み合わせやすい一品

材料（2人分）

小松菜……………⅓束（100g）
しめじ類……1パック（100g）
a だし………………½カップ
a みりん……………大さじ½
a 酒…………………大さじ½
塩……………ミニスプーン¼
しょうゆ……………小さじ1
青のり………………小さじ1

作り方

1 小松菜は根元を切り除き、4cm長さに切り、茎と葉に分けておく。しめじは石づきを切り除き、ほぐす。

2 なべに **a** としめじを入れて中火にかけ、2分ほど煮る。しめじがしんなりしてきたら小松菜の茎を入れ、煮汁につけるようにしながら1分ほど煮る。小松菜の葉を加え、さらに1分ほど煮る。

3 塩、しょうゆを加えてひと煮立ちさせたら、青のりを加えてさっと混ぜる。

さつま芋のレモンマリネ

甘酸っぱい味つけで、
芋の甘みを強く感じられます。

材料（2人分）

さつま芋……小1本（150g）
レモン（輪切り）…………2枚
a 水…………………½カップ
a 砂糖………………大さじ2

作り方

1 さつま芋はよく洗って1.5cm幅の半月切りにし、水にさっとつけてざるにあげ、水けをきる。

2 ボールに **a**、さつま芋を合わせ、レモンをのせてふんわりラップをかけ、電子レンジ（600W）で4分30秒加熱する。

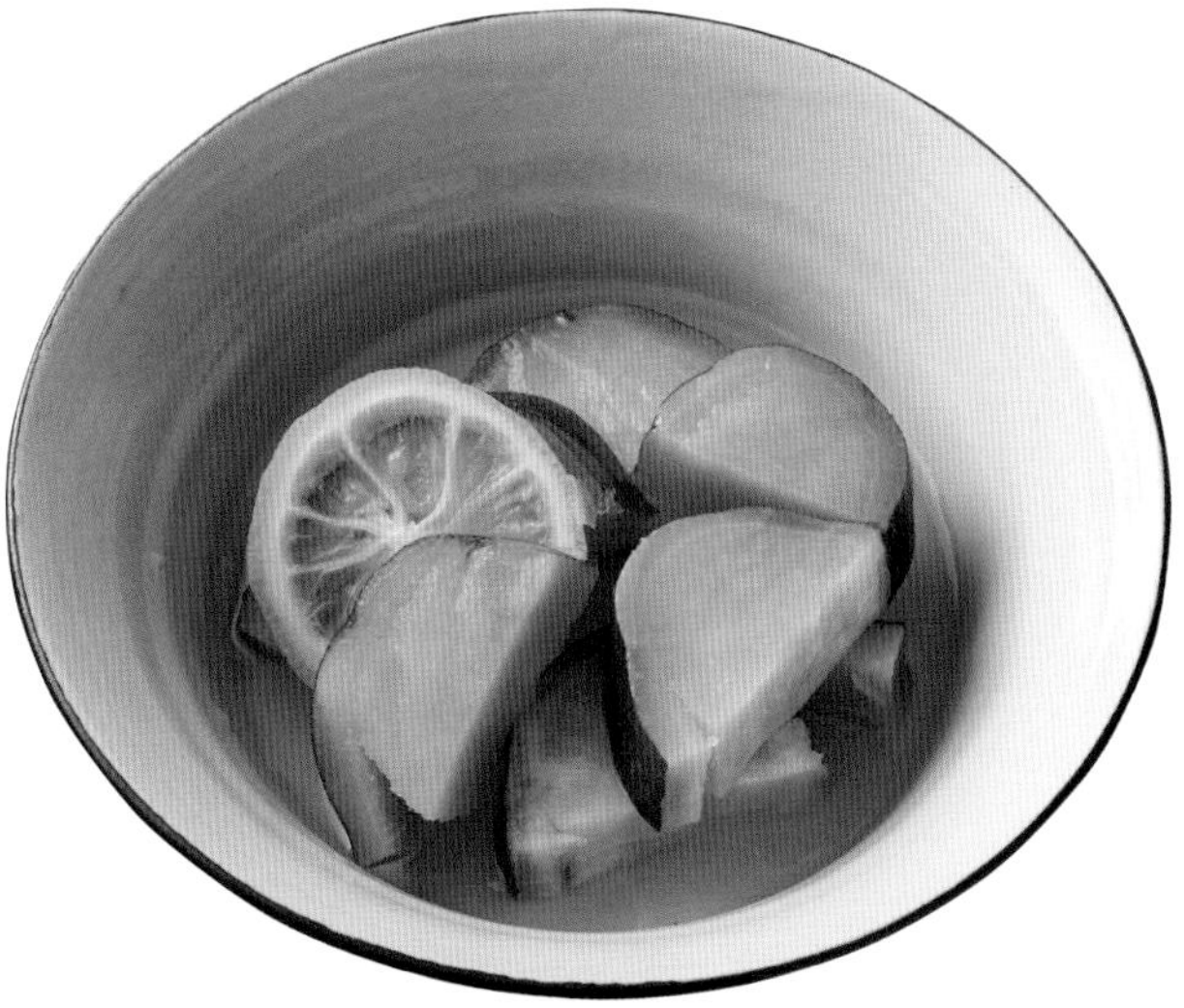

145kcal／塩分（0.1g）

アスパラと しいたけのホイル焼き

サブおかずに迷ったら、
簡単に作れるコレがおすすめ！

材料（2人分）

グリーンアスパラガス
…………………1束（150g）
しいたけ…………3個（45g）
バター………………小さじ1
しょうゆ……………小さじ1
あらびき黒こしょう……少量

作り方

1 アスパラガスは縦半分に切る。しいたけは石づきを切り除き、半分に切る。

2 アルミ箔《はく》を広げ、アスパラガス、しいたけ、バターをのせ、しょうゆを垂らして口を閉じて包み、グリル（またはオーブントースター）で10分ほど焼く。こしょうをふる。

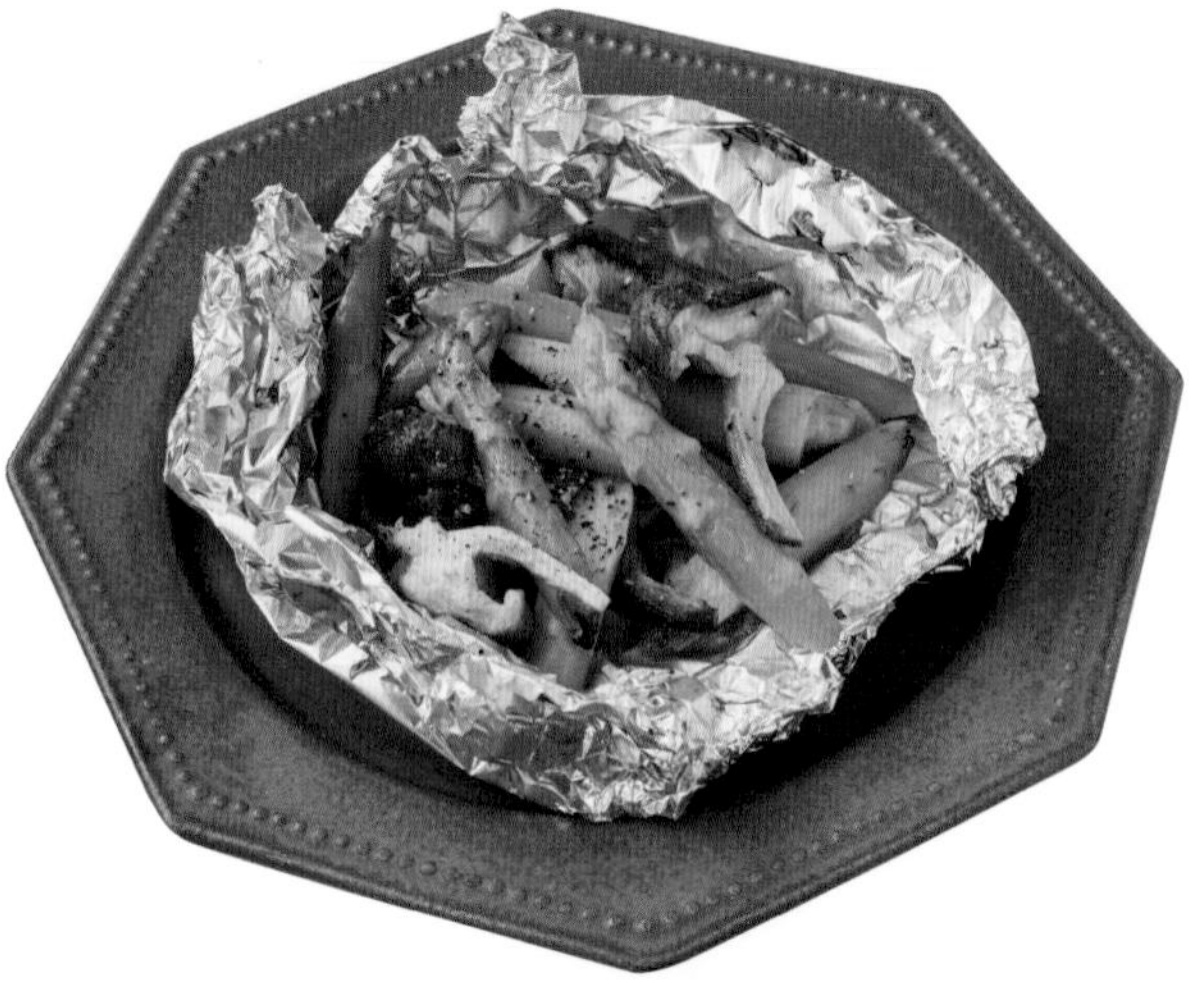

38kcal／塩分（0.5g）

温野菜の ねぎツナオイル

81kcal／塩分（0.6g）

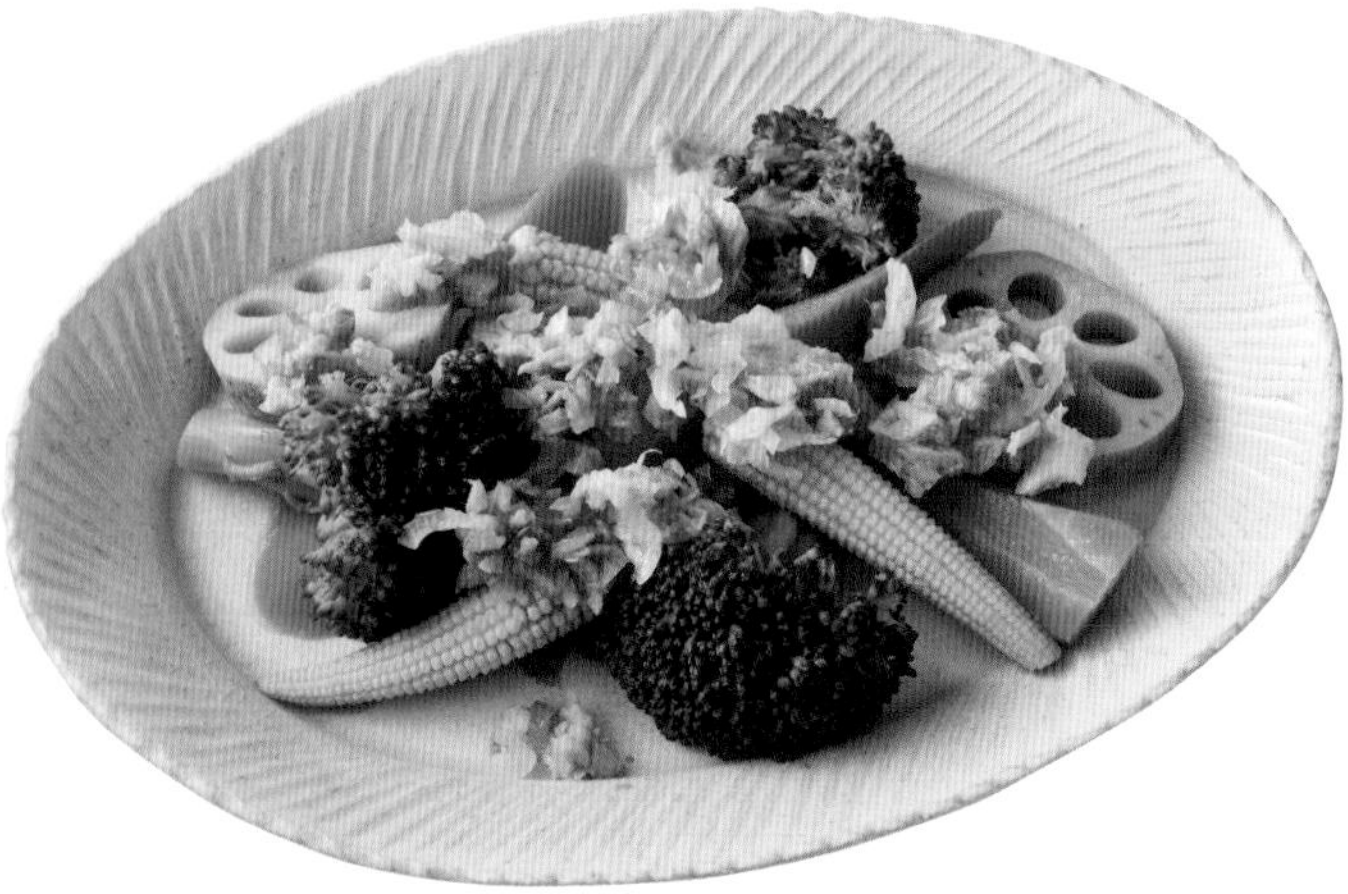

作りおきの「ねぎツナオイル」があれば、
すぐにできる一品です！

材料（2人分）

ブロッコリー、にんじん、
れんこん、ヤングコーンなど合わせて……………200g
ねぎツナオイル（→ p.151）
………………………………50g
しょうゆ……………小さじ1

作り方

1 野菜はそれぞれ食べやすい大きさに切り、さっと洗って耐熱容器に入れ、ふんわりとラップをかけ、電子レンジ（600W）で3～4分加熱する。

2 器に盛り、ねぎツナオイルをかけ、しょうゆをまわしかける。

長芋の
粒マスタードあえ

生のまま食べられる長芋ならではの
歯ごたえを味わって。

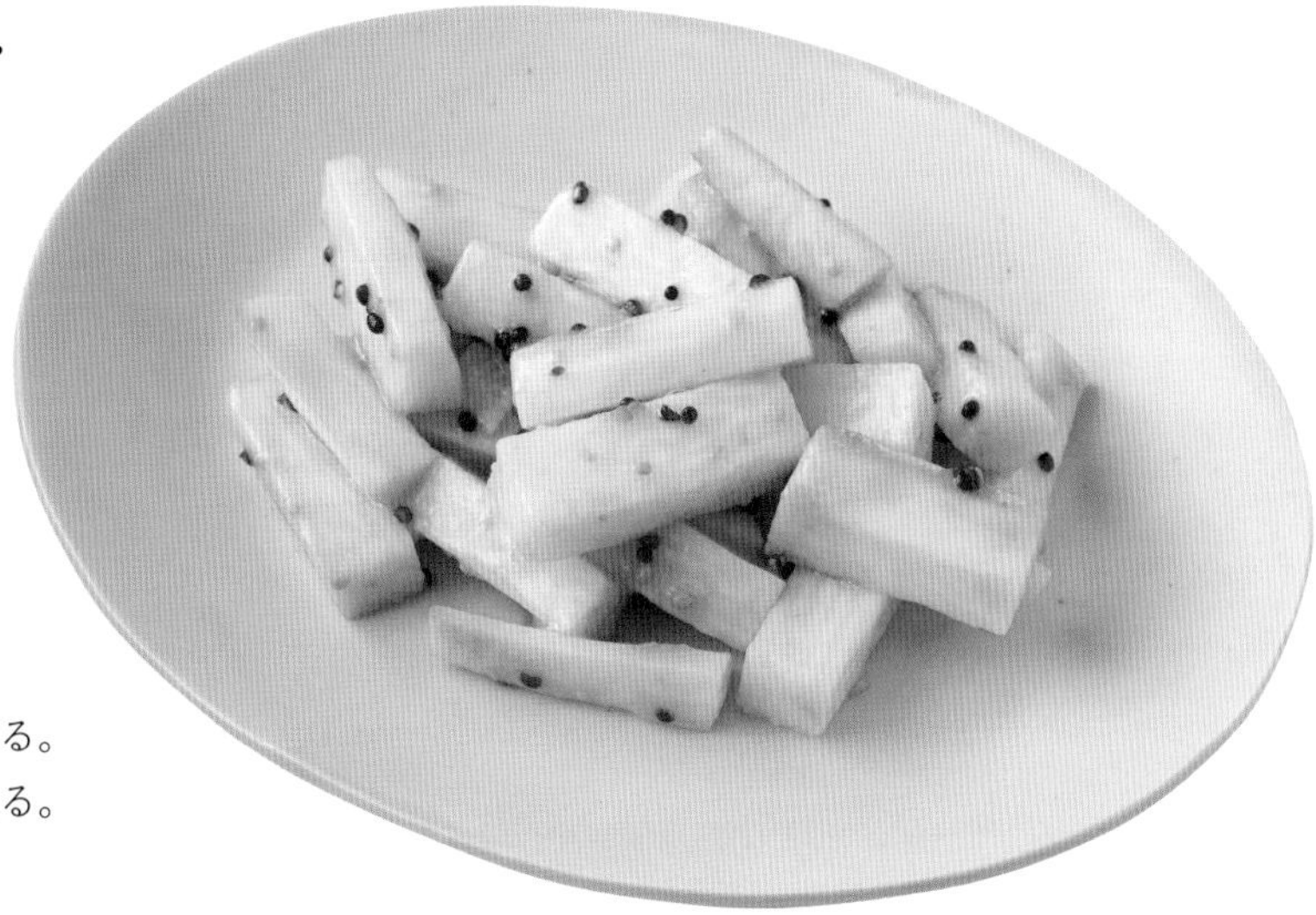

材料（2人分）

長芋………………12cm（180g）

a
- しょうゆ…………小さじ½
- 粒入りマスタード……………………小さじ1
- オリーブ油………小さじ1

作り方

1 長芋は皮をむき、4cm長さの棒状に切る。

2 ボールに **a** を合わせ、**1** を加えてあえる。

84kcal／塩分（**0.3**g）

レタスの
シーザー風サラダ

かたまりごと食べるほうが、
ドレッシングの量を控えやすい！

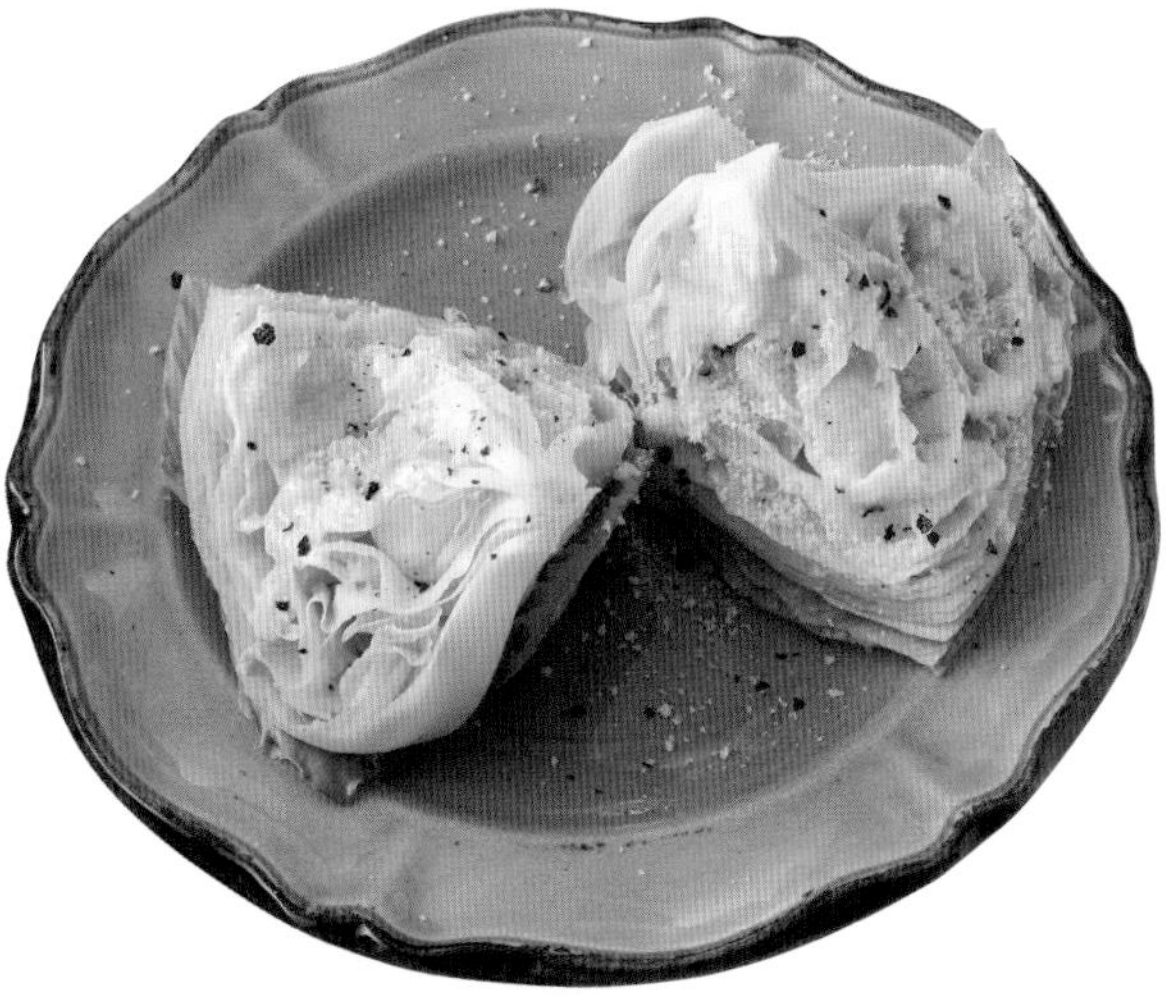

140kcal／塩分（**0.5**g）

材料（2人分）

レタス…………小1玉（200g）

a
- にんにくのすりおろし…………………………少量
- マヨネーズ…大さじ1と½
- オリーブ油………大さじ1
- 砂糖………………小さじ½
- 塩…………ミニスプーン½

粉チーズ……………大さじ½

あらびき黒こしょう…….適量

作り方

1 レタスは4等分のくし形に切る。**a** を混ぜ合わせる。

2 器にレタスを盛り、**a** をかける。粉チーズとこしょうをふる。

具だくさん豚汁

飲むというより食べる汁物！
よく噛んで食べれば満腹感が得られます。

材料（2人分）

豚バラ薄切り肉……………60g
ごぼう……………⅓本（60g）
れんこん…………⅓節（60g）
にんじん…………⅕本（30g）
こんにゃく
（アク抜き済みのもの）…50g
だし……………1と½カップ
みそ…………………大さじ½
ごま油………………小さじ1
小ねぎの小口切り………適量

作り方

1 豚肉は3㎝長さに切る。ごぼうは笹がきにし、冷水に5分ほどさらし、ざるにあげて水けをきる。れんこん、にんじんは小さめの乱切りにする。こんにゃくは一口大にちぎる。
2 なべにごま油を中火で熱し、豚肉、**1**の根菜、こんにゃくを加えていためる。全体に油がなじんだらだしを加え、ふつふつしてきたらアクをとり、ふたを少しずらしてのせ、弱めの中火で15分ほど煮る。
3 みそをとき入れ、ひと煮立ちさせて火を消す。器に盛り、好みで小ねぎを散らす。

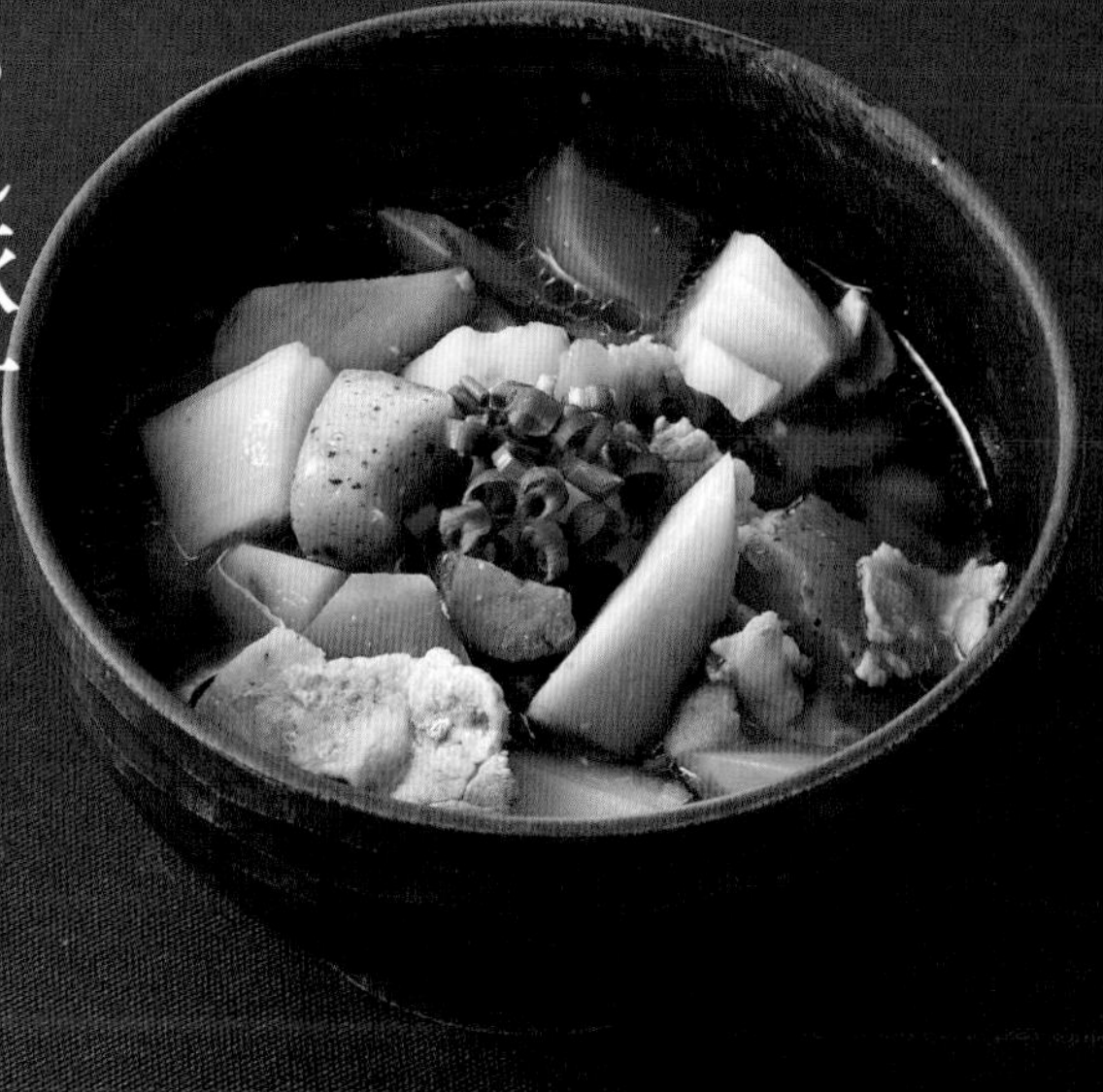

195kcal／塩分（**0.8**g）

根菜汁

食材の種類が多いとそれぞれの味わいが合わさっておいしさが増します。

材料（2人分）

にんじん …………⅙本（23g）
ごぼう……………¼本（45g）
大根………… 1～2㎝（50g）
ねぎ………………¼本（25g）
油揚げ……………¼枚（8g）
だし…………… 1と¼カップ
うす口しょうゆ……小さじ1

作り方

1 にんじん、大根はいちょう切りに、ごぼうは斜め薄切りにする。ねぎは小口切りに、油揚げは短冊切りにする。
2 なべにだし、**1**を入れて中火にかけ、具がやわらかくなるまで煮たら、しょうゆで調味する。

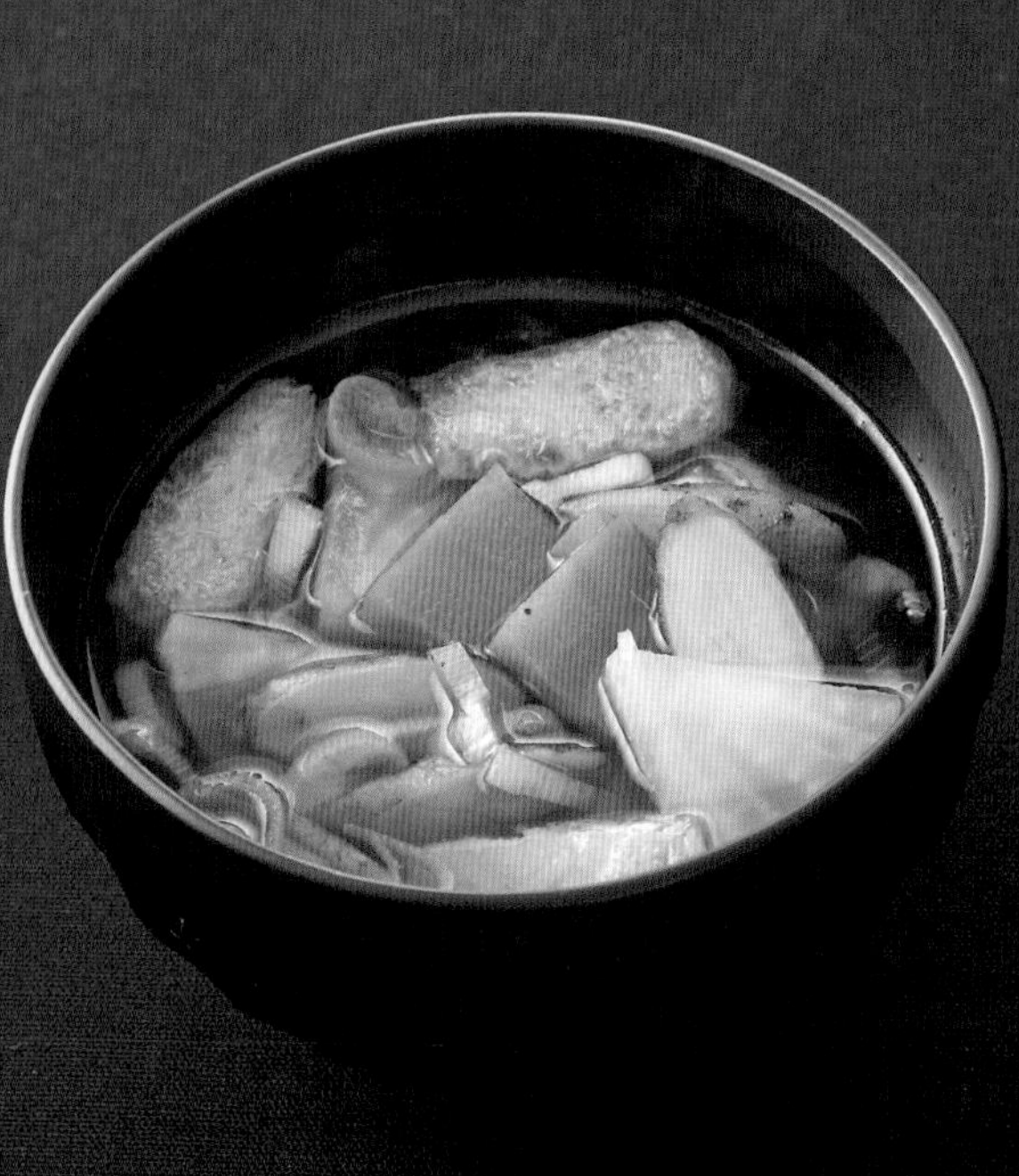

48kcal／塩分（**0.6**g）

まいたけのみそ汁

ごま油で焼いて香ばしさをつけると味に奥行きが出ます。

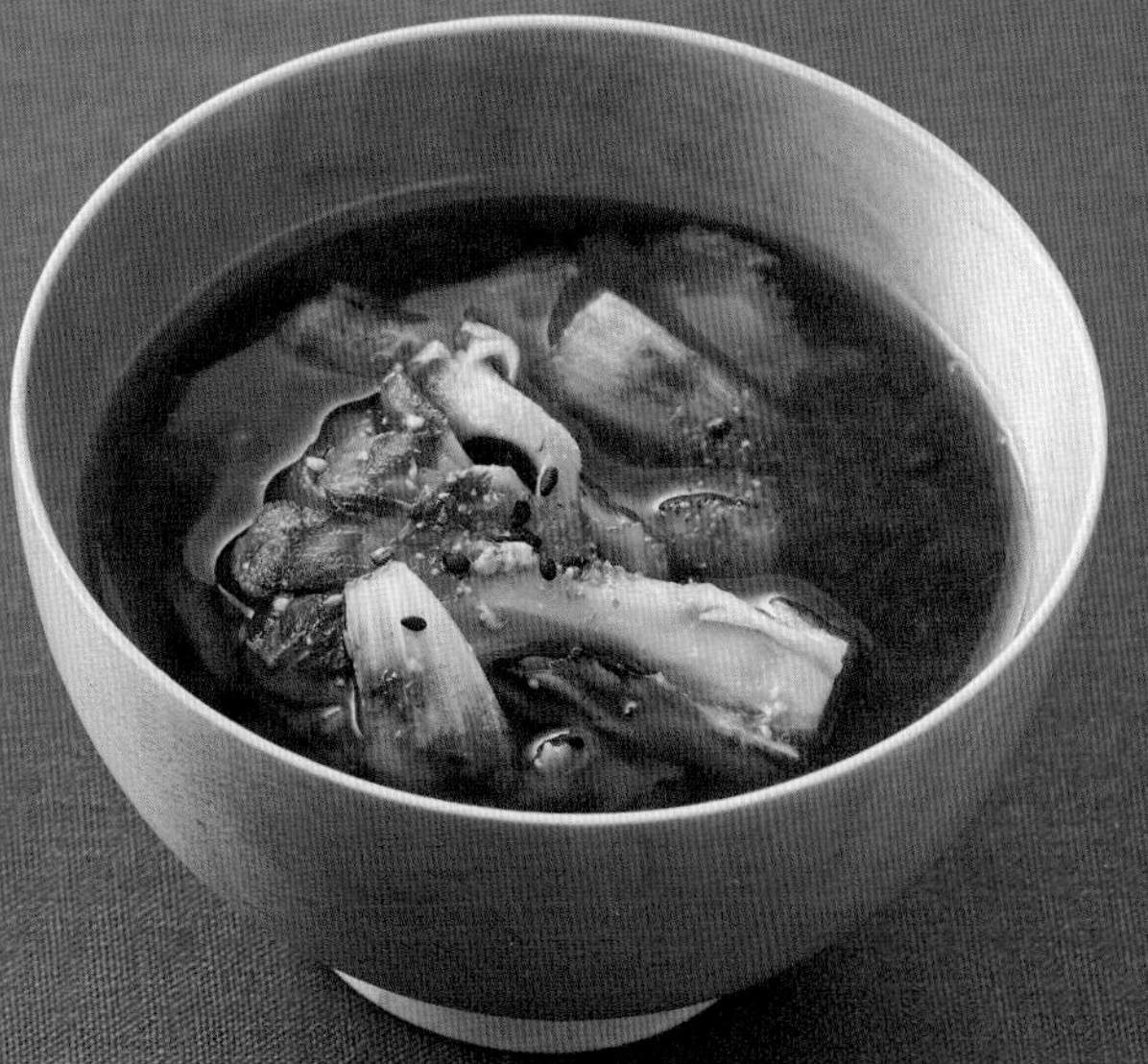

材料（2人分）

まいたけ ……1パック（100g）
玉ねぎ……………¼個（50g）
だし…………… 1と¼カップ
ごま油………………大さじ½
みそ……………小さじ1と½
七味とうがらし…………少量

作り方

1 まいたけはほぐす。玉ねぎはくし形に切る。

2 なべにごま油を熱し、**1**を重ならないように並べて強火で2分焼きつけ、返してさらに1分焼く。

3 だしを加えて2分ほど煮る。火を消して、みそをとき入れる。器に盛り、七味とうがらしをふる。

56kcal ／塩分（**0.7**g）

白菜と豆腐のみそ汁

すりごまの香ばしさ、白菜の甘みでうす味をカバー。

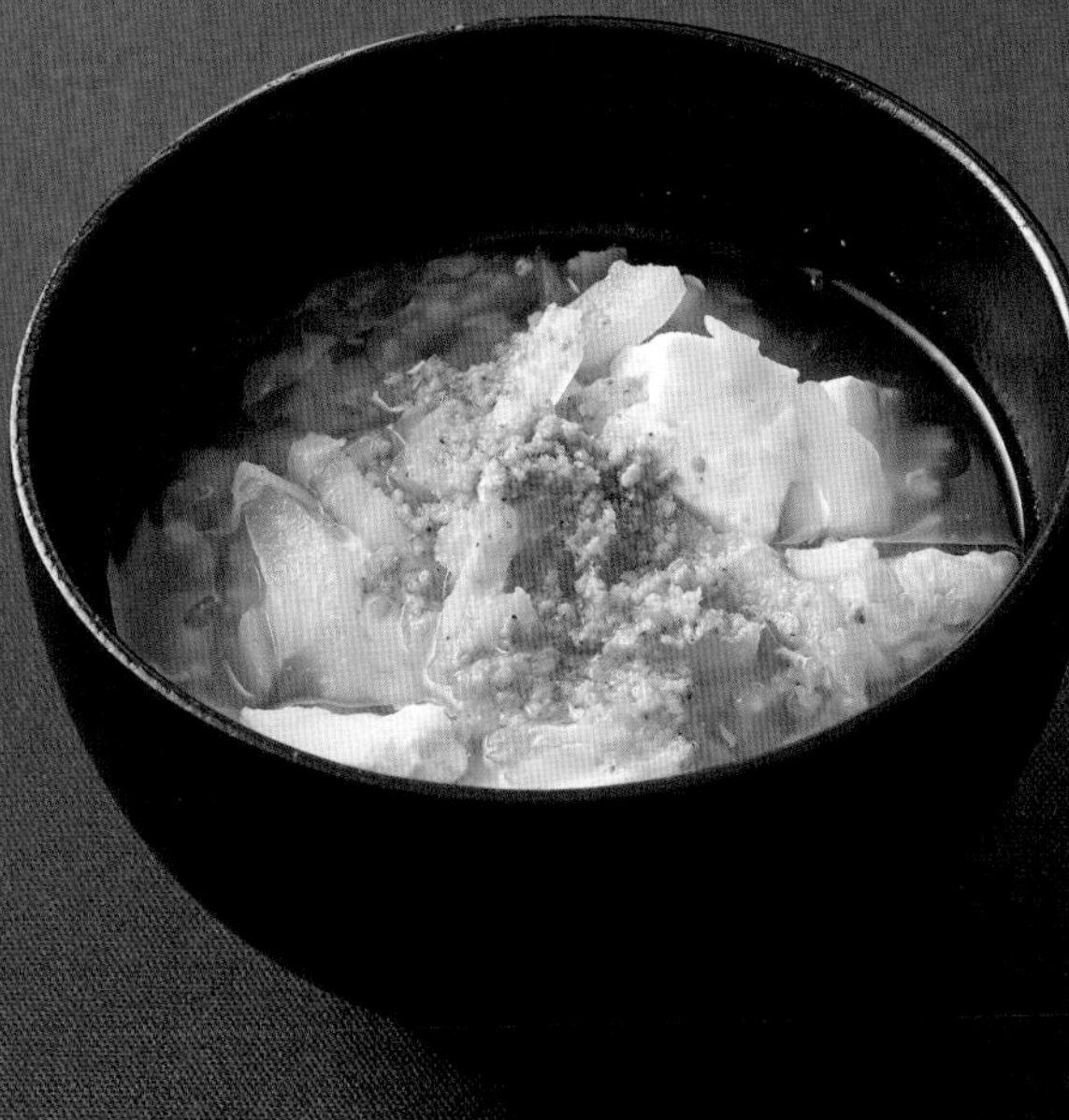

材料（2人分）

白菜……………… 1枚（100g）
もめん豆腐………¼丁（75g）
だし…………… 1と¼カップ
みそ…………………大さじ½
すり白ごま…………小さじ1

作り方

1 白菜は細切りにする。豆腐はさいの目に切る。

2 なべにだし、白菜を入れて中火で熱し、煮立ったら豆腐を加え、みそをといてひと煮立ちさせ、火を消す。器に盛り、すりごまをふる。

51kcal ／塩分（**0.7**g）

みょうがのかきたま汁

かたくり粉で少しとろみをつけると味を感じやすくなります。

材料（2人分）
みょうが…………2個（40g）
卵…………………………½個
a だし…………1と¼カップ
a かたくり粉………大さじ½
a 酒…………………大さじ½
塩……………ミニスプーン⅔
しょうゆ……………小さじ½
一味とうがらし…………少量

作り方
1 みょうがは小口切りにする。
2 なべにaを入れて中火にかけ、よく混ぜながら、ふつふつとするまで煮る。といた卵をゆっくりまわし入れ、弱火で30秒ほど煮たら、みょうが、塩、しょうゆを加えて全体を混ぜて、器に盛りつける。一味とうがらしを散らす。

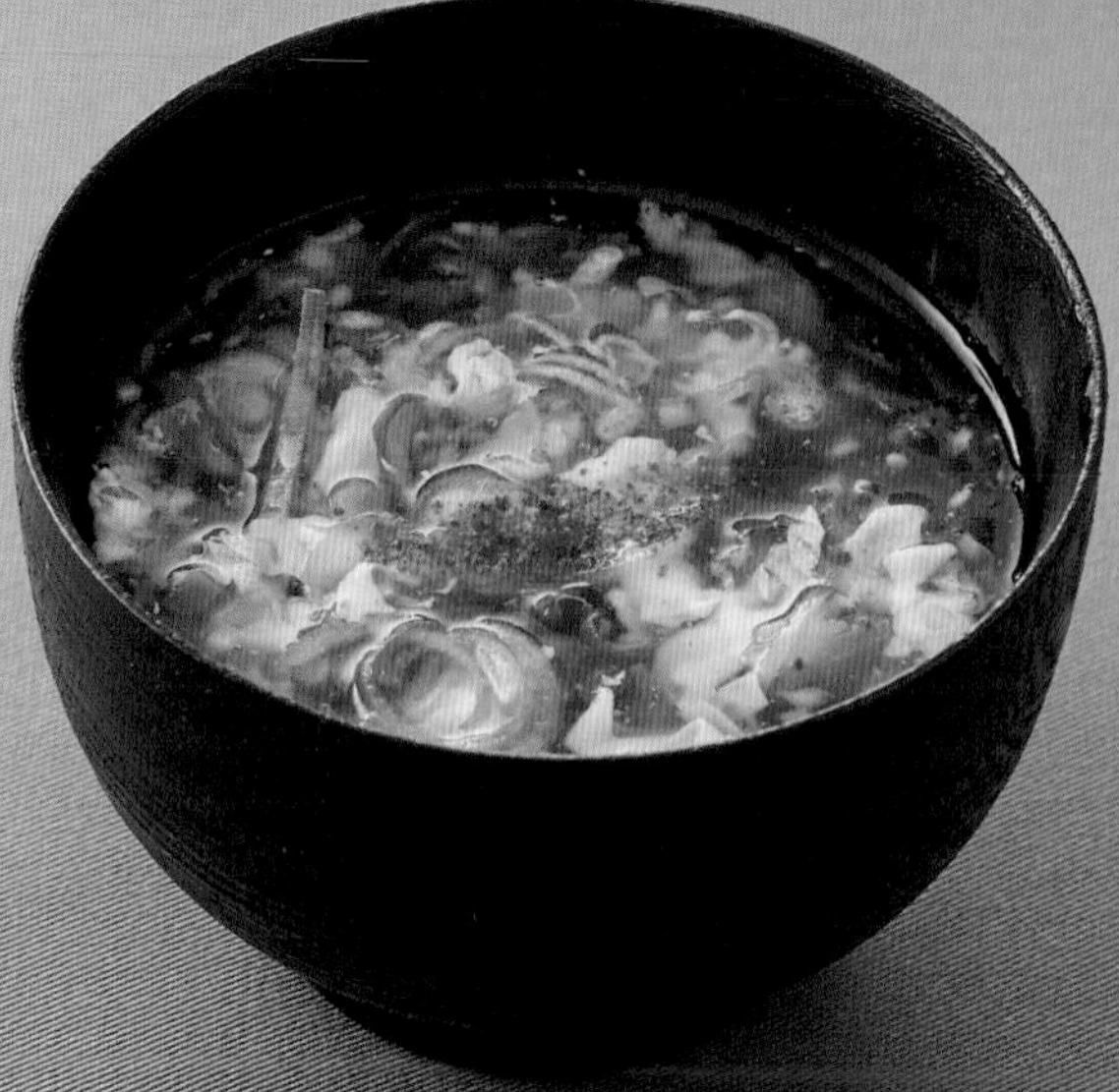

38kcal / 塩分（0.8g）

ほうれん草のトマトスープ

カレーの風味をきかせて香り豊かに。食べごたえたっぷりです。

117kcal / 塩分（1.0g）

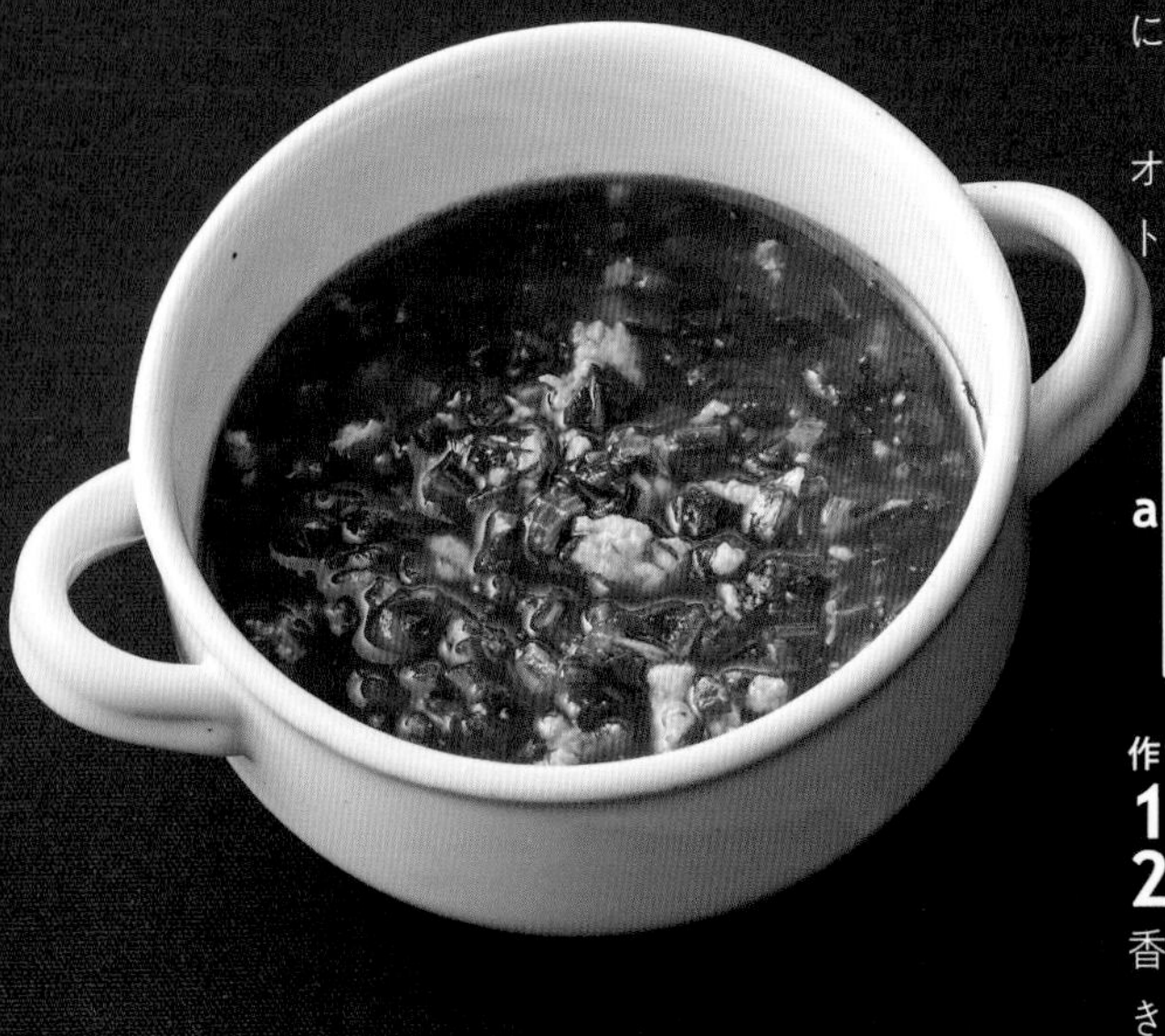

材料（2人分）
鶏ひき肉……………………50g
ほうれん草………3株（60g）
玉ねぎみじんの
　オイルあえ（→ p.151）…30g
にんにくのみじん切り
　……………………小さじ½
オリーブ油…………小さじ1
トマトジュース（食塩不使用）
　……………………1カップ
a 水…………………½カップ
a スープのもと（顆粒）
a 　…………………小さじ½
a カレー粉…………小さじ1
a 塩…………ミニスプーン½

作り方
1 ほうれん草はあらいみじん切りにする。
2 なべにオリーブ油、にんにくを入れて中火にかけ、香りが立ったら玉ねぎをいためる。しんなりしたらひき肉を加えていため、ほうれん草を加えていためる。
3 aを加え、ふつふつしてきたらアクをとり、トマトジュースを加える。ひと煮立ちさせて、火を消す。

白菜とホタテのクリーミースープ

白菜を焼いて香ばしさをつけると、味わいがアップ!

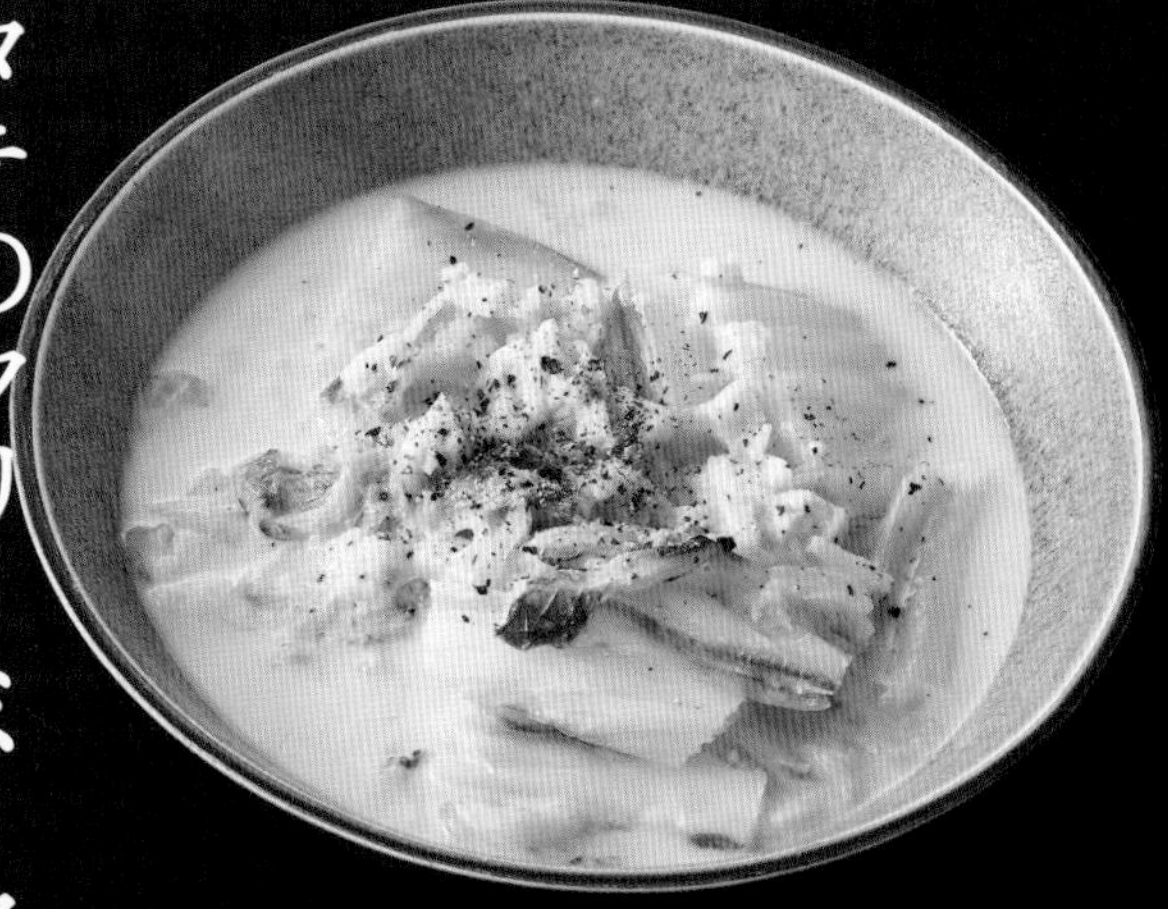

89kcal／塩分（**0.7**g）

材料（2人分）

白菜……………⅛個（200g）

ホタテ缶詰め‥‥小1缶（70g）

a
- 水………………¾カップ
- スープのもと（顆粒）………………小さじ½

牛乳…………………½カップ

水どきかたくり粉

- 水…………………大さじ1
- かたくり粉………小さじ1

あらびき黒こしょう‥‥‥少量

作り方

1 フライパンを中火で熱し、白菜は軸をつけたまま切り口を焼きつける。**a**をよく混ぜ合わせて加え、ホタテを缶汁ごと加える。ふたをして、弱めの中火で5分ほど煮る。

2 焼いた白菜をハサミで食べやすく切り、牛乳を加える。ふつふつしてきたら、**水どきかたくり粉**をまわし入れ、ひと煮立ちさせてとろみをつける。器に盛り、好みでこしょうをふる。

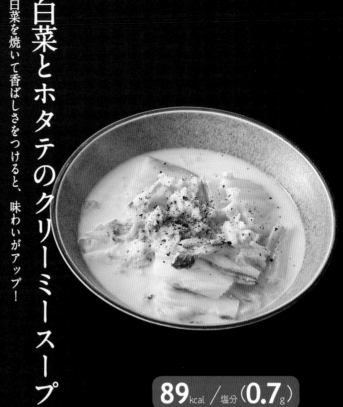

かぼちゃのポタージュ

素材の甘みを生かしたマイルドな味わい。

180kcal／塩分（**0.6**g）

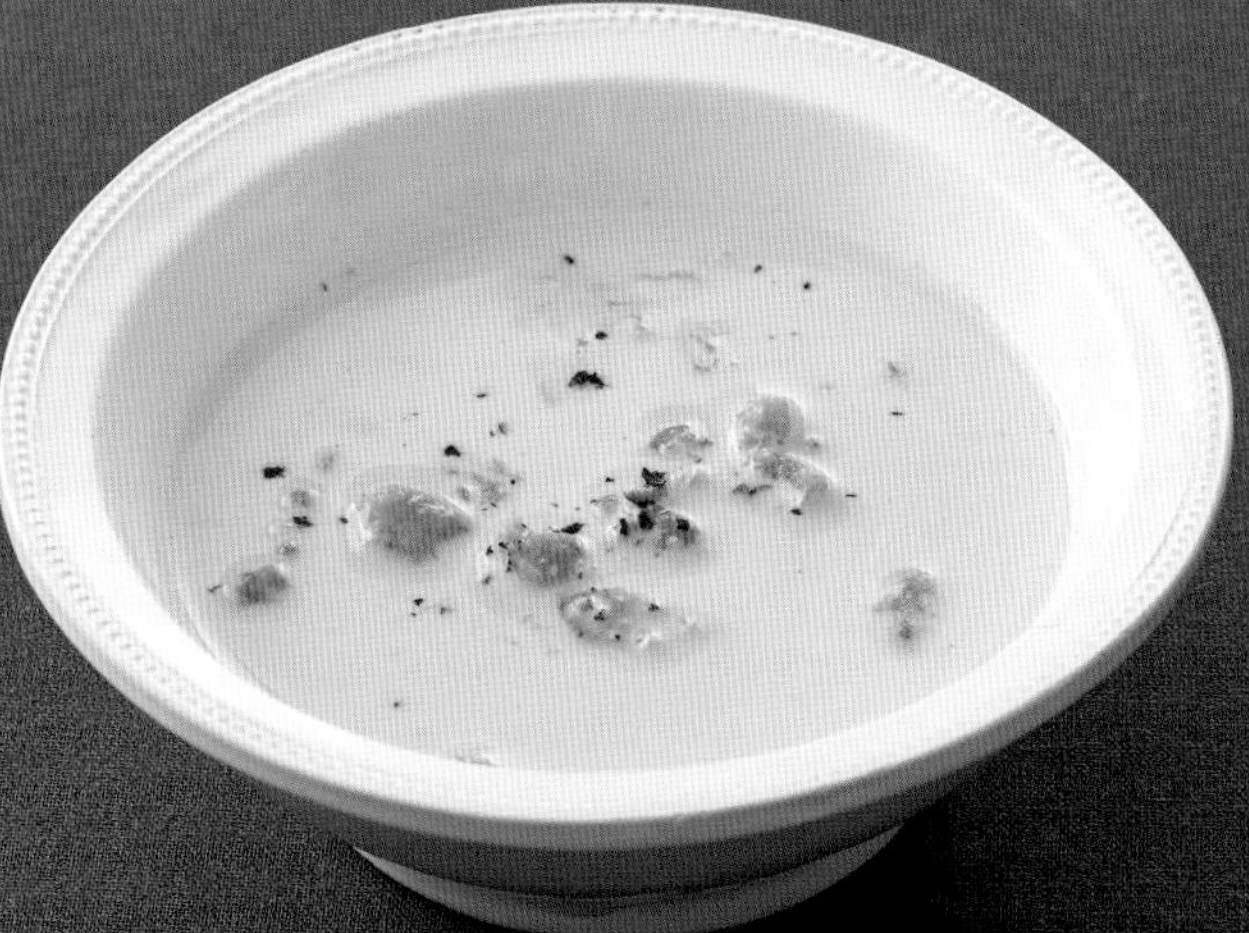

材料（2人分）

かぼちゃ…………⅙個（200g）

水……………………1カップ

a
- 牛乳…………1と¼カップ
- スープのもと（顆粒）…………ミニスプーン1
- 塩…………ミニスプーン½
- こしょう………………少量

あらびき黒こしょう‥‥‥少量

作り方

1 かぼちゃは種とわたをとり除き、皮をむいて2㎝角に切る。

2 なべに**1**と水を入れて強火にかけ、沸騰したらふつふつとするくらいの火加減にして、ふたをして10分煮る。

3 かぼちゃがやわらかくなったら湯を捨てて、フォークなどでかぼちゃをつぶす。**a**を加えて2分ほど中火で煮る。器に盛り、こしょうをふる。

マッシュポテト

まとめてゆでて、つぶして牛乳とオイルを混ぜるだけ！

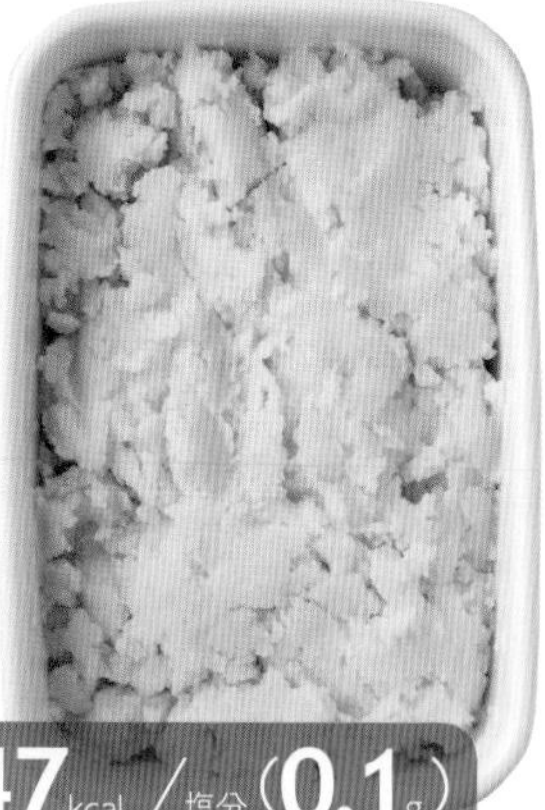

全量 747kcal／塩分（0.1g）

材料（作りやすい分量）
じゃが芋… 4～5個（500g）
牛乳……………… ¼ カップ
サラダ油………… 大さじ 2

作り方
1 じゃが芋は洗って 1 個ずつキッチンペーパーで包み、さっと濡らしてラップで包む。耐熱皿に並べ、電子レンジ（600W）で 13 ～ 14 分加熱する。
2 あら熱がとれたら皮をむき、ボールに入れ、牛乳を加えてフォークであらめにつぶす。サラダ油をまわし入れてあえる。

冷蔵保存：4～5日

好みの野菜と合わせて
マヨネーズであえれば完成！

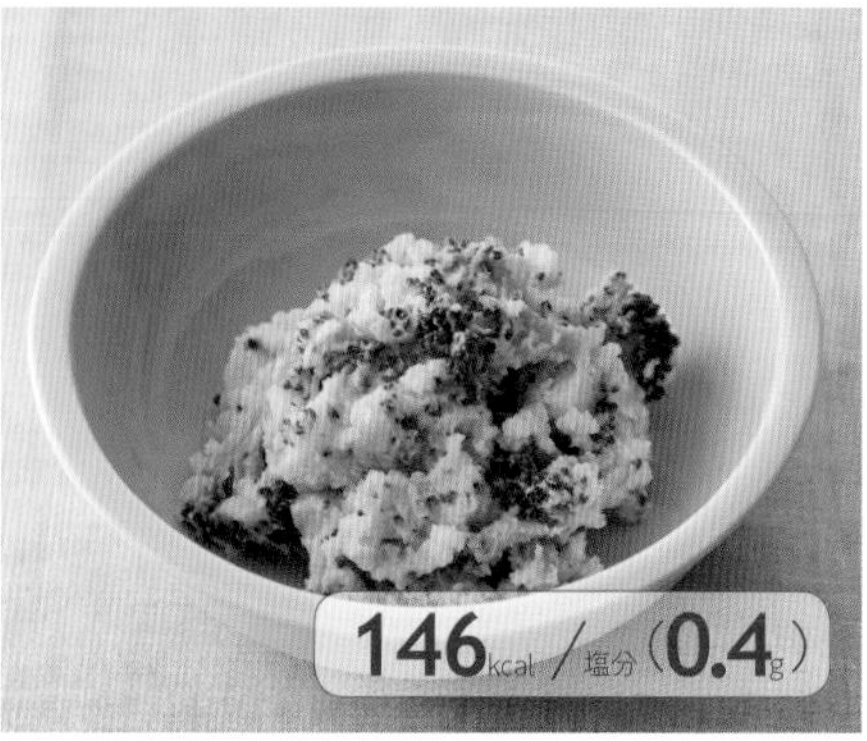

146kcal／塩分（0.4g）

ポテトサラダ

材料（2人分）と作り方
1 ブロッコリー 60g は小房に分けてゆで、ざるにあげて水けをきる。
2 ボールにマッシュポテト 150g、**1** を入れマヨネーズ大さじ 1、塩ミニスプーン⅓を加えてあえる。

アレンジ料理

- p.53 ポテトポタージュ
- p.74 タラモサラダ

レタスのオイルあえ

ちぎってオイルをあえておくだけ！
パリパリ感が続く。

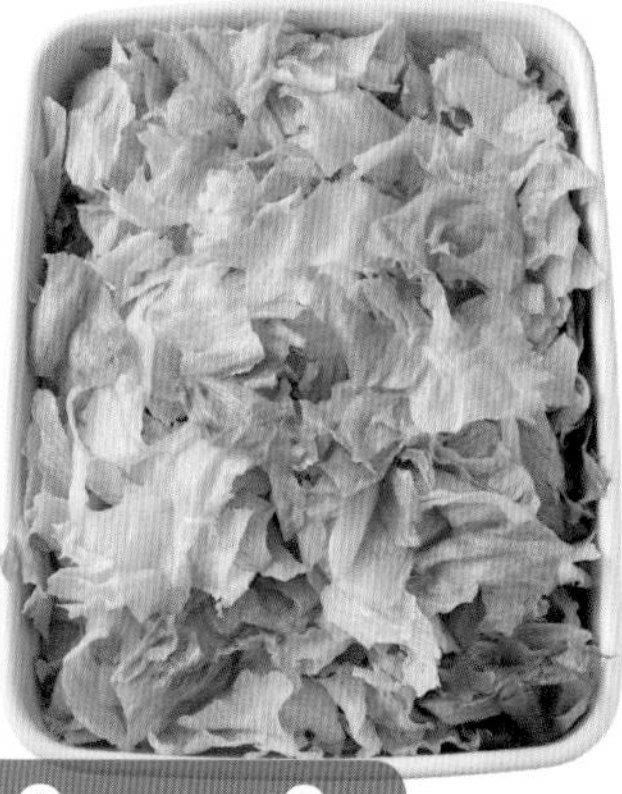

全量 269kcal／塩分（0g）

材料（作りやすい分量）
レタス……大 1 個（400g）
サラダ油………… 大さじ 2

作り方
1 レタスは一口大にちぎり、ボールに入れる。サラダ油をからめる。

冷蔵保存：3～4日

これもオススメ
キャベツのオイルあえ
キャベツ ½ 玉（500g）を一口大に切り、耐熱容器に入れてふんわりとラップをかけ、電子レンジ（600W）で 5 分加熱する。サラダ油大さじ 3 をからめる。**冷蔵保存：3～4日**

アレンジ料理

- p.106 アジと海藻の蒸し物

サラダがすぐに食べられて
野菜不足解消に役立ちます。

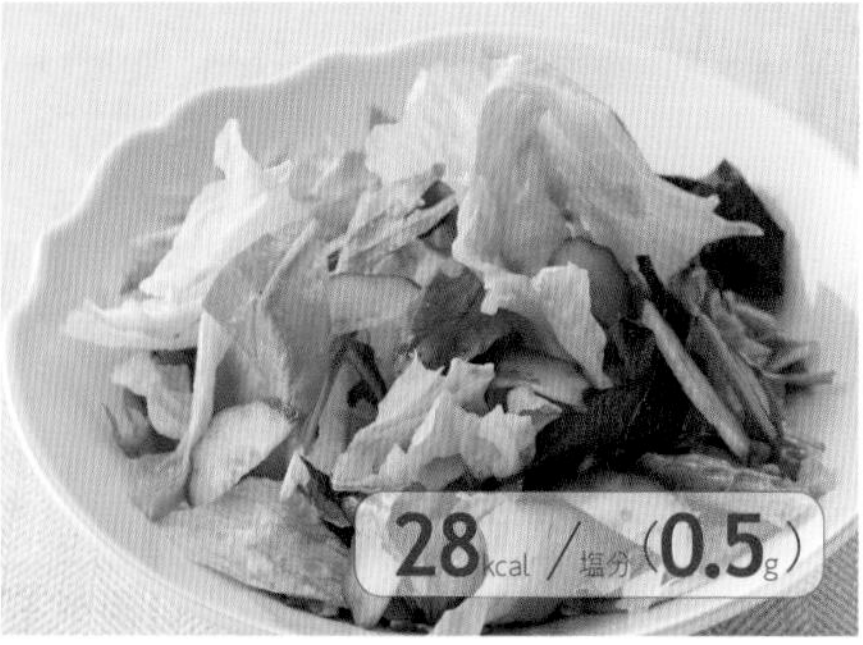

28kcal／塩分（0.5g）

グリーンサラダ

材料（2人分）と作り方
1 ベビーリーフ 1 パック（40g）は洗ってしっかりと水けをきる。きゅうり ½ 本（50g）は縦半分に切って、斜め切りにする。
2 ボールに酢大さじ ½、オリーブ油小さじ 1、塩ミニスプーン ¾、こしょう少量を混ぜ合わせ、**1**、レタスのオイルあえ 100g を加えてあえる。

アレンジ料理

- p.34 レタスのだしあえ
- p.74 豚しゃぶそうめん

玉ねぎみじんのオイルあえ

みじん切りにしておけばすぐに使える。オイルとあえると水が出ません。

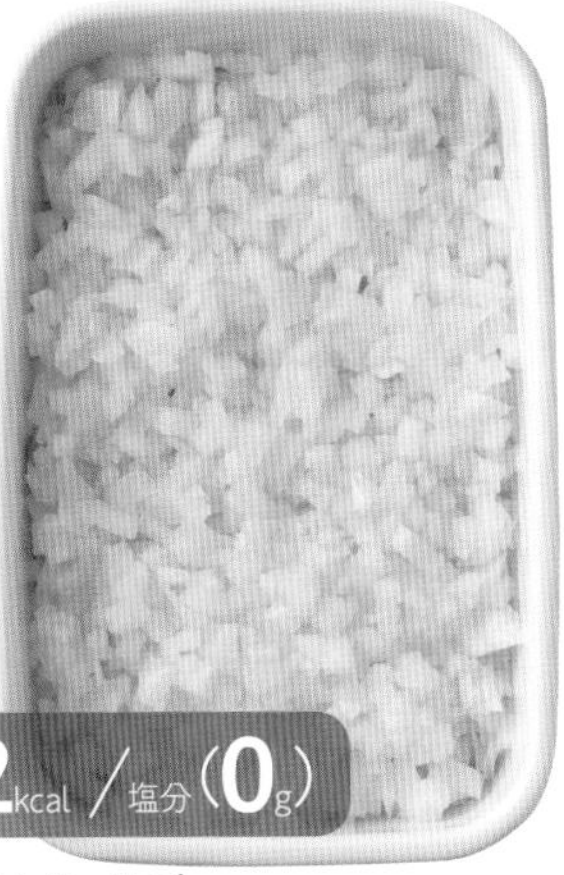

全量 562kcal / 塩分(0g)

材料(作りやすい分量)
玉ねぎ…. 2 ~ 3 個 (400g)
サラダ油…………½ カップ

作り方

1 玉ねぎはあらいみじん切りにする。サラダ油を加えてあえる。

冷蔵保存:1週間

アレンジ料理
- p.85 根菜と豆のドライカレー
- p.114 チキンのトマト煮
- p.148 ほうれん草のトマトスープ

切る手間が省けて調理がスムーズ。
うまみを手軽にプラスできます。

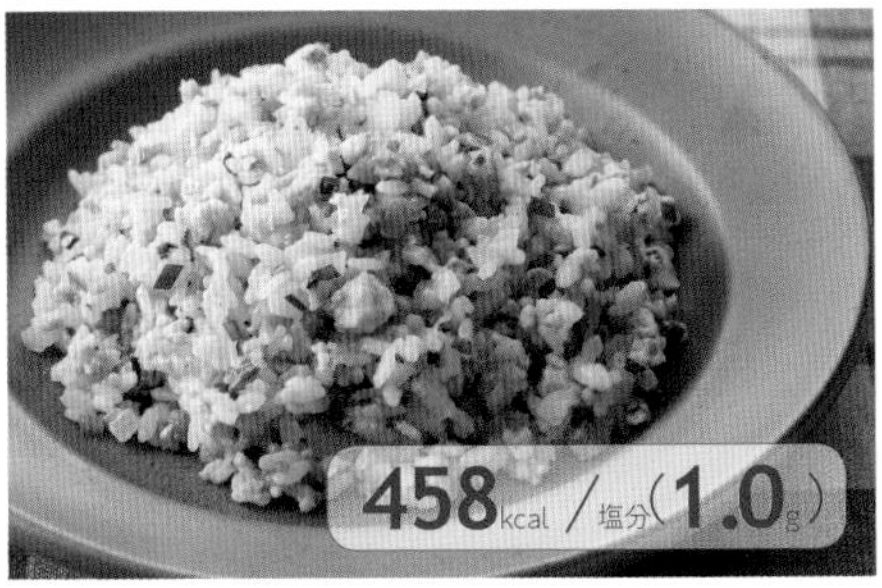

458kcal / 塩分(1.0g)

和風チキンライス

材料(2人分)と作り方

1 にんじん ¼ 本 (30g)、しいたけ 2 個 (30g) はみじん切りにする。

2 耐熱ボールに鶏ひき肉 100g、玉ねぎみじんのオイルあえ 100g、**1** を合わせてさっくりと混ぜ、ふんわりとラップをかけ、電子レンジ(600W)で 5 分加熱する。

3 フォークでほぐしながら混ぜ、ごはん 300g を加えて混ぜる。バター 10g、しょうゆ小さじ 2、こしょう少量を加えて調味する。青じそ 2 枚をあらいみじん切りにして混ぜる。

ねぎツナオイル

ツナ缶を缶汁ごとねぎと混ぜておくだけ!

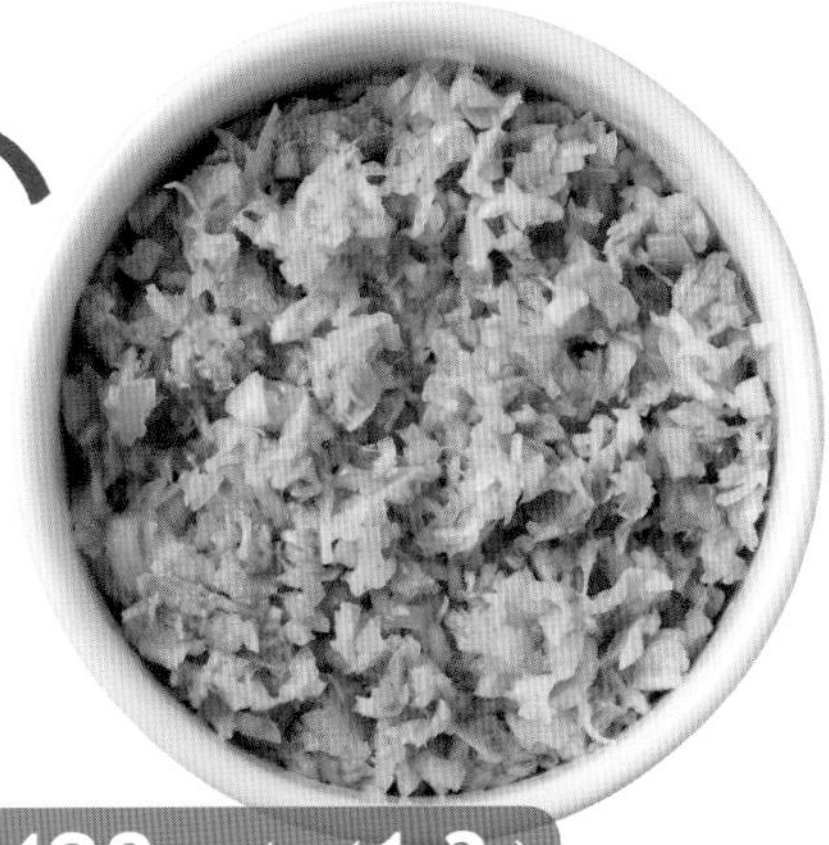

全量 428kcal / 塩分(1.3g)

材料(作りやすい分量)
ねぎ………… 2 本 (160g)
ツナ油漬け缶詰め
…………… 2 缶 (140g)

作り方

1 ねぎはあらいみじん切りにする。ボールにツナを缶汁ごと入れ、ねぎを加えてあえる。

冷蔵保存:1週間

パンにのせたりパスタに混ぜたり。
アレンジしやすいおかずの素。

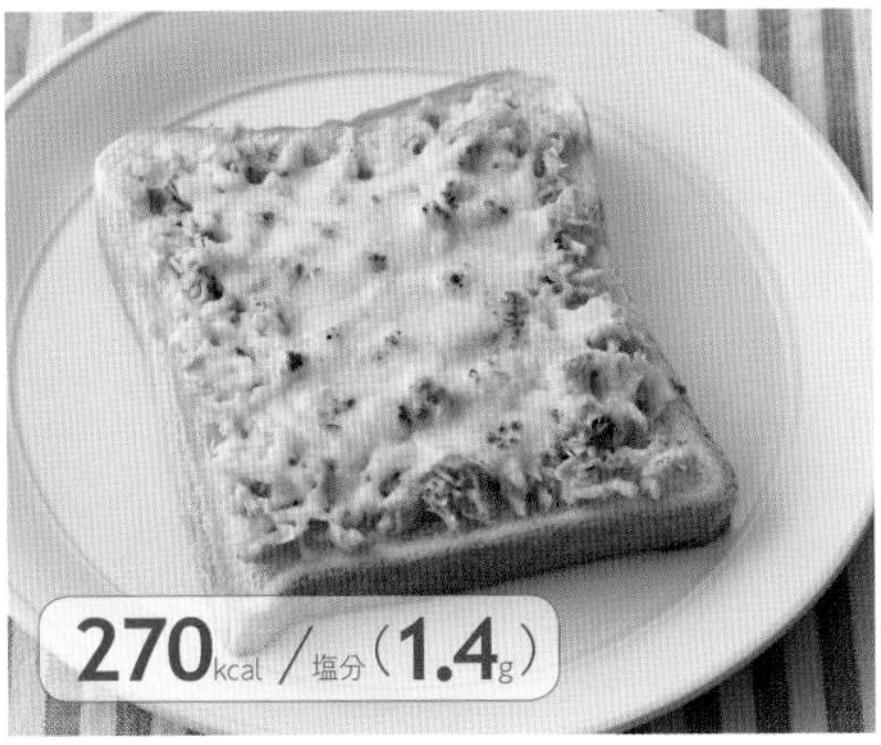

270kcal / 塩分(1.4g)

ねぎツナトースト

材料(1人分)と作り方

食パン(8 枚切り)1 枚にねぎツナオイル 60g をのせ、ピザ用チーズ 20g を散らす。オーブントースターで 7 分ほど焼く。途中焦げそうならアルミ箔《はく》をかぶせる。

アレンジ料理
- p.144 温野菜のねぎツナオイル

せん切りにんじん

切っておくだけで超便利。スライサーでせん切りすれば簡単！

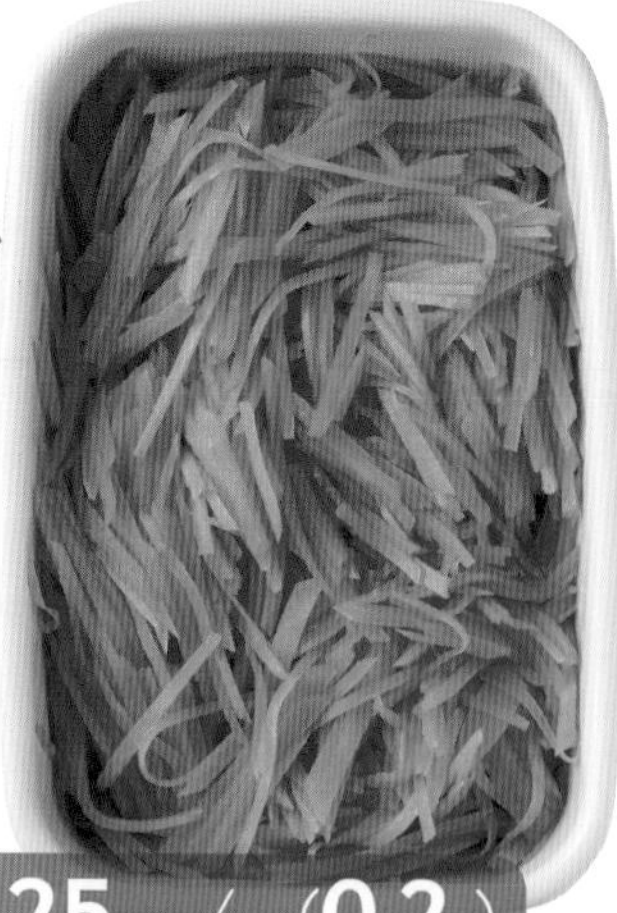

全量 125kcal／塩分（0.2g）

材料（作りやすい分量）
にんじん… 2～3本（400g）

作り方
1 にんじんは皮をむき、せん切りにする。耐熱容器に入れて、ふんわりとラップをかけ、電子レンジ（600W）で5分加熱する。全体を混ぜてあら熱をとる。

冷蔵保存：3～4日

加熱済みだからすぐに使えます。
彩りをよくしたいときにも便利。

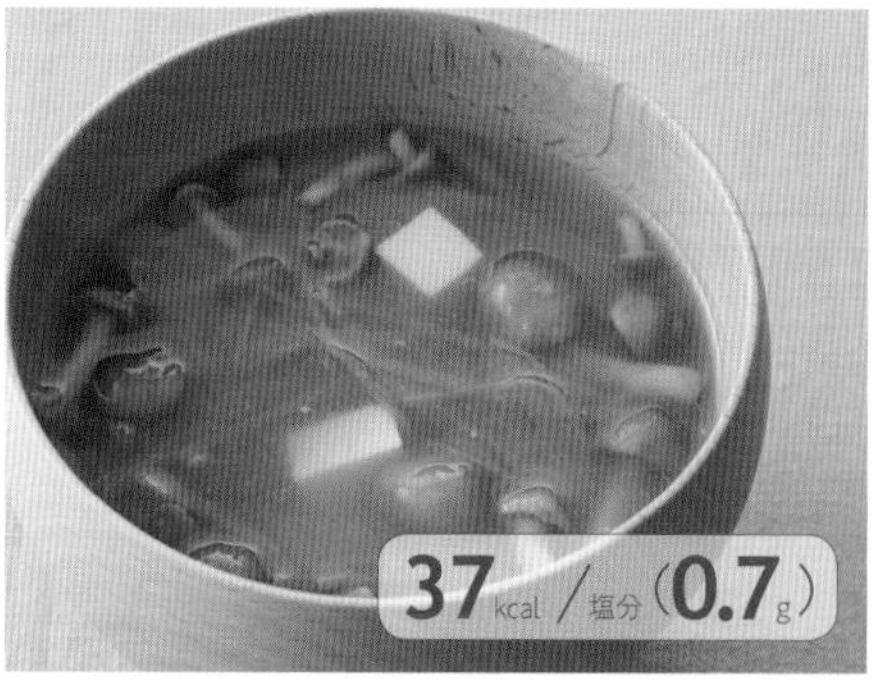

37kcal／塩分（0.7g）

にんじんとなめこのみそ汁

材料（2人分）と作り方
1 なめこ½パック（50g）はさっと洗う。絹ごし豆腐50gは1㎝角に切る。
2 なべにだし1と½カップを入れて中火にかけ、ふつふつしてきたらせん切りにんじん40g、豆腐、なめこを加える。再びふつふつしてきたらみそ大さじ½をとき入れ、ひと煮立ちさせて火を消す。

アレンジ料理
● p.38 にんじんとコーンのカレーいため

大根の砂糖漬け

そのまま箸休めにもなり重宝します。

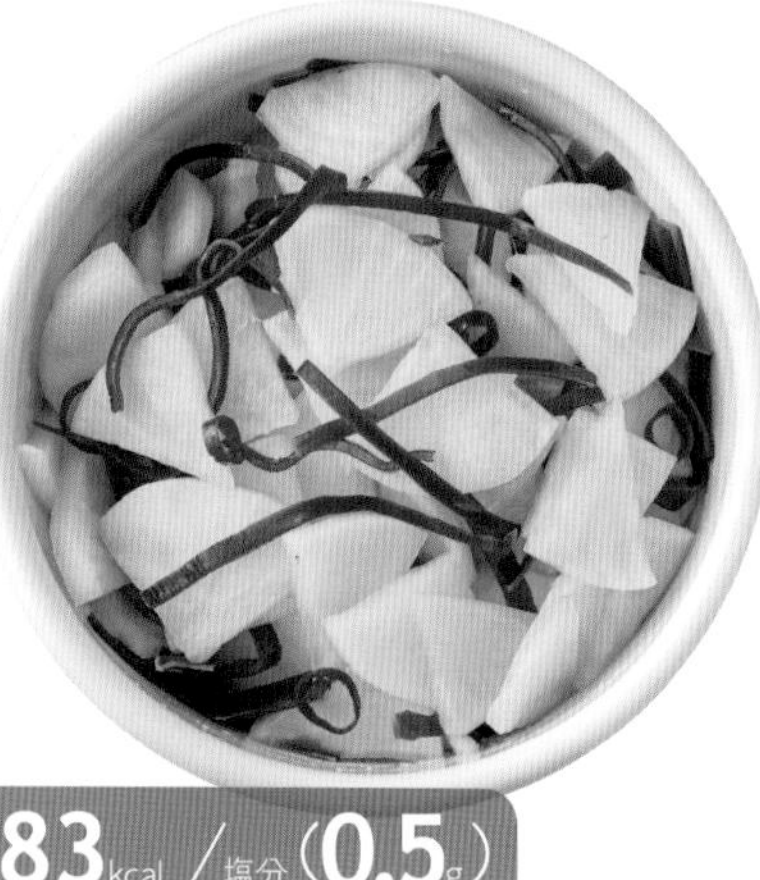

全量 183kcal／塩分（0.5g）

材料（作りやすい分量）
大根…………⅓本（400g）
砂糖……………大さじ3
赤とうがらし（小口切り）……………少量
切りこんぶ…………5g

作り方
1 大根は5㎜幅のいちょう切りにする。ボールに入れ砂糖をまぶし10分ほどおく。切りこんぶはハサミで刻む。
2 大根は軽く水けを絞ってボールに入れ、こんぶ、赤とうがらしを加えてあえる。

冷蔵保存：5～6日

いため物にするのもおすすめ！
こんぶがいい味を出します。

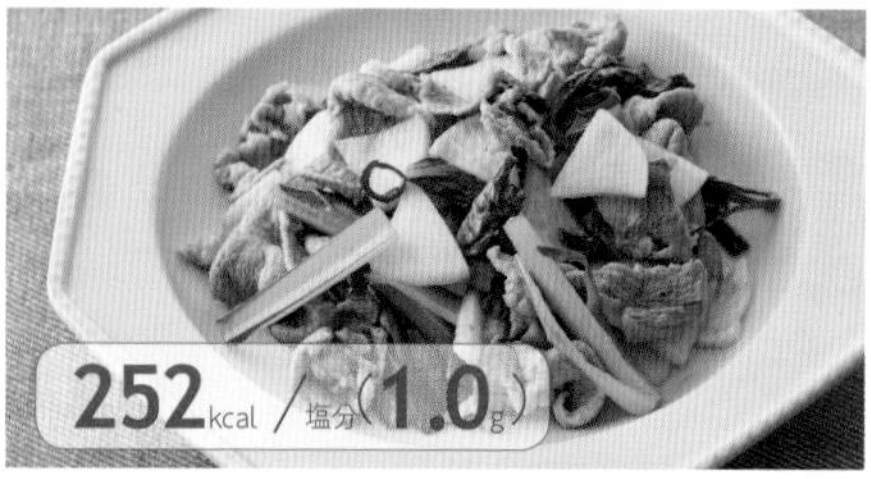

252kcal／塩分（1.0g）

豚肉と大根の中国風いため

材料（2人分）と作り方
1 豚こま切れ肉150gは酒大さじ½、にんにくのすりおろし小さじ¼、塩ミニスプーン⅕、こしょう少量をもみ込む。小松菜⅓束（100g）は4㎝長さに切る。
2 フライパンにサラダ油小さじ1を中火で熱し、豚肉をいためる。肉の色が変わったら大根の砂糖漬け120g、小松菜を加えていため、オイスターソース小さじ2、酢小さじ½、こしょう少量で調味する。

アレンジ料理
● p.95 大根とレタスのスープ
● p.120 大根とベビーリーフのサラダ

きのこのマリネ

半端に残ったきのこを集めて作ってもＯＫ！

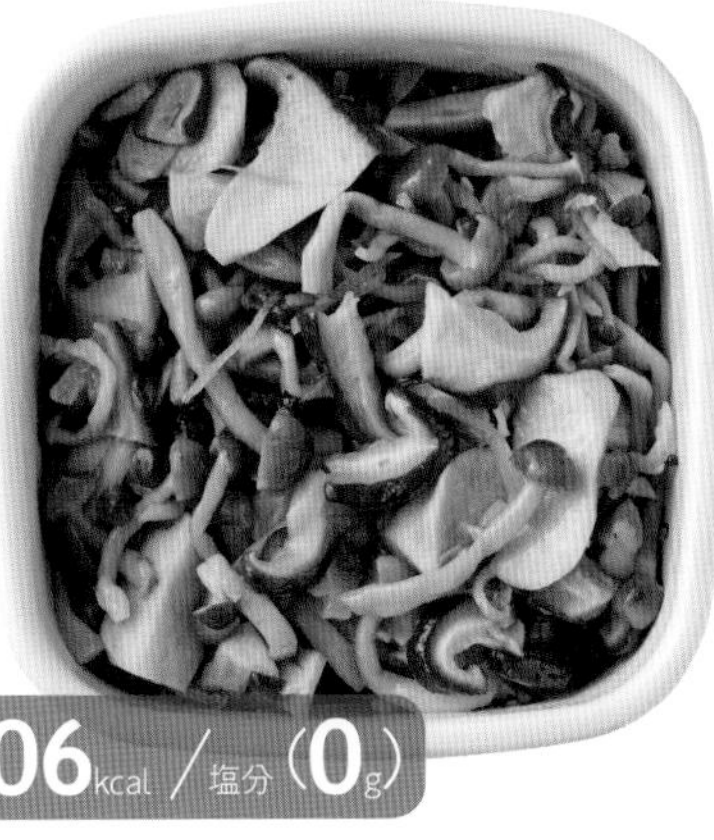

全量 206kcal ／塩分（0g）

材料（作りやすい分量）

エリンギ、しめじ類、しいたけなど合わせて……500g
しょうがのせん切り………薄切り４～５枚分
サラダ油…………大さじ１

作り方

1 エリンギは乱切りにする。しめじは石づきを切り除いてほぐす。しいたけは石づきを切り除き、縦半分に切ってから横に３～４㎜幅に切る。

2 耐熱容器に**1**としょうがを入れ、ふんわりとラップをかけ、電子レンジ（600W）で４分加熱する。全体を混ぜてさらに１分加熱し、ざるにあげて汁けをきり、あら熱をとる。サラダ油をからめる。**冷蔵保存：３～４日**

おろし大根と混ぜるだけで即１品作れます。

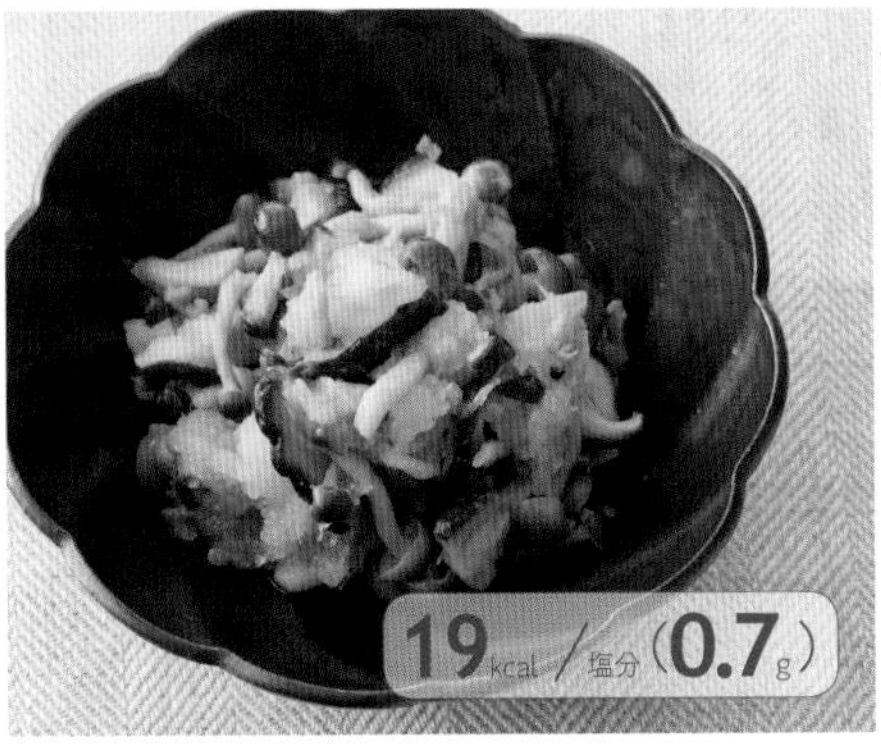

19kcal ／塩分（0.7g）

きのこのおろしあえ

材料（２人分）と作り方

1 ボールにしょうゆ大さじ½、酢大さじ½、みりん小さじ½を合わせ、きのこのマリネ150g、おろし大根60gを加えてさっくりと混ぜる。

アレンジ料理
●p.22 きのこ汁

ひじきのだし煮

だしじょうゆで煮ておけば便利！

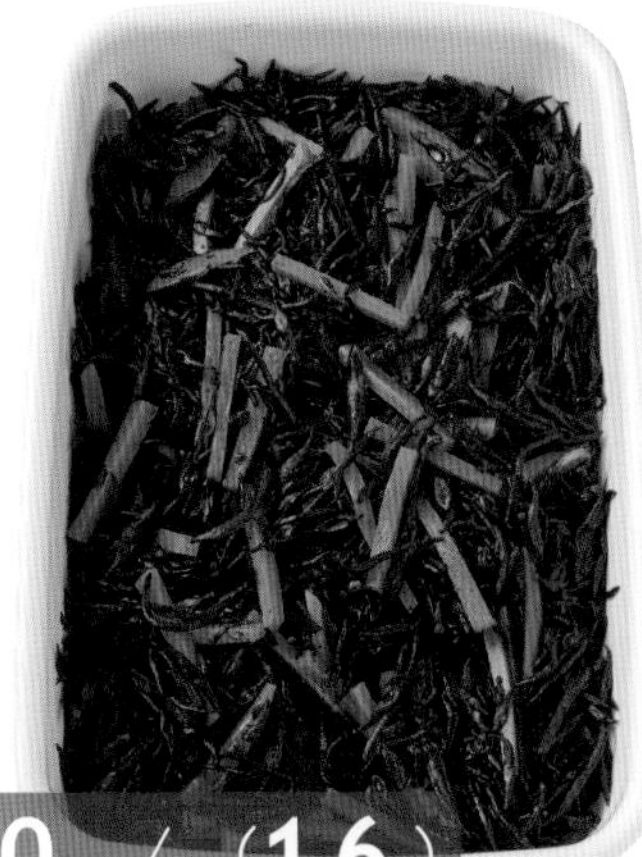

全量 90kcal ／塩分（1.6g）

材料（作りやすい分量）

ひじき……………………20g
にんじん………½本（60g）

a
だし…………½カップ
しょうゆ………大さじ½
みりん…………大さじ１

作り方

1 ひじきはたっぷりの水に20分ほどつけて戻し、ざるにあげて水けをきる。にんじんはせん切りにする。

2 なべに**a**を入れて中火にかけ、煮立ったら**1**を加えてふたをずらしてかけ、10分ほど煮る。汁けが少し残るくらいまで煮つめる。**冷蔵保存：２～３日**

卵焼きの具にしたり、ごはんに混ぜたりと重宝します。

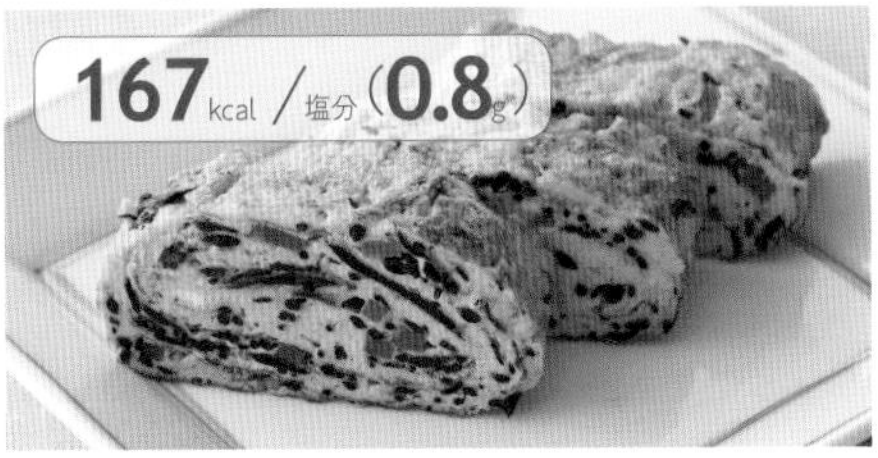

167kcal ／塩分（0.8g）

ひじきたっぷり卵焼き

作り方

1 ボールに卵３個をときほぐし、だし大さじ３、砂糖大さじ１、塩ミニスプーン½、ひじきのだし煮50gを加えて混ぜる。

2 フライパンにサラダ油小さじ１を中火で熱し、**1**の¼量を流し入れて全体を混ぜ、平らにならす。奥から手前に巻いていく。奥に移動させ、キッチンペーパーで油を敷く。¼量の卵液を流し入れ、表面が固まってきたら奥から手前に巻く。これを繰り返す。とり出してあら熱がとれたら６等分に切り分ける。

アレンジ料理
●p.139 ひじきやっこ

減塩料理をおいしく作るポイント

材料や調味料をきちんと計る

「計る」ことが減塩の第一歩

減塩を始めるときに、まず大事なことは、「計る」ことです。この本のレシピは、減塩してもおいしく食べられるように、材料の分量に対して塩分量（調味料の量）を決めています。ですから、材料や調味料を計らずに適当に料理をしてしまうと、味が決まらずおいしく作れなかったり、食べた塩分量がわからなくなったりします。減塩をおいしく無理なく続けるために、きちんと計る習慣を身につけることから始めましょう。

調理する直前の状態で計ります

この本のレシピの材料の分量は、調理する直前の状態の量です。野菜であれば、皮をむいたり種やへたなどを除いたりした状態の重量です。魚などは三枚におろしたものや切り身にしたものです。また、めん類や乾物は乾燥の状態とゆでた状態の重量の場合があります。その場合は、レシピに明記してあります。

重量を計る

デジタルスケール　0.1g単位で計れるものが理想的。

容量を計る

計量カップ・スプーン

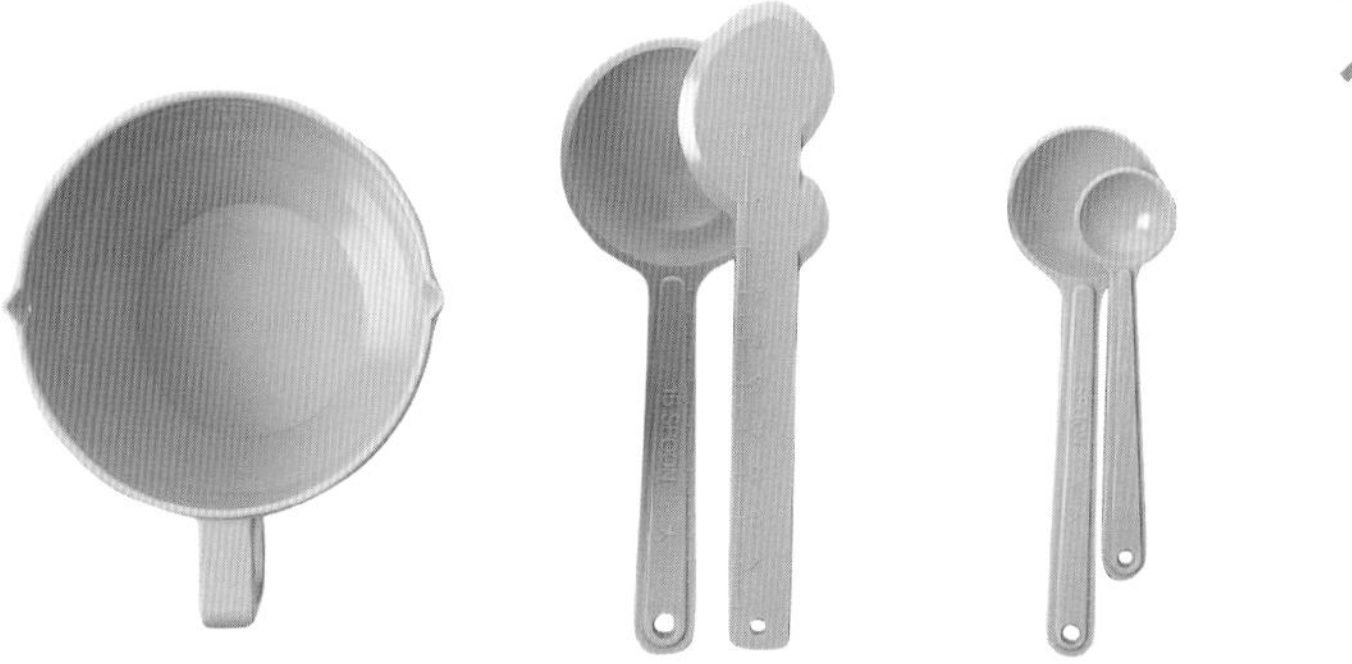

カップ＝200mℓ

大さじ＝15mℓ
すりきりへら

小さじ＝5mℓ
ミニスプーン＝1mℓ※

※ミニスプーンは、少量の食塩を計ることができます。1本165円（税込）。写真の標準計量カップ・スプーンは、すべて女子栄養大学代理部で販売しています。
お問い合わせ TEL 03-3949-9371

計量カップ・スプーンの計り方

液体を計るときは

〈だし、水、しょうゆ、酒、みりんなど〉

液体をカップ1杯計るときは、内径いっぱい満たすように計ります。1杯以下を計るときは、計量カップの目盛りに合わせて計りましょう。たとえば½カップは100mℓなので、100mℓの目盛りまで満たします。

計量スプーンで、スプーン1杯（大さじ1や小さじ1など）を計るときは、内径いっぱいに満たすように計ります。表面張力で液体が多少盛り上がる状態まで満たします。

計量スプーンでスプーン½杯を（大さじ½や小さじ½など）を計るときは、計量スプーンの½の目盛りまで満たします。¼杯は、そのさらに半量分にします。

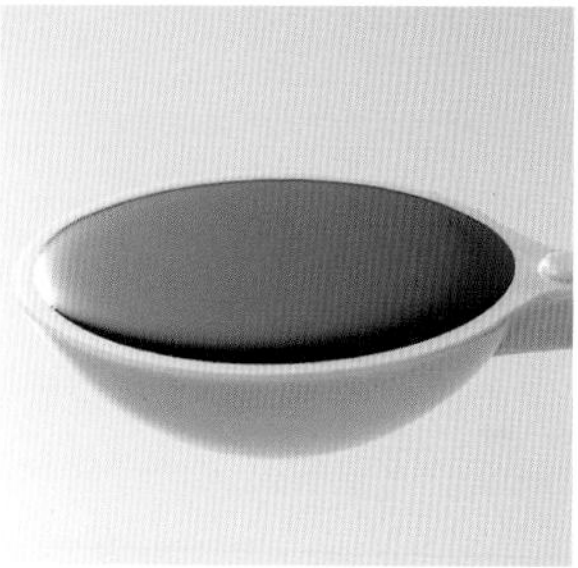

計量カップ・スプーン重量表（g） 2017年1月改訂 ※本書では、材料の計量は標準計量カップ・スプーンを用いました。

食品名	小さじ（5mℓ）	大さじ（15mℓ）	1カップ（200mℓ）
水・酒・酢・だし	5	15	200
食塩・精製塩	6	18	—
あら塩（並塩）	5	15	—
しょうゆ（濃い口）	6	18	—
みそ	6	18	—
みりん	6	18	—
砂糖（上白糖）	3	9	—
サラダ油・オリーブ油・ごま油	4	12	—
バター	4	12	—
マヨネーズ	4	12	—
ドレッシング	5	15	—
牛乳（普通牛乳）	5	15	—
ヨーグルト	5	15	—
粉チーズ	2	6	—
トマトケチャップ	6	18	—
ウスターソース・豚カツソース	6	18	—
中濃ソース	7	21	—
練りがらし	5	15	—
カレー粉	2	6	—
豆板醤《とうばんじゃん》	7	21	—
オイスターソース	6	18	—
顆粒だしのもと（和洋中）	3	9	—
小麦粉（薄力粉、強力粉）	3	9	—
かたくり粉	3	9	—
パン粉・生パン粉	1	3	—
すりごま・いりごま	2	6	—
練りごま	6	18	—
米（胚芽精米・精白米・玄米）	—	—	170
米（無洗米）	—	—	180

●胚芽精米・精白米・玄米1合（180mℓ）＝150g ●無洗米1合（180mℓ）＝160g ●しょうゆミニスプーン1（1mℓ）＝1.2g
●食塩・精製塩ミニスプーン1（1mℓ）＝1.2g ●あら塩（並塩）ミニスプーン1（1mℓ）＝1.0g

液体以外のものを計るときは

〈砂糖、みそ、小麦粉、かたくり粉など〉

カップ1杯を計るときは、計量カップに材料を入れて盛り上げ、へらの柄で水平にすり切ります。計量カップに材料を入れて底をトントンたたいたり、材料を押し込んだりしないでください。

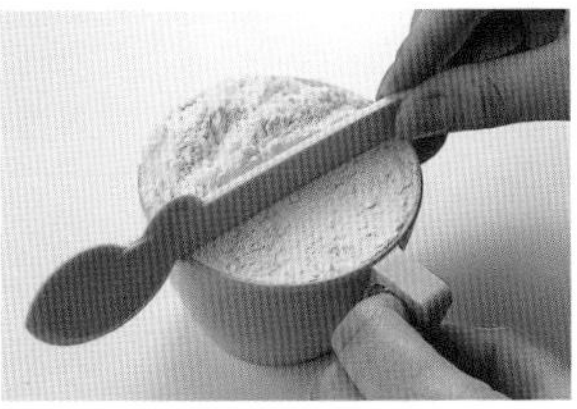

計量スプーンで、スプーン1杯（大さじ1や小さじ1など）を計るときは、すき間ができないようにスプーンで多めにすくい、へらの柄で水平にすり切ります。

計量スプーンでスプーン½杯を（大さじ½や小さじ½など）を計るときは、まず、計量スプーン1杯を計り、へらの曲線部分を中央に直角に底まで当てて半量分をスプーンのカーブに沿わせて払います。¼量の場合は、½杯をさらにへらで半分に切って、スプーンのカーブに沿わせて払います。

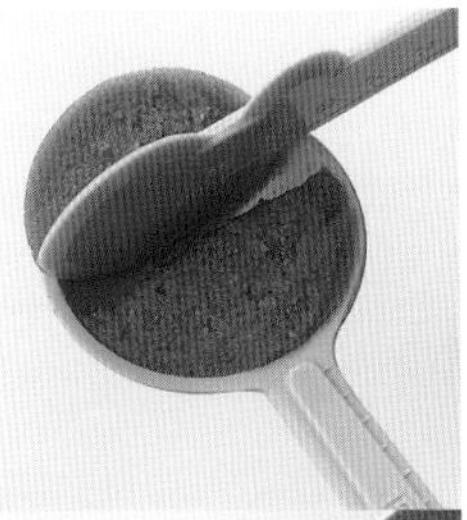

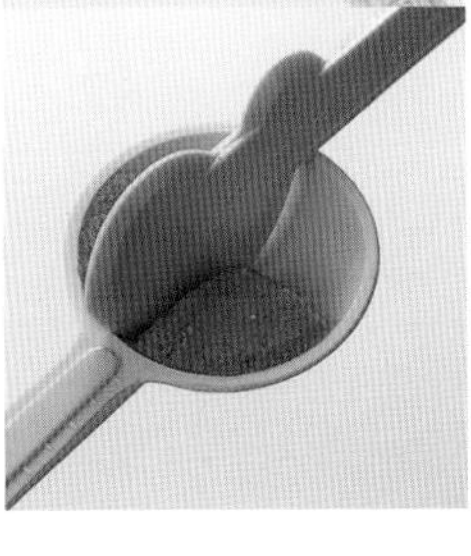

調味料の塩分を知る

どれもみんな塩分1g

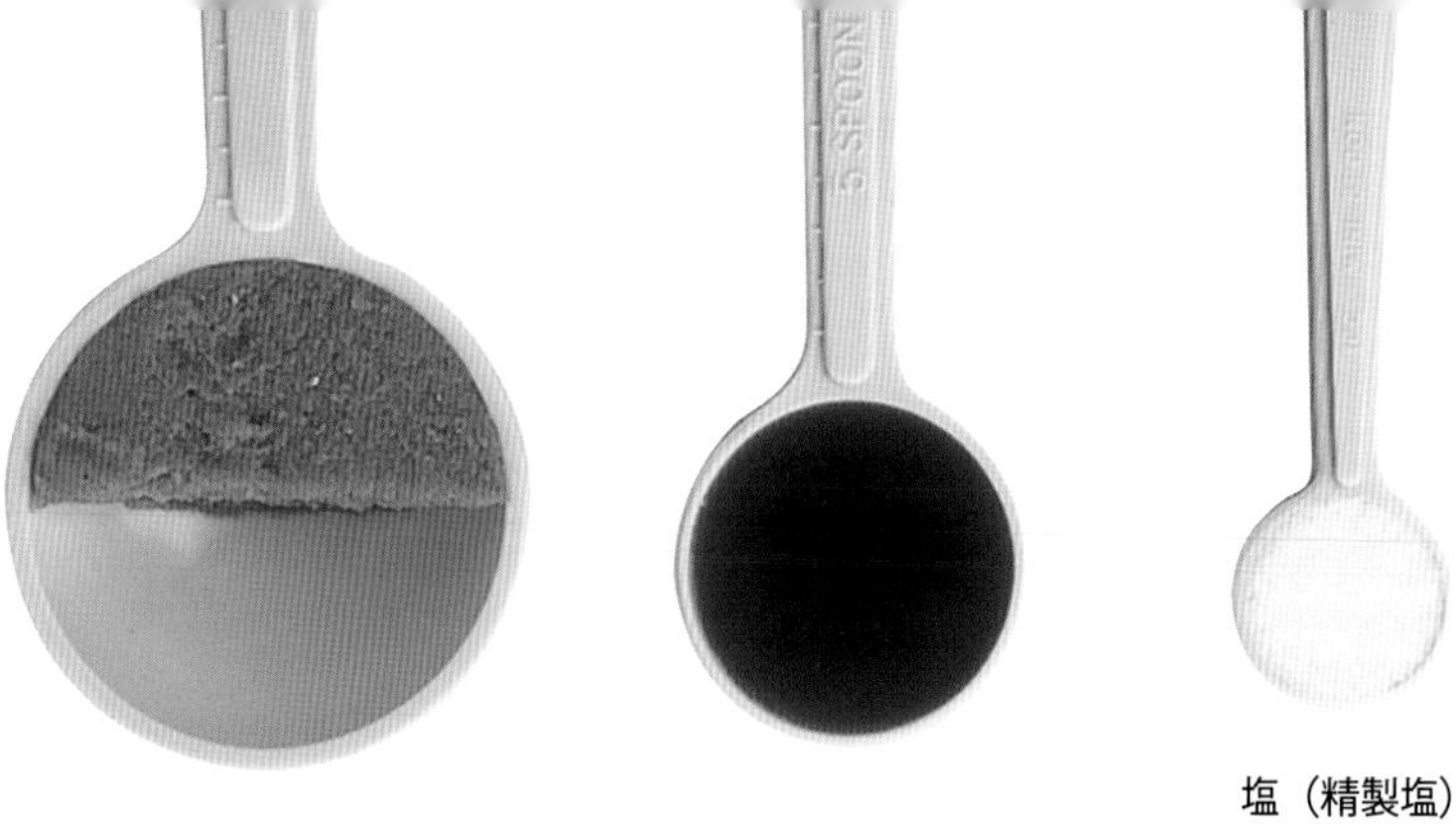

みそ
大さじ½弱（約8g）

しょうゆ
小さじ1強（約7g）

塩（精製塩）
ミニスプーン1弱（⅚）
または
小さじ⅙

標準計量カップ・スプーンによる調味料の重量と塩分一覧（g）実測値

調味料名	大さじ1	塩分	小さじ1	塩分
食塩・精製塩 ミニスプーン1.2g（塩分1.2g）	18	18	6	6
あら塩（並塩） ミニスプーン1.0g（塩分1.0g）	15	15	5	5
しょうゆ（濃い口しょうゆ）	18	2.6	6	0.9
うす口しょうゆ	18	2.9	6	1.0
たまりしょうゆ	18	2.3	6	0.8
減塩しょうゆ	18	1.5	6	0.5
みそ（淡色辛みそ）	18	2.2	6	0.7
みそ（赤色辛みそ）	18	2.3	6	0.8

調味料名	大さじ1	塩分	小さじ1	塩分
めんつゆ（3倍希釈）	21	2.1	7	0.7
ポン酢しょうゆ	18	1.1	6	0.3
しゃぶしゃぶ用ごまだれ	18	0.8	6	0.3
焼き肉のたれ	18	1.5	6	0.5
マヨネーズ	12	0.3	4	0.1
ノンオイル和風ドレッシング	15	1.1	5	0.4
フレンチドレッシング	15	0.5	5	0.2
中華風ドレッシング	15	0.8	5	0.3

※参考資料／『塩分早わかり』『食品の栄養とカロリー事典』（ともに女子栄養大学出版部）

一日の塩分摂取量を6gにするには、調味料の塩分を知ることが大きなポイントになります。調味料に含まれる塩分の量がわかると、調味をするときに塩分の量がわかり、調整がきちんとできるようになります。基本の調味料である、「塩」「しょうゆ」「みそ」から、塩分1g分の目安量を比較すると覚えやすいでしょう。

また、一般的によく使う調味料について、計量スプーン1杯あたりの重量と、その塩分量を一覧にしました。参考にしてください。

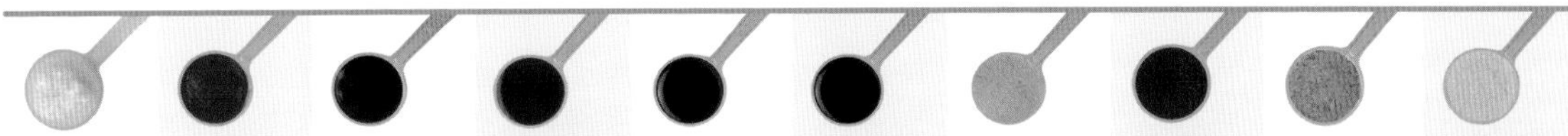

みそ（甘みそ、白みそ）	18	1.1	6	0.4
みそ（麦みそ）	18	1.9	6	0.6
みそ（豆みそ、赤みそ）	18	2.0	6	0.7
減塩みそ	18	1.9	6	0.6
ウスターソース	18	1.5	6	0.5
中濃ソース	21	1.2	7	0.4
特濃ソース（豚カツソース）	18	1.0	6	0.3
お好み焼きソース	21	1.1	7	0.4
トマトケチャップ	18	0.6	6	0.2
塩麹《こうじ》	15	1.4	5	0.5

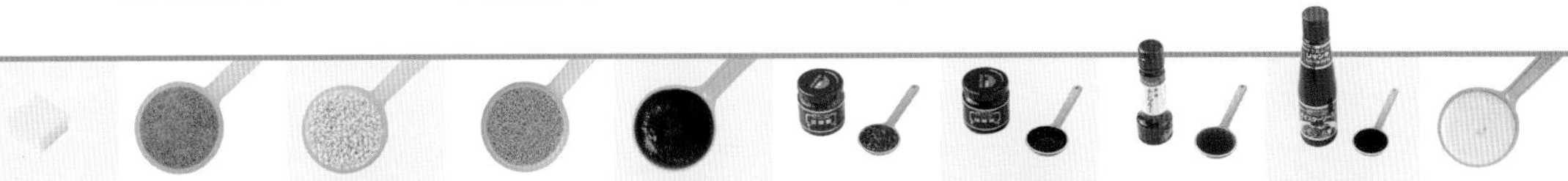

サウザンアイランドドレッシング	15	0.5	5	0.2
オイスターソース	18	2.1	6	0.7
ナンプラー	18	4.1	6	1.4
甜麺醤《てんめんじゃん》	21	1.5	7	0.5
豆板醤《とうばんじゃん》	21	3.7	7	1.2
コチュジャン	21	1.5	7	0.5
和風だしのもと	9	3.7	3	1.2
鶏がらだしのもと	9	4.3	3	1.4
スープのもと	9	3.9	3	1.3
バター（有塩）	12	0.2	4	0.1

減塩に役立つ食べ方のくふう

日ごろの食事で、今まで料理に何も考えずに調味料をかけたり、つけたりしていたなら、ちょっと意識を変えてみましょう。

また、料理に添えてある漬け物や塩分の高い食品にも目を向けてみて。

ちょっとしたくふうで、減塩できるヒントがたくさんあります。

つける・かける調味料の量を意識する

刺し身やすし、ギョーザなど、小皿にしょうゆやたれを入れて、つけて食べる料理のときの、調味料の量を少なめにするだけでも減塩効果があります。

日ごろ調味料を
どれくらい使っているかを把握し、
使う量に気をつけるだけで、
減塩になります。

つけるしょうゆの量で塩分を比較

〈小皿のしょうゆをすべて使った場合〉

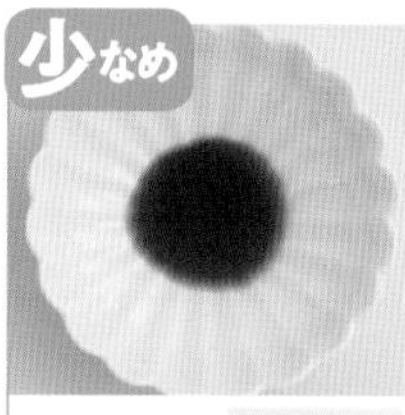

小さじ1/2（3g）2kcal ▶ 塩分 0.4g

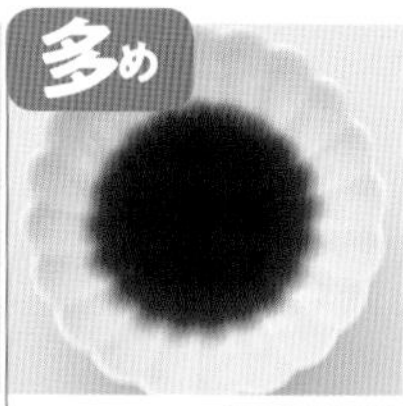

小さじ1（6g）4kcal ▶ 塩分 0.9g

かけるしょうゆの量で塩分を比較

〈もめん豆腐1/4丁にかけた場合〉

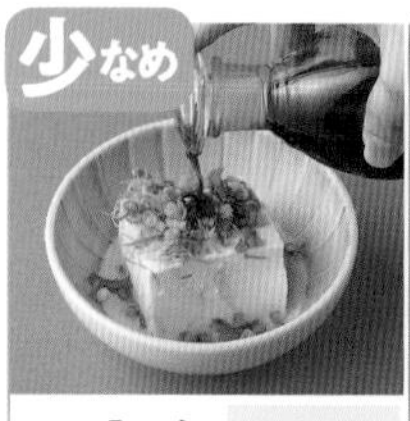

口に入ったしょうゆ 2.0g ▶ 塩分 0.3g

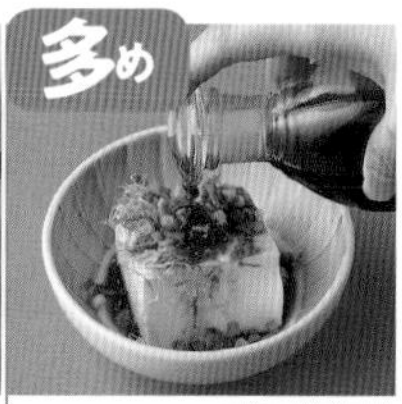

口に入ったしょうゆ 2.9g ▶ 塩分 0.4g

かけるソースの量で塩分を比較

〈豚カツ160gにソースをかけて食べる場合〉

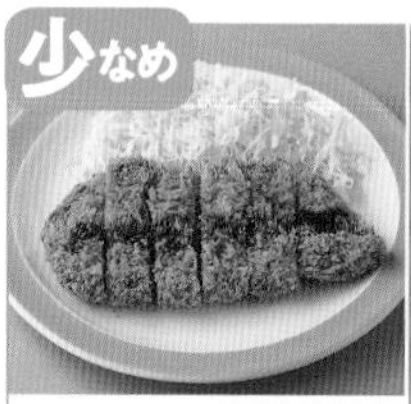

口に入ったソース 5g ▶ 塩分 0.28g

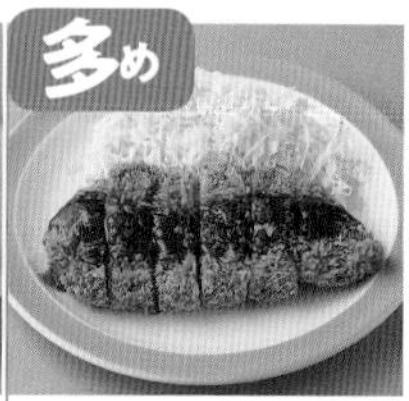

口に入ったソース 15g ▶ 塩分 0.84g

汁めんのつゆやスープを残す

そば、うどん、ラーメンなどの汁めんは、食べるときにつゆがめんにからんだり、つゆの塩分がめんに浸透するので、めんだけ食べても、つゆの塩分の30～50%は口に入ります。できるだけつゆやスープを残すように心がけましょう。

残したつゆの量で塩分を比較

〈きつねそば（そば・ゆで190g）の場合〉

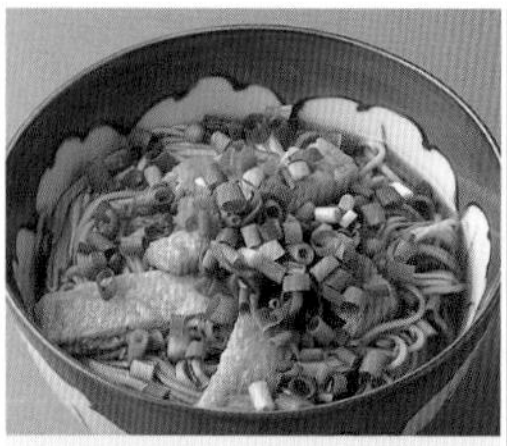

つゆ200g／塩分3.0g

めんと具だけ食べる

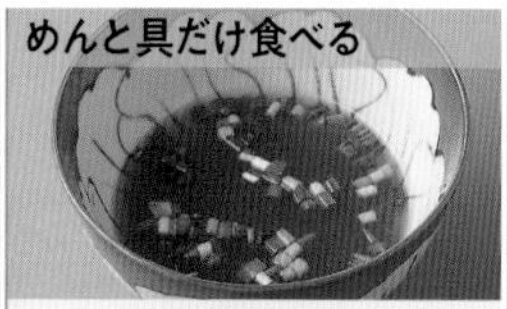

口に入ったつゆの塩分 1.3g
元のつゆの塩分量に対して 43%

残ったつゆを半分飲む

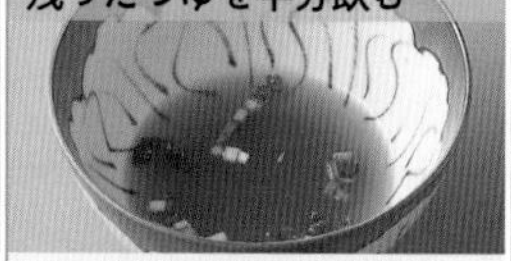

口に入ったつゆの塩分 2.2g
元のつゆの塩分量に対して 73%

全量食べる（つゆを飲み干す）

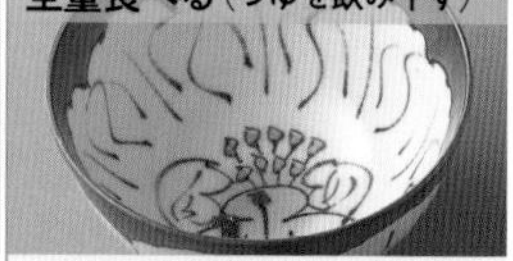

口に入ったつゆの塩分 3.0g
元のつゆの塩分量に対して 100%

〈しょうゆラーメン（中華めん・ゆで180g、チャーシュー30g、メンマ20g、ねぎ15g）の場合〉

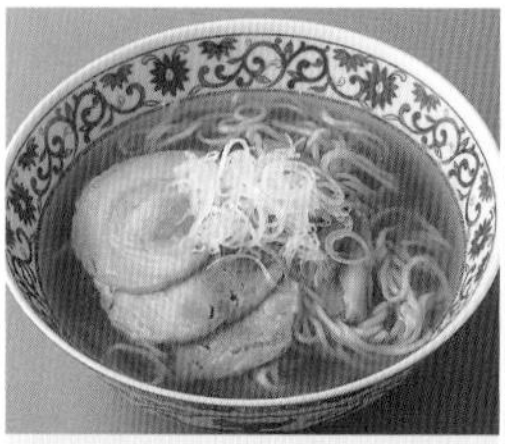

つゆ300g／塩分4.5g

めんと具だけ食べる

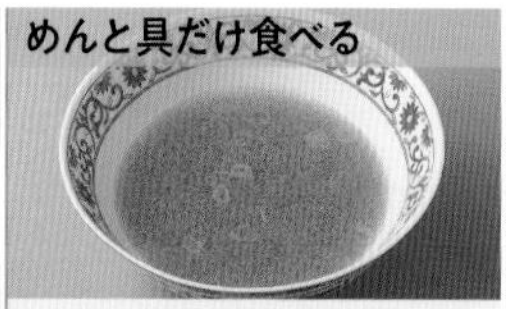

口に入ったつゆの塩分 1.2g
元のつゆの塩分量に対して 27%

残ったつゆを半分飲む

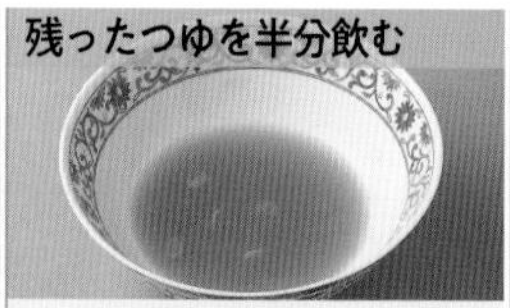

口に入ったつゆの塩分 2.9g
元のつゆの塩分量に対して 64%

全量食べる（つゆを飲み干す）

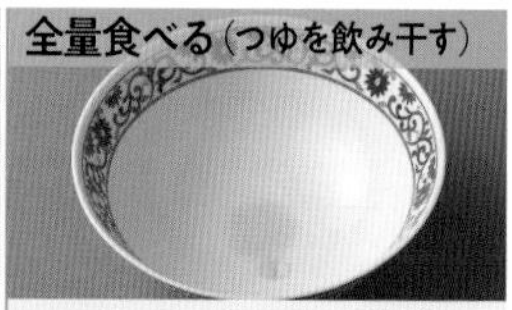

口に入ったつゆの塩分 4.5g
元のつゆの塩分量に対して 100%

これをやめれば減塩に7つのヒント

ちょっとしたくふうで減塩できる、
7つのヒントを紹介します。
できそうなことから始めてみましょう。

ヒント 1
食卓に調味料を置かない

塩ひとふりで ……………… 塩分 0.6g 減！
しょうゆひと差し（小さじ1/2）で ‥ 塩分 0.4g 減！

ヒント 2
スパゲティに粉チーズをかけるのをやめる

粉チーズ小さじ１（2g）で ……… 塩分 0.1g 減！

ヒント 3
カレーといっしょに福神漬けを食べるのをやめる

福神漬け15gで ……………… 塩分 0.8g 減！

ヒント 4
すしについている甘酢しょうがを食べるのをやめる

甘酢しょうが5gで ……………… 塩分 0.2g 減！

ヒント 5
牛丼や焼きそばについている紅しょうがを食べるのをやめる

紅しょうが4gで ……………… 塩分 0.3g 減！

ヒント 6
ごはんや赤飯にごま塩をふるのをやめる

ごまと塩が同量の
ごま塩小さじ1/2で ……………… 塩分 1.5g 減！

ヒント 7
ゆで卵に塩をつける回数を減らす

ゆで卵に塩を
１回つけるにあたり ……………… 塩分 0.6g 減！

※参考資料／『減塩のコツ早わかり』（女子栄養大学出版部）より算出

塩分が多い食品とじょうずにつき合う

塩分の多い加工品には要注意

加工品には、調味や加工、保存のために塩分が多く使われているものがあります。これらの食品のことを知らないと、知らず知らずのうちに塩分をとりすぎてしまう場合があります。塩分の多い食品やその塩分量を知って、食べる量を加減して塩分をとりすぎないように注意しましょう。

また、生鮮食品の中にも、食品自体に塩分を含むものがあります。卵や牛乳、魚介類、肉類などです。これらの塩分も「一日塩分6g」にカウントされます。調味料以外から口に入る塩分についても知っておきましょう。塩分を含む食品について表にまとめましたので、参考にしてください。

塩分が多い食品一覧

食品名		重量(g)	概量	塩分(g)
穀類	食パン(4枚切り)	90	1枚	1.1
穀類	食パン(6枚切り)	60	1枚	0.8
穀類	食パン(8枚切り)	45	1枚	0.6
穀類	食パン(12枚切り)	30	1枚	0.4
穀類	山型パン	60	1枚	0.8
穀類	クロワッサン	40	1個	0.5
穀類	コッペパン	100	1個	1.3
穀類	ナン	80	1枚	1.1
穀類	フランスパン	75	10cm	1.2
穀類	ライ麦パン	30	1枚(6枚切り)	0.4
穀類	ロールパン	30	1個	0.4
穀類	干しうどん・ゆで	210	-	1.1
穀類	干しそば・ゆで	200	-	0.2
穀類	そうめん・ゆで	135	-	0.3
穀類	スパゲティ・塩ゆで	200	-	2.4
穀類	中華めん・ゆで	210	-	0.4
穀類	蒸し中華めん	150	-	0.6
加工品	梅干し	3	1/5個	0.7
加工品	カツオ梅	5	1個	0.4
加工品	カリカリ梅	2	1個	0.4
加工品	のりの佃煮	5	-	0.3
加工品	塩こんぶ	2	2枚	0.5
加工品	こんぶの佃煮	6	-	0.4
加工品	サケフレーク	10	-	0.4
加工品	白菜の漬物	20	-	0.5
加工品	白菜キムチ	20	-	0.4
加工品	きゅうりのぬかみそ漬け	10	2切れ	0.5
加工品	たくあん	10	3切れ	0.4
加工品	柴漬け	10	-	0.4
加工品	野沢菜の漬物	20	-	0.3
加工品	奈良漬け	10	2切れ	0.4
加工品	なすのぬかみそ漬け	10	2切れ	0.3
加工品	辛子なす	10	3個	0.5
加工品	べったら漬け	15	2切れ	0.5
加工品	高菜漬け	8	-	0.5
加工品	わさび漬け	10	-	0.3
加工品	紅しょうが	5	-	0.4
加工品	らっきょう	15	2個	0.3
加工品	メンマ	20	-	0.2
乳製品	卵	50	1個	0.2
乳製品	牛乳	200	-	0.2
乳製品	プロセスチーズ	18	6Pチーズ1個	0.5
乳製品	クリームチーズ	15	大さじ1	0.1
乳製品	パルメザンチーズ(粉)	2	小さじ1	0.1
乳製品	とろけるチーズ	10	-	0.1
魚介類	魚介全般	100	-	0.2~0.5
魚介類	アサリ	20	7個	0.4
魚介類	ハマグリ	20	2個	0.4
魚介類	シジミ	12	10個	0.1
魚介類	アジの開き干し	60	1枚	1.0
魚介類	塩ザケ	50	1/2切れ	0.9
魚介類	塩サバ	50	半身1/3枚	0.9
魚介類	シシャモ(カラフトシシャモ)	30	2尾	0.5
魚介類	シラス干し	6	大さじ1	0.2
魚介類	ちりめんじゃこ	4	大さじ1	0.3
魚介類	サクラエビ	2	大さじ1	0.2
魚介類	干しエビ	6	大さじ1	0.2
魚介類	ウナギのかば焼き	80	小1串	1.0
魚介類	スモークサーモン	10	1枚(薄)	0.4
魚介類	アサリ水煮缶詰め	25	25個	0.3
魚介類	サケ水煮缶詰め	45	1/4缶	0.3
魚介類	サバ水煮缶詰め	45	1/4缶	0.4
魚介類	ツナ油漬け缶詰め	40	1/2缶	0.4
魚介類	ツナ水煮缶詰め	40	1/2缶	0.3
魚介類	イクラ	18	大さじ1	0.4
魚介類	タラコ	10	大さじ2/3	0.5
魚介類	明太子	8	大さじ1/2	0.4
魚介類	カニ風味かまぼこ	10	1本	0.2
魚介類	かまぼこ	15	厚さ1cm	0.4
魚介類	魚肉ソーセージ	25	1/3本	0.5
魚介類	さつま揚げ	25	1枚(小判)	0.5
魚介類	ちくわ	25	1/3本	0.5
魚介類	はんぺん	35	1/3枚	0.5
肉加工品	ウインナーソーセージ	20	1本	0.4
肉加工品	生ハム	5	1枚	0.3
肉加工品	ベーコン	20	1枚(長さ25cm)	0.4
肉加工品	焼き豚	10	1枚	0.2
肉加工品	ロースハム	10	1枚	0.3

※参考資料／『絵で見てわかる　定番おかずをおいしく減塩』(女子栄養大学出版部)

春夏秋冬
献立カレンダー

本書で紹介した料理を使って組み合わせた献立を紹介します。
一日分の献立は、エネルギーは 1600kcal 程度、
塩分は 6g 程度になるように組み合わせています。
春夏秋冬の季節ごとに、
旬の食材を中心としたおかずを組み合わせた献立が、
各 4 週間分ありますので、
いろいろな献立に挑戦して楽しんでください。
また、本書で紹介している料理を作り慣れてきたら、
自分でオリジナルの献立を立ててみてはいかがでしょうか。
献立のバリエーションが広がりますし、
自分の好みを反映させた献立が作れます。
そうすることによって、塩分やエネルギーを
コントロールすることができるようになります。

	水				木				金				土			
朝	ページ	朝食481kcal(1.3g)	kcal	塩分(g)	ページ	朝食449kcal(1.2g)	kcal	塩分(g)	ページ	朝食525kcal(1.4g)	kcal	塩分(g)	ページ	朝食464kcal(2.1g)	kcal	塩分(g)
	22	ふわふわ納豆温玉のせ	195	0.7	153	ひじきたっぷり卵焼き	167	0.8	44	サバじゃが	258	0.8	42	シラスと豆苗のスクランブルエッグ	169	1.1
	28	ブロッコリーのからしあえ	34	0.6	48	いんげんのごまあえ	30	0.4	30	えのき、トマト、三つ葉のすまし汁	15	0.6	38	アボカドきゅうりのオイルあえ	101	0.3
	14	精白米ごはん	252	0	14	精白米ごはん	252	0	14	精白米ごはん	252	0	16	トースト（6枚切り）+バター	194	0.7
昼	ページ	昼食593kcal(1.2g)	kcal	塩分(g)	ページ	昼食652kcal(1.8g)	kcal	塩分(g)	ページ	昼食498kcal(2.2g)	kcal	塩分(g)	ページ	昼食548kcal(1.4g)	kcal	塩分(g)
	70	牛肉とごぼうの柳川風丼	574	1.0	87	和風タコライス	529	1.7	89	豆乳鶏そば	472	1.3	86	牛肉ともやしの混ぜごはん	496	1.0
	62	きゅうりのとろろこんぶあえ	19	0.2	49	かぼちゃと枝豆のサラダ	123	0.1	64	かぶの梅肉あえ	26	0.9	70	おかひじきのマヨポンあえ	52	0.4
夕	ページ	夕食507kcal(1.2g)	kcal	塩分(g)	ページ	夕食570kcal(1.7g)	kcal	塩分(g)	ページ	夕食614kcal(1.6g)	kcal	塩分(g)	ページ	夕食574kcal(1.5g)	kcal	塩分(g)
	106	アジと海藻の蒸し物	223	0.6	122	酢豚	297	1.1	135	イカの三つ葉揚げ	329	0.7	136	鶏手羽先のスパイシー焼き	323	1.2
	142	ピーマンのきんぴら	32	0.6	141	豆苗のお浸し	21	0.6	141	刻みこんぶときゅうりの酢の物	33	0.9	118	レタスのスープ	10	0.3
	100	精白米ごはん	252	0	100	精白米ごはん	252	0	100	精白米ごはん	252	0	110	もち麦ごはん	241	0
	一日合計	1581kcal(3.7g)			一日合計	1671kcal(4.7g)			一日合計	1637kcal(5.2g)			一日合計	1586kcal(5.0g)		

	水				木				金				土			
朝	ページ	朝食421kcal(2.0g)	kcal	塩分(g)	ページ	朝食506kcal(1.1g)	kcal	塩分(g)	ページ	朝食465kcal(2.1g)	kcal	塩分(g)	ページ	朝食513kcal(1.6g)	kcal	塩分(g)
	43	落とし卵の具だくさんみそ汁	150	1.3	34	サワラの幽庵焼き	194	0.6	40	蒸し鶏とセロリのサラダ	276	1.0	30	サケの塩麹焼き	170	0.8
	153	きのこのおろしあえ	19	0.7	47	しいたけのぺったんこ焼き	60	0.5	52	えのきとわかめのしょうがスープ	14	0.4	51	ほうれん草と油揚げのみそ汁	91	0.8
	14	精白米ごはん	252	0	14	精白米ごはん	252	0	38	レーズン食パン（6枚切り）	175	0.7	14	精白米ごはん	252	0
昼	ページ	昼食631kcal(1.4g)	kcal	塩分(g)	ページ	昼食476kcal(2.3g)	kcal	塩分(g)	ページ	昼食529kcal(1.7g)	kcal	塩分(g)	ページ	昼食620kcal(1.1g)	kcal	塩分(g)
	72	プルコギ丼	612	1.2	76	タコとキャベツのスパゲティ	414	1.8	151	和風チキンライス	458	1.0	86	牛肉とトマトのオイスターソースいため丼	504	0.7
	62	きゅうりのとろろこんぶあえ	19	0.2	78	にんじんのカッテージチーズあえ	62	0.5	94	小ねぎのサラダ	71	0.7	80	ブロッコリーのセサミペッパーマリネ	116	0.4
夕	ページ	夕食578kcal(1.5g)	kcal	塩分(g)	ページ	夕食639kcal(1.6g)	kcal	塩分(g)	ページ	夕食623kcal(1.8g)	kcal	塩分(g)	ページ	夕食442kcal(1.7g)	kcal	塩分(g)
	104	白身魚のあつあつごま油がけ	305	0.9	114	チキンのトマト煮	323	1.2	139	ひじきやっこ	176	1.0	130	鶏団子のレンジ蒸し	152	1.2
	141	豆苗のお浸し	21	0.6	108	ブロッコリーのタルタルソースがけ	64	0.4	146	具だくさん豚汁	195	0.8	144	アスパラとしいたけのホイル焼き	38	0.5
	100	精白米ごはん	252	0	100	精白米ごはん	252	0	100	精白米ごはん	252	0	100	精白米ごはん	252	0
	一日合計	1630kcal(4.9g)			一日合計	1621kcal(5.0g)			一日合計	1617kcal(5.6g)			一日合計	1575kcal(4.4g)		

春の献立

1週目

1週目	日				月				火			
朝	ページ	朝食415kcal(1.6g)	kcal	塩分(g)	ページ	朝食551kcal(1.5g)	kcal	塩分(g)	ページ	朝食433kcal(1.6g)	kcal	塩分(g)
	16	キャベツの巣ごもり卵	118	0.4	43	いり豆腐	269	0.9	32	サケのみそヨーグルト漬け焼き	125	0.9
	53	ポテトポタージュ	107	0.5	24	焼きキャベツのおかかあえ	30	0.6	51	にらと豆腐のみそ汁	56	0.7
	20	ロールパン	190	0.7	14	精白米ごはん	252	0	14	精白米ごはん	252	0
昼	ページ	昼食554kcal(1.8g)	kcal	塩分(g)	ページ	昼食595kcal(2.4g)	kcal	塩分(g)	ページ	昼食588kcal(1.1g)	kcal	塩分(g)
	84	カニあんかけチャーハン	469	1.2	88	ナポリタン	567	1.9	68	ねぎ塩焼き豚丼	568	0.6
	58	豆もやしのナムル	85	0.6	150	グリーンサラダ	28	0.5	95	大根とレタスのスープ	20	0.5
夕	ページ	夕食610kcal(1.3g)	kcal	塩分(g)	ページ	夕食460kcal(1.5g)	kcal	塩分(g)	ページ	夕食565kcal(2.0g)	kcal	塩分(g)
	120	ポークソテーおろしソース	274	1.0	110	鶏肉の照り焼き	190	0.8	138	和風ハンバーグきのこソース	286	1.5
	142	カリフラワーのカレーいため	84	0.3	112	しめじとえのきのスープ	18	0.7	140	青梗菜のごまあえ	27	0.5
	100	精白米ごはん	252	0	100	精白米ごはん	252	0	100	精白米ごはん	252	0
	一日合計	1579kcal(4.7g)			一日合計	1606kcal(5.4g)			一日合計	1586kcal(4.7g)		

2週目

2週目	日				月				火			
朝	ページ	朝食447kcal(1.2g)	kcal	塩分(g)	ページ	朝食479kcal(2.0g)	kcal	塩分(g)	ページ	朝食391kcal(1.6g)	kcal	塩分(g)
	26	厚揚げと小松菜のレンジ蒸し	158	0.5	45	ささ身と絹さやのナムル	114	1.0	20	ベーコンエッグ	236	0.7
	152	にんじんとなめこのみそ汁	37	0.7	52	ふわふわ卵スープ	113	1.0	40	にんじんのバタースープ	38	0.4
	14	精白米ごはん	252	0	14	精白米ごはん	252	0	40	トースト（8枚切り）	117	0.5
昼	ページ	昼食633kcal(1.5g)	kcal	塩分(g)	ページ	昼食533kcal(2.1g)	kcal	塩分(g)	ページ	昼食395kcal(2.0g)	kcal	塩分(g)
	80	オムライス	610	1.4	60	イカ焼きうどん	442	1.8	56	マグロ漬け丼	373	1.4
	66	エリンギと玉ねぎのマリネ	23	0.1	93	焼きパプリカのしょうがマリネ	91	0.3	91	切り干し大根と三つ葉のあえ物	22	0.6
夕	ページ	夕食521kcal(2.1g)	kcal	塩分(g)	ページ	夕食561kcal(1.5g)	kcal	塩分(g)	ページ	夕食770kcal(2.0g)	kcal	塩分(g)
	98	サケとキャベツのピリ辛みそいため	225	1.4	124	牛しゃぶの三つ葉おろしあえ	254	0.8	116	豚肉のしょうが焼き	443	1.5
	130	豆もやしと小ねぎのごまあえ	44	0.7	147	まいたけのみそ汁	56	0.7	128	いんげんの玉ねぎドレッシングあえ	75	0.5
	100	精白米ごはん	252	0	98	胚芽精米ごはん	251	0	100	精白米ごはん	252	0
	一日合計	1601kcal(4.8g)			一日合計	1573kcal(5.6g)			一日合計	1556kcal(5.6g)		

	水				木				金				土			
朝	ページ	朝食554kcal(1.7g)	kcal	塩分(g)	ページ	朝食320kcal(1.4g)	kcal	塩分(g)	ページ	朝食426kcal(1.5g)	kcal	塩分(g)	ページ	朝食308kcal(1.8g)	kcal	塩分(g)
	43	落とし卵の具だくさんみそ汁	150	1.3	16	キャベツの巣ごもり卵	118	0.4	45	ささ身と絹さやのナムル	114	1.0	151	ねぎツナトースト	270	1.4
	18	アボカドと三つ葉のあえ物	152	0.4	20	にんじんのごまヨーグルトサラダ	27	0.3	47	しいたけのぺったんこ焼き	60	0.5	40	にんじんのバタースープ	38	0.4
	14	精白米ごはん	252	0	38	レーズン食パン(6枚切り)	175	0.7	14	精白米ごはん	252	0				
昼	ページ	昼食422kcal(1.1g)	kcal	塩分(g)	ページ	昼食734kcal(1.6g)	kcal	塩分(g)	ページ	昼食519kcal(1.7g)	kcal	塩分(g)	ページ	昼食551kcal(2.1g)	kcal	塩分(g)
	64	鶏そぼろ丼	402	0.6	78	きのこたっぷりキーマカレー	706	1.1	82	肉豆腐丼	500	1.5	60	イカ焼きうどん	442	1.8
	95	大根とレタスのスープ	20	0.5	150	グリーンサラダ	28	0.5	62	きゅうりのとろろこんぶあえ	19	0.2	76	紫玉ねぎとブロッコリーの卵サラダ	109	0.3
夕	ページ	夕食634kcal(2.0g)	kcal	塩分(g)	ページ	夕食548kcal(1.2g)	kcal	塩分(g)	ページ	夕食655kcal(1.3g)	kcal	塩分(g)	ページ	夕食678kcal(1.6g)	kcal	塩分(g)
	100	サバのにんにくみそ煮	348	1.3	134	カツオの漬け	248	0.6	112	鶏肉のガーリックソテー	393	1.0	118	ヒレカツ	399	1.1
	143	小松菜としめじの青のり煮浸し	34	0.7	146	根菜汁	48	0.6	118	レタスのスープ	10	0.3	140	青梗菜のごまあえ	27	0.5
	100	精白米ごはん	252	0	100	精白米ごはん	252	0	100	精白米ごはん	252	0	100	精白米ごはん	252	0
	一日合計 1610kcal(4.8g)				一日合計 1602kcal(4.2g)				一日合計 1600kcal(4.5g)				一日合計 1537kcal(5.5g)			

	水				木				金				土			
朝	ページ	朝食476kcal(1.2g)	kcal	塩分(g)	ページ	朝食446kcal(1.9g)	kcal	塩分(g)	ページ	朝食411kcal(1.5g)	kcal	塩分(g)	ページ	朝食475kcal(1.5g)	kcal	塩分(g)
	34	サワラの幽庵焼き	194	0.6	14	貝割れ菜のスクランブルエッグ	155	0.9	32	サケのみそヨーグルト漬け焼き	125	0.9	153	ひじきたっぷり卵焼き	167	0.8
	24	焼きキャベツのおかかあえ	30	0.6	38	アボカドきゅうりのオイルあえ	101	0.3	28	ブロッコリーのからしあえ	34	0.6	51	にらと豆腐のみそ汁	56	0.7
	14	精白米ごはん	252	0	20	ロールパン	190	0.7	14	精白米ごはん	252	0	14	精白米ごはん	252	0
昼	ページ	昼食510kcal(1.0g)	kcal	塩分(g)	ページ	昼食651kcal(2.2g)	kcal	塩分(g)	ページ	昼食510kcal(1.7g)	kcal	塩分(g)	ページ	昼食481kcal(1.4g)	kcal	塩分(g)
	151	和風チキンライス	458	1.0	88	ナポリタン	567	1.9	84	カニあんかけチャーハン	469	1.2	58	サバ缶クッパ	460	0.8
	72	ミニトマトのしそあえ	52	0	49	コールスローサラダ	84	0.3	91	セロリのきんぴら	41	0.5	68	大根のキムチあえ	21	0.6
夕	ページ	夕食582kcal(2.2g)	kcal	塩分(g)	ページ	夕食494kcal(1.4g)	kcal	塩分(g)	ページ	夕食692kcal(1.7g)	kcal	塩分(g)	ページ	夕食666kcal(1.5g)	kcal	塩分(g)
	138	和風ハンバーグきのこソース	286	1.5	108	カジキのゆずこしょうから揚げ	182	0.7	126	牛肉のサラダ仕立て	362	1.0	120	ポークソテーおろしソース	274	1.0
	130	豆もやしと小ねぎのごまあえ	44	0.7	74	タラモサラダ	60	0.7	95	豆乳コーンポタージュ	78	0.7	145	レタスのシーザー風サラダ	140	0.5
	100	精白米ごはん	252	0	100	精白米ごはん	252	0	100	精白米ごはん	252	0	100	精白米ごはん	252	0
	一日合計 1568kcal(4.4g)				一日合計 1591kcal(5.5g)				一日合計 1613kcal(4.9g)				一日合計 1622kcal(4.4g)			

春の献立

3週目

	ページ	日	kcal	塩分(g)	ページ	月	kcal	塩分(g)	ページ	火	kcal	塩分(g)
朝	ページ	朝食556kcal(1.2g)	kcal	塩分(g)	ページ	朝食563kcal(1.5g)	kcal	塩分(g)	ページ	朝食419kcal(1.6g)	kcal	塩分(g)
	18	トマトの卵いため	235	0.7	36	鶏ごぼうそぼろ	242	1.0	38	にんじんとコーンのカレーいため	141	0.6
	46	ししとうのおかかあえ	69	0.5	47	焼きアスパラのみそマヨ添え	69	0.5	49	コールスローサラダ	84	0.3
	14	精白米ごはん	252	0	14	精白米ごはん	252	0	16	トースト（6枚切り）+バター	194	0.7
昼	ページ	昼食501kcal(1.3g)	kcal	塩分(g)	ページ	昼食502kcal(2.0g)	kcal	塩分(g)	ページ	昼食561kcal(2.1g)	kcal	塩分(g)
	58	サバ缶クッパ	460	0.8	84	サクラエビとレタスの卵チャーハン	417	1.4	62	とろみ親子丼	480	1.4
	91	セロリのきんぴら	41	0.5	58	豆もやしのナムル	85	0.6	90	ほうれん草とはんぺんのソテー	81	0.7
夕	ページ	夕食554kcal(1.2g)	kcal	塩分(g)	ページ	夕食499kcal(1.3g)	kcal	塩分(g)	ページ	夕食605kcal(1.7g)	kcal	塩分(g)
	138	牛フィレステーキ	156	0.8	108	カジキのゆずこしょうから揚げ	182	0.7	122	酢豚	297	1.1
	150	ポテトサラダ	146	0.4	120	大根とベビーリーフのサラダ	65	0.6	98	豆もやしの甘酢あえ	56	0.6
	100	精白米ごはん	252	0	100	精白米ごはん	252	0	100	精白米ごはん	252	0
		一日合計 1611kcal(3.7g)				一日合計 1564kcal(4.8g)				一日合計 1585kcal(5.4g)		

4週目

	ページ	日	kcal	塩分(g)	ページ	月	kcal	塩分(g)	ページ	火	kcal	塩分(g)
朝	ページ	朝食441kcal(0.9g)	kcal	塩分(g)	ページ	朝食538kcal(1.5g)	kcal	塩分(g)	ページ	朝食562kcal(1.7g)	kcal	塩分(g)
	42	目玉焼きとトマトソテー	120	0.4	22	ふわふわ納豆温玉のせ	195	0.7	43	いり豆腐	269	0.9
	47	焼きアスパラのみそマヨ添え	69	0.5	51	ほうれん草と油揚げのみそ汁	91	0.8	50	わかめと貝割れ菜の揚げ玉汁	41	0.8
	14	精白米ごはん	252	0	14	精白米ごはん	252	0	14	精白米ごはん	252	0
昼	ページ	昼食601kcal(1.1g)	kcal	塩分(g)	ページ	昼食552kcal(1.8g)	kcal	塩分(g)	ページ	昼食425kcal(1.8g)	kcal	塩分(g)
	68	ねぎ塩焼き豚丼	568	0.6	87	和風タコライス	529	1.7	56	マグロ漬け丼	373	1.4
	56	焼きしいたけのおろしあえ	33	0.5	66	エリンギと玉ねぎのマリネ	23	0.1	70	おかひじきのマヨポンあえ	52	0.4
夕	ページ	夕食609kcal(1.4g)	kcal	塩分(g)	ページ	夕食587kcal(1.5g)	kcal	塩分(g)	ページ	夕食612kcal(1.4g)	kcal	塩分(g)
	136	蒸し鶏のしょうがだれ	272	1.1	106	アジと海藻の蒸し物	223	0.6	136	鶏手羽先のスパイシー焼き	323	1.2
	142	カリフラワーのカレーいため	84	0.3	110	れんこんのいためなます	112	0.9	122	セロリとハムの中国風サラダ	37	0.2
	24	雑穀精米ごはん	253	0	100	精白米ごはん	252	0	100	精白米ごはん	252	0
		一日合計 1651kcal(3.4g)				一日合計 1677kcal(4.8g)				一日合計 1599kcal(4.9g)		

	水				木				金				土			
朝	ページ	朝食373kcal(1.7g)	kcal	塩分(g)	ページ	朝食482kcal(1.3g)	kcal	塩分(g)	ページ	朝食439kcal(1.2g)	kcal	塩分(g)	ページ	朝食344kcal(1.8g)	kcal	塩分(g)
	16	キャベツの巣ごもり卵	118	0.4	30	サケの塩麹焼き	170	0.8	26	厚揚げと小松菜のレンジ蒸し	158	0.5	38	にんじんとコーンのカレーいため	141	0.6
	53	ガスパチョ風スープ	61	0.6	47	しいたけのぺったんこ焼き	60	0.5	50	なめことねぎのみそ汁	29	0.7	14	パプリカの煮浸し	28	0.5
	16	トースト（6枚切り）+バター	194	0.7	14	精白米ごはん	252	0	14	精白米ごはん	252	0	38	レーズン食パン（6枚切り）	175	0.7
昼	ページ	昼食454kcal(1.0g)	kcal	塩分(g)	ページ	昼食576kcal(2.3g)	kcal	塩分(g)	ページ	昼食475kcal(2.3g)	kcal	塩分(g)	ページ	昼食638kcal(1.9g)	kcal	塩分(g)
	64	鶏そぼろ丼	402	0.6	85	スープカレー	460	1.9	60	イカ焼きうどん	442	1.8	80	オムライス	610	1.4
	70	おかひじきのマヨポンあえ	52	0.4	80	ブロッコリーのセサミペッパーマリネ	116	0.4	56	焼きしいたけのおろしあえ	33	0.5	150	グリーンサラダ	28	0.5
夕	ページ	夕食770kcal(2.0g)	kcal	塩分(g)	ページ	夕食491kcal(1.7g)	kcal	塩分(g)	ページ	夕食715kcal(1.7g)	kcal	塩分(g)	ページ	夕食632kcal(0.8g)	kcal	塩分(g)
	116	豚肉のしょうが焼き	443	1.5	139	豆腐とゴーヤーのチャンプルー	216	1.3	114	チキンのトマト煮	323	1.2	134	カツオの漬け	248	0.6
	128	いんげんの玉ねぎドレッシングあえ	75	0.5	100	トマトのみょうがあえ	24	0.4	145	レタスのシーザー風サラダ	140	0.5	124	かぼちゃのゆずこしょういため	132	0.2
	100	精白米ごはん	252	0	98	胚芽精米ごはん	251	0	100	精白米ごはん	252	0	100	精白米ごはん	252	0
	一日合計	1597kcal(4.7g)			一日合計	1549kcal(5.3g)			一日合計	1629kcal(5.2g)			一日合計	1614kcal(4.5g)		

	水				木				金				土			
朝	ページ	朝食421kcal(2.0g)	kcal	塩分(g)	ページ	朝食310kcal(1.8g)	kcal	塩分(g)	ページ	朝食434kcal(1.4g)	kcal	塩分(g)	ページ	朝食480kcal(1.3g)	kcal	塩分(g)
	43	落とし卵の具だくさんみそ汁	150	1.3	14	貝割れ菜のスクランブルエッグ	155	0.9	32	サケのみそヨーグルト漬け焼き	125	0.9	22	ふわふわ納豆温玉のせ	195	0.7
	153	きのこのおろしあえ	19	0.7	40	にんじんのバタースープ	38	0.4	34	レタスのだしあえ	57	0.5	28	ブロッコリーのからしあえ	34	0.6
	14	精白米ごはん	252	0	40	トースト（8枚切り）	117	0.5	14	精白米ごはん	252	0	98	胚芽精米ごはん	251	0
昼	ページ	昼食697kcal(1.8g)	kcal	塩分(g)	ページ	昼食634kcal(2.0g)	kcal	塩分(g)	ページ	昼食620kcal(0.6g)	kcal	塩分(g)	ページ	昼食556kcal(2.5g)	kcal	塩分(g)
	72	プルコギ丼	612	1.2	74	豚しゃぶそうめん	593	1.5	68	ねぎ塩焼き豚丼	568	0.6	89	タコのあえそば	535	1.9
	58	豆もやしのナムル	85	0.6	91	セロリのきんぴら	41	0.5	72	ミニトマトのしそあえ	52	0	68	大根のキムチあえ	21	0.6
夕	ページ	夕食510kcal(1.2g)	kcal	塩分(g)	ページ	夕食606kcal(1.1g)	kcal	塩分(g)	ページ	夕食562kcal(1.9g)	kcal	塩分(g)	ページ	夕食582kcal(2.0g)	kcal	塩分(g)
	110	鶏肉の照り焼き	190	0.8	102	アジとズッキーニのパン粉焼き	208	0.7	136	蒸し鶏のしょうがだれ	272	1.1	122	酢豚	297	1.1
	104	和風ラタトゥイユ	68	0.4	150	ポテトサラダ	146	0.4	148	みょうがのかきたま汁	38	0.8	141	刻みこんぶときゅうりの酢の物	33	0.9
	100	精白米ごはん	252	0	100	精白米ごはん	252	0	100	精白米ごはん	252	0	100	精白米ごはん	252	0
	一日合計	1628kcal(5.0g)			一日合計	1550kcal(4.9g)			一日合計	1616kcal(3.9g)			一日合計	1618kcal(5.8g)		

夏の献立

1週目

	ページ	日	kcal	塩分(g)	ページ	月	kcal	塩分(g)	ページ	火	kcal	塩分(g)
朝	ページ	朝食564kcal(1.5g)	kcal	塩分(g)	ページ	朝食495kcal(1.3g)	kcal	塩分(g)	ページ	朝食409kcal(1.7g)	kcal	塩分(g)
	45	なすと豚肉の重ね蒸し	297	0.9	28	サバみそ納豆	209	1.1	42	シラスと豆苗のスクランブルエッグ	169	1.1
	30	えのき、トマト、三つ葉のすまし汁	15	0.6	32	ズッキーニのきんぴら	34	0.2	49	かぼちゃと枝豆のサラダ	123	0.1
	14	精白米ごはん	252	0	14	精白米ごはん	252	0	40	トースト（8枚切り）	117	0.5
昼	ページ	昼食443kcal(2.1g)	kcal	塩分(g)	ページ	昼食436kcal(1.6g)	kcal	塩分(g)	ページ	昼食523kcal(0.8g)	kcal	塩分(g)
	88	ごまだれ冷やしそば	352	1.8	84	サクラエビとレタスの卵チャーハン	417	1.4	86	牛肉とトマトのオイスターソースいため丼	504	0.7
	93	焼きパプリカのしょうがマリネ	91	0.3	62	きゅうりのとろろこんぶあえ	19	0.2	60	なすのしそあえ	19	0.1
夕	ページ	夕食617kcal(2.2g)	kcal	塩分(g)	ページ	夕食668kcal(1.6g)	kcal	塩分(g)	ページ	夕食652kcal(1.3g)	kcal	塩分(g)
	132	和風麻婆豆腐	309	1.6	137	豚しゃぶのトマトごまだれ	360	0.9	135	カジキの南蛮漬け	336	0.9
	98	豆もやしの甘酢あえ	56	0.6	147	まいたけのみそ汁	56	0.7	108	ブロッコリーのタルタルソースがけ	64	0.4
	100	精白米ごはん	252	0	100	精白米ごはん	252	0	100	精白米ごはん	252	0
	一日合計	1624kcal(5.8g)			一日合計	1599kcal(4.5g)			一日合計	1584kcal(3.8g)		

2週目

	ページ	日	kcal	塩分(g)	ページ	月	kcal	塩分(g)	ページ	火	kcal	塩分(g)
朝	ページ	朝食456kcal(1.8g)	kcal	塩分(g)	ページ	朝食490kcal(1.1g)	kcal	塩分(g)	ページ	朝食588kcal(1.0g)	kcal	塩分(g)
	20	ベーコンエッグ	236	0.7	24	豆腐の長芋だれ	180	0.6	18	トマトの卵いため	235	0.7
	48	いんげんのごまあえ	30	0.4	46	ししとうのおかかあえ	69	0.5	38	アボカドきゅうりのオイルあえ	101	0.3
	20	ロールパン	190	0.7	110	もち麦ごはん	241	0	14	精白米ごはん	252	0
昼	ページ	昼食531kcal(1.5g)	kcal	塩分(g)	ページ	昼食480kcal(1.6g)	kcal	塩分(g)	ページ	昼食492kcal(2.5g)	kcal	塩分(g)
	58	サバ缶クッパ	460	0.8	151	和風チキンライス	458	1.0	76	タコとキャベツのスパゲティ	414	1.8
	94	小ねぎのサラダ	71	0.7	91	切り干し大根と三つ葉のあえ物	22	0.6	95	豆乳コーンポタージュ	78	0.7
夕	ページ	夕食560kcal(1.5g)	kcal	塩分(g)	ページ	夕食596kcal(1.8g)	kcal	塩分(g)	ページ	夕食530kcal(1.2g)	kcal	塩分(g)
	137	なすの肉巻きトマトじょうゆ煮	281	1.0	136	鶏手羽先のスパイシー焼き	323	1.2	124	牛しゃぶの三つ葉おろしあえ	254	0.8
	140	青梗菜のごまあえ	27	0.5	141	豆苗のお浸し	21	0.6	116	小松菜とオクラののり煮浸し	24	0.4
	100	精白米ごはん	252	0	100	精白米ごはん	252	0	100	精白米ごはん	252	0
	一日合計	1547kcal(4.8g)			一日合計	1566kcal(4.5g)			一日合計	1610kcal(4.7g)		

	水				木				金				土			
朝	ページ	朝食386kcal(0.8g)	kcal	塩分(g)	ページ	朝食568kcal(1.1g)	kcal	塩分(g)	ページ	朝食488kcal(1.3g)	kcal	塩分(g)	ページ	朝食519kcal(2.5g)	kcal	塩分(g)
	42	目玉焼きとトマトソテー	120	0.4	45	なすと豚肉の重ね蒸し	297	0.9	153	ひじきたっぷり卵焼き	167	0.8	42	シラスと豆苗のスクランブルエッグ	169	1.1
	52	えのきとわかめのしょうがスープ	14	0.4	62	きゅうりのとろろこんぶあえ	19	0.2	46	ししとうのおかかあえ	69	0.5	26	レタスとアボカドのサラダ	160	0.7
	14	精白米ごはん	252	0	14	精白米ごはん	252	0	14	精白米ごはん	252	0	20	ロールパン	190	0.7
昼	ページ	昼食454kcal(2.1g)	kcal	塩分(g)	ページ	昼食556kcal(1.7g)	kcal	塩分(g)	ページ	昼食661kcal(1.0g)	kcal	塩分(g)	ページ	昼食614kcal(2.1g)	kcal	塩分(g)
	56	マグロ漬け丼	373	1.4	86	牛肉ともやしの混ぜごはん	496	1.0	64	鶏そぼろ丼	402	0.6	74	豚しゃぶそうめん	593	1.5
	90	ほうれん草とはんぺんのソテー	81	0.7	74	タラモサラダ	60	0.7	93	きゅうりとミックスビーンズのサラダ	259	0.4	68	大根のキムチあえ	21	0.6
夕	ページ	夕食797kcal(1.5g)	kcal	塩分(g)	ページ	夕食451kcal(1.7g)	kcal	塩分(g)	ページ	夕食496kcal(2.1g)	kcal	塩分(g)	ページ	夕食476kcal(1.2g)	kcal	塩分(g)
	118	ヒレカツ	399	1.1	139	ひじきやっこ	176	1.0	98	サケとキャベツのピリ辛みそいため	225	1.4	138	牛フィレステーキ	156	0.8
	150	ポテトサラダ	146	0.4	143	小松菜としめじの青のり煮浸し	34	0.7	153	きのこのおろしあえ	19	0.7	104	和風ラタトゥイユ	68	0.4
	100	精白米ごはん	252	0	110	もち麦ごはん	241	0	100	精白米ごはん	252	0	100	精白米ごはん	252	0
	一日合計	1637kcal(4.4g)			一日合計	1575kcal(4.5g)			一日合計	1645kcal(4.4g)			一日合計	1609kcal(5.8g)		

	水				木				金				土			
朝	ページ	朝食552kcal(1.9g)	kcal	塩分(g)	ページ	朝食521kcal(1.3g)	kcal	塩分(g)	ページ	朝食330kcal(1.7g)	kcal	塩分(g)	ページ	朝食435kcal(2.2g)	kcal	塩分(g)
	28	サバみそ納豆	209	1.1	18	トマトの卵いため	235	0.7	38	にんじんとコーンのカレーいため	141	0.6	43	落とし卵の具だくさんみそ汁	150	1.3
	51	ほうれん草と油揚げのみそ汁	91	0.8	28	ブロッコリーのからしあえ	34	0.6	52	えのきとわかめのしょうがスープ	14	0.4	141	刻みこんぶときゅうりの酢の物	33	0.9
	14	精白米ごはん	252	0	14	精白米ごはん	252	0	38	レーズン食パン(6枚切り)	175	0.7	14	精白米ごはん	252	0
昼	ページ	昼食502kcal(2.0g)	kcal	塩分(g)	ページ	昼食386kcal(2.0g)	kcal	塩分(g)	ページ	昼食493kcal(1.0g)	kcal	塩分(g)	ページ	昼食569kcal(2.2g)	kcal	塩分(g)
	84	サクラエビとレタスの卵チャーハン	417	1.4	88	ごまだれ冷やしそば	352	1.8	151	和風チキンライス	458	1.0	85	スープカレー	460	1.9
	58	豆もやしのナムル	85	0.6	32	ズッキーニのきんぴら	34	0.2	92	グリル野菜のレモンチーズあえ	35	0	76	紫玉ねぎとブロッコリーの卵サラダ	109	0.3
夕	ページ	夕食492kcal(1.7g)	kcal	塩分(g)	ページ	夕食693kcal(1.7g)	kcal	塩分(g)	ページ	夕食744kcal(1.1g)	kcal	塩分(g)	ページ	夕食598kcal(1.2g)	kcal	塩分(g)
	139	豆腐とゴーヤーのチャンプルー	216	1.3	126	牛肉のサラダ仕立て	362	1.0	137	豚しゃぶのトマトごまだれ	360	0.9	135	カジキの南蛮漬け	336	0.9
	100	トマトのみょうがあえ	24	0.4	95	豆乳コーンポタージュ	78	0.7	124	かぼちゃのゆずこしょういため	132	0.2	118	レタスのスープ	10	0.3
	100	精白米ごはん	252	0	24	雑穀精米ごはん	253	0	100	精白米ごはん	252	0	100	精白米ごはん	252	0
	一日合計	1546kcal(5.6g)			一日合計	1600kcal(5.0g)			一日合計	1567kcal(3.8g)			一日合計	1602kcal(5.6g)		

夏の献立

3週目

		日				月				火		
朝	ページ	朝食551kcal(1.3g)	kcal	塩分(g)	ページ	朝食340kcal(1.5g)	kcal	塩分(g)	ページ	朝食573kcal(2.2g)	kcal	塩分(g)
	43	いり豆腐	269	0.9	16	キャベツの巣ごもり卵	118	0.4	40	蒸し鶏とセロリのサラダ	276	1.0
	48	いんげんのごまあえ	30	0.4	36	ズッキーニと玉ねぎのサラダ	28	0.4	53	ポテトポタージュ	107	0.5
	14	精白米ごはん	252	0	16	トースト（6枚切り）+バター	194	0.7	20	ロールパン	190	0.7
昼	ページ	昼食620kcal(2.0g)	kcal	塩分(g)	ページ	昼食479kcal(0.9g)	kcal	塩分(g)	ページ	昼食532kcal(1.4g)	kcal	塩分(g)
	87	和風タコライス	529	1.7	58	サバ缶クッパ	460	0.8	62	とろみ親子丼	480	1.4
	93	焼きパプリカのしょうがマリネ	91	0.3	60	なすのしそあえ	19	0.1	72	ミニトマトのしそあえ	52	0
夕	ページ	夕食458kcal(1.1g)	kcal	塩分(g)	ページ	夕食785kcal(1.5g)	kcal	塩分(g)	ページ	夕食533kcal(1.2g)	kcal	塩分(g)
	108	カジキのゆずこしょうから揚げ	182	0.7	112	鶏肉のガーリックソテー	393	1.0	106	アジと海藻の蒸し物	223	0.6
	100	トマトのみょうがあえ	24	0.4	145	レタスのシーザー風サラダ	140	0.5	140	なすのからしじょうゆあえ	58	0.6
	100	精白米ごはん	252	0	100	精白米ごはん	252	0	100	精白米ごはん	252	0
		一日合計 1629kcal(4.4g)				一日合計 1604kcal(3.9g)				一日合計 1638kcal(4.8g)		

4週目

		日				月				火		
朝	ページ	朝食438kcal(1.0g)	kcal	塩分(g)	ページ	朝食452kcal(1.4g)	kcal	塩分(g)	ページ	朝食476kcal(1.3g)	kcal	塩分(g)
	26	厚揚げと小松菜のレンジ蒸し	158	0.5	30	サケの塩麹焼き	170	0.8	20	ベーコンエッグ	236	0.7
	14	パプリカの煮浸し	28	0.5	24	焼きキャベツのおかかあえ	30	0.6	49	かぼちゃと枝豆のサラダ	123	0.1
	14	精白米ごはん	252	0	14	精白米ごはん	252	0	40	トースト（8枚切り）	117	0.5
昼	ページ	昼食587kcal(1.9g)	kcal	塩分(g)	ページ	昼食590kcal(2.0g)	kcal	塩分(g)	ページ	昼食556kcal(1.1g)	kcal	塩分(g)
	89	タコのあえそば	535	1.9	88	ナポリタン	567	1.9	86	牛肉とトマトのオイスターソースいため丼	504	0.7
	72	ミニトマトのしそあえ	52	0	66	エリンギと玉ねぎのマリネ	23	0.1	70	おかひじきのマヨポンあえ	52	0.4
夕	ページ	夕食603kcal(1.7g)	kcal	塩分(g)	ページ	夕食588kcal(2.1g)	kcal	塩分(g)	ページ	夕食556kcal(1.7g)	kcal	塩分(g)
	114	チキンのトマト煮	323	1.2	132	和風麻婆豆腐	309	1.6	136	蒸し鶏のしょうがだれ	272	1.1
	150	グリーンサラダ	28	0.5	140	青梗菜のごまあえ	27	0.5	142	ピーマンのきんぴら	32	0.6
	100	精白米ごはん	252	0	100	精白米ごはん	252	0	100	精白米ごはん	252	0
		一日合計 1628kcal(4.6g)				一日合計 1630kcal(5.5g)				一日合計 1588kcal(4.1g)		

	水				木				金				土			
朝	ページ	朝食402kcal(0.8g)	kcal	塩分(g)	ページ	朝食530kcal(1.9g)	kcal	塩分(g)	ページ	朝食528kcal(1.2g)	kcal	塩分(g)	ページ	朝食479kcal(1.4g)	kcal	塩分(g)
	42	目玉焼きとトマトソテー	120	0.4	20	ベーコンエッグ	236	0.7	36	鶏ごぼうそぼろ	242	1.0	34	サワラの幽庵焼き	194	0.6
	48	いんげんのごまあえ	30	0.4	16	さつま芋の豆乳スープ	100	0.5	32	ズッキーニのきんぴら	34	0.2	22	きのこ汁	33	0.8
	14	精白米ごはん	252	0	16	トースト（6枚切り）+バター	194	0.7	14	精白米ごはん	252	0	14	精白米ごはん	252	0
昼	ページ	昼食593kcal(1.2g)	kcal	塩分(g)	ページ	昼食524kcal(1.1g)	kcal	塩分(g)	ページ	昼食488kcal(2.1g)	kcal	塩分(g)	ページ	昼食494kcal(1.8g)	kcal	塩分(g)
	70	牛肉とごぼうの柳川風丼	574	1.0	58	サバ缶クッパ	460	0.8	84	サクラエビとレタスの卵チャーハン	417	1.4	60	イカ焼きうどん	442	1.8
	62	きゅうりのとろろこんぶあえ	19	0.2	82	れんこんとこんにゃくの塩麹いため	64	0.3	94	小ねぎのサラダ	71	0.7	72	ミニトマトのしそあえ	52	0
夕	ページ	夕食598kcal(1.2g)	kcal	塩分(g)	ページ	夕食554kcal(1.6g)	kcal	塩分(g)	ページ	夕食590kcal(1.0g)	kcal	塩分(g)	ページ	夕食622kcal(1.8g)	kcal	塩分(g)
	135	カジキの南蛮漬け	336	0.9	137	なすの肉巻きトマトじょうゆ煮	281	1.0	134	カツオの漬け	248	0.6	138	和風ハンバーグきのこソース	286	1.5
	118	レタスのスープ	10	0.3	141	豆苗のお浸し	21	0.6	132	里芋のからしマヨあえ	90	0.4	145	長芋の粒マスタードあえ	84	0.3
	100	精白米ごはん	252	0	100	精白米ごはん	252	0	100	精白米ごはん	252	0	100	精白米ごはん	252	0
	一日合計	1593kcal(3.2g)			一日合計	1608kcal(4.6g)			一日合計	1606kcal(4.3g)			一日合計	1595kcal(5.0g)		

	水				木				金				土			
朝	ページ	朝食371kcal(2.1g)	kcal	塩分(g)	ページ	朝食563kcal(1.3g)	kcal	塩分(g)	ページ	朝食550kcal(1.6g)	kcal	塩分(g)	ページ	朝食457kcal(1.4g)	kcal	塩分(g)
	42	シラスと豆苗のスクランブルエッグ	169	1.1	45	なすと豚肉の重ね蒸し	297	0.9	43	いり豆腐	269	0.9	30	サケの塩麹焼き	170	0.8
	20	にんじんのごまヨーグルトサラダ	27	0.3	52	えのきとわかめのしょうがスープ	14	0.4	50	なめことねぎのみそ汁	29	0.7	46	焼きねぎの甘酢あえ	35	0.6
	38	レーズン食パン（6枚切り）	175	0.7	14	精白米ごはん	252	0	14	精白米ごはん	252	0	14	精白米ごはん	252	0
昼	ページ	昼食499kcal(1.7g)	kcal	塩分(g)	ページ	昼食490kcal(1.6g)	kcal	塩分(g)	ページ	昼食443kcal(1.1g)	kcal	塩分(g)	ページ	昼食527kcal(1.5g)	kcal	塩分(g)
	87	長芋のドリア	359	1.2	151	和風チキンライス	458	1.0	64	鶏そぼろ丼	402	0.6	82	肉豆腐丼	500	1.5
	145	レタスのシーザー風サラダ	140	0.5	142	ピーマンのきんぴら	32	0.6	91	セロリのきんぴら	41	0.5	92	かぶの和風カレー漬け	27	0
夕	ページ	夕食713kcal(2.1g)	kcal	塩分(g)	ページ	夕食591kcal(1.6g)	kcal	塩分(g)	ページ	夕食633kcal(2.2g)	kcal	塩分(g)	ページ	夕食588kcal(2.1g)	kcal	塩分(g)
	128	牛肉と白菜のクリーム煮	397	1.7	104	白身魚のあつあつごま油がけ	305	0.9	100	サバのにんにくみそ煮	348	1.3	132	和風麻婆豆腐	309	1.6
	108	ブロッコリーのタルタルソースがけ	64	0.4	143	小松菜としめじの青のり煮浸し	34	0.7	141	刻みこんぶときゅうりの酢の物	33	0.9	140	青梗菜のごまあえ	27	0.5
	100	精白米ごはん	252	0	100	精白米ごはん	252	0	100	精白米ごはん	252	0	100	精白米ごはん	252	0
	一日合計	1583kcal(5.9g)			一日合計	1644kcal(4.5g)			一日合計	1626kcal(4.9g)			一日合計	1572kcal(5.0g)		

秋の献立

1週目

	日				月				火		
朝 ページ	朝食461kcal(1.1g)	kcal	塩分(g)	ページ	朝食567kcal(1.6g)	kcal	塩分(g)	ページ	朝食418kcal(1.7g)	kcal	塩分(g)
24	豆腐の長芋だれ	180	0.6	14	貝割れ菜のスクランブルエッグ	155	0.9	32	サケのみそヨーグルト漬け焼き	125	0.9
14	パプリカの煮浸し	28	0.5	26	レタスとアボカドのサラダ	160	0.7	50	わかめと貝割れ菜の揚げ玉汁	41	0.8
24	雑穀精米ごはん	253	0	14	精白米ごはん	252	0	14	精白米ごはん	252	0
昼 ページ	昼食734kcal(1.6g)	kcal	塩分(g)	ページ	昼食491kcal(1.4g)	kcal	塩分(g)	ページ	昼食491kcal(1.8g)	kcal	塩分(g)
78	きのこたっぷりキーマカレー	706	1.1	89	豆乳鶏そば	472	1.3	84	カニあんかけチャーハン	469	1.2
150	グリーンサラダ	28	0.5	60	なすのしそあえ	19	0.1	91	切り干し大根と三つ葉のあえ物	22	0.6
夕 ページ	夕食452kcal(1.8g)	kcal	塩分(g)	ページ	夕食522kcal(1.7g)	kcal	塩分(g)	ページ	夕食684kcal(1.8g)	kcal	塩分(g)
130	鶏団子のレンジ蒸し	152	1.2	152	豚肉と大根の中国風いため	252	1.0	112	鶏肉のガーリックソテー	393	1.0
146	根菜汁	48	0.6	112	しめじとえのきのスープ	18	0.7	114	白菜のマスタードいため	39	0.8
100	精白米ごはん	252	0	100	精白米ごはん	252	0	100	精白米ごはん	252	0
一日合計	1647kcal(4.5g)			一日合計	1580kcal(4.7g)			一日合計	1593kcal(5.3g)		

2週目

	日				月				火		
朝 ページ	朝食462kcal(1.8g)	kcal	塩分(g)	ページ	朝食393kcal(1.5g)	kcal	塩分(g)	ページ	朝食529kcal(1.5g)	kcal	塩分(g)
43	落とし卵の具だくさんみそ汁	150	1.3	151	ねぎツナトースト	270	1.4	44	サバじゃが	258	0.8
47	しいたけのぺったんこ焼き	60	0.5	49	かぼちゃと枝豆のサラダ	123	0.1	153	きのこのおろしあえ	19	0.7
14	精白米ごはん	252	0					14	精白米ごはん	252	0
昼 ページ	昼食632kcal(1.7g)	kcal	塩分(g)	ページ	昼食654kcal(1.4g)	kcal	塩分(g)	ページ	昼食655kcal(1.4g)	kcal	塩分(g)
72	プルコギ丼	612	1.2	66	豚肉ののりはさみ照り焼き丼	602	1.0	85	根菜と豆のドライカレー	632	1.3
95	大根とレタスのスープ	20	0.5	70	おかひじきのマヨポンあえ	52	0.4	66	エリンギと玉ねぎのマリネ	23	0.1
夕 ページ	夕食515kcal(1.3g)	kcal	塩分(g)	ページ	夕食535kcal(2.0g)	kcal	塩分(g)	ページ	夕食480kcal(1.6g)	kcal	塩分(g)
108	カジキのゆずこしょうから揚げ	182	0.7	98	サケとキャベツのピリ辛みそいため	225	1.4	110	鶏肉の照り焼き	190	0.8
144	温野菜のねぎツナオイル	81	0.6	140	なすのからしじょうゆあえ	58	0.6	148	みょうがのかきたま汁	38	0.8
100	精白米ごはん	252	0	100	精白米ごはん	252	0	100	精白米ごはん	252	0
一日合計	1609kcal(4.8g)			一日合計	1582kcal(4.9g)			一日合計	1664kcal(4.5g)		

	ページ	水	kcal	塩分(g)	ページ	木	kcal	塩分(g)	ページ	金	kcal	塩分(g)	ページ	土	kcal	塩分(g)
朝	ページ	朝食324kcal(2.0g)	kcal	塩分(g)	ページ	朝食467kcal(0.8g)	kcal	塩分(g)	ページ	朝食471kcal(1.8g)	kcal	塩分(g)	ページ	朝食505kcal(1.3g)	kcal	塩分(g)
	42	シラスと豆苗のスクランブルエッグ	169	1.1	24	豆腐の長芋だれ	180	0.6	43	落とし卵の具だくさんみそ汁	150	1.3	22	ふわふわ納豆温玉のせ	195	0.7
	40	にんじんのバタースープ	38	0.4	32	ズッキーニのきんぴら	34	0.2	46	ししとうのおかかあえ	69	0.5	140	なすのからしじょうゆあえ	58	0.6
	40	トースト（8枚切り）	117	0.5	24	雑穀精米ごはん	253	0	14	精白米ごはん	252	0	14	精白米ごはん	252	0
昼	ページ	昼食584kcal(2.2g)	kcal	塩分(g)	ページ	昼食513kcal(1.9g)	kcal	塩分(g)	ページ	昼食506kcal(1.4g)	kcal	塩分(g)	ページ	昼食462kcal(1.3g)	kcal	塩分(g)
	89	豆乳鶏そば	472	1.3	62	とろみ親子丼	480	1.4	84	カニあんかけチャーハン	469	1.2	64	鶏そぼろ丼	402	0.6
	110	れんこんのいためなます	112	0.9	56	焼きしいたけのおろしあえ	33	0.5	122	セロリとハムの中国風サラダ	37	0.2	74	タラモサラダ	60	0.7
夕	ページ	夕食683kcal(1.6g)	kcal	塩分(g)	ページ	夕食656kcal(1.9g)	kcal	塩分(g)	ページ	夕食640kcal(1.8g)	kcal	塩分(g)	ページ	夕食623kcal(1.8g)	kcal	塩分(g)
	138	和風ハンバーグきのこソース	286	1.5	100	サバのにんにくみそ煮	348	1.3	114	チキンのトマト煮	323	1.2	139	ひじきやっこ	176	1.0
	143	さつま芋のレモンマリネ	145	0.1	98	豆もやしの甘酢あえ	56	0.6	120	大根とベビーリーフのサラダ	65	0.6	146	具だくさん豚汁	195	0.8
	100	精白米ごはん	252	0	100	精白米ごはん	252	0	100	精白米ごはん	252	0	100	精白米ごはん	252	0
	一日合計	1591kcal(5.8g)			一日合計	1636kcal(4.6g)			一日合計	1617kcal(5.0g)			一日合計	1590kcal(4.4g)		

	ページ	水	kcal	塩分(g)	ページ	木	kcal	塩分(g)	ページ	金	kcal	塩分(g)	ページ	土	kcal	塩分(g)
朝	ページ	朝食502kcal(1.9g)	kcal	塩分(g)	ページ	朝食438kcal(1.8g)	kcal	塩分(g)	ページ	朝食440kcal(1.7g)	kcal	塩分(g)	ページ	朝食408kcal(1.3g)	kcal	塩分(g)
	28	サバみそ納豆	209	1.1	38	にんじんとコーンのカレーいため	141	0.6	14	貝割れ菜のスクランブルエッグ	155	0.9	32	サケのみそヨーグルト漬け焼き	125	0.9
	50	わかめと貝割れ菜の揚げ玉汁	41	0.8	53	ポテトポタージュ	107	0.5	22	きのこ汁	33	0.8	48	いんげんのごまあえ	30	0.4
	14	精白米ごはん	252	0	20	ロールパン	190	0.7	14	精白米ごはん	252	0	24	雑穀精米ごはん	253	0
昼	ページ	昼食548kcal(1.0g)	kcal	塩分(g)	ページ	昼食450kcal(1.5g)	kcal	塩分(g)	ページ	昼食595kcal(2.4g)	kcal	塩分(g)	ページ	昼食688kcal(2.1g)	kcal	塩分(g)
	86	牛肉ともやしの混ぜごはん	496	1.0	87	長芋のドリア	359	1.2	88	ナポリタン	567	1.9	80	オムライス	610	1.4
	72	ミニトマトのしそあえ	52	0	93	焼きパプリカのしょうがマリネ	91	0.3	150	グリーンサラダ	28	0.5	95	豆乳コーンポタージュ	78	0.7
夕	ページ	夕食523kcal(1.4g)	kcal	塩分(g)	ページ	夕食724kcal(2.2g)	kcal	塩分(g)	ページ	夕食570kcal(1.7g)	kcal	塩分(g)	ページ	夕食523kcal(1.4g)	kcal	塩分(g)
	108	カジキのゆずこしょうから揚げ	182	0.7	128	牛肉と白菜のクリーム煮	397	1.7	122	酢豚	297	1.1	110	鶏肉の照り焼き	190	0.8
	149	白菜とホタテのクリーミースープ	89	0.7	128	いんげんの玉ねぎドレッシングあえ	75	0.5	141	豆苗のお浸し	21	0.6	144	温野菜のねぎツナオイル	81	0.6
	100	精白米ごはん	252	0	100	精白米ごはん	252	0	100	精白米ごはん	252	0	100	精白米ごはん	252	0
	一日合計	1573kcal(4.3g)			一日合計	1612kcal(5.5g)			一日合計	1605kcal(5.8g)			一日合計	1619kcal(4.8g)		

秋の献立

3週目

	ページ	日	kcal	塩分(g)	ページ	月	kcal	塩分(g)	ページ	火	kcal	塩分(g)
朝	ページ	朝食509kcal(1.6g)	kcal	塩分(g)	ページ	朝食465kcal(1.3g)	kcal	塩分(g)	ページ	朝食470kcal(1.8g)	kcal	塩分(g)
	36	鶏ごぼうそぼろ	242	1.0	34	サワラの幽庵焼き	194	0.6	42	目玉焼きとトマトソテー	120	0.4
	30	えのき、トマト、三つ葉のすまし汁	15	0.6	153	きのこのおろしあえ	19	0.7	26	レタスとアボカドのサラダ	160	0.7
	14	精白米ごはん	252	0	14	精白米ごはん	252	0	20	ロールパン	190	0.7
昼	ページ	昼食548kcal(1.8g)	kcal	塩分(g)	ページ	昼食441kcal(2.1g)	kcal	塩分(g)	ページ	昼食539kcal(2.3g)	kcal	塩分(g)
	87	和風タコライス	529	1.7	76	タコとキャベツのスパゲティ	414	1.8	82	肉豆腐丼	500	1.5
	60	なすのしそあえ	19	0.1	20	にんじんのごまヨーグルトサラダ	27	0.3	114	白菜のマスタードいため	39	0.8
夕	ページ	夕食632kcal(1.6g)	kcal	塩分(g)	ページ	夕食719kcal(1.9g)	kcal	塩分(g)	ページ	夕食590kcal(1.0g)	kcal	塩分(g)
	135	カジキの南蛮漬け	336	0.9	116	豚肉のしょうが焼き	443	1.5	134	カツオの漬け	248	0.6
	130	豆もやしと小ねぎのごまあえ	44	0.7	100	トマトのみょうがあえ	24	0.4	132	里芋のからしマヨあえ	90	0.4
	100	精白米ごはん	252	0	100	精白米ごはん	252	0	100	精白米ごはん	252	0
一日合計		1689kcal(5.0g)				1625kcal(5.3g)				1599kcal(5.1g)		

4週目

	ページ	日	kcal	塩分(g)	ページ	月	kcal	塩分(g)	ページ	火	kcal	塩分(g)
朝	ページ	朝食510kcal(1.6g)	kcal	塩分(g)	ページ	朝食407kcal(1.9g)	kcal	塩分(g)	ページ	朝食370kcal(1.9g)	kcal	塩分(g)
	153	ひじきたっぷり卵焼き	167	0.8	40	蒸し鶏とセロリのサラダ	276	1.0	151	ねぎツナトースト	270	1.4
	51	ほうれん草と油揚げのみそ汁	91	0.8	52	えのきとわかめのしょうがスープ	14	0.4	16	さつま芋の豆乳スープ	100	0.5
	14	精白米ごはん	252	0	40	トースト（8枚切り）	117	0.5				
昼	ページ	昼食481kcal(1.4g)	kcal	塩分(g)	ページ	昼食591kcal(0.7g)	kcal	塩分(g)	ページ	昼食717kcal(1.4g)	kcal	塩分(g)
	58	サバ缶クッパ	460	0.8	68	ねぎ塩焼き豚丼	568	0.6	151	和風チキンライス	458	1.0
	68	大根のキムチあえ	21	0.6	66	エリンギと玉ねぎのマリネ	23	0.1	93	きゅうりとミックスビーンズのサラダ	259	0.4
夕	ページ	夕食590kcal(1.1g)	kcal	塩分(g)	ページ	夕食584kcal(1.4g)	kcal	塩分(g)	ページ	夕食543kcal(1.3g)	kcal	塩分(g)
	124	牛しゃぶの三つ葉おろしあえ	254	0.8	104	白身魚のあつあつごま油がけ	305	0.9	137	なすの肉巻きトマトじょうゆ煮	281	1.0
	145	長芋の粒マスタードあえ	84	0.3	140	青梗菜のごまあえ	27	0.5	118	レタスのスープ	10	0.3
	100	精白米ごはん	252	0	100	精白米ごはん	252	0	100	精白米ごはん	252	0
一日合計		1581kcal(4.1g)				1582kcal(4.0g)				1630kcal(4.6g)		

	水				木				金				土			
朝	ページ	朝食390kcal(1.8g)	kcal	塩分(g)	ページ	朝食449kcal(1.1g)	kcal	塩分(g)	ページ	朝食467kcal(1.4g)	kcal	塩分(g)	ページ	朝食523kcal(1.7g)	kcal	塩分(g)
	16	キャベツの巣ごもり卵	118	0.4	24	豆腐の長芋だれ	180	0.6	14	貝割れ菜のスクランブルエッグ	155	0.9	36	鶏ごぼうそぼろ	242	1.0
	95	豆乳コーンポタージュ	78	0.7	14	パプリカの煮浸し	28	0.5	47	しいたけのぺったんこ焼き	60	0.5	50	なめことねぎのみそ汁	29	0.7
	16	トースト（6枚切り）+バター	194	0.7	110	もち麦ごはん	241	0	14	精白米ごはん	252	0	14	精白米ごはん	252	0
昼	ページ	昼食477kcal(1.2g)	kcal	塩分(g)	ページ	昼食593kcal(1.7g)	kcal	塩分(g)	ページ	昼食558kcal(2.2g)	kcal	塩分(g)	ページ	昼食623kcal(1.6g)	kcal	塩分(g)
	151	和風チキンライス	458	1.0	70	牛肉とごぼうの柳川風丼	574	1.0	60	イカ焼きうどん	442	1.8	66	豚肉ののりはさみ照り焼き丼	602	1.0
	62	きゅうりのとろろこんぶあえ	19	0.2	153	きのこのおろしあえ	19	0.7	80	ブロッコリーのセサミペッパーマリネ	116	0.4	68	大根のキムチあえ	21	0.6
夕	ページ	夕食739kcal(2.2g)	kcal	塩分(g)	ページ	夕食578kcal(1.5g)	kcal	塩分(g)	ページ	夕食594kcal(1.4g)	kcal	塩分(g)	ページ	夕食468kcal(1.4g)	kcal	塩分(g)
	116	豚肉のしょうが焼き	443	1.5	104	白身魚のあつあつごま油がけ	305	0.9	152	豚肉と大根の中国風いため	252	1.0	108	カジキのゆずこしょうから揚げ	182	0.7
	130	豆もやしと小ねぎのごまあえ	44	0.7	141	豆苗のお浸し	21	0.6	132	里芋のからしマヨあえ	90	0.4	143	小松菜としめじの青のり煮浸し	34	0.7
	100	精白米ごはん	252	0	100	精白米ごはん	252	0	100	精白米ごはん	252	0	100	精白米ごはん	252	0
	一日合計	1606kcal(5.2g)			一日合計	1620kcal(4.3g)			一日合計	1619kcal(5.0g)			一日合計	1614kcal(4.7g)		

	水				木				金				土			
朝	ページ	朝食625kcal(0.9g)	kcal	塩分(g)	ページ	朝食566kcal(2.2g)	kcal	塩分(g)	ページ	朝食437kcal(1.9g)	kcal	塩分(g)	ページ	朝食342kcal(1.4g)	kcal	塩分(g)
	44	銀ダラとブロッコリーの蒸し物	346	0.6	40	蒸し鶏とセロリのサラダ	276	1.0	43	落とし卵の具だくさんみそ汁	150	1.3	38	にんじんとコーンのカレーいため	141	0.6
	20	にんじんのごまヨーグルトサラダ	27	0.3	16	さつま芋の豆乳スープ	100	0.5	46	焼きねぎの甘酢あえ	35	0.6	49	コールスローサラダ	84	0.3
	14	精白米ごはん	252	0	20	ロールパン	190	0.7	14	精白米ごはん	252	0	40	トースト（8枚切り）	117	0.5
昼	ページ	昼食552kcal(1.9g)	kcal	塩分(g)	ページ	昼食444kcal(1.4g)	kcal	塩分(g)	ページ	昼食501kcal(1.3g)	kcal	塩分(g)	ページ	昼食693kcal(1.9g)	kcal	塩分(g)
	82	肉豆腐丼	500	1.5	84	サクラエビとレタスの卵チャーハン	417	1.4	58	サバ缶クッパ	460	0.8	85	根菜と豆のドライカレー	632	1.3
	70	おかひじきのマヨポンあえ	52	0.4	92	かぶの和風カレー漬け	27	0	91	セロリのきんぴら	41	0.5	94	春菊のサラダ	61	0.6
夕	ページ	夕食488kcal(1.5g)	kcal	塩分(g)	ページ	夕食588kcal(1.9g)	kcal	塩分(g)	ページ	夕食709kcal(1.4g)	kcal	塩分(g)	ページ	夕食576kcal(1.2g)	kcal	塩分(g)
	130	鶏団子のレンジ蒸し	152	1.2	122	酢豚	297	1.1	112	鶏肉のガーリックソテー	393	1.0	124	牛しゃぶの三つ葉おろしあえ	254	0.8
	142	カリフラワーのカレーいため	84	0.3	114	白菜のマスタードいため	39	0.8	108	ブロッコリーのタルタルソースがけ	64	0.4	106	かぶのガーリックソテー	70	0.4
	100	精白米ごはん	252	0	100	精白米ごはん	252	0	100	精白米ごはん	252	0	100	精白米ごはん	252	0
	一日合計	1665kcal(4.3g)			一日合計	1598kcal(5.5g)			一日合計	1647kcal(4.6g)			一日合計	1611kcal(4.5g)		

冬の献立

1週目

	日				月				火			
朝	ページ	朝食533kcal(1.9g)	kcal	塩分(g)	ページ	朝食448kcal(1.2g)	kcal	塩分(g)	ページ	朝食456kcal(1.4g)	kcal	塩分(g)
	20	ベーコンエッグ	236	0.7	26	厚揚げと小松菜のレンジ蒸し	158	0.5	30	サケの塩麹焼き	170	0.8
	53	ポテトポタージュ	107	0.5	152	にんじんとなめこのみそ汁	37	0.7	28	ブロッコリーのからしあえ	34	0.6
	20	ロールパン	190	0.7	24	雑穀精米ごはん	253	0	14	精白米ごはん	252	0
昼	ページ	昼食491kcal(1.8g)	kcal	塩分(g)	ページ	昼食483kcal(1.3g)	kcal	塩分(g)	ページ	昼食547kcal(2.4g)	kcal	塩分(g)
	84	カニあんかけチャーハン	469	1.2	64	鶏そぼろ丼	402	0.6	87	和風タコライス	529	1.7
	91	切り干し大根と三つ葉のあえ物	22	0.6	90	ほうれん草とはんぺんのソテー	81	0.7	112	しめじとえのきのスープ	18	0.7
夕	ページ	夕食526kcal(1.9g)	kcal	塩分(g)	ページ	夕食714kcal(2.3g)	kcal	塩分(g)	ページ	夕食650kcal(1.2g)	kcal	塩分(g)
	134	タラのごま煮	162	1.0	128	牛肉と白菜のクリーム煮	397	1.7	110	鶏肉の照り焼き	190	0.8
	110	れんこんのいためなます	112	0.9	120	大根とベビーリーフのサラダ	65	0.6	126	里芋のサラダ	208	0.4
	100	精白米ごはん	252	0	100	精白米ごはん	252	0	100	精白米ごはん	252	0
	一日合計	1550kcal(5.6g)			一日合計	1645kcal(4.8g)			一日合計	1653kcal(5.0g)		

2週目

	日				月				火			
朝	ページ	朝食598kcal(1.0g)	kcal	塩分(g)	ページ	朝食488kcal(1.2g)	kcal	塩分(g)	ページ	朝食510kcal(1.6g)	kcal	塩分(g)
	34	サワラの幽庵焼き	194	0.6	22	ふわふわ納豆温玉のせ	195	0.7	153	ひじきたっぷり卵焼き	167	0.8
	18	アボカドと三つ葉のあえ物	152	0.4	48	小松菜の中国風おかかあえ	41	0.5	51	ほうれん草と油揚げのみそ汁	91	0.8
	14	精白米ごはん	252	0	14	精白米ごはん	252	0	14	精白米ごはん	252	0
昼	ページ	昼食387kcal(1.7g)	kcal	塩分(g)	ページ	昼食506kcal(2.3g)	kcal	塩分(g)	ページ	昼食536kcal(1.6g)	kcal	塩分(g)
	87	長芋のドリア	359	1.2	62	とろみ親子丼	480	1.4	89	豆乳鶏そば	472	1.3
	150	グリーンサラダ	28	0.5	64	かぶの梅肉あえ	26	0.9	82	れんこんとこんにゃくの塩麹いため	64	0.3
夕	ページ	夕食618kcal(1.8g)	kcal	塩分(g)	ページ	夕食622kcal(1.5g)	kcal	塩分(g)	ページ	夕食582kcal(1.7g)	kcal	塩分(g)
	138	和風ハンバーグきのこソース	286	1.5	98	サケとキャベツのピリ辛みそいため	225	1.4	120	ポークソテーおろしソース	274	1.0
	102	かぶのペッパーソテー	80	0.3	143	さつま芋のレモンマリネ	145	0.1	147	まいたけのみそ汁	56	0.7
	100	精白米ごはん	252	0	100	精白米ごはん	252	0	100	精白米ごはん	252	0
	一日合計	1603kcal(4.5g)			一日合計	1616kcal(5.0g)			一日合計	1628kcal(4.9g)		

	水				木			
朝	ページ	朝食371kcal(2.1g)	kcal	塩分(g)	ページ	朝食524kcal(1.6g)	kcal	塩分(g)
	42	シラスと豆苗のスクランブルエッグ	169	1.1	36	鶏ごぼうそぼろ	242	1.0
	20	にんじんのごまヨーグルトサラダ	27	0.3	24	焼きキャベツのおかかあえ	30	0.6
	38	レーズン食パン(6枚切り)	175	0.7	14	精白米ごはん	252	0
昼	ページ	昼食734kcal(1.6g)	kcal	塩分(g)	ページ	昼食516kcal(1.5g)	kcal	塩分(g)
	78	きのこたっぷりキーマカレー	706	1.1	86	牛肉ともやしの混ぜごはん	496	1.0
	150	グリーンサラダ	28	0.5	95	大根とレタスのスープ	20	0.5
夕	ページ	夕食531kcal(1.5g)	kcal	塩分(g)	ページ	夕食621kcal(1.9g)	kcal	塩分(g)
	110	鶏肉の照り焼き	190	0.8	100	サバのにんにくみそ煮	348	1.3
	149	白菜とホタテのクリーミースープ	89	0.7	141	豆苗のお浸し	21	0.6
	100	精白米ごはん	252	0	100	精白米ごはん	252	0
	一日合計 1636kcal(5.2g)				一日合計 1661kcal(5.0g)			

	金				土			
朝	ページ	朝食501kcal(1.1g)	kcal	塩分(g)	ページ	朝食474kcal(1.1g)	kcal	塩分(g)
	18	トマトの卵いため	235	0.7	24	豆腐の長芋だれ	180	0.6
	52	えのきとわかめのしょうがスープ	14	0.4	48	小松菜の中国風おかかあえ	41	0.5
	14	精白米ごはん	252	0	24	雑穀精米ごはん	253	0
昼	ページ	昼食475kcal(2.4g)	kcal	塩分(g)	ページ	昼食544kcal(1.7g)	kcal	塩分(g)
	76	タコとキャベツのスパゲティ	414	1.8	62	とろみ親子丼	480	1.4
	94	春菊のサラダ	61	0.6	82	れんこんとこんにゃくの塩麹いため	64	0.3
夕	ページ	夕食650kcal(2.4g)	kcal	塩分(g)	ページ	夕食567kcal(1.8g)	kcal	塩分(g)
	138	和風ハンバーグきのこソース	286	1.5	98	サケとキャベツのピリ辛みそいため	225	1.4
	110	れんこんのいためなます	112	0.9	132	里芋のからしマヨあえ	90	0.4
	100	精白米ごはん	252	0	100	精白米ごはん	252	0
	一日合計 1626kcal(5.9g)				一日合計 1585kcal(4.6g)			

	水				木			
朝	ページ	朝食529kcal(1.0g)	kcal	塩分(g)	ページ	朝食394kcal(1.4g)	kcal	塩分(g)
	44	サバじゃが	258	0.8	42	目玉焼きとトマトソテー	120	0.4
	62	きゅうりのとろろこんぶあえ	19	0.2	49	コールスローサラダ	84	0.3
	14	精白米ごはん	252	0	20	ロールパン	190	0.7
昼	ページ	昼食450kcal(1.5g)	kcal	塩分(g)	ページ	昼食490kcal(1.8g)	kcal	塩分(g)
	87	長芋のドリア	359	1.2	84	カニあんかけチャーハン	469	1.2
	93	焼きパプリカのしょうがマリネ	91	0.3	68	大根のキムチあえ	21	0.6
夕	ページ	夕食598kcal(1.8g)	kcal	塩分(g)	ページ	夕食713kcal(2.1g)	kcal	塩分(g)
	132	和風麻婆豆腐	309	1.6	128	牛肉と白菜のクリーム煮	397	1.7
	122	セロリとハムの中国風サラダ	37	0.2	108	ブロッコリーのタルタルソースがけ	64	0.4
	100	精白米ごはん	252	0	100	精白米ごはん	252	0
	一日合計 1577kcal(4.3g)				一日合計 1597kcal(5.3g)			

	金				土			
朝	ページ	朝食502kcal(1.3g)	kcal	塩分(g)	ページ	朝食561kcal(0.9g)	kcal	塩分(g)
	34	サワラの幽庵焼き	194	0.6	26	厚揚げと小松菜のレンジ蒸し	158	0.5
	51	にらと豆腐のみそ汁	56	0.7	18	アボカドと三つ葉のあえ物	152	0.4
	14	精白米ごはん	252	0	98	胚芽精米ごはん	251	0
昼	ページ	昼食544kcal(1.5g)	kcal	塩分(g)	ページ	昼食498kcal(2.2g)	kcal	塩分(g)
	151	和風チキンライス	458	1.0	89	豆乳鶏そば	472	1.3
	90	小松菜とベーコンのソースいため	86	0.5	64	かぶの梅肉あえ	26	0.9
夕	ページ	夕食515kcal(1.3g)	kcal	塩分(g)	ページ	夕食541kcal(1.7g)	kcal	塩分(g)
	108	カジキのゆずこしょうから揚げ	182	0.7	152	豚肉と大根の中国風いため	252	1.0
	144	温野菜のねぎツナオイル	81	0.6	152	にんじんとなめこのみそ汁	37	0.7
	100	精白米ごはん	252	0	100	精白米ごはん	252	0
	一日合計 1561kcal(4.1g)				一日合計 1600kcal(4.8g)			

冬の献立

3週目

	ページ	日	kcal	塩分(g)	ページ	月	kcal	塩分(g)	ページ	火	kcal	塩分(g)
朝	ページ	朝食578kcal(1.4g)	kcal	塩分(g)	ページ	朝食405kcal(1.4g)	kcal	塩分(g)	ページ	朝食476kcal(1.4g)	kcal	塩分(g)
	43	いり豆腐	269	0.9	32	サケのみそヨーグルト漬け焼き	125	0.9	22	ふわふわ納豆温玉のせ	195	0.7
	34	レタスのだしあえ	57	0.5	14	パプリカの煮浸し	28	0.5	50	なめことねぎのみそ汁	29	0.7
	14	精白米ごはん	252	0	14	精白米ごはん	252	0	14	精白米ごはん	252	0
昼	ページ	昼食428kcal(1.5g)	kcal	塩分(g)	ページ	昼食499kcal(1.5g)	kcal	塩分(g)	ページ	昼食668kcal(1.8g)	kcal	塩分(g)
	64	鶏そぼろ丼	402	0.6	151	和風チキンライス	458	1.0	72	プルコギ丼	612	1.2
	64	かぶの梅肉あえ	26	0.9	91	セロリのきんぴら	41	0.5	98	豆もやしの甘酢あえ	56	0.6
夕	ページ	夕食629kcal(1.3g)	kcal	塩分(g)	ページ	夕食731kcal(2.0g)	kcal	塩分(g)	ページ	夕食447kcal(1.9g)	kcal	塩分(g)
	135	イカの三つ葉揚げ	329	0.7	126	牛肉のサラダ仕立て	362	1.0	134	タラのごま煮	162	1.0
	146	根菜汁	48	0.6	148	ほうれん草のトマトスープ	117	1.0	141	刻みこんぶときゅうりの酢の物	33	0.9
	100	精白米ごはん	252	0	100	精白米ごはん	252	0	100	精白米ごはん	252	0
		一日合計 1635kcal(4.2g)				一日合計 1635kcal(4.9g)				一日合計 1591kcal(5.1g)		

4週目

	ページ	日	kcal	塩分(g)	ページ	月	kcal	塩分(g)	ページ	火	kcal	塩分(g)
朝	ページ	朝食636kcal(1.0g)	kcal	塩分(g)	ページ	朝食342kcal(1.4g)	kcal	塩分(g)	ページ	朝食428kcal(2.2g)	kcal	塩分(g)
	44	銀ダラとブロッコリーの蒸し物	346	0.6	16	キャベツの巣ごもり卵	118	0.4	43	落とし卵の具だくさんみそ汁	150	1.3
	40	にんじんのバタースープ	38	0.4	53	ポテトポタージュ	107	0.5	64	かぶの梅肉あえ	26	0.9
	14	精白米ごはん	252	0	40	トースト（8枚切り）	117	0.5	14	精白米ごはん	252	0
昼	ページ	昼食482kcal(1.4g)	kcal	塩分(g)	ページ	昼食469kcal(1.8g)	kcal	塩分(g)	ページ	昼食601kcal(1.1g)	kcal	塩分(g)
	58	サバ缶クッパ	460	0.8	60	イカ焼きうどん	442	1.8	68	ねぎ塩焼き豚丼	568	0.6
	91	切り干し大根と三つ葉のあえ物	22	0.6	92	かぶの和風カレー漬け	27	0	56	焼きしいたけのおろしあえ	33	0.5
夕	ページ	夕食488kcal(1.5g)	kcal	塩分(g)	ページ	夕食779kcal(1.8g)	kcal	塩分(g)	ページ	夕食608kcal(1.6g)	kcal	塩分(g)
	130	鶏団子のレンジ蒸し	152	1.2	116	豚肉のしょうが焼き	443	1.5	104	白身魚のあつあつごま油がけ	305	0.9
	142	カリフラワーのカレーいため	84	0.3	145	長芋の粒マスタードあえ	84	0.3	147	白菜と豆腐のみそ汁	51	0.7
	100	精白米ごはん	252	0	100	精白米ごはん	252	0	100	精白米ごはん	252	0
		一日合計 1606kcal(3.9g)				一日合計 1590kcal(5.0g)				一日合計 1637kcal(4.9g)		

掲載料理索引と栄養価一覧

●ここに掲載した数値は『日本食品標準成分表2015年版（七訂）』、『同追補2016年』、『同追補2017年』の数値に基づいて計算したものです。

●すべて１人分の栄養価です。

●ビタミンAはレチノール活性当量の数値を、ビタミンEはα-トコフェロールの数値をそれぞれ用いました。

●本文中の「塩分」は、「食塩相当量」を示しています。

●調味料などは、実際に口に入る量を考慮して算出してあります。

朝食献立

ページ		エネルギー	食塩相当量	たんぱく質	脂質	コレステロール	炭水化物	食物繊維総量	ナトリウム	カリウム	カルシウム	リン	鉄	ビタミンA	ビタミンD	ビタミンE	ビタミンK	ビタミンB_1	ビタミンB_2	ビタミンC
		kcal	g	g	g	mg	g	g	mg	mg	mg	mg	mg	µg	µg	mg	µg	mg	mg	mg
14	貝割れ菜のスクランブルエッグ献立																			
	貝割れ菜のスクランブルエッグ	155	0.9	9.8	11.8	315	1.0	0.5	302	124	50	149	1.5	150	1.4	1.2	51	0.06	0.35	10
	パプリカの煮浸し	28	0.5	1.8	0.2	2	5.8	0.9	186	161	7	30	0.4	32	0.1	2	3	0.04	0.07	96
	精白米ごはん	252	0	3.8	0.5	0	55.7	0.5	2	44	5	51	0.2	0	0	0	0	0.03	0.02	0
	合計	435	1.4	15.4	12.5	317	62.5	1.9	490	329	62	230	2.1	182	1.5	3.2	54	0.13	0.44	106
16	キャベツの巣ごもり卵献立																			
	キャベツの巣ごもり卵	118	0.4	7.4	7.8	231	3.8	0.9	160	179	52	113	1.2	85	1.0	0.9	50	0.05	0.25	21
	さつま芋の豆乳スープ	100	0.5	2.9	1.4	0	19.0	1.6	185	344	33	62	1.0	2	0	0.6	2	0.07	0.03	13
	トースト（6枚切り）+バター	194	0.7	5.4	6.7	11	28.0	1.4	283	54	15	42	0.3	40	0	0.4	1	0.04	0.03	0
	合計	412	1.6	15.7	15.9	242	50.8	3.9	628	577	100	217	2.5	127	1.0	1.9	53	0.16	0.31	34
18	トマトの卵いため献立																			
	トマトの卵いため	235	0.7	10.7	16.6	347	7.7	0.8	269	268	48	170	1.6	158	1.5	2.5	27	0.09	0.37	11
	アボカドと三つ葉のあえ物	152	0.4	2.0	15.1	0	5.0	4.1	157	597	15	48	0.7	52	0	2.6	40	0.08	0.17	13
	精白米ごはん	252	0	3.8	0.5	0	55.7	0.5	2	44	5	51	0.2	0	0	0	0	0.03	0.02	0
	合計	639	1.1	16.5	32.2	347	68.4	5.4	428	909	68	269	2.5	210	1.5	5.1	67	0.20	0.56	24
20	ベーコンエッグ献立																			
	ベーコンエッグ	236	0.7	8.4	21.2	215	1.6	1.3	255	397	48	134	1.9	235	1.0	2.4	133	0.13	0.32	19
	にんじんのごまヨーグルトサラダ	27	0.3	0.8	0.8	1	4.5	1.2	116	139	33	24	0.2	313	0	0.2	8	0.04	0.04	3
	ロールパン	190	0.7	6.1	5.4	0	29.2	1.2	294	66	26	58	0.4	1	0.1	0.3	0	0.06	0.04	0
	合計	453	1.7	15.3	27.4	216	35.3	3.7	665	602	107	216	2.5	549	1.1	2.9	141	0.23	0.40	22
22	ふわふわ納豆温玉のせ献立																			
	ふわふわ納豆温玉のせ	195	0.7	14.7	9.8	231	11.7	3.3	255	549	76	195	2.6	83	1.0	0.9	248	0.11	0.48	4
	きのこ汁	33	0.8	2.5	1.7	0	4.8	2.4	294	330	18	74	0.4	5	0.4	0.2	7	0.09	0.12	1
	精白米ごはん	252	0	3.8	0.5	0	55.7	0.5	2	44	5	51	0.2	0	0	0	0	0.03	0.02	0
	合計	480	1.5	21.0	12.0	231	72.2	6.2	551	923	99	320	3.2	88	1.4	1.1	255	0.23	0.62	5

朝食献立

ページ		エネルギー kcal	食塩相当量 g	たんぱく質 g	脂質 g	コレステロール mg	炭水化物 g	食物繊維総量 g	ナトリウム mg	カリウム mg	カルシウム mg	リン mg	鉄 mg	ビタミンA µg	ビタミンD µg	ビタミンE mg	ビタミンK µg	ビタミンB_1 mg	ビタミンB_2 mg	ビタミンC mg
24	豆腐の長芋だれ献立																			
	豆腐の長芋だれ	180	0.6	9.7	7.9	0	17.3	1.7	263	687	109	153	1.7	0	0	0.4	20	0.26	0.09	6
	焼きキャベツのおかかあえ	30	0.6	2.8	0.4	4	4.7	1.4	221	180	35	40	0.5	3	0.1	0.1	59	0.04	0.04	31
	雑穀精米ごはん	253	0	4.1	0.6	0	55.5	0.7	1	64	6	62	0.3	0	0	0	0	0.05	0.02	0
	合計	463	1.2	16.6	8.9	4	77.5	3.8	485	931	150	255	2.5	3	0.1	0.5	79	0.35	0.15	37
26	厚揚げと小松菜のレンジ蒸し献立																			
	厚揚げと小松菜のレンジ蒸し	158	0.5	11.5	11.4	0	2.5	1.6	203	352	317	172	3.9	117	0	1.2	120	0.11	0.09	18
	レタスとアボカドのサラダ	160	0.7	2.3	15.2	0	6.4	4.1	302	587	14	52	0.7	11	0	2.5	10	0.09	0.16	12
	精白米ごはん	252	0	3.8	0.5	0	55.7	0.5	2	44	5	51	0.2	0	0	0	0	0.03	0.02	0
	合計	570	1.2	17.6	27.1	0	64.6	6.2	507	983	336	275	4.8	128	0	3.7	130	0.23	0.27	30
28	サバみそ納豆献立																			
	サバみそ納豆	209	1.1	21.3	11.2	67	4.0	2.0	420	400	237	206	2.3	9	8.8	2.7	158	0.14	0.47	0
	ブロッコリーのからしあえ	34	0.6	3.8	0.6	0	5.1	3.5	236	312	33	80	0.9	54	0	1.9	128	0.12	0.17	96
	精白米ごはん+いり白ごま	255	0	3.9	0.7	0	55.7	0.5	2	46	11	54	0.2	0	0	0	0	0.03	0.02	0
	合計	498	1.7	29.0	12.5	67	64.8	6.0	658	758	281	340	3.4	63	8.8	4.6	286	0.29	0.66	96
30	サケの塩麹焼き献立																			
	サケの塩麹焼き	170	0.8	23.1	4.2	59	8.7	0.6	314	485	20	251	0.7	15	32.0	1.4	3	0.18	0.22	12
	えのき、トマト、三つ葉のすまし汁	15	0.6	1.1	0.1	0	3.1	0.9	246	201	7	43	0.3	18	0.1	0.2	7	0.06	0.05	4
	精白米ごはん	252	0	3.8	0.5	0	55.7	0.5	2	44	5	51	0.2	0	0	0	0	0.03	0.02	0
	合計	437	1.4	28.0	4.8	59	67.5	2.0	562	730	32	345	1.2	33	32.1	1.6	10	0.27	0.29	16
32	サケのみそヨーグルト漬け焼き献立																			
	サケのみそヨーグルト漬け焼き	125	0.9	19.3	3.9	48	2.8	1.0	350	379	23	225	0.7	10	25.8	1.0	1	0.15	0.23	1
	ズッキーニのきんぴら	34	0.2	1.2	2.1	0	3.7	1.0	87	264	20	33	0.4	22	0	0.3	28	0.04	0.04	16
	もち麦ごはん	241	0	4.8	0.7	0	53.0	2.5	1	46	3	49	0.4	0	0	0.1	0	0.04	0.01	0
	合計	400	1.1	25.3	6.7	48	59.5	4.5	438	689	46	307	1.5	32	25.8	1.4	29	0.23	0.28	17
34	サワラの幽庵焼き献立																			
	サワラの幽庵焼き	194	0.6	17.6	8.9	48	8.8	0.8	225	646	21	197	0.9	13	5.6	0.6	6	0.13	0.30	8
	レタスのだしあえ	57	0.5	0.7	4.3	0	3.7	0.8	181	169	15	24	0.3	14	0	0.8	28	0.04	0.03	4
	精白米ごはん	252	0	3.8	0.5	0	55.7	0.5	2	44	5	51	0.2	0	0	0	0	0.03	0.02	0
	合計	503	1.1	22.1	13.7	48	68.2	2.1	408	859	41	272	1.4	27	5.6	1.4	34	0.20	0.35	12
36	鶏ごぼうそぼろ献立																			
	鶏ごぼうそぼろ	242	1.0	18.9	12.1	80	11.2	2.0	403	385	32	149	1.2	61	0.1	1.4	56	0.12	0.21	9
	ズッキーニと玉ねぎのサラダ	28	0.4	1.6	0.1	1	5.8	1.3	175	219	21	40	0.4	11	0	0.2	14	0.04	0.03	12
	精白米ごはん	252	0	3.8	0.5	0	55.7	0.5	2	44	5	51	0.2	0	0	0	0	0.03	0.02	0
	合計	522	1.4	24.3	12.7	81	72.7	3.8	580	648	58	240	1.8	72	0.1	1.6	70	0.19	0.26	21
38	にんじんとコーンのカレーいため献立																			
	にんじんとコーンのカレーいため	141	0.6	3.1	8.6	17	13.3	3.8	212	305	47	70	0.5	760	0.1	0.6	20	0.12	0.09	8
	アボカドきゅうりのオイルあえ	101	0.3	1.4	9.6	0	3.8	2.4	120	355	16	38	0.4	17	0	1.5	18	0.05	0.09	12
	レーズン食パン（6枚切り）	175	0.7	5.3	2.3	0	33.2	1.4	260	137	21	56	0.6	0	0	0.3	0	0.07	0.03	0
	合計	417	1.6	9.8	20.5	17	50.3	7.6	592	797	84	164	1.5	777	0.1	2.4	38	0.24	0.21	20
40	蒸し鶏とセロリのサラダ献立																			
	蒸し鶏とセロリのサラダ	276	1.0	27.4	13.9	93	10.4	0.8	397	664	44	286	0.5	30	0.1	0.9	36	0.13	0.16	7
	にんじんのバタースープ	38	0.4	0.5	2.1	5	4.6	1.2	145	138	14	13	0.1	358	0	0.3	9	0.04	0.03	3
	トースト（8枚切り）	117	0.5	4.1	1.9	0	21.0	1.0	212	40	10	31	0.2	0	0	0.2	0	0.03	0.02	0
	合計	431	1.9	32.0	17.9	98	36.0	3.0	754	842	68	330	0.8	388	0.1	1.4	45	0.20	0.21	10

朝食献立

ページ		エネルギー kcal	食塩相当量 g	たんぱく質 g	脂質 g	コレステロール mg	炭水化物 g	食物繊維総量 g	ナトリウム mg	カリウム mg	カルシウム mg	リン mg	鉄 mg	ビタミンA µg	ビタミンD µg	ビタミンE mg	ビタミンK µg	ビタミンB_1 mg	ビタミンB_2 mg	ビタミンC mg
	朝食単品　メイン（主菜）																			
42	目玉焼きとトマトソテー	120	0.4	7.1	8.7	231	2.5	0.5	137	177	32	112	1.1	105	1.0	1.4	14	0.06	0.25	8
42	シラスと豆苗のスクランブルエッグ	169	1.1	13.1	10.2	267	6.2	1.9	426	280	68	209	1.7	286	7.9	2.6	152	0.18	0.39	35
43	落とし卵の具だくさんみそ汁	150	1.3	9.8	9.6	215	6.4	1.8	514	415	59	180	1.5	104	1.0	0.7	49	0.14	0.30	17
43	いり豆腐	269	0.9	17.3	20.1	11	5.2	2.1	379	400	136	248	1.7	8	1.8	2.2	49	0.14	0.12	13
44	銀ダラとブロッコリーの蒸し物	346	0.6	16.3	28.3	67	3.6	2.2	237	531	40	241	1.0	1540	3.6	7.1	98	0.13	0.21	60
44	サバじゃが	258	0.8	20.5	9.8	76	20.1	2.4	317	649	259	217	1.9	173	9.9	3.0	5	0.23	0.40	30
45	なすと豚肉の重ね蒸し	297	0.9	11.0	24.4	43	6.8	2.3	365	362	18	122	0.9	93	0.3	1.0	79	0.40	0.19	19
45	ささ身と絹さやのナムル	114	1.0	18.9	2.7	50	4.6	2.2	377	504	5	226	0.8	7	0.5	0.2	14	0.20	0.18	6
	朝食単品　サブ（副菜）																			
46	ししとうのおかかあえ	69	0.5	2.3	4.2	2	7.1	2.6	186	282	10	39	0.5	32	0	1.5	44	0.06	0.06	41
46	焼きねぎの甘酢あえ	35	0.6	0.9	0.1	1	8.4	1.5	225	133	19	18	0.2	17	0	0.7	5	0.03	0.04	33
47	しいたけのぺったんこ焼き	60	0.5	2.0	5.2	5	3.7	2.5	190	180	2	57	0.2	13	0.3	0.4	6	0.08	0.13	0
47	焼きアスパラのみそマヨ添え	69	0.5	3.1	4.9	8	4.6	1.9	195	283	23	69	0.9	34	0	2.2	52	0.14	0.16	15
48	いんげんのごまあえ	30	0.4	2.1	1.5	2	2.9	1.4	148	139	68	46	0.5	29	0	0.1	30	0.04	0.07	4
48	小松菜の中国風おかかあえ	41	0.5	2.6	2.2	2	3.2	1.9	222	520	172	57	2.9	260	0	0.9	210	0.09	0.14	39
49	コールスローサラダ	84	0.3	1.9	4.7	5	9.3	2.2	142	197	43	40	0.3	9	0	0.6	64	0.04	0.05	31
49	かぼちゃと枝豆のサラダ	123	0.1	2.7	5.3	8	16.6	3.1	47	390	20	54	0.7	253	0	4.4	30	0.08	0.09	35
	朝食単品　サブ（汁物）																			
50	なめことねぎのみそ汁	29	0.7	2.0	0.4	1	6.0	2.1	264	236	24	52	0.5	3	0	0.1	4	0.05	0.06	6
50	わかめと貝割れ菜の揚げ玉汁	41	0.8	1.6	2.5	0	3.4	0.7	287	135	21	36	0.3	21	0	0.2	26	0.03	0.04	5
51	にらと豆腐のみそ汁	56	0.7	4.8	2.6	0	3.4	0.8	274	273	57	89	0.9	36	0	0.4	32	0.10	0.06	2
51	ほうれん草と油揚げのみそ汁	91	0.8	5.0	6.8	0	3.0	1.8	330	452	72	91	1.6	175	0	1.2	144	0.08	0.12	18
52	ふわふわ卵スープ	113	1.0	9.2	6.6	231	4.2	1.1	367	282	53	162	1.4	83	1.0	0.6	11	0.10	0.30	1
52	えのきとわかめのしょうがスープ	14	0.4	1.5	0.1	0	4.5	2.2	176	187	5	58	0.6	1	0.5	0	8	0.12	0.09	0
53	ポテトポタージュ	107	0.5	5.3	6.0	19	7.9	0	192	238	174	147	0	60	0.5	0.2	3	0.06	0.24	2
53	ガスパチョ風スープ	61	0.6	1.0	4.1	0	5.8	1.4	222	345	18	42	0.3	47	0	1.2	8	0.06	0.03	17

昼食献立

ページ		エネルギー kcal	食塩相当量 g	たんぱく質 g	脂質 g	コレステロール mg	炭水化物 g	食物繊維総量 g	ナトリウム mg	カリウム mg	カルシウム mg	リン mg	鉄 mg	ビタミンA µg	ビタミンD µg	ビタミンE mg	ビタミンK µg	ビタミンB_1 mg	ビタミンB_2 mg	ビタミンC mg
56	マグロ漬け丼献立																			
	マグロ漬け丼	373	1.4	24.9	1.6	38	60.3	0.9	567	483	27	294	1.2	102	3.8	0.9	34	0.14	0.11	8
	焼きしいたけのおろしあえ	33	0.5	2.4	0.3	0	8.2	3.8	204	409	25	73	0.4	0	0.2	0	0	0.10	0.13	11
	合計	406	1.9	27.3	1.9	38	68.5	4.7	771	892	52	367	1.6	102	4.0	0.9	34	0.24	0.24	19
58	サバ缶クッパ献立																			
	サバ缶クッパ	460	0.8	23.5	16.7	76	51.3	2.3	309	491	262	259	1.9	44	10.3	3.3	27	0.21	0.46	5
	豆もやしのナムル	85	0.6	2.8	7.1	0	2.0	1.8	236	125	18	40	0.4	0	0	0.4	43	0.07	0.05	4
	合計	545	1.4	26.3	23.8	76	53.3	4.1	545	616	280	299	2.3	44	10.3	3.7	70	0.28	0.51	9
60	イカ焼きうどん献立																			
	イカ焼きうどん	442	1.8	21.0	13.7	188	55.7	3.8	724	491	68	265	1.3	199	0.2	3.7	78	0.15	0.12	28
	なすのしそあえ	19	0.1	1.0	0.1	1	4.2	1.8	51	185	17	26	0.3	15	0	0.3	15	0.04	0.04	3
	合計	461	1.9	22.0	13.8	189	59.9	5.6	775	676	85	291	1.6	214	0.2	4.0	93	0.19	0.16	31

昼食献立

ページ		エネルギー	食塩相当量	たんぱく質	脂質	コレステロール	炭水化物	食物繊維総量	ナトリウム	カリウム	カルシウム	リン	鉄	ビタミンA	ビタミンD	ビタミンE	ビタミンK	ビタミンB_1	ビタミンB_2	ビタミンC
		kcal	g	g	g	mg	g	g	mg	mg	mg	mg	mg	µg	µg	mg	µg	mg	mg	mg
62	とろみ親子丼献立																			
	とろみ親子丼	480	1.4	20.1	13.3	276	64.6	1.2	522	423	50	272	1.7	133	1.2	1	36	0.14	0.37	6
	きゅうりのとろろこんぶあえ	19	0.2	0.6	1.1	0	2.4	0.8	80	148	20	20	0.2	15	0	0.2	19	0.02	0.02	7
	合計	499	1.6	20.7	14.4	276	67.0	2.0	602	571	70	292	1.9	148	1.2	1.2	55	0.16	0.39	13
64	鶏そぼろ丼献立																			
	鶏そぼろ丼	402	0.6	18.6	9.8	60	57.0	3.0	231	313	20	149	1.2	42	0.1	0.8	31	0.12	0.17	3
	かぶの梅肉あえ	26	0.9	0.4	0.1	0	5.6	1.1	656	183	19	17	0.2	1	0	0	0	0.02	0.02	11
	合計	428	1.5	19.0	9.9	60	62.6	4.1	887	496	39	166	1.4	43	0.1	0.8	31	0.14	0.19	14
66	豚肉ののりはさみ照り焼き丼献立																			
	豚肉ののりはさみ照り焼き丼	602	1.0	22.8	20.9	55	73.4	1.1	417	569	20	239	0.8	17	0.1	0.8	10	0.71	0.18	5
	エリンギと玉ねぎのマリネ	23	0.1	1.7	0.2	0	6.0	2.1	61	209	5	54	0.2	0	0.6	0	0	0.06	0.11	2
	合計	625	1.1	24.5	21.1	55	79.4	3.2	478	778	25	293	1.0	17	0.7	0.8	10	0.77	0.29	7
68	ねぎ塩焼き豚丼献立																			
	ねぎ塩焼き豚丼	568	0.6	18.9	27.6	52	58.4	4.6	260	527	76	202	1.6	253	0.2	1.1	51	0.57	0.26	19
	大根のキムチあえ	21	0.6	0.9	0.1	0	4.0	1.3	226	200	24	22	0.3	5	0	0.1	16	0.02	0.04	12
	合計	589	1.2	19.8	27.7	52	62.4	5.9	486	727	100	224	1.9	258	0.2	1.2	67	0.59	0.30	31
70	牛肉とごぼうの柳川風丼献立																			
	牛肉とごぼうの柳川風丼	574	1.0	17.7	23.3	54	68.8	3.4	415	499	38	212	1.3	9	0.1	1.1	14	0.12	0.18	4
	おかひじきのマヨポンあえ	52	0.4	0.9	4.7	3	2.2	1.2	163	329	72	23	0.7	134	0	1.3	154	0.03	0.07	10
	合計	626	1.4	18.6	28	57	71.0	4.6	578	828	110	235	2.0	143	0.1	2.4	168	0.15	0.25	14
72	プルコギ丼献立																			
	プルコギ丼	612	1.2	19.5	27.0	56	66.6	2.4	489	421	93	224	1.7	113	0.1	0.6	12	0.14	0.19	13
	ミニトマトのしそあえ	52	0	2.2	3.6	0	3.0	0.7	2	126	30	38	0.4	38	0	0.6	14	0.03	0.03	13
	合計	664	1.2	21.7	30.6	56	69.6	3.1	491	547	123	262	2.1	151	0.1	1.2	26	0.17	0.22	26
74	豚しゃぶそうめん献立																			
	豚しゃぶそうめん	593	1.5	28.7	23.9	276	59.3	2.8	572	350	58	254	2.0	107	1.0	1.9	31	0.42	0.38	52
	タラモサラダ	60	0.7	3.2	5.1	52	0.3	0	272	42	5	54	0.1	8	0.2	1.5	11	0.09	0.06	4
	合計	653	2.2	31.9	29.0	328	59.6	2.8	844	392	63	308	2.1	115	1.2	3.4	42	0.51	0.44	56
76	タコとキャベツのスパゲティ献立																			
	タコとキャベツのスパゲティ	414	1.8	19.3	8.0	60	62.6	3.3	721	378	44	170	1.4	9	0	1.6	42	0.19	0.09	21
	紫玉ねぎとブロッコリーの卵サラダ	109	0.3	6.1	7.5	124	5.2	2.6	93	257	39	107	1.1	75	0.5	2.1	92	0.10	0.22	63
	合計	523	2.1	25.4	15.5	184	67.8	5.9	814	635	83	277	2.5	84	0.5	3.7	134	0.29	0.31	84
78	きのこたっぷりキーマカレー献立																			
	きのこたっぷりキーマカレー	706	1.1	26.9	31.6	74	77.9	6.4	435	955	94	352	3.6	33	0.9	2.0	26	0.56	0.47	7
	にんじんのカッテージチーズあえ	62	0.5	2.6	2.8	3	7.0	1.8	203	211	28	39	0.2	523	0	0.5	15	0.06	0.07	5
	合計	768	1.6	29.5	34.4	77	84.9	8.2	638	1166	122	391	3.8	556	0.9	2.5	41	0.62	0.54	12
80	オムライス献立																			
	オムライス	610	1.4	20.6	27.8	298	65.3	2.5	546	532	56	288	1.8	173	1.4	2.5	37	0.19	0.40	15
	ブロッコリーのセサミペッパーマリネ	116	0.4	4.4	9.6	0	5.0	4.1	132	295	101	100	1.3	51	0	2.3	123	0.13	0.16	90
	合計	726	1.8	25.0	37.4	298	70.3	6.6	678	827	157	388	3.1	224	1.4	4.8	160	0.32	0.56	105
82	肉豆腐丼献立																			
	肉豆腐丼	500	1.5	21.2	13.3	42	67.9	2.4	602	514	90	279	1.5	6	0.2	0.5	14	0.53	0.25	7
	れんこんとこんにゃくの塩麹いため	64	0.3	1.2	2.1	0	11.0	1.9	100	275	25	47	0.4	0	0	0.6	3	0.06	0.01	29
	合計	564	1.8	22.4	15.4	42	78.9	4.3	702	789	115	326	1.9	6	0.2	1.1	17	0.59	0.26	36
	昼食　メイン（ワンディッシュ）																			
84	カニあんかけチャーハン	469	1.2	20.7	11.9	236	66.3	2.3	476	580	144	289	2.6	207	0.9	3.3	121	0.14	0.37	23
84	サクラエビとレタスの卵チャーハン	417	1.4	13.3	12.3	253	59.8	1.7	552	321	112	207	1.5	94	1.0	1.7	34	0.11	0.28	6

昼食献立

ページ		エネルギー	食塩相当量	たんぱく質	脂質	コレステロール	炭水化物	食物繊維総量	ナトリウム	カリウム	カルシウム	リン	鉄	ビタミンA	ビタミンD	ビタミンE	ビタミンK	ビタミンB_1	ビタミンB_2	ビタミンC
		kcal	g	g	g	mg	g	g	mg	mg	mg	mg	mg	µg	µg	mg	µg	mg	mg	mg
85	スープカレー	460	1.9	22.5	10.2	123	66.9	2.8	727	666	72	344	0.9	39	0	2.8	25	0.13	0.11	16
85	根菜と豆のドライカレー	632	1.3	21.0	23.9	51	78.7	6.5	536	599	70	210	3.5	16	0.1	2.1	25	0.32	0.21	7
86	牛肉とトマトのオイスターソースいため丼	504	0.7	20.0	13.6	53	70.1	2.6	293	571	32	228	1.6	40	0	1.3	11	0.16	0.20	19
86	牛肉ともやしの混ぜごはん	496	1.0	21.1	14.3	52	65.6	2.7	399	504	23	232	1.7	46	0	2.9	36	0.18	0.29	88
87	和風タコライス	529	1.7	18.8	18.1	45	69.0	5.4	665	587	103	270	1.7	66	0.2	1.7	15	0.48	0.23	9
87	長芋のドリア	359	1.2	22.6	22.1	181	14.4	1.6	491	825	156	329	1.9	195	0.8	1.5	87	0.61	0.45	17
88	ごまだれ冷やしそば	352	1.8	19.6	7.4	15	53.0	5.0	726	338	187	319	3.3	46	1.1	0.8	43	0.26	0.15	13
88	ナポリタン	567	1.9	15.9	22.5	13	73.3	5.2	749	764	74	244	2.0	87	0.2	3.5	18	0.36	0.20	47
89	タコのあえそば	535	1.9	31.2	16.5	113	64.0	5.3	736	546	75	331	3.3	13	0.0	2.7	26	0.18	0.16	3
89	豆乳鶏そば	472	1.3	23.6	13.0	60	60.7	3.8	552	584	53	212	1.9	32	0.2	1.3	50	0.19	0.23	11
	昼食単品　サブ（副菜）																			
90	ほうれん草とはんぺんのソテー	81	0.7	4.5	5.1	11	5.6	2.8	294	731	54	77	2.2	353	0	2.8	278	0.11	0.21	35
90	小松菜とベーコンのソースいため	86	0.5	2.5	7.1	5	3.6	1.5	212	410	131	58	2.3	196	0.1	1.1	163	0.12	0.11	33
91	セロリのきんぴら	41	0.5	0.7	2.1	0	6.0	1.3	201	361	33	40	0.2	7	0	0.5	12	0.03	0.03	6
91	切り干し大根と三つ葉のあえ物	22	0.6	0.9	0.1	0	5.0	1.4	246	271	33	25	0.3	41	0	0.1	33	0.03	0.04	3
92	グリル野菜のレモンチーズあえ	35	0	1.4	1.5	1	5.1	2.1	16	165	44	35	0.3	40	0	1.8	25	0.05	0.07	69
92	かぶの和風カレー漬け	27	0	0.9	0.1	0	5.9	1.5	13	245	62	28	0.6	40	0	0.5	60	0.04	0.05	27
93	焼きパプリカのしょうがマリネ	91	0.3	1.0	6.2	0	8.6	1.7	118	233	9	25	0.4	53	0	3.8	8	0.05	0.09	160
93	きゅうりとミックスビーンズのサラダ	259	0.4	5.7	19.5	0	14.5	4.8	146	248	40	73	1.1	17	0	1.8	28	0.11	0.04	8
94	小ねぎのサラダ	71	0.7	0.7	6.1	0	3.5	1.3	277	198	37	19	0.4	48	0	0.3	30	0.03	0.04	17
94	春菊のサラダ	61	0.6	2.6	4.5	0	5.5	2.9	227	344	36	72	0.7	105	0.7	0.8	70	0.10	0.18	5
	昼食単品　サブ（汁物）																			
95	豆乳コーンポタージュ	78	0.7	3.4	1.6	0	12.4	1.1	254	210	11	58	1.0	2	0	0.1	3	0.03	0.04	2
95	大根とレタスのスープ	20	0.5	1.6	0.1	14	3.3	0.6	195	151	53	34	0.2	2	0	0.2	3	0.01	0.01	3

夕食献立

ページ		エネルギー	食塩相当量	たんぱく質	脂質	コレステロール	炭水化物	食物繊維総量	ナトリウム	カリウム	カルシウム	リン	鉄	ビタミンA	ビタミンD	ビタミンE	ビタミンK	ビタミンB_1	ビタミンB_2	ビタミンC
		kcal	g	g	g	mg	g	g	mg	mg	mg	mg	mg	µg	µg	mg	µg	mg	mg	mg
98	サケとキャベツのピリ辛みそいため献立																			
	サケとキャベツのピリ辛みそいため	225	1.4	20.0	10.0	48	13.1	2.1	560	482	49	232	1.1	18	25.6	2	54	0.15	0.20	35
	豆もやしの甘酢あえ	56	0.6	2.8	2.1	0	6.4	1.7	237	121	18	38	0.4	0	0	0.4	43	0.07	0.05	4
	胚芽精米ごはん	251	0	4.1	0.9	0	54.6	1.2	2	77	8	102	0.3	0	0	0.6	0	0.12	0.02	0
	合計	532	2.0	26.9	13.0	48	74.1	5.0	799	680	75	372	1.8	18	25.6	3.0	97	0.34	0.27	39
100	サバのにんにくみそ煮献立																			
	サバのにんにくみそ煮	348	1.3	22.7	17.3	62	17.6	1.9	517	488	33	257	1.7	41	5.1	1.5	7	0.25	0.34	9
	トマトのみょうがあえ	24	0.4	1.1	0.1	0	5.8	1.4	158	261	13	31	0.3	46	0	0.9	8	0.06	0.03	15
	精白米ごはん	252	0	3.8	0.5	0	55.7	0.5	2	44	5	51	0.2	0	0	0	0	0.03	0.02	0
	合計	624	1.7	27.6	17.9	62	79.1	3.8	677	793	51	339	2.2	87	5.1	2.4	15	0.34	0.39	24
102	アジとズッキーニのパン粉焼き献立																			
	アジとズッキーニのパン粉焼き	208	0.7	15.7	13.1	48	5.7	1.2	289	509	71	205	1.0	27	6.2	1.4	30	0.15	0.13	15
	かぶのペッパーソテー	80	0.3	1.5	6.1	0	5.5	2.4	131	371	121	41	1.1	93	0	1.7	139	0.06	0.09	49
	精白米ごはん	252	0	3.8	0.5	0	55.7	0.5	2	44	5	51	0.2	0	0	0	0	0.03	0.02	0
	合計	540	1.0	21.0	19.7	48	66.9	4.1	422	924	197	297	2.3	120	6.2	3.1	169	0.24	0.24	64

夕食献立

ページ		エネルギー kcal	食塩相当量 g	たんぱく質 g	脂質 g	コレステロール mg	炭水化物 g	食物繊維総量 g	ナトリウム mg	カリウム mg	カルシウム mg	リン mg	鉄 mg	ビタミンA µg	ビタミンD µg	ビタミンE mg	ビタミンK µg	ビタミンB_1 mg	ビタミンB_2 mg	ビタミンC mg
104	白身魚のあつあつごま油がけ献立																			
	白身魚のあつあつごま油がけ	305	0.9	21.5	21.4	70	4.4	1.2	352	562	27	253	0.3	168	7.0	2.6	7	0.35	0.10	8
	和風ラタトゥイユ	68	0.4	1.5	4.2	0	7.0	2.0	173	288	15	38	0.5	42	0	2.2	15	0.07	0.07	55
	精白米ごはん	252	0	3.8	0.5	0	55.7	0.5	2	44	5	51	0.2	0	0	0	0	0.03	0.02	0
	合計	625	1.3	26.8	26.1	70	67.1	3.7	527	894	47	342	1.0	210	7.0	4.8	22	0.45	0.19	63
106	アジと海藻の蒸し物献立																			
	アジと海藻の蒸し物	223	0.6	17.5	13.8	55	7.6	3.3	263	610	142	225	1.3	64	7.1	2.1	90	0.17	0.17	45
	かぶのガーリックソテー	70	0.4	0.6	6.1	0	3.1	0.9	174	149	13	20	0.2	5	0	0.5	3	0.02	0.02	9
	精白米ごはん	252	0	3.8	0.5	0	55.7	0.5	2	44	5	51	0.2	0	0	0	0	0.03	0.02	0
	合計	545	1.0	21.9	20.4	55	66.4	4.7	439	803	160	296	1.7	69	7.1	2.6	93	0.22	0.21	54
108	カジキのゆずこしょうから揚げ献立																			
	カジキのゆずこしょうから揚げ	182	0.7	19.5	7.6	72	6.9	0.2	249	477	6	269	0.6	64	8.8	4.5	4	0.07	0.10	6
	ブロッコリーのタルタルソースがけ	64	0.4	4.8	3.0	5	6.9	4.6	125	396	51	104	1.1	71	0	2.7	164	0.15	0.21	121
	精白米ごはん	252	0	3.8	0.5	0	55.7	0.5	2	44	5	51	0.2	0	0	0	0	0.03	0.02	0
	合計	498	1.1	28.1	11.1	77	69.5	5.3	376	917	62	424	1.9	135	8.8	7.2	168	0.25	0.33	127
110	鶏肉の照り焼き献立																			
	鶏肉の照り焼き	190	0.8	13.5	12.7	67	4.0	1.1	312	354	10	149	0.7	43	0.3	1.2	40	0.10	0.14	19
	れんこんのいためなます	112	0.9	3.4	4.7	0	14.7	2.0	297	396	44	89	0.7	155	0	0.6	9	0.09	0.03	35
	もち麦ごはん	241	0	4.8	0.7	0	53.0	2.5	1	46	3	49	0.4	0	0	0.1	0	0.04	0.01	0
	合計	543	1.7	21.7	16.1	67	71.7	5.6	610	796	57	287	1.8	198	0.3	1.6	46	0.23	0.18	54
112	鶏肉のガーリックソテー献立																			
	鶏肉のガーリックソテー	393	1.0	34.2	18.1	110	21.4	2.1	417	1054	14	357	1.1	52	0.2	1.7	41	0.26	0.20	45
	しめじとえのきのスープ	18	0.7	2.1	0.4	0	4.7	2.8	287	277	1	78	0.5	0	0.5	0	0	0.14	0.12	0
	精白米ごはん	252	0	3.8	0.5	0	55.7	0.5	2	44	5	51	0.2	0	0	0	0	0.03	0.02	0
	合計	663	1.7	40.1	19.0	110	81.8	5.4	706	1375	20	486	1.8	52	0.7	1.7	41	0.43	0.34	45
114	チキンのトマト煮献立																			
	チキンのトマト煮	323	1.2	15.8	21.2	95	16.4	3.5	464	640	50	174	1.3	102	0.5	3.8	60	0.17	0.14	68
	白菜のマスタードいため	39	0.8	1.0	2.7	0	3.2	1.1	299	186	39	37	0.3	7	0	0.3	48	0.04	0.03	15
	精白米ごはん	252	0	3.8	0.5	0	55.7	0.5	2	44	5	51	0.2	0	0	0.0	0	0.03	0.02	0
	合計	614	2.0	20.6	24.4	95	75.3	5.1	765	870	94	262	1.8	109	0.5	4.1	108	0.24	0.19	83
116	豚肉のしょうが焼き献立																			
	豚肉のしょうが焼き	443	1.5	25.4	28.2	74	16.2	2.2	575	695	75	274	1.3	39	0.1	2.1	43	0.88	0.25	57
	小松菜とオクラののり煮浸し	24	0.4	1.8	0.2	0	4.6	2.5	156	367	112	50	1.6	161	0	0.8	126	0.08	0.11	24
	精白米ごはん	252	0	3.8	0.5	0	55.7	0.5	2	44	5	51	0.2	0	0	0	0	0.03	0.02	0
	合計	719	1.9	31.0	28.9	74	76.5	5.2	733	1106	192	375	3.1	200	0.1	2.9	169	0.99	0.38	81
118	ヒレカツ献立																			
	ヒレカツ	399	1.1	25.1	22.4	59	22.3	1.8	442	698	30	273	1.5	54	0.3	2.6	42	1.39	0.30	30
	レタスのスープ	10	0.3	0.3	0.1	0	1.7	0.6	111	101	10	11	0.2	10	0	0.2	15	0.03	0.02	3
	精白米ごはん	252	0	3.8	0.5	0	55.7	0.5	2	44	5	51	0.2	0	0	0	0	0.03	0.02	0
	合計	661	1.4	29.2	23.0	59	79.7	2.9	555	843	45	335	1.9	64	0.3	2.8	57	1.45	0.34	33
120	ポークソテーおろしソース献立																			
	ポークソテーおろしソース	274	1.0	17.1	17.6	49	9.8	3.6	373	545	46	185	0.7	203	0.1	1.3	26	0.64	0.20	18
	大根とベビーリーフのサラダ	65	0.6	0.8	6.3	0	2.2	1.4	239	227	31	20	0.4	42	0	1.1	34	0.04	0.07	14
	精白米ごはん	252	0	3.8	0.5	0	55.7	0.5	2	44	5	51	0.2	0	0	0	0	0.03	0.02	0
	合計	591	1.6	21.7	24.4	49	67.7	5.5	614	816	82	256	1.3	245	0.1	2.4	60	0.71	0.29	32

夕食献立

ページ		エネルギー	食塩相当量	たんぱく質	脂質	コレステロール	炭水化物	食物繊維総量	ナトリウム	カリウム	カルシウム	リン	鉄	ビタミンA	ビタミンD	ビタミンE	ビタミンK	ビタミンB_1	ビタミンB_2	ビタミンC
		kcal	g	g	g	mg	g	g	mg	mg	mg	mg	mg	µg	µg	mg	µg	mg	mg	mg
122	酢豚献立																			
	酢豚	297	1.1	12.6	17.7	42	20.3	2.6	440	533	23	148	0.8	16	0.2	1.2	5	0.42	0.19	19
	セロリとハムの中国風サラダ	37	0.2	1.0	2.7	2	2.1	0.8	64	218	20	37	0.1	2	0	0.1	5	0.05	0.02	6
	精白米ごはん	252	0	3.8	0.5	0	55.7	0.5	2	44	5	51	0.2	0	0	0	0	0.03	0.02	0
	合計	586	1.3	17.4	20.9	44	78.1	3.9	506	795	48	236	1.1	18	0.2	1.3	10	0.50	0.23	25
124	牛しゃぶの三つ葉おろしあえ献立																			
	牛しゃぶの三つ葉おろしあえ	254	0.8	12.8	19.9	53	3.5	0.9	325	376	21	124	0.9	32	0.1	0.5	28	0.06	0.15	8
	かぼちゃのゆずこしょういため	132	0.2	1.5	6.2	0	15.9	2.7	75	340	12	33	0.4	248	0	4.5	29	0.05	0.07	32
	精白米ごはん	252	0	3.8	0.5	0	55.7	0.5	2	44	5	51	0.2	0	0	0	0	0.03	0.02	0
	合計	638	1.0	18.1	26.6	53	75.1	4.1	402	760	38	208	1.5	280	0.1	5.0	57	0.14	0.24	40
126	牛肉のサラダ仕立て献立																			
	牛肉のサラダ仕立て	362	1.0	10.8	31.0	54	6.1	1.0	380	323	26	105	1.5	41	0	1.3	48	0.08	0.13	9
	里芋のサラダ	208	0.4	2.4	12.2	8	23.5	2.6	168	292	59	66	1.2	4	0	1.2	9	0.16	0.04	6
	精白米ごはん	252	0	3.8	0.5	0	55.7	0.5	2	44	5	51	0.2	0	0	0	0	0.03	0.02	0
	合計	822	1.4	17.0	43.7	62	85.3	4.1	550	659	90	222	2.9	45	0	2.5	57	0.27	0.19	15
128	牛肉と白菜のクリーム煮献立																			
	牛肉と白菜のクリーム煮	397	1.7	16.6	29	63	14.4	1.5	688	563	136	224	1.1	43	0.3	1.4	77	0.12	0.28	21
	いんげんの玉ねぎドレッシングあえ	75	0.5	0.9	6.3	0	4.1	1.2	181	129	23	21	0.3	21	0	1.0	34	0.03	0.05	5
	もち麦ごはん	241	0	4.8	0.7	0	53.0	2.5	1	46	3	49	0.4	0	0	0.1	0	0.04	0.01	0
	合計	713	2.2	22.3	36	63	71.5	5.2	870	738	162	294	1.8	64	0.3	2.5	111	0.19	0.34	26
130	鶏団子のレンジ蒸し献立																			
	鶏団子のレンジ蒸し	152	1.2	12.2	7.2	40	9.1	1.9	486	501	99	144	2.1	132	0.3	0.9	107	0.17	0.20	16
	豆もやしと小ねぎのごまあえ	44	0.7	3.6	1.7	0	3.9	2.2	259	190	46	56	0.7	29	0	0.6	61	0.09	0.08	10
	精白米ごはん	252	0	3.8	0.5	0	55.7	0.5	2	44	5	51	0.2	0	0	0	0	0.03	0.02	0
	合計	448	1.9	19.6	9.4	40	68.7	4.6	747	735	150	251	3.0	161	0.3	1.5	168	0.29	0.30	26
132	和風麻婆豆腐献立																			
	和風麻婆豆腐	309	1.6	20.9	21	37	8.0	3.3	657	640	185	281	2.3	64	0.2	2.1	84	0.51	0.24	9
	里芋のからしマヨあえ	90	0.4	1.5	4.7	8	10.6	1.9	173	508	13	51	0.5	7	0	1.1	13	0.06	0.02	6
	胚芽精米ごはん	251	0	4.1	0.9	0	54.6	1.2	2	77	8	102	0.3	0	0	0.6	0	0.12	0.02	0
	合計	650	2.0	26.5	26.6	45	73.2	6.4	832	1225	206	434	3.1	71	0.2	3.8	97	0.69	0.28	15
	夕食単品　メイン（主菜）																			
134	カツオの漬け	248	0.6	32.2	7.9	73	7.8	1.0	251	566	32	349	2.7	81	11.3	0.7	64	0.16	0.25	13
134	タラのごま煮	162	1.0	22.3	6.0	58	6.7	3.2	389	670	110	344	1.4	231	1.0	3.0	182	0.29	0.30	51
135	カジキの南蛮漬け	336	0.9	20.5	22.7	72	10.4	1.2	353	692	20	295	1.0	94	8.8	7.6	46	0.10	0.15	59
135	イカの三つ葉揚げ	329	0.7	15.8	18.6	135	23.1	2.5	268	571	23	239	0.5	204	0.2	6.1	69	0.10	0.10	30
136	鶏手羽先のスパイシー焼き	323	1.2	21.0	20.2	126	11.5	1.5	457	453	40	203	1.3	77	0.6	2.2	85	0.19	0.22	13
136	蒸し鶏のしょうがだれ	272	1.1	27.4	13.5	91	6.7	1.1	453	622	17	276	0.6	52	0.1	0.9	40	0.15	0.15	15
137	なすの肉巻きトマトじょうゆ煮	281	1.0	16.0	20.5	46	6.5	1.7	384	525	20	180	0.6	47	0.1	1.5	15	0.58	0.16	15
137	豚しゃぶのトマトごまだれ	360	0.9	21.4	26.2	57	9.2	2.7	364	428	99	227	1.5	33	0.1	0.6	18	0.50	0.18	10
138	牛フィレステーキ	156	0.8	13.7	8.8	36	4.3	1.2	328	435	34	160	1.8	47	0	0.9	50	0.11	0.20	15
138	和風ハンバーグきのこソース	286	1.5	17.0	20.2	54	11.2	4.3	569	605	28	186	1.9	28	1.3	1.9	63	0.50	0.34	39
139	豆腐とゴーヤーのチャンプルー	216	1.3	12.7	14.2	119	7.8	2.4	509	411	113	206	2.0	54	0.6	2.0	59	0.13	0.22	57
139	ひじきやっこ	176	1.0	13.3	11.9	11	3.8	1.1	404	285	106	176	1.2	46	0.7	1.3	38	0.08	0.05	1
	夕食単品　サブ（副菜）																			
140	青梗菜のごまあえ	27	0.5	1.1	1.2	0	3.8	1.2	197	228	105	38	1.1	136	0	0.6	67	0.04	0.07	19
140	なすのからしじょうゆあえ	58	0.6	1.7	3.0	1	6.8	2.4	244	252	33	45	0.5	8	0	0.3	11	0.06	0.06	4
141	刻みこんぶときゅうりの酢の物	33	0.9	1.0	0.3	0	8.8	4.2	699	876	107	43	1.0	8	0	0.1	18	0.03	0.04	4

夕食献立

ページ		エネルギー (kcal)	食塩相当量 (g)	たんぱく質 (g)	脂質 (g)	コレステロール (mg)	炭水化物 (g)	食物繊維総量 (g)	ナトリウム (mg)	カリウム (mg)	カルシウム (mg)	リン (mg)	鉄 (mg)	ビタミンA (µg)	ビタミンD (µg)	ビタミンE (mg)	ビタミンK (µg)	ビタミンB_1 (mg)	ビタミンB_2 (mg)	ビタミンC (mg)
141	豆苗のお浸し	21	0.6	2.7	0.3	0	2.5	1.4	220	122	7	40	0.5	163	0	1.0	137	0.12	0.14	28
142	ピーマンのきんぴら	32	0.6	0.6	2.1	0	3.2	1.4	235	120	7	14	0.3	20	0	0.7	15	0.02	0.02	46
142	カリフラワーのカレーいため	84	0.3	3.1	6.2	0	5.5	3.1	125	419	27	70	0.7	3	0	0.7	20	0.06	0.11	81
143	小松菜としめじの青のり煮浸し	34	0.7	2.6	0.4	0	6.5	2.9	275	500	91	85	1.7	131	0.3	0.5	105	0.13	0.16	20
143	さつま芋のレモンマリネ	145	0.1	0.8	0.4	0	35.0	2.6	18	298	37	36	0.4	2	0	0.9	0	0.08	0.02	29
144	アスパラとしいたけのホイル焼き	38	0.5	2.9	1.8	4	4.5	2.3	188	278	16	70	0.7	34	0.1	1.2	33	0.14	0.16	11
144	温野菜のねぎツナオイル	81	0.6	4.8	2.8	4	10.8	3.2	234	409	33	90	0.7	229	0.2	1.4	60	0.11	0.11	55
145	長芋の粒マスタードあえ	84	0.3	2.3	2.7	0	13.0	0.9	128	398	19	33	0.4	0	0	0.4	1	0.10	0.02	5
145	レタスのシーザー風サラダ	140	0.5	1.5	13.3	14	3.8	1.1	211	207	41	42	0.4	29	0.1	1.7	44	0.05	0.05	5
	夕食単品　サブ（汁物）																			
146	具だくさん豚汁	195	0.8	6.6	13.0	21	12.8	3.5	307	468	47	113	0.9	112	0.2	0.7	8	0.23	0.09	18
146	根菜汁	48	0.6	2.3	1.4	0	7.2	2.2	439	278	41	59	0.4	80	0	0.3	6	0.05	0.04	6
147	まいたけのみそ汁	56	0.7	2.2	3.5	0	5.8	2.4	264	249	14	59	0.3	0	2.5	0.1	1	0.07	0.11	2
147	白菜と豆腐のみそ汁	51	0.7	4.0	2.4	0	3.7	1.1	288	262	74	87	0.8	4	0	0.2	35	0.06	0.05	10
148	みょうがのかきたま汁	38	0.8	2.4	1.4	58	3.1	0.4	304	146	17	47	0.4	21	0.2	0.2	6	0.03	0.08	0
148	ほうれん草のトマトスープ	117	1.0	6.2	7.0	20	7.8	2.2	400	588	32	72	1.4	142	0	2.0	94	0.11	0.15	18
149	白菜とホタテのクリーミースープ	89	0.7	9.4	2.3	28	7.8	1.3	292	389	119	143	0.6	28	0.2	0.6	60	0.05	0.13	20
149	かぼちゃのポタージュ	180	0.6	6.3	5.3	16	27.0	3.5	223	648	160	165	0.5	380	0.4	5.0	28	0.12	0.29	44

まとめ作り

ページ		エネルギー (kcal)	食塩相当量 (g)	たんぱく質 (g)	脂質 (g)	コレステロール (mg)	炭水化物 (g)	食物繊維総量 (g)	ナトリウム (mg)	カリウム (mg)	カルシウム (mg)	リン (mg)	鉄 (mg)	ビタミンA (µg)	ビタミンD (µg)	ビタミンE (mg)	ビタミンK (µg)	ビタミンB_1 (mg)	ビタミンB_2 (mg)	ビタミンC (mg)
150	マッシュポテト（全量）	747	0.1	9.7	38.5	7	90.5	6.5	27	2129	73	249	2.0	20	0.2	4.7	62	0.47	0.23	176
	ポテトサラダ	146	0.4	2.7	9.5	9	13.1	2.1	134	381	22	63	0.6	26	0.1	2.0	64	0.10	0.09	58
150	レタスのオイルあえ（全量）	269	0	2.4	24.4	0	11.2	4.4	8	800	76	88	1.2	80	0	4.3	157	0.20	0.12	20
	グリーンサラダ	28	0.5	0.6	2.1	0	1.8	0.8	180	148	36	19	0.4	48	0	0.5	42	0.02	0.04	13
151	玉ねぎみじんのオイルあえ（全量）	562	0	4.0	45.4	5	35.2	6.4	8	600	84	132	0.8	0	0	6.2	77	0.12	0.04	32
	和風チキンライス	458	1.0	14.0	15.7	51	62.5	2.2	415	347	26	149	0.8	154	0.1	1.3	30	0.12	0.16	5
151	ねぎツナオイル（全量）	428	1.3	27.0	30.5	48	13.4	4.0	476	642	63	267	1.2	22	2.8	4.2	74	0.09	0.11	22
	ねぎツナトースト	270	1.4	14.0	13.2	25	23.9	1.8	527	180	149	230	0.5	56	0.6	1.3	15	0.06	0.12	4
152	せん切りにんじん（全量）	125	0.2	2.4	0.3	0	29.6	9.7	94	835	101	90	0.7	2540	0	1.4	63	0.21	0.17	14
	にんじんとなめこのみそ汁	37	0.7	2.8	1.1	0	5.0	1.7	281	257	30	70	0.6	146	0	0.1	7	0.07	0.07	1
152	大根の砂糖漬け（全量）	183	0.5	1.9	0.5	0	45.8	7.4	283	1345	140	84	1.3	8	0	0.2	5	0.09	0.06	44
	豚肉と大根の中国風いため	252	1.0	14.4	16.6	52	9.2	2.0	404	682	109	163	2.1	136	0.2	1.0	111	0.53	0.25	27
153	きのこのマリネ（全量）	206	0	14.2	14.2	0	28.4	19.0	10	1686	4	462	1.7	0	3.7	1.5	20	0.67	0.97	0
	きのこのおろしあえ	19	0.7	0.5	0.1	0	3.8	1.5	266	75	20	14	0.2	0	0	0	0	0.01	0.01	2
153	ひじきのだし煮（全量）	90	1.6	2.7	0.6	0	20.0	7.7	656	533	185	47	0.8	462	0	1.0	79	0.06	0.06	4
	ひじきたっぷり卵焼き	167	0.8	10.4	10.5	347	6.2	0.5	286	159	56	155	1.5	156	1.5	1.1	20	0.06	0.36	0

減塩生活を成功させるためのポイント

生活編

生活習慣も減塩を成功させるためには、重要な項目です。生活習慣を見直すことで、減塩が実行しやすくなります。また、減塩生活は、健康的な生活といってもいいでしょう。

1 一日3食、時間を決めて食べましょう

朝食を抜くと太りやすいということがわかってきています。そこでまず、**一日の食事をだいたい3回**と決めて、自分の日々の生活に合わせてそれぞれの食事の時間を決めましょう。そしてそれぞれ**決めた時間の前後2時間くらいで食事ができるように**しましょう。

2 アルコールとはほどよくつき合いましょう

アルコール飲料は**食事といっしょに、**できるだけ**ゆっくりと飲んで、**嗜好《しこう》品として楽しみましょう。**一日のアルコール量の目安は、エタノールで20g**です。

ビール（400～500㎖）、日本酒（1合180㎖）、ワイン（130～200㎖）、焼酎（100㎖）、蒸留酒（60㎖まで）。

3 食事でミネラルをとりましょう

カリウムは、**ナトリウムを排出しやすく**します。マグネシウムは**細胞内のナトリウムの量を調整する**のに役立っています。また、ナトリウムのとりすぎはカルシウムを体外に排出してしまうため、カルシウム不足による高血圧を引き起こす要因になります。これらのミネラルをじょうずに食事でとるようにしましょう。

4 運動と睡眠のよい関係を作りましょう

質のよい睡眠は健康のためにはたいへん重要な生活習慣です。ですが、**運動不足が睡眠不足を引き起こす**ことがあります。**適度に運動すると筋肉量が増え、血行がよくなって睡眠不足を解消**してくれます。

ですが、**筋力がないうちに無理な運動はかえってよくありません。**最初は**ストレッチなどから始める**とよいでしょう。それから少しずつ運動量を増やしながら運動に慣れ、筋力や体力をつけていきましょう。

5 一日塩分6gの食事を実現するには

減塩の食事指導では、**一日に6g程度の塩分を目標に**設定されます。3食にふり分けて、ともかく一日で6gになるように調整しましょう。ですが、減塩を始めたばか

指導／女子栄養大学栄養クリニック

りのときは、いきなり一日の塩分を6gにするのは無理があるかもしれません。ですので、6gに近づけるように**少しずつうす味にして、味に慣れながら、減塩**していくことをおすすめします。

そのうち、**調味料を計って料理する、外食や商品の栄養表示を見て食べる**、などの習慣も身につき、うす味の料理をおいしく感じるようになるころには、減塩の効果が現れていることでしょう。

6 外食による塩分のとりすぎと食べすぎを防ぎましょう

昼食や夕食に、外食する機会が多いようです。できるだけ一日1回にしたいものです。

また、外食は塩分や脂質量、エネルギー量も多くなりがちです。**昼食はできれば手作りの弁当**にするか、塩分やエネルギー量がほどほどの料理を選んだりして、**余分な塩分をとらないように**しましょう。たとえば、**でき上がった料理に調味料をかけない**、あるいはできるだけ少なめにかける。**めん類の汁は飲まない。汁物は半量残す**などです。

外食エネルギーカタログ

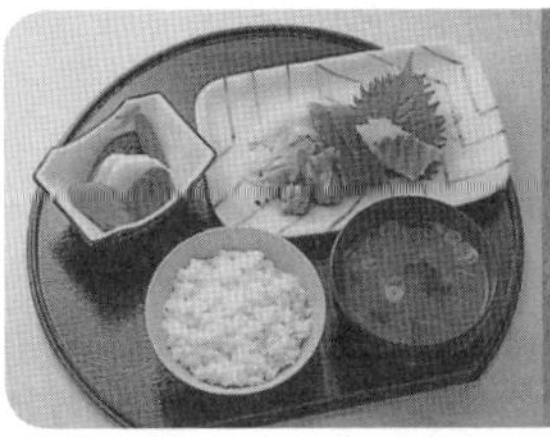
刺し身定食
517kcal 塩分（4.4g）

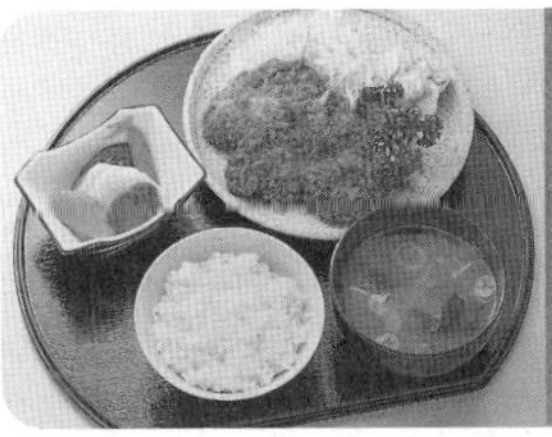
アジフライ定食
900kcal 塩分（5.4g）

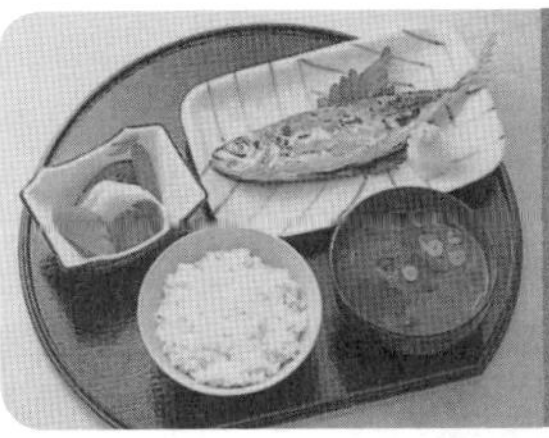
アジの塩焼き定食
519kcal 塩分（5.1g）

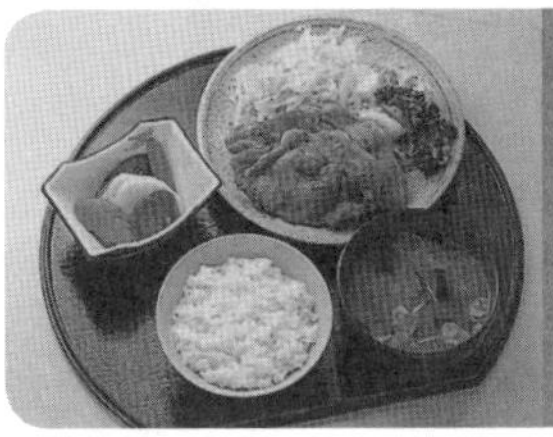
しょうが焼き定食
823kcal 塩分（5.7g）

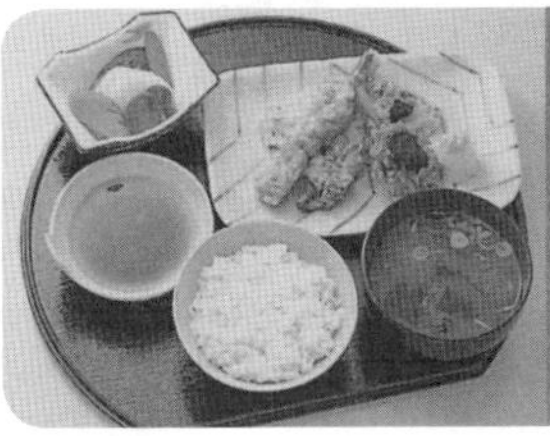
天ぷら定食
772kcal 塩分（5.9g）

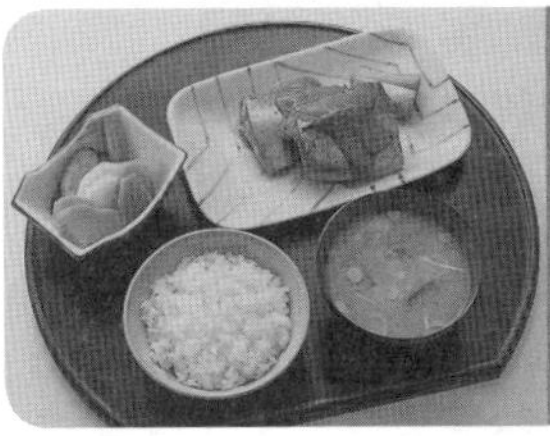
サバのみそ煮定食
781kcal 塩分（6.5g）

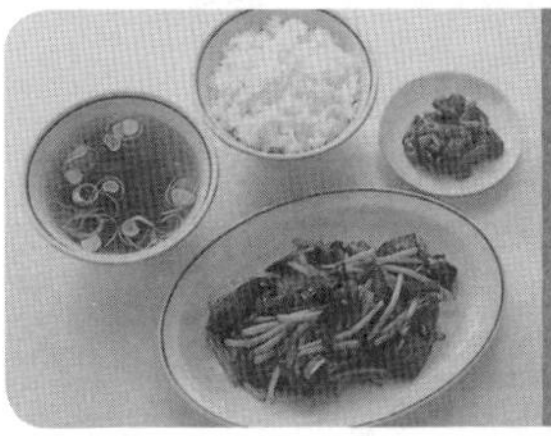
レバにらいため定食
594kcal 塩分（4.5g）

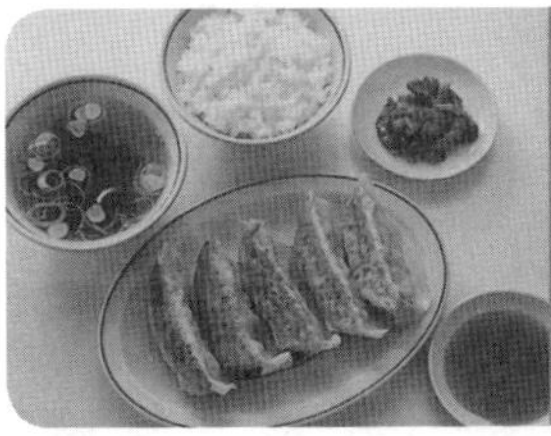
ギョーザ定食
663kcal 塩分（5.2g）

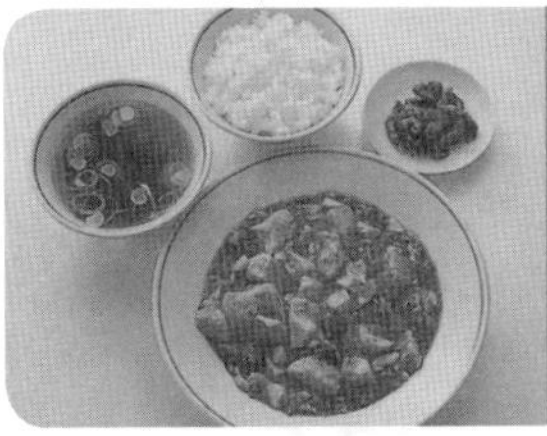
麻婆豆腐定食
690kcal 塩分（6.3g）

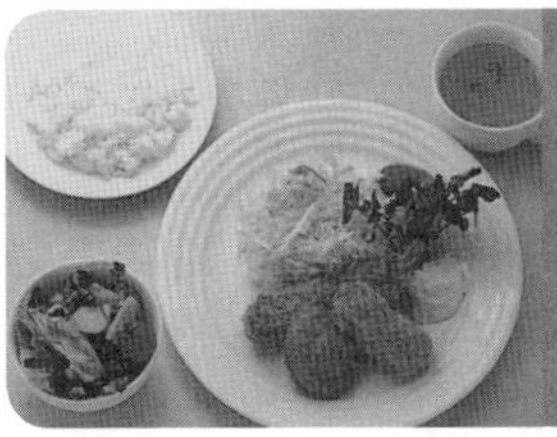
ミックスフライ定食
952kcal 塩分（2.6g）

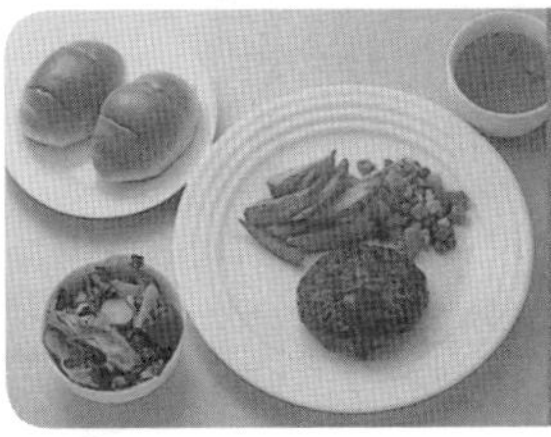
ハンバーグステーキ定食
895kcal 塩分（3.7g）

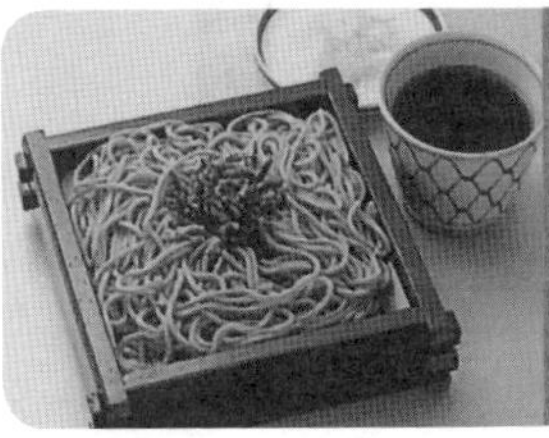
ざるそば
284kcal 塩分（2.7g）

外食エネルギーカタログ

※参考資料／『毎日の食事のカロリーガイド　第３版』（女子栄養大学出版部）

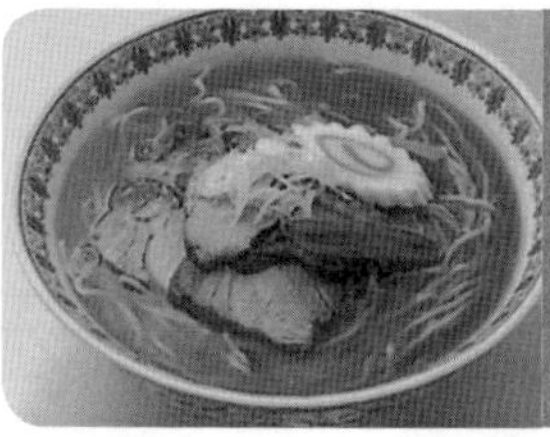
チャーシューめん
551kcal 塩分（6.7g）

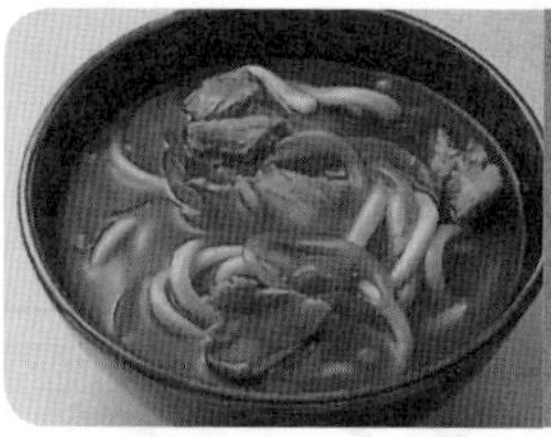
カレーうどん
452kcal 塩分（5.3g）

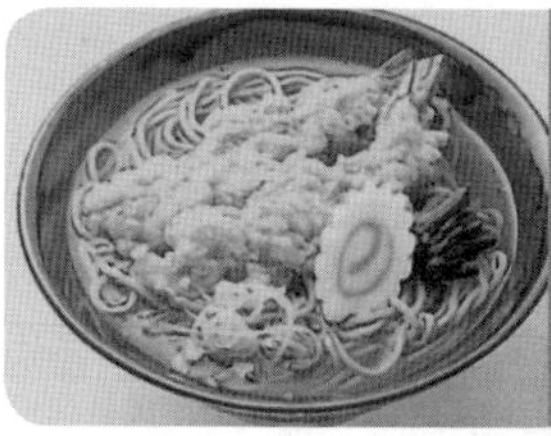
天ぷらそば
564kcal 塩分（4.9g）

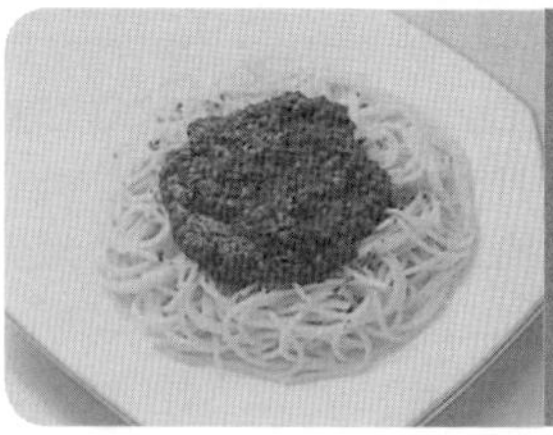
スパゲティミートソース
652kcal 塩分（4.4g）

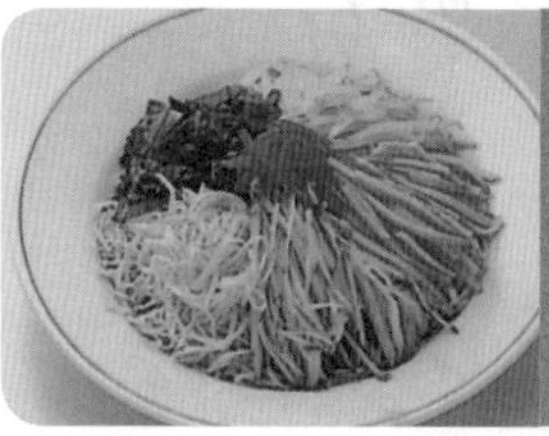
冷やし中華
478kcal 塩分（4.8g）

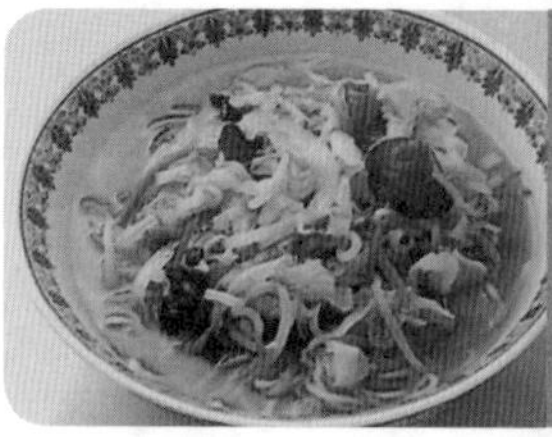
タンメン
548kcal 塩分（6.3g）

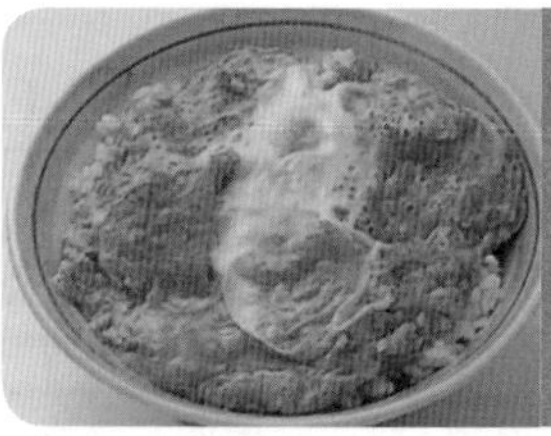
カツ丼
893kcal 塩分（4.2g）

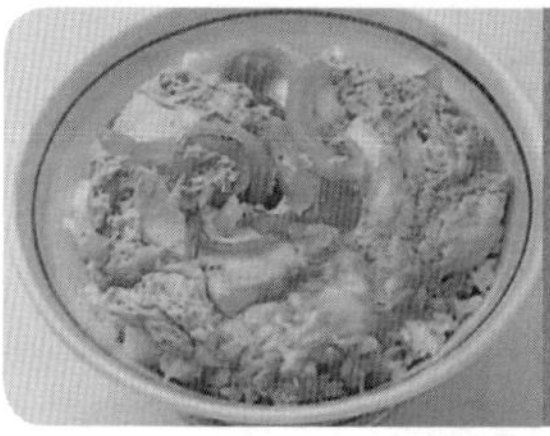
親子丼
703kcal 塩分（3.8g）

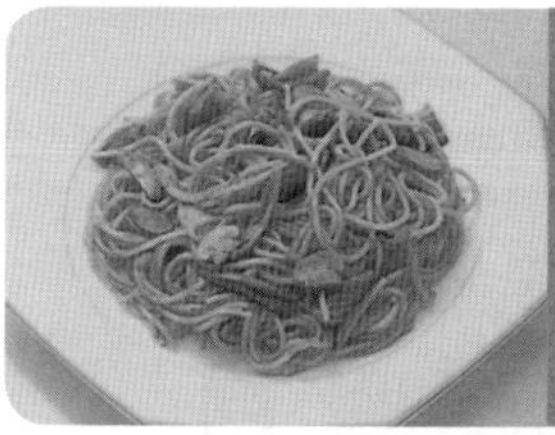
スパゲティナポリタン
731kcal 塩分（4.8g）

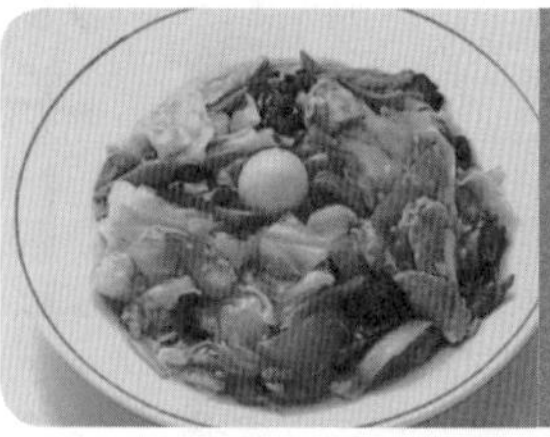
中華丼
843kcal 塩分（2.8g）

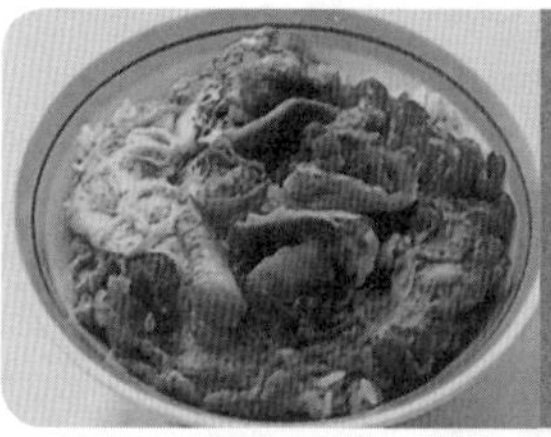
牛丼
824kcal 塩分（3.8g）

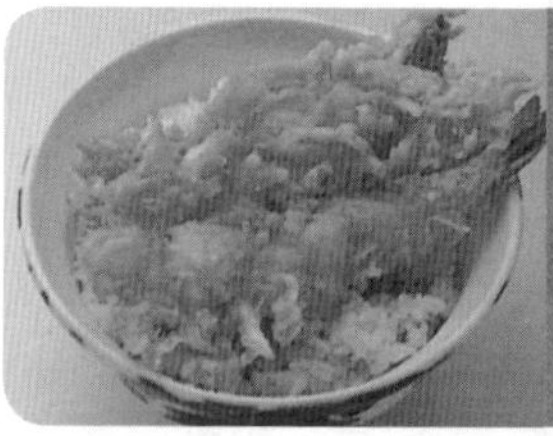
天丼
805kcal 塩分（3.0g）

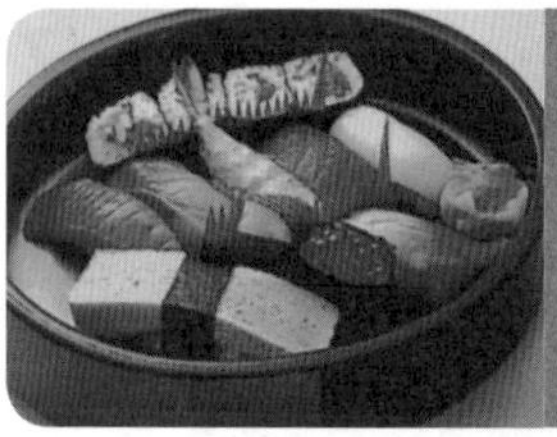
江戸前にぎりずし
514kcal 塩分（2.6g）

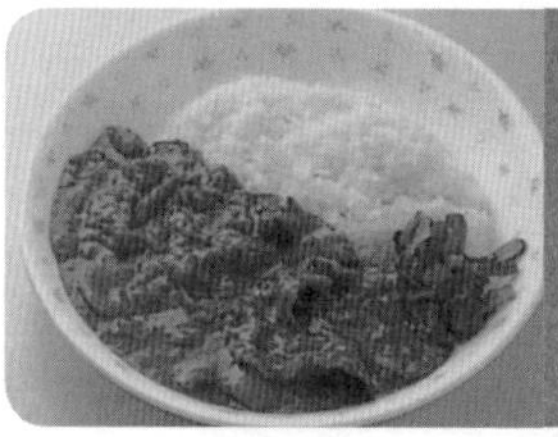
ビーフカレー
942kcal 塩分（3.9g）

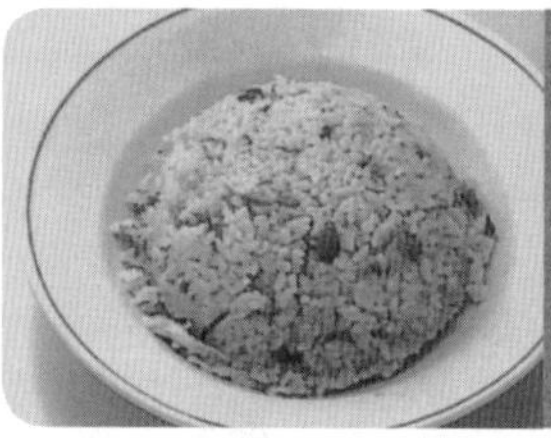
チャーハン
755kcal 塩分（2.5g）

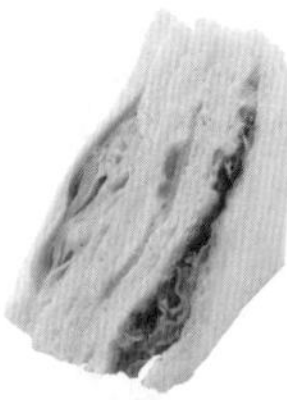
ミックスサンドイッチ
353kcal 塩分（1.8g）

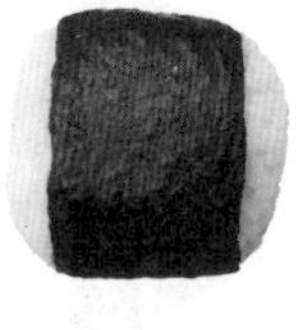
紅ザケおにぎり
212kcal 塩分（1.4g）

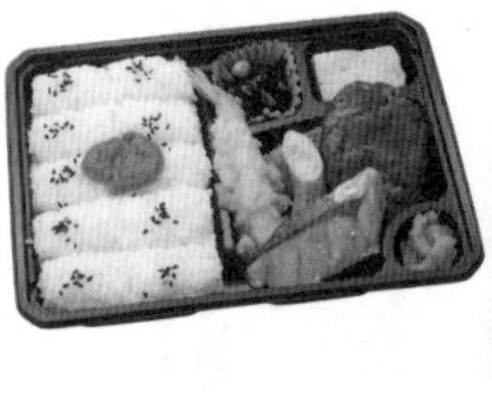
幕の内弁当
739kcal 塩分（3.9g）

料理編

今までの料理をどのようにくふうすれば、おいしい減塩料理が作れるのか、具体的にそのノウハウを紹介します。

1 調味料や食材をきちんと計りましょう

減塩料理の基本は、**レシピの分量どおりに調味料や食材を計ること**です。食材の量に合わせて調味料を決めていますので、それらを計らずに作ると塩分量も味も変わってしまいます。

特に調味料——塩、しょうゆ、みそについて、**大さじや小さじやミニスプーンを使って計ること**を習慣にしましょう。

※調味料の計り方や重量は154～155ページで紹介していますので、参照してください。

2 急な減塩はせずに、少しずつ減塩しましょう

まずは、**みそ汁のみそを減らす、汁物を一日1食にする、汁を減らして具だくさんにする**、など実現しやすいことから始めてみましょう。

料理の味つけは、日ごろの自分の味つけから、少しずつ調味料を減らしてその味に慣れながら減塩し、最後はレシピの分量になるようにすると、減塩しやすくなります。おいしくないと思うような料理では、減塩は成功しません。**無理せず、できることから少しずつ**減塩しましょう。

3 うま味のあるだしを利用しましょう

こんぶやカツオ節、干ししいたけなど、**うま味のあるだしを使う**ことによって、調味料が少なくてもおいしく仕上がります。**できるだけ、手作り**しましょう。

インスタントのだしやブイヨンを使う場合は、これらには塩分を含んでいるものがあるので、**商品の栄養表示などを確認**して、使う量を調整するか、調味料を加減しましょう（9ページ参照）。

カツオこんぶだしのとり方 2kcal／塩分（100g中）0.1g

材料／でき上がり1.5カップ（300mℓ）分

水（でき上がり重量の約30％増し）…2カップ
こんぶ（でき上がり重量の1％）…………3g
削りガツオ（でき上がり重量の2％）………6g

作り方

1 こんぶは乾いたふきんで表面を軽くふき、なべに分量の水とともに入れ、10～30分おく。
2 ふたをせずに弱火にかける。
3 沸騰してきたら削りガツオを散らしながら加えて静かに1分煮て、アクが浮いてきたらすくい除き、火を消して1分おく。
4 万能こし器などで濾《こ》す。

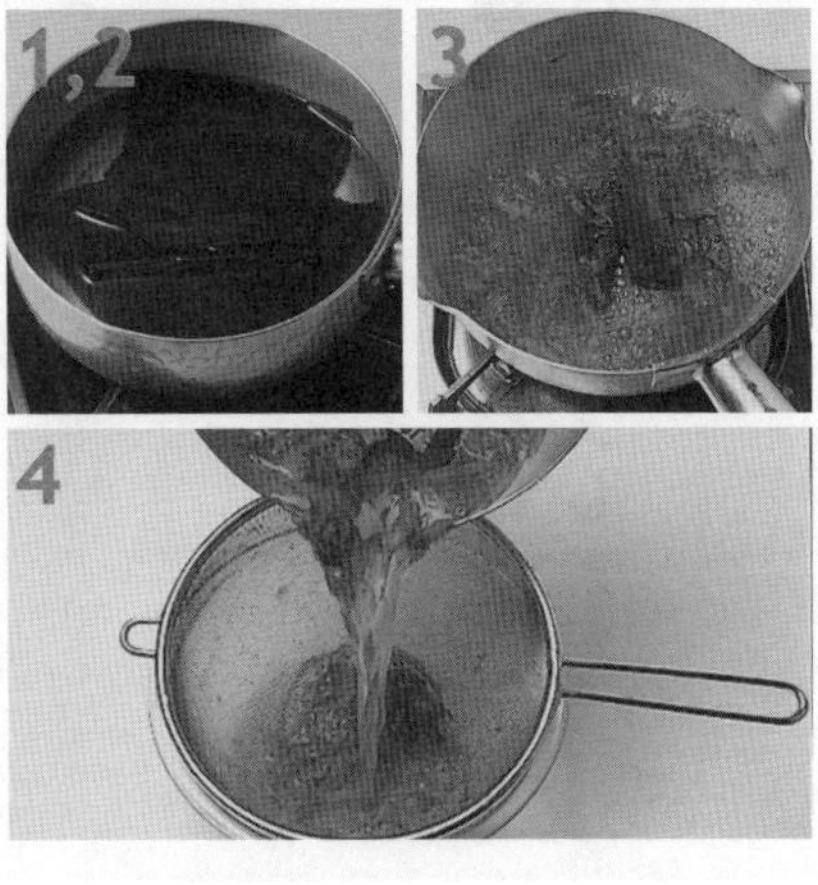

4 刺激の強いもの、辛味や酸味や香りを利用しましょう

からし、わさび、とうがらし、さんしょう、カレー粉などの**辛味**と香り、しょうがやにんにくなどの**強い刺激**と香り、レモンや酢などの**酸味**、ゆずやしそやみょうがなどの**香り**は、料理に使うと**うす味を補ってくれる**ので減塩料理がおいしく食べられます。季節感も出ますので、くふうして使いましょう。

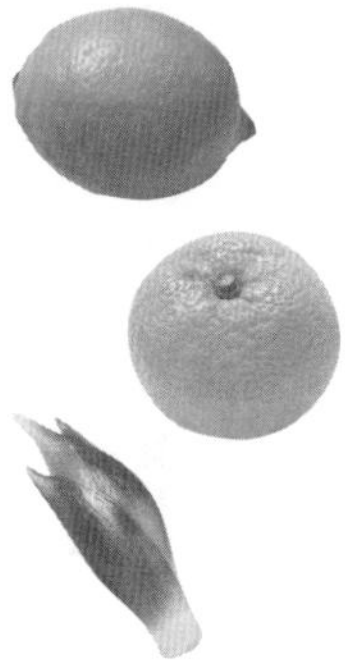

5 料理につける調味料は、だしなどを混ぜてうすめましょう

しょうゆやソース、ケチャップなどは、だしやレモン汁、酢などを加えて**うすめる**ことで減塩につながります。

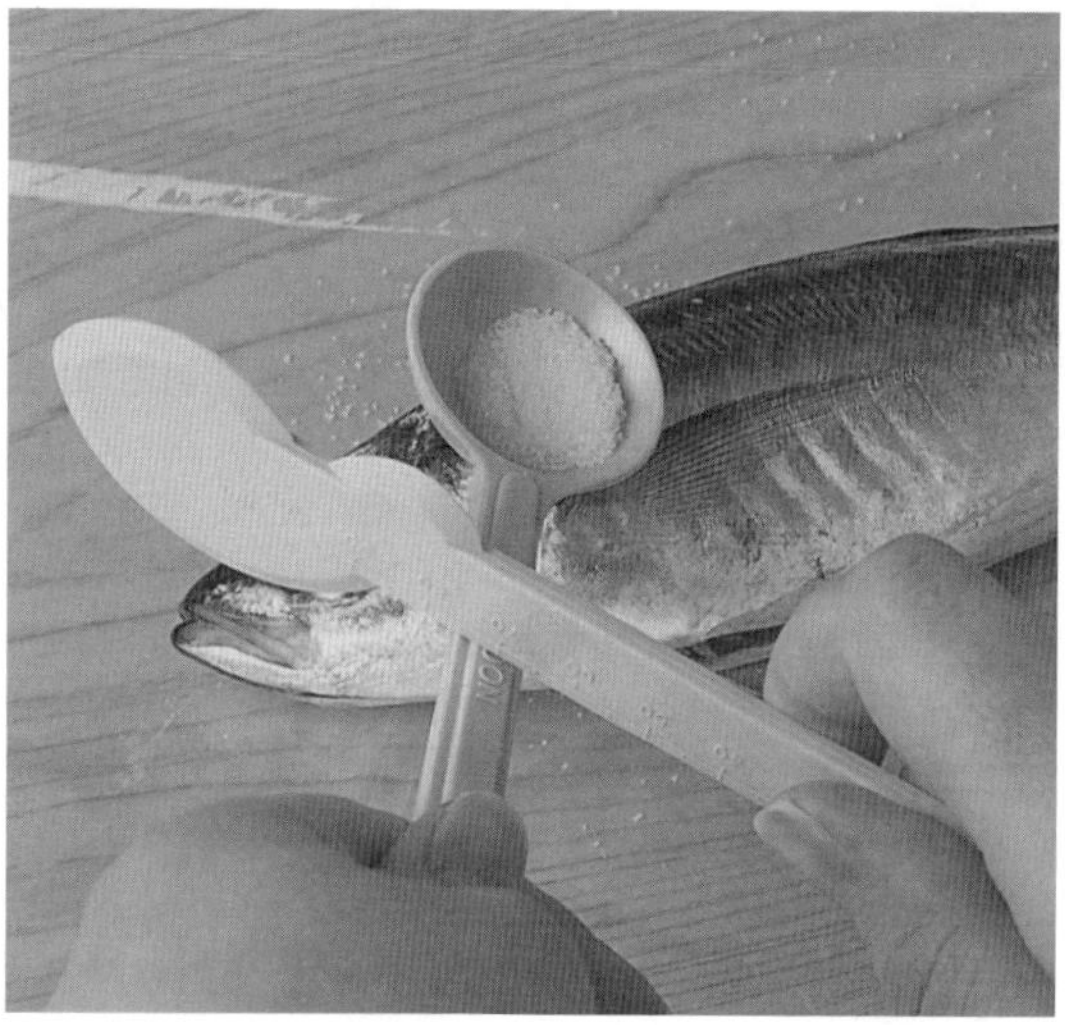

6 下塩はきれいに洗い流しましょう

魚の下味や野菜の塩もみや、青菜をゆでるときに塩を使った場合、その効果は生かして**余分な塩はふきとったり、洗い流したりしましょう。**青菜はゆでたあと、すぐに水にとります。

減塩料理の場合、**肉や魚に下味がついていると、使う調味料が少なくてもおいしく感じます。**じょうずに塩を利用しましょう。

7 野菜や果物を積極的に食べましょう

生の野菜や果物はカリウムを多く含んでいます。**カリウムは体内の塩分（ナトリウム）を排泄しやすくする**ので、積極的に食べましょう。野菜は一日３５０ｇ（緑黄色野菜１２０ｇ＋淡色野菜２３０ｇ）が目安です。**果物はとりすぎると中性脂肪が増える**ので、朝食や昼食のときに食べることをおすすめします。

ただし、腎臓病などでカリウム制限がある人は、生で食べることは避けて、ゆでてカリウムを減らしたりして、できるだけカリウムをとらないようにします。

8 料理に焼き色をつけて香ばしさをプラスします

焼いたりソテーしたりする料理では、**焼き色をつけると香ばしさが増し、**それによってうす味にしてもおいしく食べることができます。

9 新鮮なもの、旬の食材を使います

新鮮で旬の野菜や魚などの食材は、**アクや臭みがなく、食材そのものの味わいが濃い**ので、うす味でもおいしく食べられます。かえって**うす味のほうがその食材の味わいを引き立ててくれます。**

10 味の濃さ、味の種類にめりはりをつけましょう

すべての料理をうす味にするともの足りなさを感じてしまうかもしれません。そういう場合は、**どれか一品はいつもの味つけにして、そのほかの料理をうす味に**してみてもよいでしょう。また、**酸味や辛味などで味のアクセント**をつけたり、料理の味つけをいろいろ変えて**献立全体の味に変化をつける**のもよいでしょう。

11 野菜のうま味、スパイス、酒類を使ってくふうしましょう

野菜、特に**トマト**や**にんにく**、**玉ねぎ**などには**うまみ成分であるグルタミン酸**が多く含まれています。これらを生かしてスープや煮込み料理などに使って減塩しましょう。

そのほかの香味野菜であるセロリやスパイス類のローリエ、こしょう、とうがらし、パプリカなども同様に料理にとり入れてみましょう。

また**日本酒やワインなどを料理に加えるとうま味が増します。**

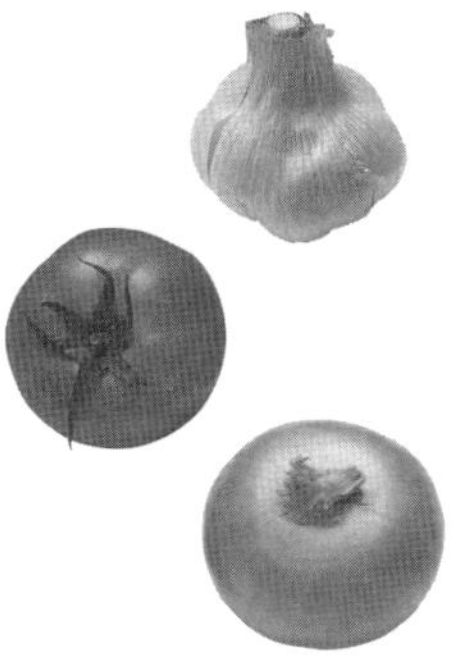

12 食卓に調味料を置かないようにします

食卓にしょうゆや塩、ソース、ケチャップやドレッシングなどがあるとついつい追加でかけてしまい、塩分のとりすぎにつながります。これらは食卓に置かないようにしましょう。必要なときは、**決められた分量だけを計り、小皿にとったり盛りつけるときにかけたり**して、使いすぎないようにします。

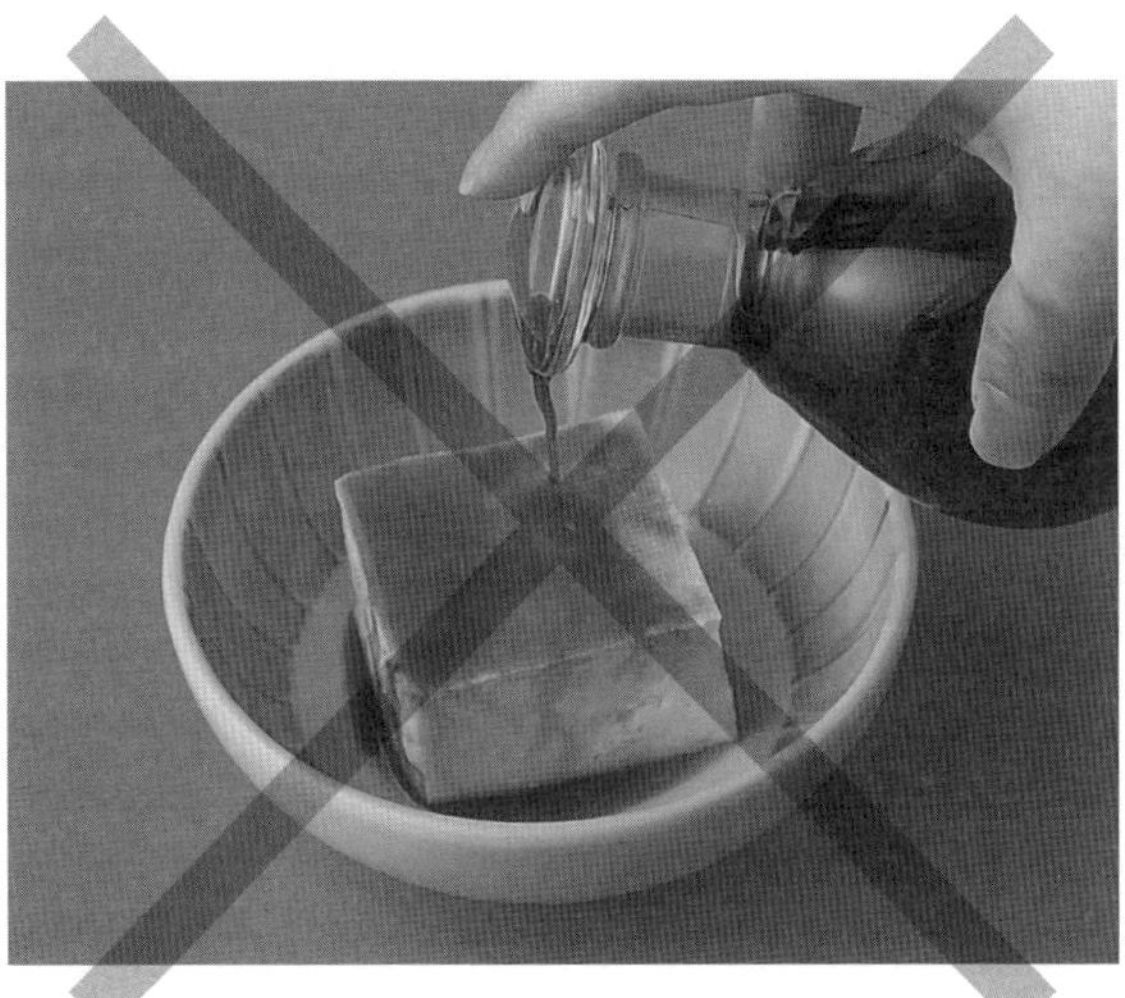

牧野直子・まきのなおこ

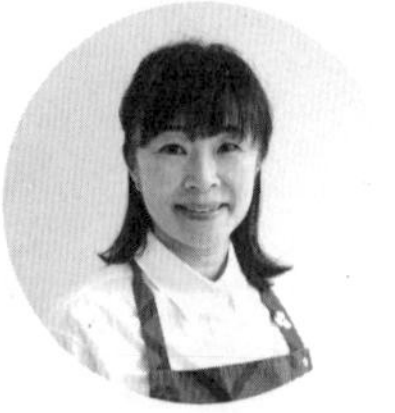

管理栄養士、ダイエットコーディネーター、料理研究家。わかりやすく実践しやすい指導をモットーに生活習慣病や肥満予防の栄養指導に携わる。この本では、日常的に作りやすく、簡単でおいしい減塩料理を紹介している。

本田よう一・ほんだよういち

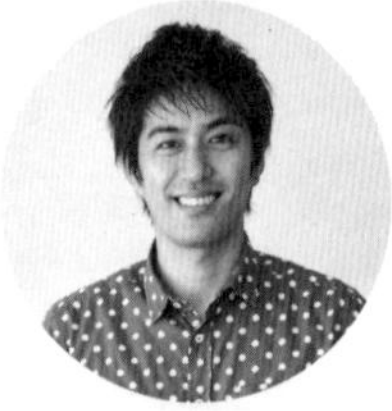

栄養士、料理家。素材の味を生かした家庭料理が得意。食べる人にも作る人にもやさしく！がモットー。この本では、男性でも満足できるようにくふうした減塩料理を紹介している。

みないきぬこ

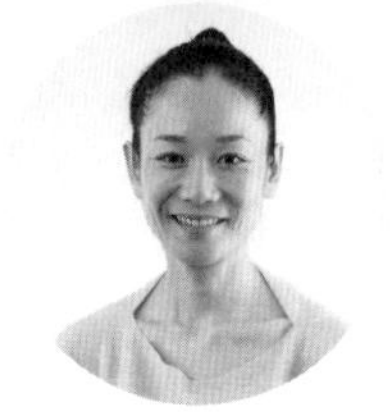

料理家、女子栄養大学非常勤講師。作りやすく、おしゃれなエッセンスが加わった家庭料理が人気。この本では、スパイスを生かした減塩料理や、まとめ作りして日々手軽に作れる減塩料理を紹介している。

シンプル献立だから続けられる

2品おかずで
塩分一日6g生活

監修　女子栄養大学栄養クリニック
料理　牧野直子
本田よう一
みないきぬこ
撮影　鈴木泰介
スタイリング　村松真記
栄養価計算　八田真奈
デザイン　株式会社レジア（若月恭子）
編集協力　石田純子
校正　くすのき舎
料理アシスタント　徳丸美沙　石垣晶子

発行　2020年3月30日　初版第１刷発行
2023年11月10日　初版第２刷発行

発行者　香川明夫

発行所　女子栄養大学出版部
〒170-8481　東京都豊島区駒込3-24-3
電話　03-3918-5411（営業）
03-3918-5301（編集）
ホームページ　https://eiyo21.com/

振替　00160-3-84647

印刷・製本所　岩城印刷株式会社

ISBN978-4-7895-4754-3